W0215471

Krämer

Das große TRIAS-Handbuch Epilepsie

Dr. med. Günter Krämer

Das große TRIAS-Handbuch

Epilepsie

- Die Erkrankung erkennen und verstehen
- Gut informiert: Anfallsformen, Auslöser, Diagnose, Verlauf, Therapie
- Den Alltag meistern: Alles über Beruf, Familie und Freizeit

3. Auflage

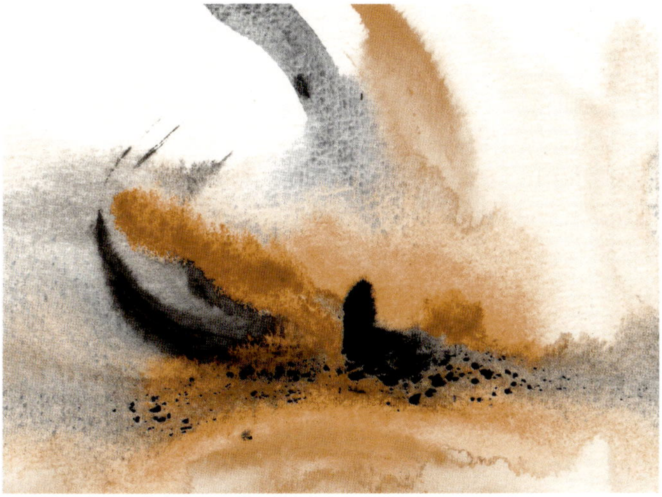

TRIAS

Inhalt

StadtBibliothek
27
Stadt Köln

Epilepsieformen

Anfallsauslöser

Folgen

Service-Teil

Zu diesem Buch

»Wir wissen gerade genug, um unser Unwissen zu verbergen«
William Gowers (1907)

Diese Einschätzung stammt aus dem Vorwort des berühmten englischen Neurologen und Epilepsiespezialisten Sir William Gowers (1845–1915) für sein 1907 verfasstes und ein Jahr später auch in deutscher Sprache erschienenes Buch »Das Grenzgebiet der Epilepsie«. Im Prinzip hat sich auch fast ein Jahrhundert später noch nicht allzu viel daran geändert: Die genaue Ursache der meisten Epilepsien ist nach wie vor unklar, und auch bei der Behandlung weiß man von den meisten Medikamenten zwar erfreulicherweise, dass sie wirken, ohne aber die teilweise vielfältigen Mechanismen im Einzelnen zu kennen. Wenn also schon die Fachleute in weiten Bereichen noch auf Vermutungen angewiesen sind, wie soll es dann erst den Betroffenen und Laien gehen?

Dennoch ist die Situation für Menschen mit einer Epilepsie heute im Vergleich zu derjenigen vor 100 Jahren viel günstiger geworden. Der Hauptgrund, mich schon als Assistenzarzt besonders intensiv mit den Epilepsien zu beschäftigen und an einer Neurologischen Universitätsklinik eine spezielle Sprechstunde (eine so genannte Anfallsambulanz oder Epilepsiesprechstunde) aufzubauen, bestand darin, dass den Betroffenen im Gegensatz zu vielen anderen Erkrankungen des Nervensystems oft sehr wirkungsvoll geholfen werden kann. Dabei muss man sich allerdings die Mühe machen, die Besonderheiten jedes einzelnen Menschen, nicht nur bezüglich seiner Anfälle und Epilepsie, herauszufinden und bei der Beratung und Behandlung zu beachten. Es gibt nicht »die« Epilepsie, die mit »dreimal einer Tablette« eines Standardmedikaments erfolgreich behandelt werden kann, sondern sehr viele unterschiedliche Epilepsien, die auch jeweils eine andere Behandlung benötigen!

Das Wissen über Epilepsie wächst von Jahr zu Jahr. Bei wenigen anderen neurologischen Erkrankungen sind die Fortschritte sowohl bei der Erkennung möglicher Ursachen als auch bei den Behandlungsmöglichkeiten in den letzten Jahren derart ermutigend wie bei den Epilepsien. Bei den Untersuchungen haben insbesondere die beeindruckenden Fortschritte bei der Erkennung und Zuordnung erblicher Störungen als auch die Verbesserungen der so genannten bildgebenden Diagnostik dazu beigetragen, dass der Anteil ursächlich nicht zuzuordnender Erkrankungen immer kleiner wird. Für die Behandlung stehen immer mehr gut wirksame und insbesondere besser verträgliche Medikamente zur Verfügung, und einem Teil der Betroffenen, bei denen Medikamente allein nicht zum gewünschten Erfolg führen, kann durch Operationen am Gehirn geholfen werden. Außerdem wurden teilweise durchaus Erfolg versprechende Erfahrungen mit nichtmedikamentösen Behandlungsverfahren gemacht.

Fünf Jahre nach der zweiten Auflage (mit mehreren Nachdrucken) und sieben Jahre nach der ersten Auflage erscheint hiermit eine erneut überarbeitete und erweiterte Fassung dieses Buches für Menschen mit Epilepsie und andere an diesem Thema Interessierte. Im Vergleich zur zweiten Auflage hat die Zahl der Fragen (und entsprechenden Antworten) um rund 50 Prozent auf jetzt 200 zugenommen. Als Ergänzung zu dem vorliegenden Buch habe ich ebenfalls im TRIAS Verlag ein Fach- und Fremdwörterbuch verfasst, in dem nicht nur unmittelbar die Epilepsie betreffende Fachausdrücke, sondern auch einige aus benachbarten Fachgebieten erläutert werden (»Epilepsie von A–Z. Medizinische Fachwörter verstehen«, 4. Auflage 2005). Insbesondere für Eltern epilepsiekranker Kinder, Lehrer und andere Bezugspersonen steht auch vom TRIAS Verlag ein Buch des Kinderarztes Dr. Hansjörg Schneble zur Verfügung (»Epilepsie bei Kindern: Wie Ihre Familie damit leben lernt«, 1999), darüber hinaus ein weiteres Buch über die so genannte ketogene Diät (Petra Platte, Christoph Korenke: »Epilepsie: Neue Chancen mit der ketogenen Diät«, 2005). Für die immer zahlreicher werdenden Benutzer des Internets habe ich schließlich noch eine kleine Nutzungsanleitung mitverfasst (Günter Krämer, Thomas Porschen, Peter Hilfiker: Epilepsie@Internet 2005; Thieme Verlag, Stuttgart – New York 2005). Weitere Bücher, Broschüren und Zeitschriften mit unterschiedlichen Schwerpunkten sind am Ende des Buches (siehe S. 399) zusammengestellt. Für nur an den wichtigsten Fragen interessierte Leser gibt es eine deutlich kürzere Version (»Diagnose Epilepsie. Kurz & bündig. Wie Sie die Krankheit verstehen, die besten Therapien für sich nutzen und Ihren Alltag optimal gestalten«, TRIAS Verlag 2003).

Das Buch ist für »Betroffene« gedacht, unabhängig davon, ob sie selbst an Epilepsie erkrankt sind oder ein Angehöriger beziehungsweise eine andere Bezugsperson. Es richtet sich sowohl an Neuerkrankte, bei denen kürzlich die Diagnose einer Epilepsie gestellt wurde und die jetzt wissen wollen, wie es weitergeht und was möglicherweise auf sie zukommt, als auch an Menschen, die schon länger betroffen sind und über einige Aspekte genauer Bescheid wissen möchten. Immer noch weit verbreitete Vorurteile gegenüber Epilepsien – wie zum Beispiel eine Einordnung als Geisteskrankheit oder als eine zwangsläufig zur Behinderung führende Erkrankung – führen zu vielen Ängsten und Befürchtungen, mit denen man sich auseinander setzen muss. Insgesamt ist das Buch systematisch aufgebaut und ein Lesen der früheren Kapitel erleichtert zumeist das Verständnis der späteren. Häufige Querverweise im Text ermöglichen aber ein Einsteigen an fast jeder beliebigen Stelle. Für kritische Kommentare bin ich nicht zuletzt im Hinblick auf weitere Auflagen stets dankbar.

Wegen der besseren Lesbarkeit spreche ich der Einfachheit halber in der Regel von dem Arzt oder dem Betroffenen beziehungsweise Patienten, ohne damit irgendeine Geschlechtsbevorzugung zum Ausdruck bringen zu wollen. Obwohl sich meine Angaben soweit als möglich auf abgesicherte Forschungsergebnisse stützen, wird manches nicht unbedingt die Zustimmung aller Fachleute oder auch Betroffenen finden. Die in diese Neuauflage eingearbeiteten Vorschläge einer Kommission der Internationalen Liga gegen Epilepsie zur diagnostischen Beschreibung von Menschen mit Epilepsie werden ebenso wie bei Fachleuten sicherlich auch unter den Betroffenen noch für Diskussionen sorgen.

Dieses Buch wäre nicht ohne die Anregungen und Hilfe einer Reihe von Menschen entstanden, bei denen ich mich herzlich bedanken möchte. In erster Linie sind dies von mir betreute Menschen mit einer Epilepsie, die mir ihr Vertrauen entgegengebracht haben. Durch ihre Erzählungen und Beschreibungen habe ich mehr über epileptische Anfälle und Epilepsien gelernt als aus manchen Fachbüchern. Bei Herrn Willi Näf bedanke ich mich für die Erlaubnis, einen Teil seines Erlebnisberichtes über seinen ersten »großen« Anfall abdrucken zu dürfen. Es wäre schön, wenn viel mehr Betroffene mit ihrer Epilepsie so offen und gleichzeitig sowohl kritisch-interessiert als auch hurmorvoll-amüsant umgehen könnten.

Bedanken möchte ich mich auch bei meiner Sekretärin, Frau Léonie Müller, für die wie immer perfekte Unterstützung. Frau Diplom-Psychologin Irmtraud Teschner (früher am Sächsischen Epilepsiezentrum Radeberg in Kleinwachau bei Dresden), einer Expertin der Hypnosetherapie bei Epilepsie, danke ich für die Erlaubnis, zwei Texte von ihr zur Selbstkontrolle von Anfällen abdrucken zu dürfen. Meinem Mitarbeiter Ian Mothersill M. Sci. danke ich für die Unterstützung bei den Abbildungen 15 bis 17 sowie 27 und meinem Mitarbeiter Dr. Peter Hilfiker danke ich für die Textvorlage zur Frage 200 (S. 392–395). Herrn Karl Quadt vom TRIAS Lektorat danke ich für seine Sorgfalt und Geduld. Schließlich geht mein Dank für ihr Verständnis und ihre Unterstützung wie immer an meine Frau Doris, unsere Tochter Judith sowie unseren Sohn Dirk.

Zürich, im Juni 2005
Günter Krämer

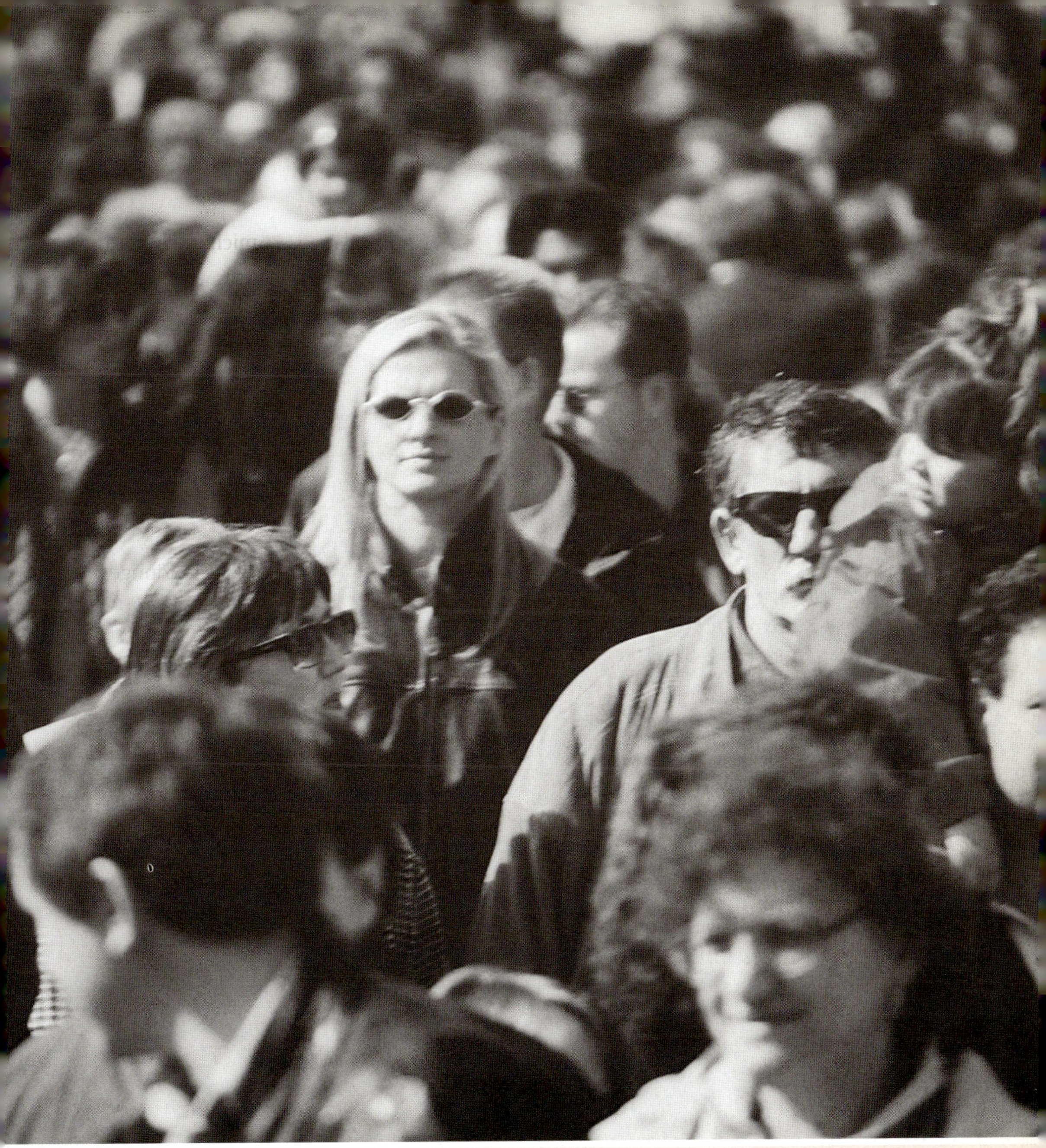

Begriffe und Häufigkeit

1. Was sind Anfälle?

Anfälle sind plötzlich auftretende Zustands- oder Verhaltensänderungen, die die Gesundheit oder das Wohlbefinden stören und im Verlauf einer chronischen Erkrankung oder Störung wiederholt auftreten können. Beispiele für entsprechende körperliche Störungen sind neben epileptischen Anfällen, die im nächsten Abschnitt und später im Buch noch genauer besprochen werden, Asthma-, Herz-, Husten-, Migräne- oder auch Schlaganfälle. Alle diese Störungen treten plötzlich auf und hinterlassen mit Ausnahme von Schlaganfällen meist keine dauerhaften Folgen.

Anfälle können körperliche oder psychische (»seelische«) Ursachen haben. Auf einige körperlich bedingte nichtepileptische Anfälle, die mit epileptischen Anfällen verwechselt werden können, wird an anderer Stelle noch etwas ausführlicher eingegangen (siehe S. 18). Beispiele für psychische Anfälle sind zunächst einmal epileptischen Anfällen ähnelnde, so genannte psychogene nichtepileptische Anfälle (siehe S. 83). Weitere Beispiele sind Lach- oder Wutanfälle, die in jedem Lebensalter vorkommen können (allerdings können selten Lachen und noch seltener Wutausbrüche auch einmal Zeichen epileptischer Anfälle sein!). Nichtepileptische körperliche oder psychische Anfälle sind insgesamt deutlich häufiger als epileptische Anfälle.

Obwohl auch in diesem Buch oft der Einfachheit halber nur kurz von Anfällen gesprochen wird, sollte man also immer daran denken, dass ein Anfall keineswegs zwangsläufig mit einem epileptischen Anfall gleichzusetzen ist. Es gibt sehr viele andere Erkrankungen und Störungen, die mit Anfällen einhergehen. Dies sollte Anlass zur Vorsicht sein, nach einem oder auch mehreren »Anfällen« nicht vorschnell von einer Epilepsie zu sprechen. Bei bis zu jedem fünften Patienten, der oft nach vielen Jahren mit erfolgloser Behandlung einer vermeintlichen Epilepsie einem speziellen Epilepsiezentrum zugewiesen wird, liegt überhaupt keine Epilepsie vor! Darüber hinaus können auch Menschen mit einer bekannten Epilepsie zusätzliche andere Anfallsformen haben, die nichts mit ihrer Epilepsie zu tun haben.

2. Was sind epileptische Anfälle?

Eine allgemein gültige und für alle Anfallsformen zutreffende Beschreibung epileptischer Anfälle könnte folgendermaßen lauten: Epileptische Anfälle sind relativ kurz dauernde, plötzlich auftretende und unwillkürlich ablaufende Änderungen des Bewusstseins, Verhaltens, Wahrnehmens, Denkens, Gedächtnisses oder der Anspannung der Muskulatur aufgrund einer vorübergehenden Funktionsstörung von Nervenzellen im Gehirn in Form kurz dauernder, vermehrter und gleichzeitig erfolgender Entladungen von Nervenzellen (siehe S. 46). Diese Definition ist zwar richtig, aber viel zu lang, um sie behalten und im Alltag verwenden zu können. Man kann epileptische Anfälle deswegen vereinfachend auch als vorübergehende Funktionsstörung von Nervenzellen des Gehirns aufgrund vermehrter gleichzeitiger Entladungen definieren, wobei die Auswirkungen beziehungsweise Störungen davon abhängen, welche Aufgabe die beteiligten Nervenzellen normalerweise haben.

Epileptische Anfälle werden auch zerebrale Anfälle (cerebrum = lateinisch: Gehirn) genannt, was allerdings insofern ungenau und missverständlich ist, als zum Beispiel auch anfallsweise auftretende Migräne-Kopfschmerzen vom Gehirn ausgehen, ohne dass es sich um epileptische Anfälle handelt. Es gibt mehr als zehn unterschiedliche Formen epileptischer Anfälle (siehe Tab. 5 und 6, S. 52 und S. 54) und mehr als 30 Formen von Epilepsien (siehe auch Tab. 17, S. 87), unter anderem, weil manche Epilepsieformen altersabhängig sind oder mit mehreren Anfallsformen einhergehen können. Jeder Betroffene hat in der Regel nur eine Epilepsieform, wobei es aber zu mehreren Anfallsformen kommen kann.

Viele Menschen glauben, es sei ganz einfach, einen epileptischen Anfall zu beschreiben. Jemand stoße aus heiterem Himmel einen Schrei aus, verliere das Bewusstsein, werde steif, beiße sich gegebenenfalls auf die Zunge und falle um. Er halte den Atem an und werde blau, »krampfe« oder zucke für eine gewisse Zeit an Armen und Beinen, bis er vor Erschöpfung in eine Art Tiefschlaf falle. Hinterher klage er unter Umständen über Abgeschlagenheit, Kopfschmerzen, Schwindel oder Muskelkater; manchmal komme es auch zu einem unwillkürlichen Urinabgang. Es stimmt zwar, dass diese Beschreibung für eine Form epileptischer Anfälle (den so genannten Grand-Mal-Anfall oder generalisierten tonisch-klonischen Anfall, siehe S. 65) zutrifft, aber diese Anfallsform ist nur eine von vielen und nicht unbedingt die häufigste. Ein bewährter Merksatz lautet: Nicht alles was zuckt, ist ein epileptischer Anfall, und bei einem epileptischen Anfall muss man nicht zucken!

Epileptische Anfälle können sehr unterschiedlich aussehen. Sie können ohne Schrei und Bewusstlosigkeit einhergehen, ohne Steifwerden, Zungenbiss und Umfallen, ohne Blauwerden und Krampfen. Sie können so kurz oder »harmlos« ablaufen, dass weder die Betroffenen irgend etwas davon mitbekommen noch Nichtfachleu-

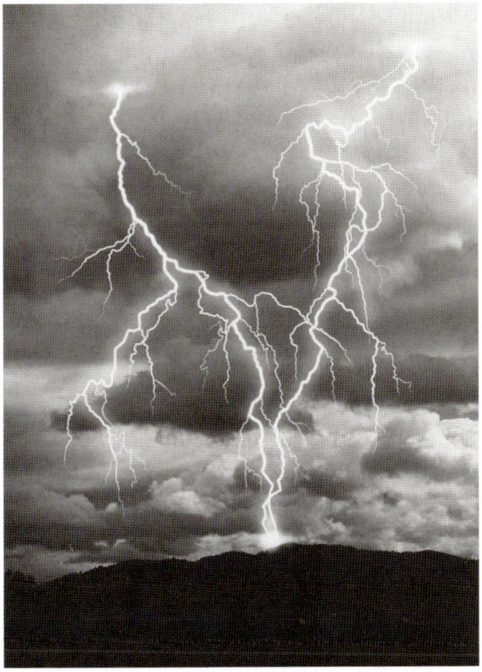

Gewitter im Gehirn: Bei einem epileptischen Anfall kommt es zu vermehrten gleichzeitigen Entladungen von Nervenzellen.

ten etwas auffällt, auch wenn sie einen Anfall direkt sehen und miterleben. Einziges Zeichen eines epileptischen Anfalls kann eine Unaufmerksamkeit von wenigen Sekunden, ein kurzes Zucken einer Hand, eine Störung der Gefühls- beziehungsweise Stimmungslage oder so genannter kognitiver Funktionen (siehe S. 245) sein. Epileptische Anfälle können nur Bruchteile von Sekunden oder Minuten, Stunden oder sogar mehrere Tage dauern (siehe Status epilepticus, S. 79, 81). Sie können in großen Abständen von Monaten oder sogar Jahren, aber auch mehrmals täglich auftreten.

Jede Nervenzelle und jeder Nervenzellverband im Gehirn kann »epileptisch« werden, was dazu führt, dass sie in ihrer normalen Tätigkeit gestört oder unterbrochen werden (siehe auch S. 46). Wenn die Zellen für die Geruchsempfindung verantwortlich sind, kann es zu einer Riechstörung kommen; sind sie normalerweise für das Sehen verantwortlich, kann es beispielsweise zu Wahrnehmungen von Blitzen oder anderen Lichtreizen kommen. Sind sie am Gedächtnis beteiligt, kann sich dies in einer Störung des Lernens und gegebenenfalls auch in einer Unterbrechung des Bewusstseins mit nachfolgender Erinnerungslücke ausdrücken. Ein kanadischer Neurochirurg hat epileptische Anfälle einmal mit Hustenanfällen verglichen: So wie Hustenanfälle ein nach außen gerichtetes Zeichen einer innerlichen Gewebereizung der Lunge seien, so seien epileptische Anfälle äußere Zeichen einer innerlichen Gewebereizung des Gehirns.

Nicht jeder Mensch mit einem oder mehreren epileptischen Anfällen hat auch eine Epilepsie. So kommt es bei sehr vielen Menschen nach einer schweren Kopfverletzung, bei einem Sauerstoffmangel des Gehirns oder nach Einnahme einer Überdosis bestimmter Medikamente zu epileptischen Anfällen. Obwohl es bei einem Fortbestehen oder einem erneuten Auftreten dieser Umstände auch zu wiederholten Anfällen kommen kann, liegt keine Epilepsie vor, sondern mehrere so genannte Gelegenheitsanfälle (siehe S. 177).

3. Was sind nichtepileptische Anfälle?

Nichtepileptische Anfälle sind Anfälle, die zwar zumindest auf den ersten Blick aussehen wie epileptische Anfälle, bei denen es sich aber um andersartige vorübergehende körperliche oder psychische Störungen handelt, die epileptische Anfälle vortäuschen können. Schon bei der ersten Frage (»Was sind Anfälle?«, S. 16) wurde erläutert, dass es eine Vielzahl von körperlichen und psychischen Anfällen gibt. Mit nichtepileptischen Anfällen sind solche gemeint, die zwar auf einer Funktionsstörung des Nervensystems beruhen oder eine solche vermuten lassen, ohne dass ihnen aber im Gegensatz zu epileptischen Anfällen ursächlich abnorme Entladungen von Nervenzellen des Gehirns zugrunde liegen.

Bei den meisten nichtepileptischen Anfällen sind die Betroffenen wie bei epileptischen Anfällen vorübergehend nicht richtig ansprechbar oder ohne Bewusstsein, es kommt zum Hinstürzen oder anderen unwillkürlichen Bewegungen, und selbst ein Zungenbiss oder unwillkürlicher Urinabgang können hinzutreten. Oft gelingt auch erfahrenen Ärzten allein aufgrund der Schilderung der Ereignisse zunächst keine sichere Zuordnung.

Nichtepileptische Anfälle können in jedem Lebensalter auftreten und sind ebenso Ausdruck einer Erkrankung wie epileptische Anfälle. Epileptische Anfälle verlaufen nicht notwendigerweise schwerer als nichtepileptische, und es ist auch irreführend, auf der einen Seite von »echten« und auf der anderen Seite von »Pseudo-Anfällen« zu sprechen. Oft sehen epileptische und nichtepileptische Anfälle sehr ähnlich aus und werden miteinander verwechselt. Nichtepileptische Anfälle werden allerdings häufiger für epileptische Störungen gehalten als umgekehrt. Dabei ist zwischen psychogenen und organischen Störungen zu unterscheiden (siehe S. 83 bzw. 87).

4. Was sind Epilepsien?

Von einer Epilepsie wird vereinbarungsgemäß gesprochen, wenn im Abstand von mindestens 24 Stunden mindestens zwei epileptische Anfälle aufgetreten sind, für deren Auftreten keine aktuellen Ursachen oder Auslöser erkennbar sind, die erklären, warum es gerade jetzt zu den Anfällen gekommen ist (Abb. 1). Dies bedeutet nicht, dass Epilepsien keine nachweisbaren Ursachen haben. Ganz im Gegenteil ist bei einer Epilepsie auch in der Zeit zwischen den Anfällen die nachgewiesene oder vermutete, angeborene oder erworbene Ursache der Anfälle unverändert vorhanden (siehe auch symptomatisch, kryptogen und idiopathisch, S. 96). Deswegen besteht bei einer Epilepsie auf längere Sicht auch ein mehr oder weniger großes Risiko epileptischer Anfälle, die bezüglich des Zeitpunkts aber dennoch überwiegend »spontan« auftreten. Eine für die Anfälle verantwortliche Veränderung am Gehirn, wie etwa eine längere Zeit zurückliegende Verletzung, erklärt nicht, warum es zum Beispiel Jahre später irgendwann plötzlich zu Anfällen kommt und zwischendurch nicht.

Mit der Diagnose einer Epilepsie wird angenommen, dass die Betroffenen aufgrund einer zeitweise auftretenden Störung in ihrem Gehirn eine erhöhte Neigung zu epileptischen Anfällen haben. Nach einem ersten und bislang einzigen epileptischen Anfall kann allenfalls der Verdacht auf eine beginnende Epilepsie geäußert werden, wenn sich zum Beispiel im Elektroenzephalogramm (EEG; siehe S. 229) auch deutliche Hinweise dafür finden. Im Vergleich zu den Menschen mit Epilepsie erleiden etwa zehnmal mehr Menschen in ihrem Leben einmal einen epileptischen Anfall (siehe S. 27). Es sei auch nochmals betont, dass vereinbarungsgemäß selbst bei zwei oder mehr epileptischen Anfällen innerhalb von 24 Stunden (im Extremfall sogar einem Status epilepticus, siehe S. 79, 81) noch keine Epilepsie vorliegt.

Epilepsie ist also die Bezeichnung für eine Gruppe funktioneller Störungen des Gehirns, deren Gemeinsamkeit darin besteht, dass es zu wiederholten und »spontanen«

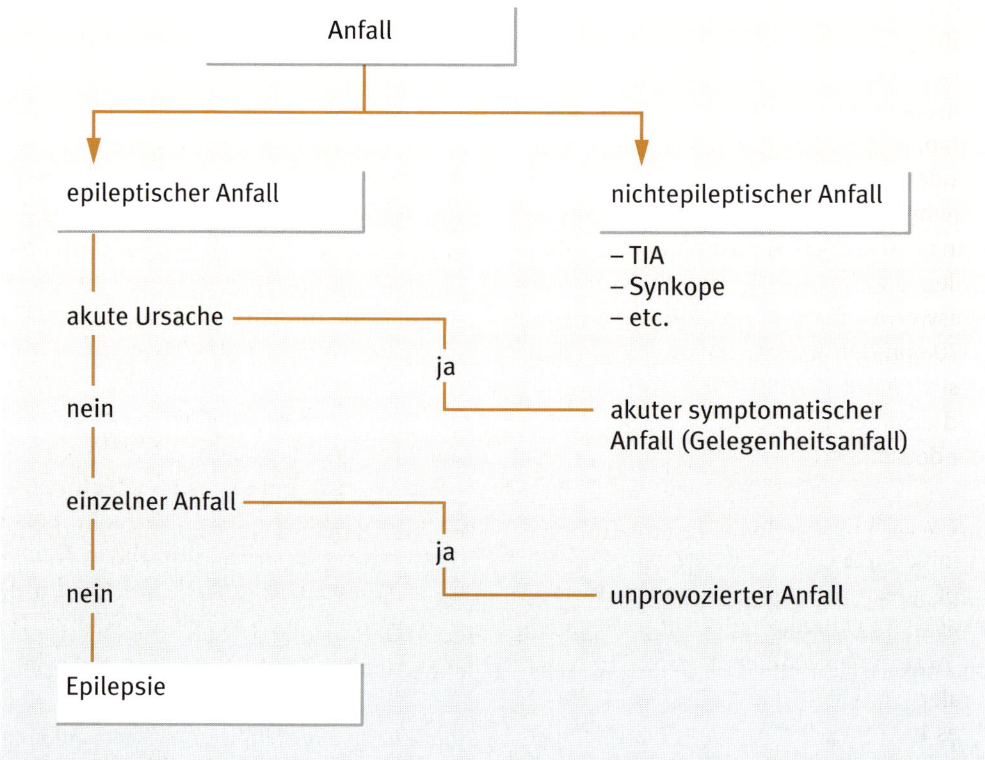

Abb. 1: Entscheidungsfindung, ob ein Anfall im Rahmen einer Epilepsie vorliegt oder nicht (TIA = transitorisch-ischämische Attacke; siehe auch S. 93)

epileptischen Anfällen kommt. Diese werden im Gehirn von abnormen, exzessiven (überschießenden) und sich gegenseitig aufschaukelnden elektrischen Entladungen von Nervenzellen begleitet. Epileptische Anfälle sind unspezifische Antworten des Gehirns auf eine Vielzahl möglicher Schädigungen und Reize (siehe S. 177). Entsprechend können epileptische Anfälle und Epilepsien viele verschiedene Ursachen haben. Diese Ursachen können sowohl in einer ererbten, von Geburt an vorhandenen erhöhten Anfallsneigung als auch in erworbenen Schädigungen des Gehirns bestehen. Sehr oft lässt sich allerdings auch mit den modernsten Untersuchungsmethoden die genaue Ursache einer Epilepsie im Einzelfall nicht eindeutig nachweisen (siehe S. 151).

Das Wort Epilepsie kommt aus dem Griechischen (epilambanein = ergriffen, angefallen oder gepackt werden oder von etwas befallen oder erfasst sein). In der Antike bezeichnete man Epilepsien auch als »Morbus sacer« oder »Heilige Krankheit« und gab ihnen damit eine Sonderstellung, die sie manchmal bedauerlicherweise auch noch heute haben. Obwohl schon der berühmte griechische Arzt Hippokrates (460–375 v. Chr.) erkannt hatte, dass Epilepsien auf einer Störung im Gehirn beruhen, dauerte es bis zum 18. Jahrhundert, bis sich diese Überzeugung auch im ärztlichen Handeln und – wenngleich sehr zögerlich – zunehmend auch im allgemeinen Bewusstsein niederschlug. Ein auch heute in weiten Teilen gerade in dieser Beziehung noch lesenswertes Buch über Epilepsie wurde 1770 von dem Schweizer Arzt Samuel Auguste Tissot (1728–1797) veröffentlicht und erschien bereits ein Jahr später in einer deutschen Übersetzung.

Oft werden auch heute noch mehr oder weniger alle Epilepsien in einen großen Topf geworfen, und es kommt selbst bei Universitätskliniken vor, dass zum Beispiel in Arztbriefen lediglich von einem »zerebralen Anfallsleiden« gesprochen wird. Dies kann gut gemeint sein, um etwa den für manche Menschen immer noch belastenden Begriff »Epilepsie« zu vermeiden, ist aber ähnlich ungenau, wie wenn in einer Autowerkstatt nur allgemein von einem Problem mit dem Motor gesprochen wird. Dieses Problem kann klein oder groß sein, es kann die Gabe von Motor- oder Getriebeöl oder sogar den Austausch mancher Teile erforderlich machen. »Anfallsleiden« oder »Krampfleiden« sind noch ungenauere Ersatzbezeichnungen für Epilepsie.

Manchmal wird auch die Verwendung von »Hirnrhythmusstörungen« oder anderen Ersatzworten anstelle von epileptischen Anfällen vorgeschlagen, darüber hinaus sogar, den Begriff der Epilepsie ganz »auszumerzen«. Dies ist meiner Meinung nach aber weder für die Betroffenen noch für die Sache nützlich oder sinnvoll. Auf lange Sicht hilft es nicht weiter, ein Problem zumindest tendenziell zu verharmlosen, sondern es muss eine offene, sachliche und zum Abbau von Tabus führende Information der Betroffenen und auch der Öffentlichkeit erfolgen, in deren Rahmen dann auch Vergleiche wie etwa der zwischen Herz- und Hirnrhythmusstörungen gezogen werden können. Nicht das Vermeiden der Diagnose »epileptischer Anfall« oder »Epilepsie« ist der richtige Weg, sondern ein konsequentes Weiterarbeiten an der erforderlichen sozialen Akzeptanz von Menschen mit Epilepsie in unserer Gesellschaft. Es kann auf die Dauer nicht richtig sein, dass zum Beispiel Politiker, Schauspieler und andere Persönlichkeiten des öffentlichen Lebens problemlos »Blackouts« oder Alkoholprobleme haben dürfen, aber keine Epilepsie.

Bei aller Unterstützung des Bemühens, Menschen mit einer Epilepsie nicht schon durch die Diagnosestellung über Gebühr zu verunsichern, hat es sich letztendlich doch bewährt, die Dinge beim richtigen Namen zu nennen, auch wenn dies nicht leicht fällt und die Betroffenen Zeit brauchen, dies anzunehmen und sich darauf einzustellen. Das Motto des in Deutschland erstmals 1996 und seitdem jährlich am 5. Oktober organisierten »Tages der Epilepsie« lautete »Epilepsie braucht Offenheit«, und 1997 startete die Internationale Liga gegen Epilepsie (englisch: International League Against Epilepsy oder kurz ILAE) gemeinsam mit dem Internationalen Büro für Epilepsie (IBE) und der Weltgesundheitsorganisation (englisch: World Health

Organization oder kurz WHO) eine weltweite Kampagne gegen Epilepsie unter dem Motto »Epilepsy – Out of the Shadows« oder »Epilepsie – Heraus aus dem Schatten«. Diese Kampagne wurde anlässlich eines Treffens bei der WHO in Genf im Februar 2001 in ihre zweite Phase überführt, in der unter anderem versucht wird, etwas gegen die bedauerliche Tatsache zu tun, dass die meisten Menschen mit Epilepsie in vielen Entwicklungsländern allein aus Kostengründen überhaupt noch nicht behandelt werden! In Deutschland wurde erstmals 1985 und 1998 in einer zweiten, aktualisierten und überarbeiteten Auflage sowie in der Schweiz 2002 ein Epilepsiebericht veröffentlicht, und auf europäischer Ebene wurde 2001 ein in erster Linie an Politiker gerichtetes »Weißbuch« zur Verbesserung der Lage von Menschen mit Epilepsie vorgelegt.

Epilepsie bedeutet ohnehin mehr als von Zeit zu Zeit auftretende epileptische Anfälle. In Abbildung 2 sind die vielfältigen Faktoren und Einflüsse dargestellt, die in ihrer Gesamtheit eine Epilepsie ausmachen. Kommt es nur sehr selten, höchstens zweimal pro Jahr, zu spontan auftretenden Anfällen (auch ohne Einnahme von Antiepileptika), wird manchmal auch von einer Oligo-Epilepsie (oligos = griechisch: klein, gering) gesprochen (nach einem Vorschlag der Internationalen Liga gegen Epilepsie von 2001 zählen diese nicht mehr notwendigerweise zu den Epilepsien, weshalb

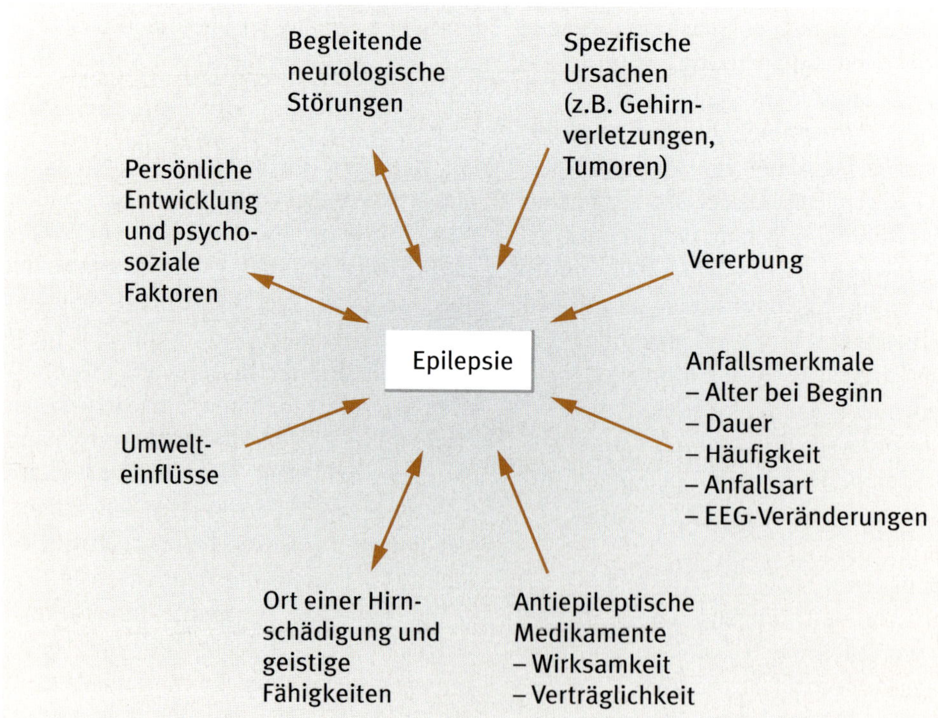

Abb. 2: Was bedeutet eine Epilepsie? (nach Engel)

man besser von Oligo-Anfällen sprechen sollte). Beispiele für gutartige Epilepsien sind im Kindesalter die Rolando-Epilepsie (siehe S. 117) und im Erwachsenenalter die Aufwach-Grand-Mal-Epilepsie (siehe S. 138).

Einige falsche und richtige Aussagen zu epileptischen Anfällen und Epilepsien sind in Tabelle 1 zusammengefasst.

Tab. 1: Falsche und richtige Aussagen zu epileptischen Anfällen und Epilepsien

falsch	richtig
Ein epileptischer Anfall ist gleichbedeutend mit Epilepsie	Eine Epilepsie liegt erst nach mindestens zwei spontan auftretenden Anfällen im Abstand von mindestens 24 Stunden ohne jeweils akut erkennbare Ursachen und Auslöser vor
Epileptische Anfälle sind immer dramatisch und nicht zu übersehen	Es gibt kaum merkliche oder harmlos erscheinende epileptische Anfälle, wie z.B. Absencen oder fokale Anfälle ohne und mit Bewusstseinsstörung, die auch für Fachleute nicht immer leicht zu erkennen sind
Epileptische Anfälle müssen immer mit Medikamenten behandelt werden	Es gibt epileptische Anfälle wie z. B. »Gelegenheitsanfälle« oder Anfälle bei manchen »Reflexepilepsien«, bei denen Medikamente meist weder erforderlich noch sinnvoll sind
Epilepsie ist eine einheitliche Krankheit	Epilepsie ist in der Regel keine einheitliche Krankheit mit einer einheitlichen Ursache sowie einer typischen Kombination von Beschwerden und Krankheitszeichen, sondern eine große Gruppe verschiedener Störungen, Syndrome und Krankheiten mit sehr unterschiedlichen Anfallsformen und ebenso unterschiedlichem Verlauf, die zudem bis auf die (relativ seltenen) Epilepsie-Krankheiten keine einheitliche Ursache haben. Es gibt nicht eine, sondern mehr als 30 verschiedene Arten von Epilepsien
Epilepsie ist eine Erbkrankheit	Erbliche Einflüsse spielen zwar bei vielen Epilepsien eine gewisse Rolle, mehr als 90 Prozent aller Epilepsien sind aber nicht erblich in dem Sinn, dass eine bestimmte Epilepsieform mit hoher Wahrscheinlichkeit von den Eltern an ihre Kinder weitergegeben wird
Epilepsie ist eine Geisteskrankheit	Epilepsie ist ebenso wenig eine Geisteskrankheit wie fast alle anderen neurologischen Krankheiten
Epilepsie geht mit einer geistigen Behinderung einher	Die überwiegende Mehrzahl der Menschen mit einer Epilepsie ist nicht geistig behindert und kann – mit kleinen Einschränkungen wie z.B. beim Führerschein – ein völlig normales Leben führen

Fortsetzung Tabelle 1

falsch	richtig
Alle »Epileptiker« sind mehr oder weniger gleich	Es gibt keinen typischen »Epileptiker«; Menschen mit einer Epilepsie unterscheiden sich untereinander ebenso wie Menschen mit hohem Blutdruck oder Zuckerkrankheit
Menschen mit Epilepsie sollten keine Kinder bekommen	Die weitaus meisten Menschen mit Epilepsie können völlig problemlos Kinder bekommen
Epilepsien sind schwer zu behandeln	Etwa 60 bis 70 Prozent aller Epilepsien lassen sich mit einem Medikament alleine (»Monotherapie«) gut behandeln (völlige Anfallsfreiheit oder nur sehr wenige Anfälle bei guter Verträglichkeit des Medikaments)
Eine Operation am Gehirn kommt bei Epilepsie erst nach vielen Jahren und Versagen aller Medikamente infrage	Eine Operation am Gehirn (Epilepsiechirurgie) kommt zwar nur für wenige Menschen mit einer Epilepsie infrage, bei bestimmten Formen sollte aber schon sehr früh (z.B. nach zwei bis drei Jahren und dem Versagen von zwei bis drei Medikamenten) daran gedacht werden

5. Was ist ein Syndrom, und was sind Epilepsiesyndrome?

Ein Syndrom ist ein gleichzeitiges Auftreten mehrerer, gleich bleibender Merkmale. In der Medizin bezeichnet ein Syndrom eine Erkrankung mit regelhaftem Auftreten einer bestimmten Kombination von Kennzeichen oder Krankheitsmerkmalen (= Symptomen) und wird oft nach dem oder den Ärzten benannt, die es zuerst beschrieben oder »entdeckt« haben. Ein Epilepsiesyndrom ist dementsprechend ein Komplex aus Befunden und Symptomen, die einen einzigartigen epileptischen Zustand mit unterschiedlichen Ursachen kennzeichnen. Dies muss mehr als einen Anfallstyp beinhalten; somit bedingen beispielsweise Frontallappenanfälle (siehe S. 143) alleine kein Epilepsiesyndrom.

Ein Epilepsiesyndrom ist ein typisches Erkrankungsbild, das nicht nur durch eine bestimmte Form epileptischer Anfälle, sondern darüber hinaus durch zusätzliche andere Merkmale gekennzeichnet ist. Diese Merkmale können zum Beispiel in Form und Schweregrad der Anfälle, dem Ort des Anfallsursprungs, den Auslösefaktoren, dem Erkrankungsalter, der Beziehungen zum Schlaf-Wach-Rhythmus oder auch im typischen Verlauf bestehen. Wichtig ist, dass ein Epilepsiesyndrom im Gegensatz zu einer Epilepsie-Krankheit (siehe nächste Frage) mehrere, verschiedenartige Ursachen und Verlaufsformen haben kann.

Ein Vorteil der Verwendung entsprechender Bezeichnungen bei der Benennung besteht darin, dass diese gewissermaßen eine Kurz- oder Zusammenfassung sind und dann jeder Kenner des Syndroms weiß, mit welchen Merkmalen zu rechnen ist. Ein Nachteil besteht darin, dass die meisten Syndrome schon vor vielen Jahren beschrieben wurden, als man noch nichts oder kaum etwas zu Fragen wie der Vererbung (siehe S. 156) oder möglicherweise zugrunde liegenden Veränderungen wie kortikalen Dysplasien (siehe S. 169) wusste. Dies bedeutet, dass in der Zukunft wahrscheinlich viele dieser vermeintlich einheitlichen Syndrome »auseinander fallen« beziehungsweise auf verschiedene Ursachen zurückgeführt werden und damit möglicherweise auch verschiedenen Behandlungsformen zugeordnet werden müssen.

Epilepsiesyndrome werden gelegentlich längere Zeit nicht erkannt. Manchmal liegt dies einfach daran, dass es sich um eher seltene Erkrankungen handelt, von denen auch Fachleute im Verlauf ihres Lebens höchstens einige wenige sehen. Manchmal liegt es auch daran, dass die ersten Krankheitszeichen beziehungsweise Anfälle wenig dramatisch sind und lange Zeit überhaupt nicht an die Möglichkeit einer Epilepsie gedacht wird. Ein typisches Beispiel ist die so genannte juvenile myoklonische Epilepsie (kurz JME; siehe auch S. 128), bei der die Betroffenen oft über mehrere Jahre hinweg morgens in der ersten Zeit nach dem Aufwachen unwillkürliche Zuckungen vorwiegend der Armmuskulatur bei erhaltenem Bewusstsein haben, ohne dass sie sich aber etwas Besonderes dabei denken. Dies auch deshalb, weil diese Zuckungen praktisch immer dann auftreten, wenn sie nur sehr wenig geschlafen haben. Erst das Hinzutreten von generalisierten tonisch-klonischen oder Grand-Mal-Anfällen (siehe S. 65, 74) führt zum Arztbesuch und meist auch zur Diagnose einer Epilepsie, wenngleich häufig immer noch nicht zur Diagnose des richtigen Epilepsiesyndroms. Werden die morgendlichen Muskelzuckungen nicht beachtet und allein die »großen« Anfälle zum Beispiel mit Carbamazepin oder Phenytoin behandelt (zu den Medikamenten siehe auch S. 271), kommt es oft sogar zu einer Zunahme der Muskelzuckungen.

6. Was sind Epilepsie-Krankheiten?

Epilepsie-Krankheiten sind wie alle anderen Krankheiten dadurch gekennzeichnet, dass ihnen eine einzige, für diese Krankheit spezifische und im Detail bekannte Ursache zugrunde liegt. Die Diagnose einer Epilepsie-Krankheit setzt also die Kenntnis ihrer genauen Ursache voraus, während dies bei epileptischen Anfällen, Epilepsien und auch Epilepsiesyndromen nicht notwendigerweise der Fall ist. Genaue Ursache bedeutet, dass beispielsweise eine für bestimmte Epilepsieformen verantwortliche ererbte Störung (siehe S. 156) einschließlich ihrer Auswirkungen auf das Nervensystem genau bekannt ist. Bei einem Epilepsiesyndrom besteht diese Voraussetzung nicht. So ist eine progressive Myoklonusepilepsie ein Epilepsiesyndrom, während die Unverricht-Lundborg-Krankheit eine Epilepsie-Krankheit mit nur für diese Form nachgewiesenen genetischen Veränderungen in den Nerven- und sonstigen Körperzellen ist (siehe S. 149).

Bislang sind nur relativ wenige Epilepsie-Krankheiten bekannt. Es ist aber sehr wahrscheinlich, dass es in den nächsten Jahren gelingen wird, immer mehr klar zuzuordnende Krankheiten aus dem großen »Topf« der Epilepsien unbekannter Ursache herauszulösen. Es besteht auch die begründete Hoffnung, dass sich die medikamentöse Behandlung der einzelnen Epilepsieformen deutlich verbessern lassen wird, wenn genauere Kenntnisse zu ihren jeweiligen Ursachen vorliegen. Beispielsweise hat man in den letzten Jahren herausgefunden, dass bei vielen Epilepsien eine Störung der Funktion der so genannten Ionenkanäle in der Zellwand der Nervenzellen (siehe S. 44) vorliegt, die für die Entstehung der epileptischen Anfälle verantwortlich ist. Es ist auch bekannt, dass die meisten Medikamente zur Epilepsiebehandlung (Antiepileptika; siehe S. 281) auf diese Ionenenkanäle wirken. Dabei ist es aber nun so, dass die zugrunde liegenden Störungen bei den verschiedenen Epilepsien erwartungsgemäß unterschiedlich sind und die einzelnen Antiepileptika auf die verschiedenen Ionenkanäle ebenfalls sehr unterschiedlich wirken. Dies macht verständlich, warum bestimmte Epilepsieformen auf manche Medikamente besonders gut und auf andere nur wenig oder auch nicht ansprechen. Auf der anderen Seite begründet dieses Wissen auch die Erwartung, dass man zum Beispiel für eine Epilepsie-Krankheit, für die man genau herausgefunden hat, welcher Ionenstrom gestört ist, auch gezielt ein Medikament entwickeln kann, das ganz speziell diese Störung wieder behebt oder ausgleicht.

7. Was sind epileptische Enzephalopathien?

Enzephalopathie ist eine allgemeine Bezeichnung für eine Störung der Funktion oder Schädigung des Gehirns (Encephalon = Gehirn, pathie = krankhafte Schädigung). Diese kann sich z.B. in Kopfschmerzen, einer Verlangsamung oder Störung der Aufmerksamkeit, Konzentration, des Gedächtnisses oder Denkens oder auch in epileptischen Anfällen äußern. Mögliche Ursachen einer Enzephalopathie können u.a. Störungen von wichtigen Organfunktionen wie der Leber oder der Niere sein, was durch ein Ansteigen von normalerweise durch diese Organe abgebauten oder ausgeschiedenen Stoffen im Blut zu Störungen im Gehirn führt.

Als epileptische Enzephalopathie werden nach einem Vorschlag einer Kommission der Internationalen Liga gegen Epilepsie Zustände bezeichnet, bei denen davon ausgegangen wird, dass die den epileptischen Anfällen zugrunde liegenden Vorgänge im Gehirn der Betroffenen darüber hinaus zu zunehmenden Störungen der Funktion des Gehirns führen. Epileptische Enzephalopathien führen also nicht nur zu epileptischen Anfällen, sondern beispielsweise auch zu einer Entwicklungs- oder Sprachstörung. Epileptische Enzephalopathien müssen nicht zwangsläufig einen ungünstigen Verlauf nehmen, sondern können auch an ein bestimmtes Lebensalter geknüpft sein und sich danach zurückbilden. Einige Epilepsiesyndrome auf der Grundlage von epileptischen Enzephalopathien sind:

- das West-Syndrom (siehe S. 108),
- das Lennox-Gastaut-Syndrom (siehe S. 111),
- die kontinuierliche Spike-Wave-Aktivität im Schlaf (CSWS-Syndrom; siehe S. 114),
- das Landau-Kleffner-Syndrom (siehe S. 114),
- das Ohtahara-Syndrom (siehe S. 128),
- das Dravet-Syndrom (siehe S. 129).

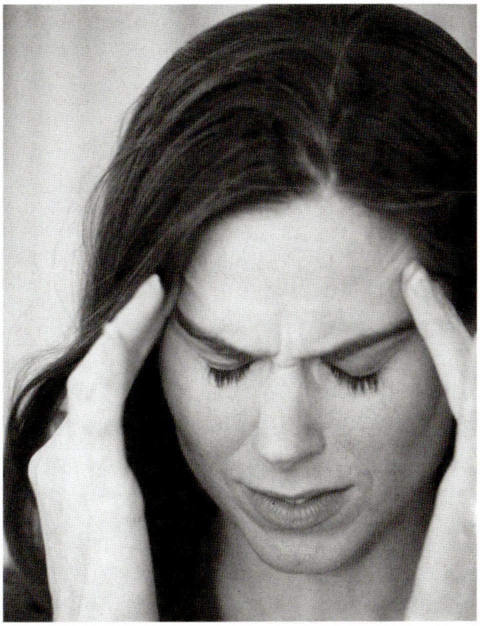

Eine Enzephalopathie kann sich u. a. in Kopfschmerzen äußern.

8. Wie häufig sind epileptische Anfälle und Epilepsien?

Epileptische Anfälle und Epilepsien sind nicht so selten wie viele Menschen denken. Epileptische Anfälle zählen mit zu den häufigsten Störungen, wegen denen Jugendliche und Erwachsene einen Neurologen aufsuchen. Auch Kinderärzte haben meist mehrere Kinder mit einer Epilepsie in Behandlung. Dass Epilepsien oft irrtümlicherweise für selten gehalten werden, hängt sicherlich auch damit zusammen, dass man Menschen mit einer Epilepsie nicht ansieht, dass sie zeitweilig Anfälle bekommen. Zusätzlich trägt mit dazu bei, dass viele Betroffene es ihren Mitmenschen nicht unbedingt »auf die Nase binden«, dass sie eine Epilepsie haben. Weil epileptische Anfälle und Epilepsien nicht selten sind, ist es auch nichts Ungewöhnliches, wenn man in einer großen Familie oder Verwandtschaft einen oder zwei betroffene Angehörige hat.

Epileptische Anfälle und Epilepsien können bei jedem Menschen auftreten, der entweder von seinen Eltern eine entsprechende Bereitschaft erbt oder dessen Gehirn durch bestimmte Störungen oder Erkrankungen entsprechend gereizt oder in Mitleidenschaft gezogen wird. Bis zu seinem 80. Lebensjahr hat fast jeder zehnte Mensch (= 10 Prozent der Bevölkerung!) mindestens einmal in seinem Leben einen epileptischen Anfall gehabt. Die weitaus meisten dieser Anfälle sind aber nicht mit einer Epilepsie gleichzusetzen, sondern bleiben auf akute Phasen anderer Erkrankungen oder Störungen beschränkt, weshalb auch von akuten symptomatischen Anfällen oder Gelegenheitsanfällen gesprochen wird (siehe auch S. 177). Nur bei etwa jedem hundertsten Menschen (immerhin noch 1 Prozent der Bevölkerung) kommt es auch ohne jeweils erkennbaren Grund oder Anlass zu mehreren epileptischen Anfällen und damit zu einer Epilepsie.

Für die Angaben zur Häufigkeit einer Störung oder Erkrankung gibt es drei verschiedene Möglichkeiten und Begriffe: die so genannte Prävalenz, die so genannte Inzidenz und die so genannte kumulative Inzidenz. Diese Begriffe hören sich komplizierter an als sie sind. Weil sie bei der Angabe der Häufigkeit einer Erkrankung zumindest von Fachleuten oft benutzt werden, sollen sie kurz erklärt werden:

1. Als Prävalenz wird die Zahl der zu einem bestimmten Zeitpunkt von einer Störung oder Erkrankung betroffenen Menschen bezeichnet. Manchmal wird dies auch als so genannte Punktprävalenz bezeichnet. Sie wird neben der Zahl an Neuerkrankungen auch durch die bereits bestehenden Erkrankungsfälle und durch die übliche Dauer der Störung oder Erkrankung bestimmt. Die Prävalenz von »aktiven« Epilepsien mit mindestens einem Anfall in den letzten fünf Jahren unabhängig davon, ob eine medikamentöse Behandlung erfolgt oder nicht, wird in Europa auf etwa sechs Menschen pro 1000 Einwohner (= 0,6 Prozent) und damit in Deutschland mit rund 80 Millionen Einwohnern auf insgesamt etwa 500 000 Menschen geschätzt. Für Österreich ist von etwa 45 000 und für die Schweiz von etwa 40 000 Menschen mit einer aktiven Epilepsie auszugehen.

   Die so genannte Lebenszeitprävalenz gibt im Gegensatz zur Punktprävalenz das Risiko an, im Laufe des Lebens mindestens einmal eine bestimmte Störung oder Erkrankung gehabt zu haben oder zu bekommen. Die Lebenszeitprävalenz für epileptische Anfälle wird in europäischen Ländern auf bis zu elf Prozent und für eine Epilepsie auf etwa drei Prozent eingeschätzt. Der Unterschied zwischen diesen drei Prozent und der Punktprävalenz einer aktiven Epilepsie von gut einem halben Prozent beruht darauf, dass die Epilepsie erfreulicherweise bei einem Großteil der Menschen – zwar vorwiegend, aber nicht ausschließlich bei Kindern und Jugendlichen – ausheilt.

2. Als Inzidenz wird die Zahl der Neuerkrankungen bezeichnet, die in einem bestimmten Zeitraum (meist einem Jahr) bei einem bestimmten Teil der Bevölkerung (meist 100 000 Menschen) auftreten. Die jährliche Inzidenz von Epilepsien wird in Europa auf etwa 40 pro 100 000 Menschen geschätzt. Dies sind in Deutschland rund 30 000 neu erkrankte Menschen mit Epilepsie pro Jahr. Für Österreich wird die entsprechende Zahl auf 3000 und für die Schweiz auf 2500 geschätzt.

3. Als kumulative (zusammengerechnete) Inzidenz wird die Zahl der Erkrankungen in einem bestimmten Altersabschnitt, bis zu einem bestimmten Lebensalter oder im Verlauf des ganzen Lebens bezeichnet. Sie beinhaltet neben

den Menschen mit weiterhin auftretenden Anfällen auch solche, die zwar zu einem bestimmten Zeitpunkt in ihrem Leben Anfälle hatten, die sich dann aber verloren haben. Insofern ist sie eher ein Maß für das Erkrankungsrisiko in bestimmten Lebensabschnitten beziehungsweise im Verlauf des gesamten Lebens als für die tatsächliche Häufigkeit. Im Gegensatz zur Prävalenz und Inzidenz zeigt die kumulative Inzidenz von Epilepsien im Verlauf des Lebens eine stetige Zunahme; am Ende des Lebens entspricht sie der bereits im vorletzten Absatz erwähnten Lebenszeitprävalenz. Dementsprechend wird die kumulative Inzidenz für Menschen, die das 80. Lebensjahr erreichen, in Europa für eine Epilepsie auf etwa drei bis vier Prozent und für epileptische Anfälle auf etwa elf Prozent geschätzt. Sie stimmt mit der Lebenszeitprävalenz überein.

9. Was sind die Lebensaltersabschnitte, in denen eine Epilepsie am häufigsten beginnt?

Obwohl es kein Lebensalter gibt, in dem eine Epilepsie nicht beginnen kann, gibt es zwei Altersabschnitte, in denen dies besonders häufig der Fall ist: einerseits die ersten beiden Lebensjahrzehnte und andererseits das so genannte höhere Lebensalter, also die Zeit nach dem 65. Lebensjahr.

Die bei der letzten Frage besprochene Inzidenz von Epilepsien ist also altersabhängig. Sie zeigt bezogen auf das Lebensalter einen U-förmigen Verlauf mit sehr hohen Werten in den ersten Lebensjahren und sogar noch höheren Werten im so genannten höheren Lebensalter mit deutlichem Ansteigen jenseits des 60. bis 70. Lebensjahres. Jeweils etwa ein Drittel aller Epilepsien tritt in der Kindheit und Jugend, im frühen und mittleren Erwachsenenalter und im so genannten höheren Lebensalter jenseits des 65. Lebensjahres auf. Die meisten Epilepsien machen sich also entweder zu Beginn des Lebens oder aber in den letzten Jahrzehnten bemerkbar. Die jährliche Zahl an Neuerkrankungen geht von etwa 80 bis 100 pro 100 000 Neugeborene auf etwa 50 pro 100 000 10- bis 20-Jährige und 20 pro 100 000 25- bis 50-Jährige zurück. Im frühen und mittleren Erwachsenenalter ist sie vergleichsweise niedrig, und erst jenseits des 70. Lebensjahres kommt es wieder zu einem deutlichen Ansteigen bis auf über 150 pro 100 000 für 80-Jährige. In den letzten Jahren wird weltweit zusätzlich eher eine Abnahme der Häufigkeit kindlicher Epilepsien beobachtet, während die Zahl der Neuerkrankungen in der zweiten Lebenshälfte nicht nur wegen des Ansteigens der durchschnittlichen Lebenserwartung deutlich zunimmt (Abb. 3).

Bis zum fünften Lebensjahr liegt die ebenfalls im letzten Abschnitt erklärte kumulative Inzidenz von epileptischen Anfällen bei etwa vier Prozent, bis zum 20. Lebensjahr bei etwa fünf Prozent und bei Menschen, die 80 Jahre alt werden, bei etwa zehn Prozent. Bei mindestens drei Prozent davon handelt es sich in allen Altersklassen um auf die frühe Kindheit beschränkte Fieberanfäl-

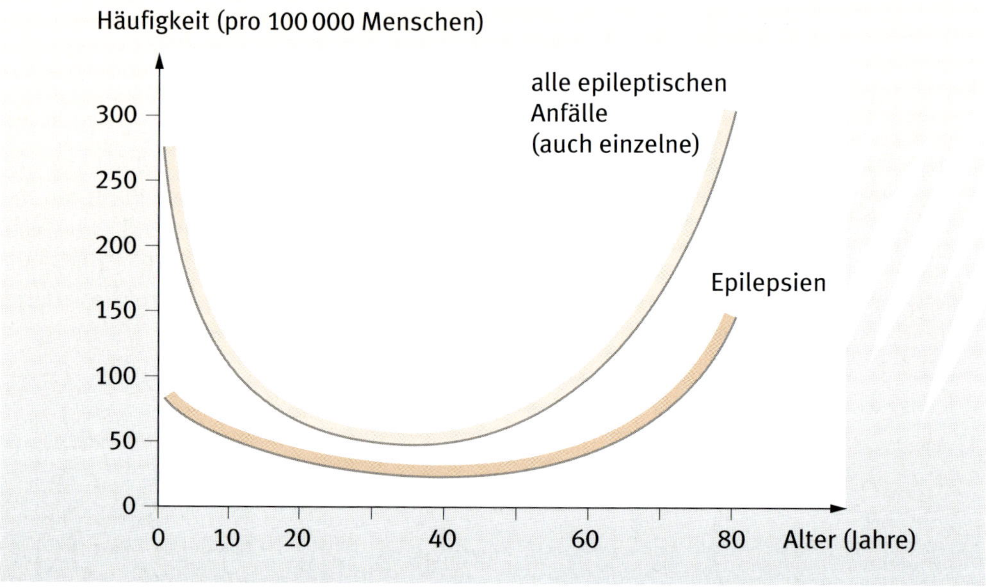

Abb. 3: Häufigkeit des erstmaligen Auftretens von Anfällen und Epilepsien (= Neuerkrankungen) in Abhängigkeit vom Lebensalter (nach Hauser).

le (siehe S. 180) und bei weiteren etwa drei Prozent um Anfälle im Rahmen von akuten anderen Erkrankungen wie etwa Schlaganfällen. Die kumulative Inzidenz von Epilepsien beträgt bis zum fünften Lebensjahr weniger als 0,5 Prozent, bis zum 20. Lebensjahr etwa ein Prozent und bis zum 80. Lebensjahr drei bis vier Prozent (Abb. 4).

Auch die ebenfalls bei der letzten Frage besprochene Prävalenz ist in den einzelnen Altersgruppen unterschiedlich. Sie ist bei zehnjährigen Kindern deutlich höher als bei Säuglingen. Im mittleren Lebensalter bleibt die Prävalenz relativ gleich, in der Gruppe der 70- bis 80-Jährigen ist sie dann deutlich höher, und für das 80. Lebensjahr liegt sie bei etwa 15 Betroffenen pro 1000 Menschen dieses Alters (Abb. 5).

Heute ist ein erstmaliges Auftreten nach dem 65. Lebensjahr häufiger als in der Kindheit und Jugend, und epileptische Anfälle und Epilepsien stellen eines der häufigsten neurologischen Probleme im höheren Lebensalter dar. Parallel zu einer Abnahme der Epilepsiehäufigkeit in der frühen Kindheit – wahrscheinlich aufgrund einer verbesserten medizinischen Versorgung in der Schwangerschaft und bei der Geburt sowie der Impfmaßnahmen zur Vorbeugung von kindlichen Entzündungen des Gehirns und der Hirnhäute – werden Epilepsien also immer mehr zu einer »Alterskrankheit«. Dabei ist natürlich auch zu bedenken, dass sehr viele Menschen mit einer bereits früher aufgetretenen Epilepsie älter werden. Von einer Altersepilepsie wird nur bei einem erstmaligen Auftreten von epileptischen Anfällen nach dem 60. oder (meist) 65. Lebensjahr gesprochen.

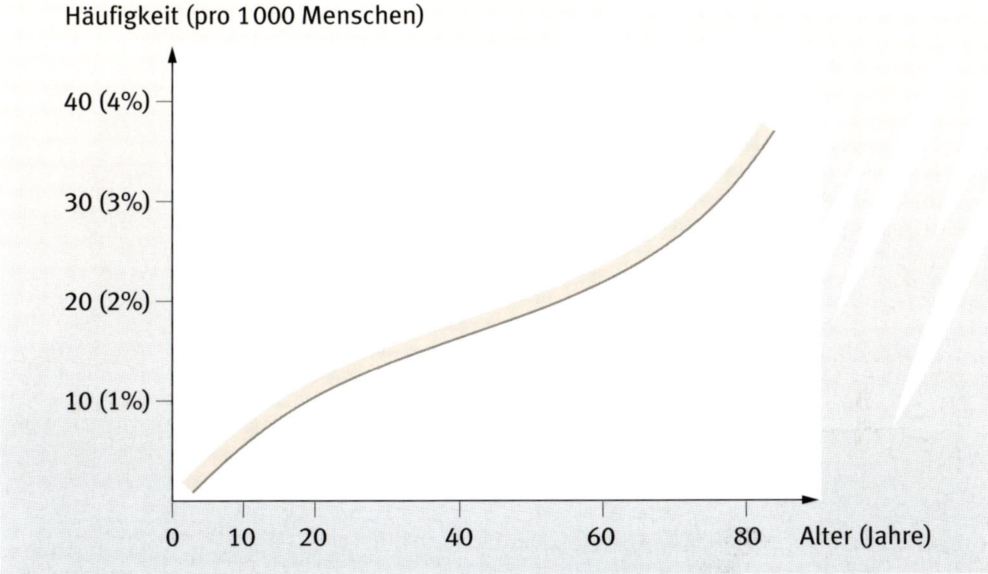

Abb. 4: Kumulative (zusammengerechnete) Häufigkeit des Auftretens von Epilepsien in Abhängigkeit vom Lebensalter (nach Hauser).

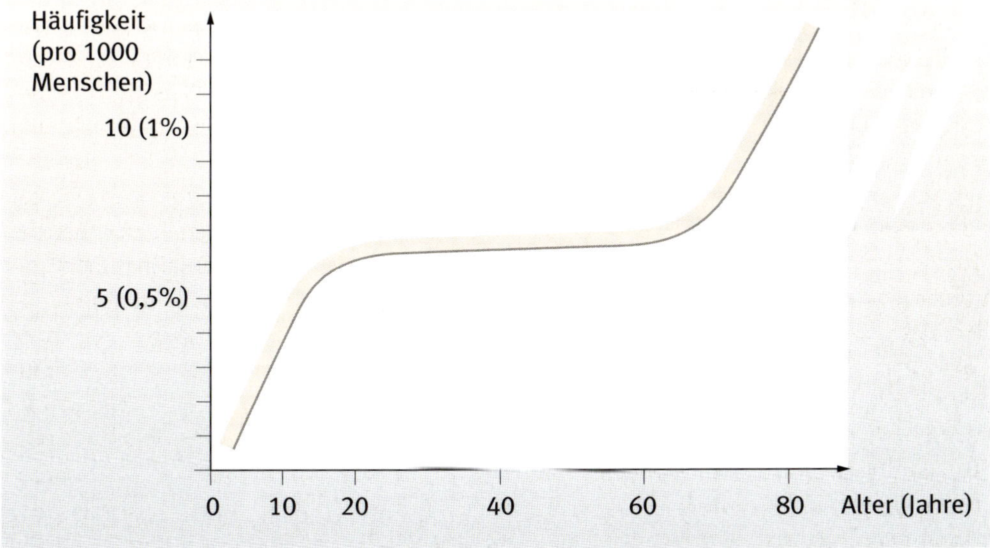

Abb. 5: Häufigkeit einer Epilepsie in Abhängigkeit vom Lebensalter (nach Hauser).

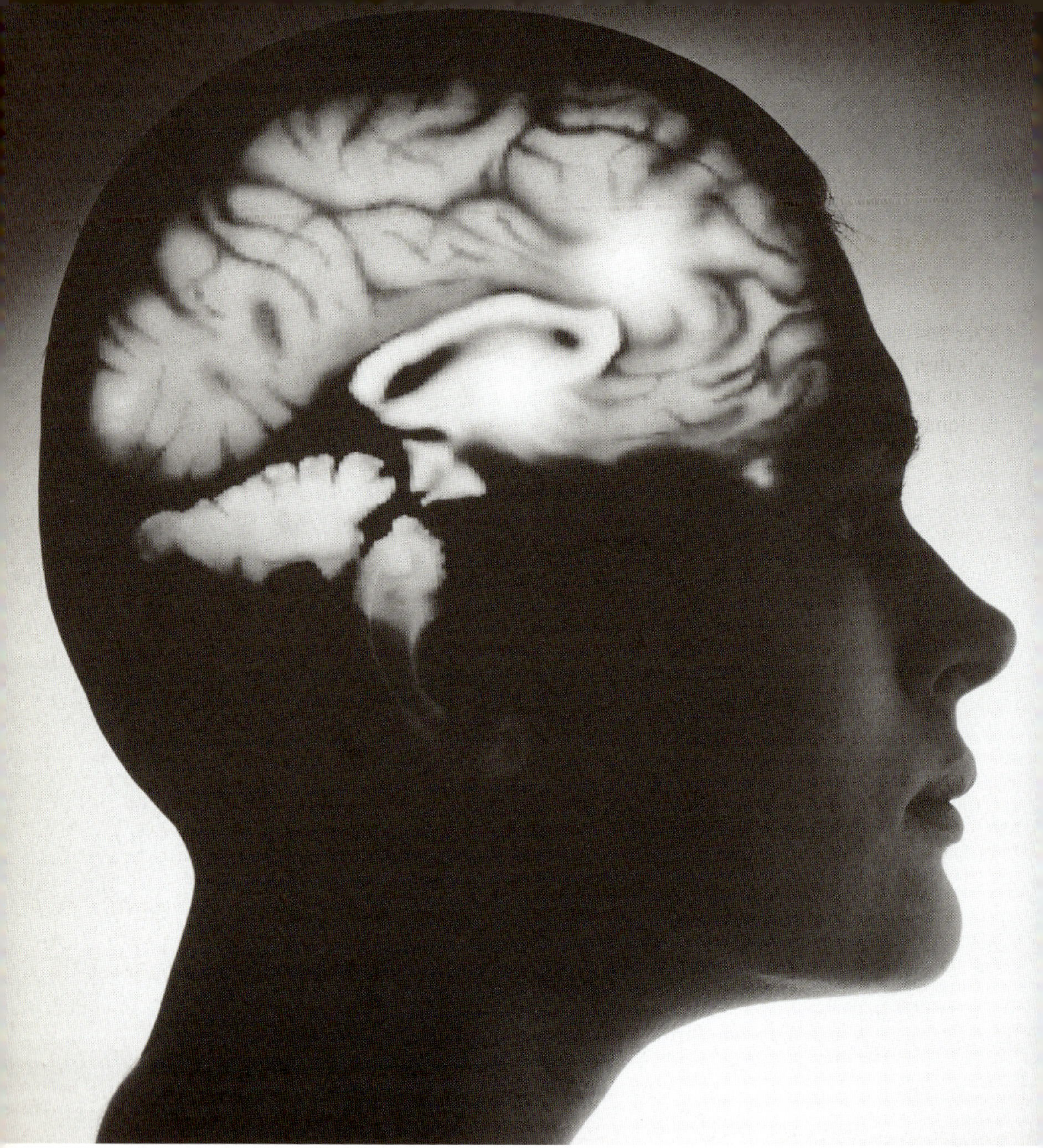

Nervensystem, Gehirn und Epilepsie

10. Wie sind das Nervensystem und das Gehirn aufgebaut?

Das Nervensystem des Menschen besteht aus drei Teilen: dem Zentralnervensystem, dem peripheren Nervensystem und dem autonomen Nervensystem (Abb. 6). Das Zentralnervensystem (ZNS) besteht aus dem Gehirn und dem Rückenmark, wobei das Gehirn wiederum in Großhirn, Kleinhirn und Hirnstamm unterteilt wird. Das

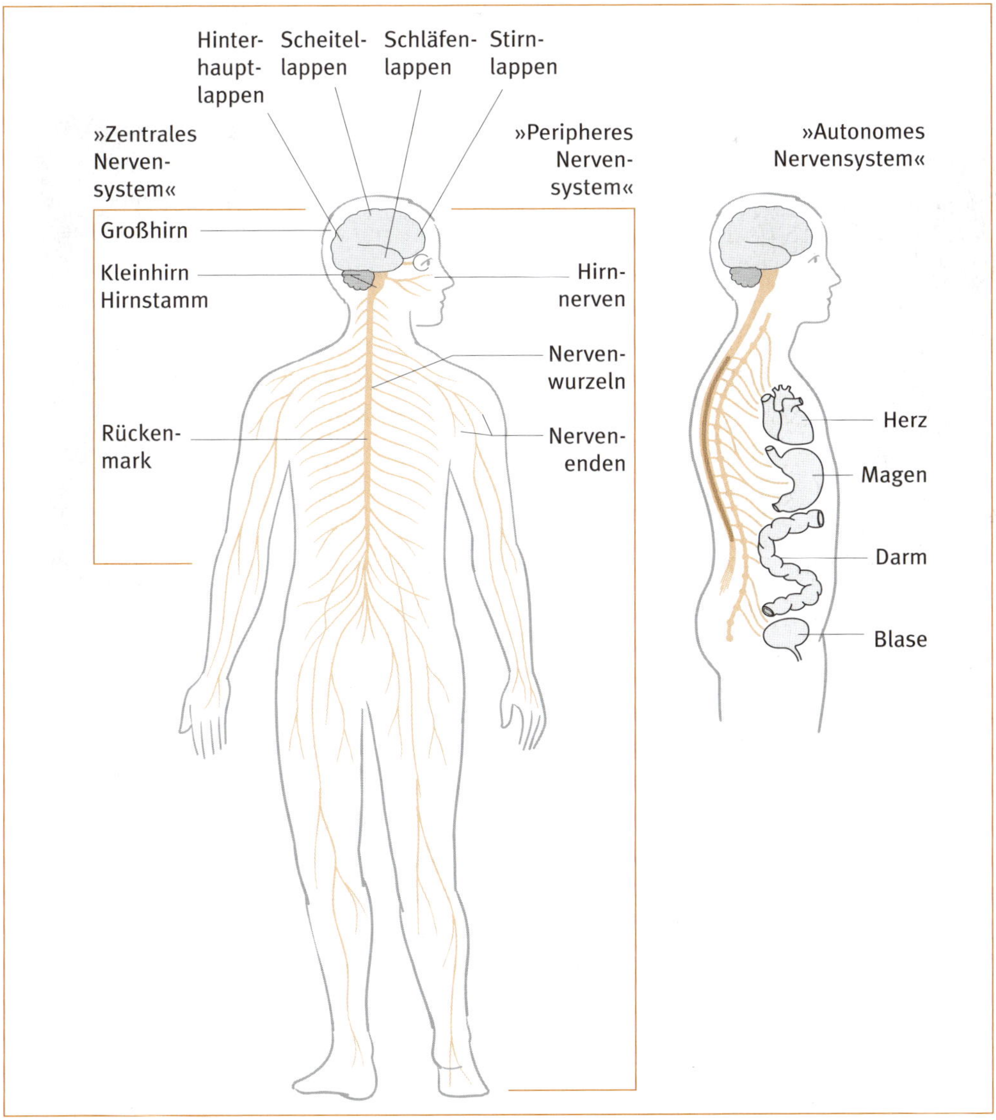

Abb. 6: Aufbau des Nervensystems (zentrales, peripheres und autonomes Nervensystem).

Gehirn liegt innerhalb des knöchernen Schädels am oberen Ende des Rückenmarks, sammelt die von verschiedenen Stellen des Körpers eintreffenden Signale ein, verarbeitet sie und sendet seinerseits wiederum Informationen und Kommandos an verschiedene Organe und Körperteile aus. Die Signale vom Körper zum Gehirn und umgekehrt vom Gehirn zu sonstigen Organen laufen über das periphere und autonome Nervensystem, Systeme vielfältigster Nervenbahnen, die bis in jeden Winkel des Körpers reichen. Dies gilt für die Fingerspitzen ebenso wie für das Herz, den Darm oder die Wadenmuskulatur.

Im Zentralnervensystem finden sich zwei Hauptarten von Gewebe, die nach ihrem Aussehen als graue und weiße Substanz bezeichnet werden. Beim Gehirn bildet die graue Substanz in erster Linie den auch als Rinde bezeichneten schmalen, außen liegenden Rand und ist als Sitz der Nervenzellen gewissermaßen die Denk- und Schaltzentrale. Daneben finden sich auch noch Nervenzellverbände in der Tiefe des Gehirns, die als so genannte Stammganglien bezeichnet werden. Die weiße Substanz besteht hauptsächlich aus den mit Kabeln vergleichbaren Nervenfasern, die für die Verbindungen zwischen den schätzungsweise 25 bis 50 Milliarden Nervenzellen des menschlichen Gehirns mit einer noch weit größeren Zahl von Fortsätzen und damit für die Informationsübertragung im Nervensystem verantwortlich sind.

Die peripheren Nerven sind die vom Rückenmark zu den verschiedenen Organen und Abschnitten des Körpers sowie von diesen zurückverlaufenden Nervenstränge. Sie sind bei epileptischen Anfällen meist nur indirekt betroffen.

Das autonome oder vegetative Nervensystem ist für die unbewusste Steuerung von Körpervorgängen außerhalb der Willkürkontrolle wie etwa Blutdruck, Atmung oder Herzschlag zuständig. Das autonome Nervensystem ist bei vielen epileptischen Anfällen beteiligt, und Störungen des autonomen Nervensystems können sogar die einzigen Zeichen eines epileptischen Anfalls sein.

11. Welche Spezialisierungen innerhalb des Gehirns gibt es?

Das Gehirn ist eine aus vielen verschiedenen Teilen zusammengesetzte, hoch spezialisierte Steuerzentrale vieler Abläufe im Körper. Es ist das mit Abstand komplizierteste Organ des Menschen und modernsten Computern nicht nur vergleichbar, sondern in fast allen Bereichen nach wie vor deutlich überlegen. Der Hauptgrund dafür besteht darin, dass jede Nervenzelle mit hunderten bis tausenden anderen Nervenzellen in Verbindung steht und zwischen diesen ein dauernder Informationsaustausch stattfindet.

Das Gehirn kontrolliert und steuert fast alle Abläufe im Körper. Wie wir uns bewegen, was wir wahrnehmen und empfinden, wie wir uns verhalten und was wir denken und planen, all dies ist das Ergebnis der Tätigkeit von Nervenzellen in unserem Gehirn. Selbst die Gefühle werden teilweise vom Gehirn kontrolliert. Vieles von dem, was wir tun, erfolgt absichtlich. Üblicherweise denken wir beispielsweise nach, bevor wir etwas sagen oder etwas Gezieltes tun. Viele Handlungen oder Abläufe im Körper erfolgen aber auch unbewusst beziehungsweise ohne dass wir vorher darüber nachdenken. So ziehen wir unsere Hand von einer heißen Herdplatte rasch zurück oder bekommen bei kaltem Wetter eine Gänsehaut, wenn wir uns nicht warm genug angezogen haben. Auch diese Abläufe werden – ohne dass wir es »mitbekommen« – vom Gehirn gesteuert.

Die Tätigkeit der Gesamtheit aller Nervenzellen ist für das Denken, Fühlen und Handeln verantwortlich. Verschiedene Nervenzellen haben jeweils bestimmte, nur ihnen zugeordnete Funktionen. Im Gehirn hat eine Aufgabenverteilung mit einer weitgehenden Spezialisierung stattgefunden. Es gibt Gehirnzellen, die für das Ingangsetzen von Bewegungen zuständig sind, andere sind für die Wahrnehmung von Schmerz verantwortlich und wieder andere für das Sprechen oder Sehen. Kommt es zu einer Störung der Tätigkeit von Nervenzellen, kann eine der möglichen Folgen das Auftreten epileptischer Anfälle sein.

Diese strenge Zuordnung der verschiedenen Nervenzellen zu bestimmten Aufgaben hat Vor- und Nachteile. Der Hauptvorteil besteht wie bei allen Spezialisierungen in einer hohen Leistungsfähigkeit. Der Hauptnachteil liegt darin, dass die anderen Nervenzellen bei einer Störung nicht ohne weiteres in der Lage sind, die Aufgaben ausgefallener Gehirnabschnitte zu übernehmen. Dies macht sich auch deswegen besonders nachteilig bemerkbar, weil geschädigte oder abgestorbene Nervenzellen des Gehirns im Gegensatz zu vielen anderen Geweben des Körpers nicht ohne weiteres nachwachsen können. Auf der anderen Seite hat das Gehirn eine als Plastizität bezeichnete Fähigkeit, dass Teile die Aufgaben von anderen zumindest teilweise mit übernehmen können.

12. Welche Aufgaben haben die verschiedenen Teile des Gehirns?

Wie bereits erwähnt, besteht das Gehirn aus Großhirn, Kleinhirn und Hirnstamm. Der Hirnstamm und die Stammganglien sind Sitz »tieferer«, auch bei Tieren vorhandener Funktionen wie der Kontrolle von Atmung und Kreislauf. Darüber hinaus liegen die Nervenzellen der »Kerne« oder Ausgangspunkte der Hirnnerven im Hirnstamm verteilt. Schließlich verlaufen alle Nervenbahnen vom Körper zum Großhirn und umgekehrt von der Großhirnrinde zum Körper durch den Hirnstamm und die Stammganglien, die man sich wie dicht gedrängte Umschalt- und Kabelstationen vorstellen kann.

Der Hirnstamm liegt am Übergangsbereich zwischen Gehirn und Rückenmark und

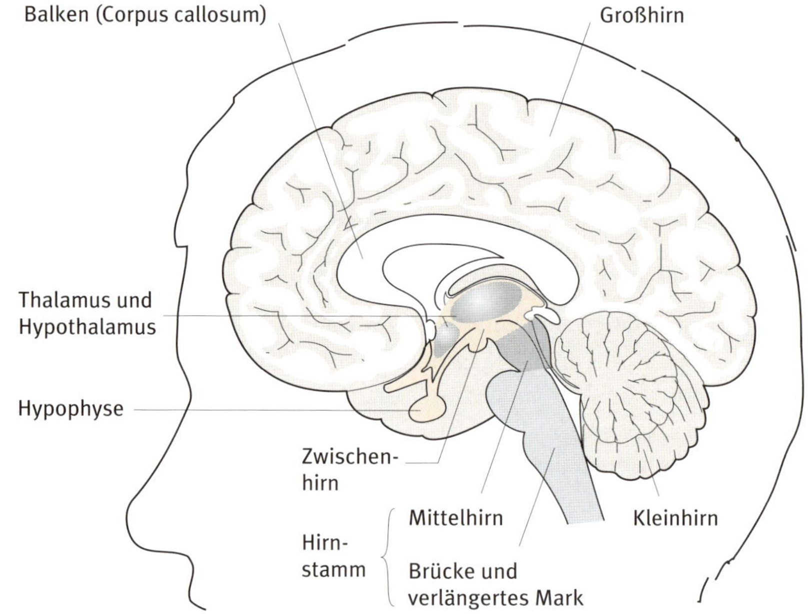

Abb. 7: Aufbau des Gehirns mit Großhirn (Cerebrum), Kleinhirn (Cerebellum), Zwischenhirn (Diencephalon) sowie Hirnstamm mit Mittelhirn (Mesencephalon), Brücke (Pons) und verlängertem Mark (Medulla oblongata).

kann nochmals in Mittelhirn (Mesenzephalon), Brücke (Pons) und verlängertes Mark (Medulla oblongata) unterteilt werden (Abb. 7). Im verlängerten Mark liegen die für die Steuerung der lebenswichtigen, aber weitgehend unbewusst ablaufenden Körpervorgänge wichtigen Nervenzentren. Atmen, Schlucken, Blutdruck und Herzschlag werden alle von hier aus kontrolliert. Wie der Name schon vermuten lässt, bildet die Brücke ein Verbindungsteil zwischen verschiedenen anderen Abschnitten des Gehirns. Das Mittelhirn bildet den Übergang zwischen Hirnstamm und Großhirn.

Die Stammganglien sind bereits Teil des Großhirns und spielen bei epileptischen Anfällen eine wichtige Rolle. So werden alle zum Großhirn laufenden Nervenimpulse mit Berührungs- und Schmerzinformationen im so genannten Thalamus gesammelt, umgeschaltet und an die entsprechenden Teile der Großhirnrinde weitergegeben. Unterhalb des Thalamus liegt das noch kleinere Gebiet des Hypothalamus. Ob man müde ist, Hunger und Durst oder eine gleichmäßige Körpertemperatur hat oder nicht, wird ebenso wie die Ausschüttung von Sexualhormonen unter anderem vom Hypothalamus gesteuert. Andere Abschnitte der Stammganglien sind dafür verantwortlich, dass es zum Beispiel bei manchen epileptischen Anfällen zu einer Anspannung und ungewöhnlichen Haltung einer Hand oder eines Armes kommt.

Das Kleinhirn ist für die Steuerung so genannter tieferer, schon bei Tieren vorhandener Funktionen verantwortlich. Dazu gehören zum Beispiel wesentliche Teile der Kontrolle des Gleichgewichts und von unwillkürlich-reflektorisch ablaufenden Bewegungsmustern, die im Laufe des Lebens zur Gewohnheit geworden sind. Unter anderem erreichen Signale aus dem Gleichgewichtsorgan des Innenohrs in der knöchernen Schädelbasis das Kleinhirn und informieren über die Lage und Bewegungen des Kopfes im Raum. Signale vom Rückenmark berichten über die Anspannung von Muskeln, die Stellung von Gelenken oder auch Berührungs- und Druckreize. Von den zahlreichen vom Kleinhirn ausgehenden Nervenbahnen ist ein großer Teil an der Feinabstimmung und Kontrolle von Bewegungen beteiligt.

Das Großhirn ist beim Menschen im Vergleich zum Tierreich am weitesten entwickelt und macht mehr als drei Viertel der Masse des Gehirns aus. Es enthält die Schaltstellen oder »Zentren« für das Denken, Wahrnehmen, Sprechen und bewusste Handeln. Diese Funktionen werden oft auch als »höhere« bezeichnet, weil sie den Menschen vom Tier unterscheiden. Das Großhirn hat in etwa die Größe von zwei Fäusten, die an den Handgelenken aneinander gehalten werden. Von der Form und Oberfläche her ähnelt es den zwei weitgehend gleichen Hälften einer Walnuss, ist im Gegensatz zu einer Walnuss aber nicht nur viel größer, sondern auch ziemlich weich. Jede auch als Hemisphäre bezeichnete Hälfte des Großhirns wird nochmals in den Frontal-(Stirn-)Lappen, den Temporal-(Schläfen-)Lappen, den Parietal-(Scheitel-) Lappen und den Okzipital-(Hinterkopf-) Lappen (Abb. 8) unterteilt.

Der Frontal- oder Stirnlappen ist unter anderem für die Bewegungen des Körpers zuständig. Hinter dem Frontallappen liegt der Parietal- oder Scheitellappen, der unter anderem für Gefühlswahrnehmungen wie spitz oder stumpf und warm oder kalt zuständig ist. Der noch weiter hinten liegende Okzipital- oder Hinterhauptlappen ist hauptsächlich für das Sehen verantwortlich. Der an der Seite und unten liegende Temporal- oder Schläfenlappen ist unter anderem für das Gedächtnis sowie Hören, Schmecken und Riechen verantwortlich und besonders oft Ausgangspunkt epileptischer Anfälle (siehe S. 140). Dabei spielt der so genannte Hippokampus eine besonders wichtige Rolle. Er liegt im innen liegenden Teil des Schläfenlappens an der Unterseite des Gehirns und ist wie die Hirnrinde quasi ein Schaltpult, das Informationen gezielt in andere Gehirnteile weiterleitet. Stirn-, Schläfen-, Scheitel- und Hinterhauptlappen werden auf jeder Seite noch durch die normalerweise vom Schläfenlappen bedeckte so genannte Inselregion ergänzt, die auch Insel oder Zentrallappen genannt wird. Über diesen Abschnitt laufen unter anderem die Verbindungsbahnen für Informationen aus dem Magen-Darm-Kanal und dem Mund.

Die Abtrennung der Hirnlappen voneinander ist teilweise künstlich und nur an der Oberfläche des Gehirns halbwegs genau möglich. In der Tiefe des Gehirns gehen die Lappen ohne scharfe Grenze ineinander über. Epileptische Anfälle halten sich auch nicht immer an diese Grenzen und können

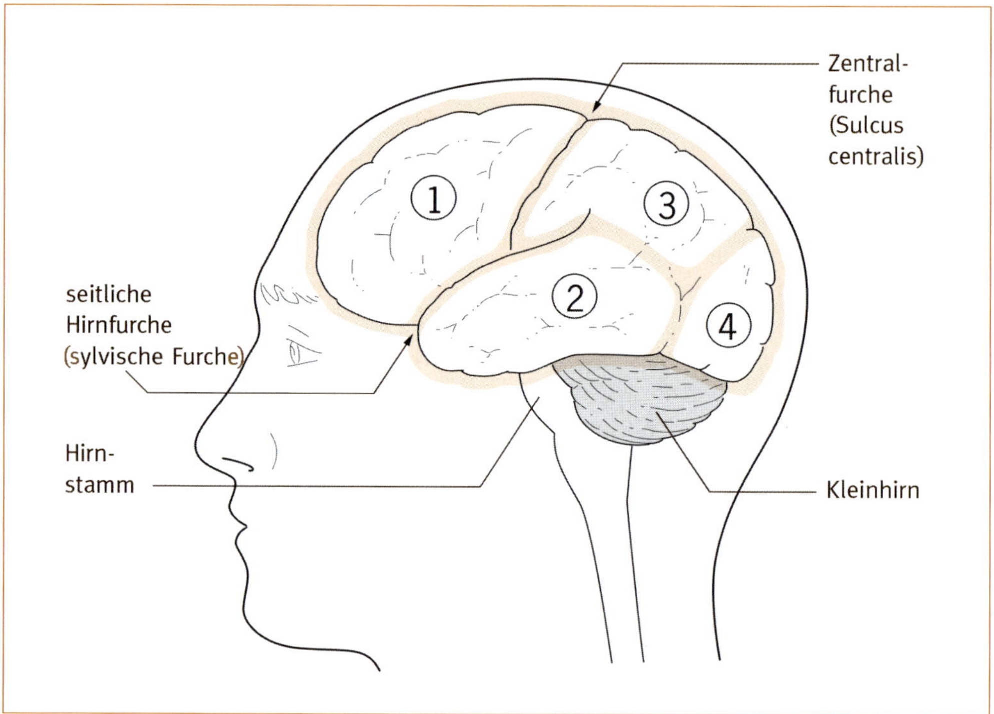

Abb. 8: Aufbau des Gehirns mit Stirnlappen (1), Schläfenlappen (2), Scheitellappen (3) und Hinterkopflappen (4); Stirn- und Scheitellappen werden durch die Zentralfurche getrennt, Stirn- und Schläfenlappen durch die seitliche Hirnfurche.

beispielsweise vom Frontallappen oder Okzipitallappen ausgehen und innerhalb kürzester Zeit auf den Schläfenlappen oder auch die andere Hirnhälfte übergreifen. Bei einem epileptischen Anfall kann jeder Abschnitt des Gehirns beteiligt sein.

Die für die Kraftentwicklung verantwortlichen Nervenzellen liegen auf jeder Seite des Großhirns in einem relativ schmalen Streifen am hinteren Ende des Frontallappens. Dieser Streifen erstreckt sich jeweils vom Scheitel vor der so genannten Zentralfurche (Sulcus centralis) nach unten und außen. Direkt dahinter auf der anderen Seite der Zentralfurche liegen am Vorderrand des Scheitellappens weitgehend spiegelbildlich dazu diejenigen Nervenzellen, die für die Gefühlswahrnehmung verantwortlich sind.

Die Abschnitte für Kraft und Gefühl sind zusätzlich so unterteilt, dass zum Beispiel die oben an der Innenseite beider Hirnhälften liegenden Abschnitte für die Beine und die außen unten liegenden Abschnitte für den Arm und das Gesicht zuständig sind. Die für den ganzen Körper zuständigen Nervenzellen liegen dabei gewissermaßen wie eine kleine Puppe (in der Fachsprache

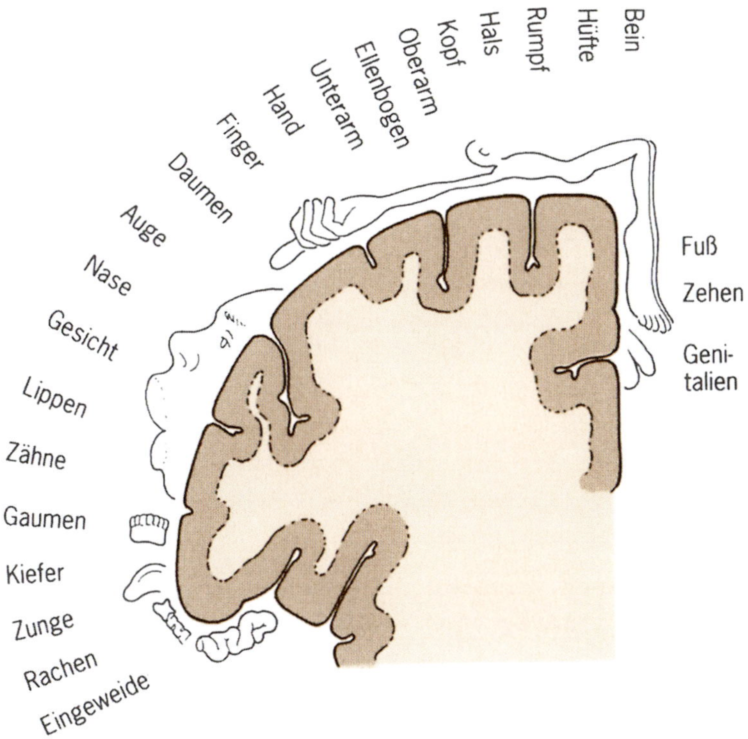

Abb. 9a: »Homunkulus« der Verteilung der motorischen Nervenzellen für die Kraftentwicklung (vor der Zentralfurche gelegen).

= Homunculus oder »Menschlein«) in der Oberfläche des Gehirns verteilt, beziehungsweise er ist in dieser Verteilung in den darunter liegenden Nervenzellen vertreten (Abb. 9a und b).

Das Sprachzentrum ist um die seitliche Hirnfurche (Fissura Sylvii oder Sylvische Furche) herum angeordnet und schließt die angrenzenden Abschnitte des Stirn-, Schläfen-, Scheitel- und Hinterhauptlappens mit ein. Ein Teil wird auch als »motorisches« und ein anderer Teil als »sensorisches« Zentrum bezeichnet. Das motorische Zentrum ist vorwiegend für das Formulieren der Sprache und das sensorische Zentrum ist vorwiegend für das Verstehen von Sprache zuständig.

Das Sehzentrum liegt ganz hinten im Hinterhauptlappen. Die Nervenfasern innerhalb des Gehirns, die ihre Informationen von der Netzhaut über die Sehnerven erhalten und zum Sehzentrum weiterleiten, werden als Sehbahn bezeichnet.

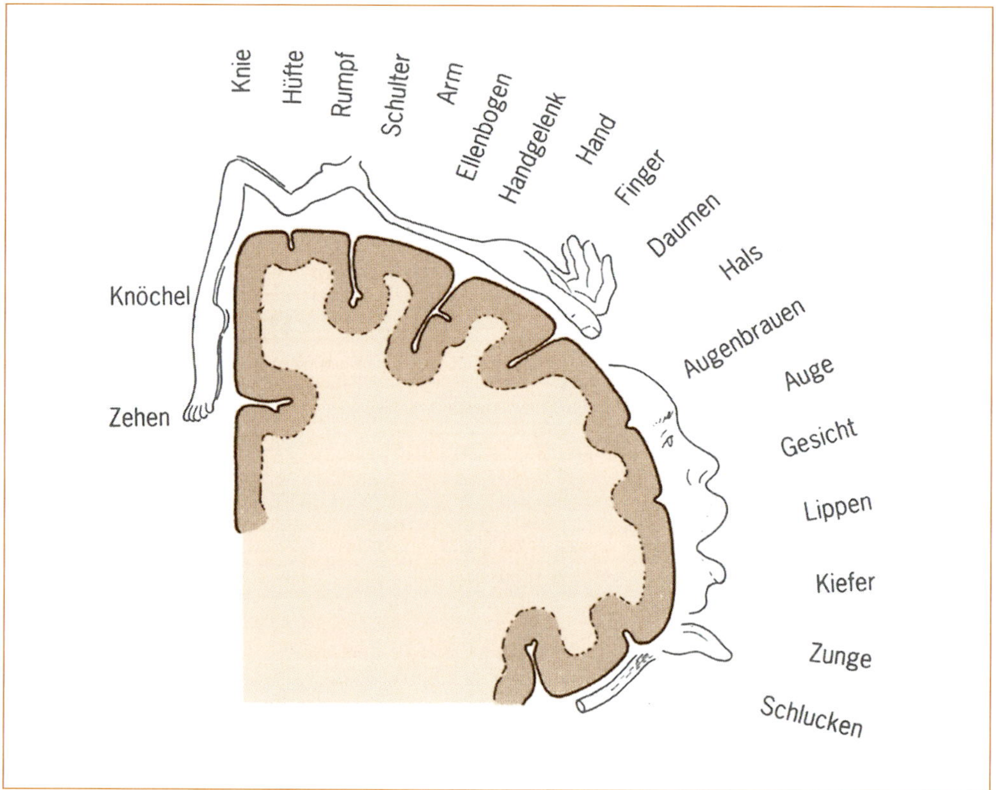

Abb. 9b: »Homunkulus« der Verteilung der sensiblen Nervenzellen für die Gefühlswahrnehmung (hinter der Zentralfurche gelegen).

13. Was ist der Unterschied zwischen den beiden Hälften des Großhirns?

Wie bereits erwähnt, entsprechen sich die beiden Großhirnhälften vom Äußeren her spiegelbildlich, und auch der innere Aufbau ist weitgehend gleich. In der Aufgabenverteilung sind manche Leistungen des Gehirns aber nur oder bevorzugt einer Seite beziehungsweise Hirnhälfte zugeordnet. Diese arbeiten bei vielen Aufgaben weitgehend unabhängig voneinander, stehen aber nicht nur über den Hirnstamm und die Stammganglien, sondern auch über einen bandförmigen Verbindungsteil in der Mitte, den so genannten Balken (Corpus callosum; siehe auch Abb. 7, S. 36) miteinander in Verbindung.

Bei über 95 Prozent aller Menschen ist die linke Großhirnhälfte für die Sprache verantwortlich. Nur bei ein bis zwei Prozent findet sich das Sprachzentrum in der rechten Hirnhälfte und etwa gleich selten sind beide Hirnhälften zuständig. Es ist also nicht so, dass die Händigkeit immer mit einer Zuständigkeit der gegenüberliegenden Hirnhälfte für die Sprache einhergeht. Bei Rechtshändern stimmt dies zwar fast immer, aber auch zwei von drei Linkshändern haben ihr Sprachzentrum in der linken Hirnhälfte. Der Sitz des Sprachzentrums in der rechten Hirnhälfte ist also weitaus seltener als Linkshändigkeit.

Weil die Sprache eine so große Bedeutung hat, heißt die für sie verantwortliche Hirnhälfte dominante (beherrschende) Hemisphäre, obwohl die andere Hirnhälfte ansonsten gleichwertig und sogar für einige Leistungen verantwortlich ist, die nur von ihr gesteuert werden. Die dominante Hirnhälfte ist nur für das Sprechen und Schreiben sowie das so genannte analytische, logische Denken und bewusstes, willkürliches Handeln wichtiger als die Gegenseite. Die nichtdominante Seite ist zum Beispiel für unbewusstes Erleben und intuitive, gefühlsmäßige Vorgänge zuständig (Abb. 10).

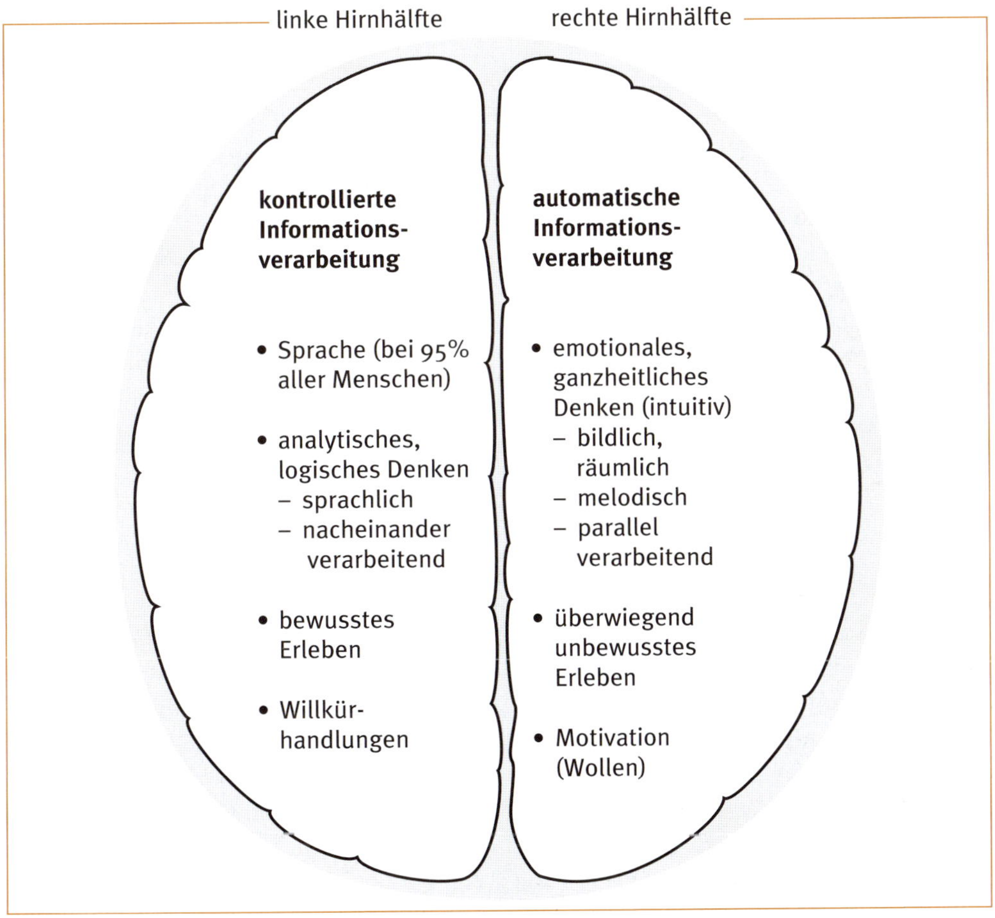

Abb. 10: Verteilung der verschiedenen Aufgaben in den beiden Großhirnhälften.

14. Was bedeutet es, dass jede Hirnhälfte für die gegenüberliegende Körperseite zuständig ist?

Mit Ausnahme der im letzten Abschnitt erläuterten Unterschiede haben die beiden Großhirnhälften einen gleichartigen Aufbau und eine gleichartige Funktion. Das heißt aber nicht, dass beispielsweise die Nervenzellen für die Bewegung der Beine mit der entsprechenden Muskulatur beider Beine in Verbindung stehen. Vielmehr ist jeweils eine Hirnhälfte mehr oder weniger für eine Körperseite zuständig, und zwar für die gegenüberliegende. Der genaue Grund dafür ist nicht bekannt, aber diese Zuordnung hat sich offenbar auch während der Entwicklung des Menschen aus dem Tierreich bewährt.

Fast alle Nervenbahnen zwischen Gehirn und Körper kreuzen in ihrem Verlauf irgendwo die Mittellinie. Für die von den Armen und Beinen zum Gehirn »aufsteigenden« Bahnen der Gefühlswahrnehmung (für Schmerz, Temperatur und teilweise Berührung) ist dies beispielsweise überwiegend direkt nach dem Eintritt in das Rückenmark der Fall. Die vom Gehirn »absteigenden« Bahnen kreuzen für den Kopf beziehungsweise die so genannten Hirnnerven noch innerhalb des Gehirns im Hirnstamm und für alle anderen Körperabschnitte im oberen Halsabschnitt des Rückenmarks (Abb. 11).

Dies führt dazu, dass die linke Hirnhälfte die meisten Körperfunktionen auf der rechten Körperseite kontrolliert und die rechte Hirnhälfte für die linke Körperseite verantwortlich ist. Für eine Bewegung des linken Beines sind beispielsweise Nervenzellen in der rechten Großhirnrinde zuständig. Eine Berührung an der rechten Hand führt umgekehrt zur Aktivität von Nervenzellen der linken Großhirnrinde. Wenn es daher bei einem epileptischen Anfall zu Gefühlsstörungen und Kraftlosigkeit der linken Körperseite kommt, spricht dies für eine Störung im Bereich der rechten Großhirnhälfte.

15. Wie funktionieren die Nervenzellen des Gehirns?

Die Funktion von Nervenzellen beruht auf einem elektrischen Spannungsunterschied zwischen ihrer Innen- und Außenseite. Dieser kommt dadurch zu Stande, dass wie in den verschiedenen Teilen einer Batterie die Verteilung von so genannten Ionen inner- und außerhalb der Zellen unterschiedlich ist. Ionen sind elektrisch geladene Teilchen wie beispielsweise Natrium (Na^+) und Chlorid (Cl^-), die in fester Form zusammen Kochsalz (NaCl) ergeben. Natrium und Chlorid sind außerhalb von Nervenzellen in einer höheren Konzentration vorhanden als innerhalb, und bei Kalium (K^+) verhält es sich umgekehrt. Zusätzlich gibt es noch eine ganze Reihe anderer Ionen wie Kalzium (Ca^{++}) oder Magnesium (Mg^{++}). Diese Ionen können nicht ohne weiteres durch die Außenwände der Nervenzellen von außen hinein oder umkehrt von innen hinaus,

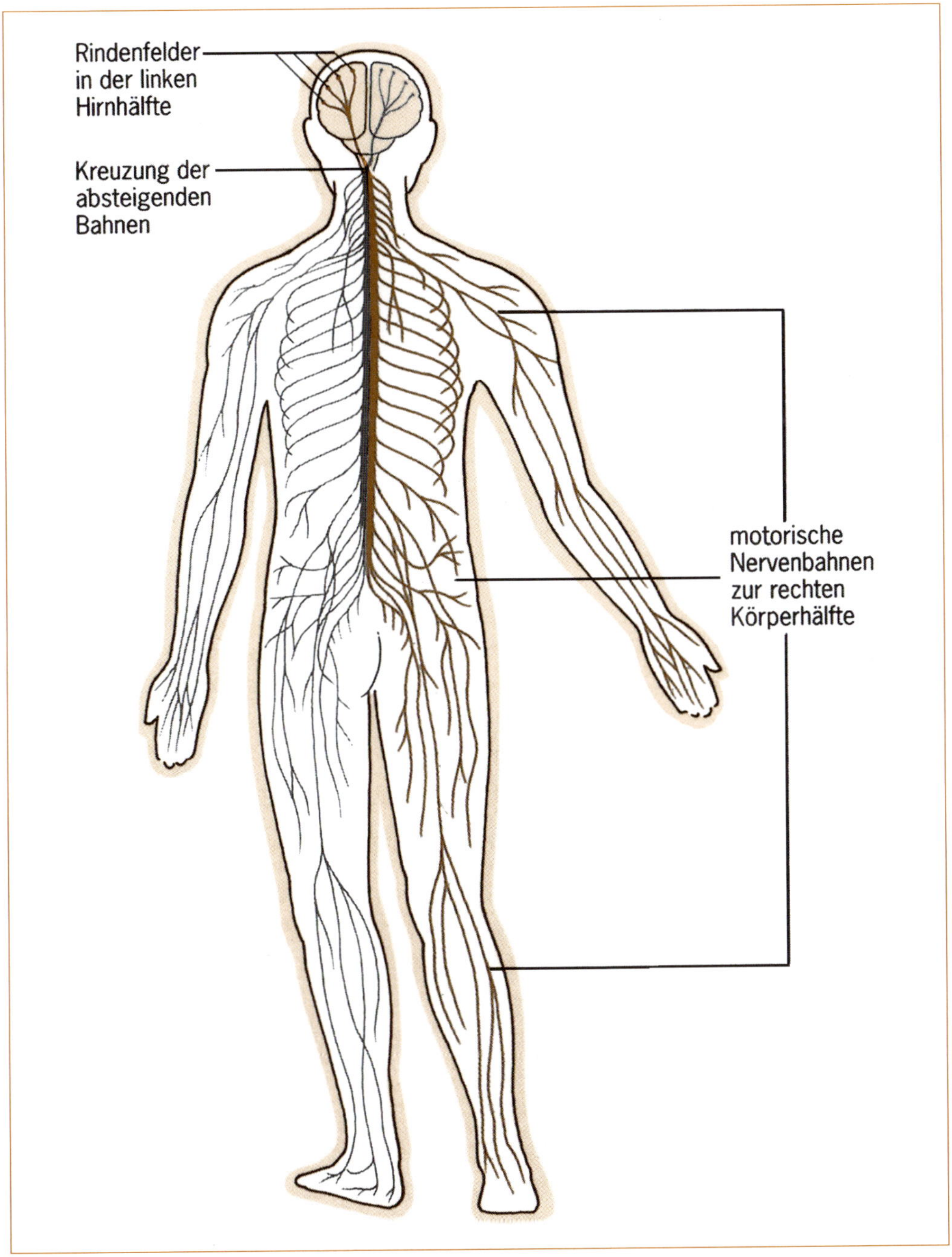

Abb. 11: Schematische Darstellung der Kreuzung der Nervenbahnen von einer Großhirnseite auf die gegenüberliegende Körperhälfte; hier blau für die Nerven der linken sowie grau für die Nerven der rechten Großhirnhälfte dargestellt.

sondern bedürfen dazu entweder so genannter Ionenkanäle oder aber so genannter aktiver, von einem ungestörten Energiestoffwechsel der Zellen abhängiger Pumpen. Ionenkanäle sind von Aminosäuren gebildete Durchtrittsstellen von Ionen durch die Wand von elektrisch erregbaren Körperzellen (neben Nervenzellen insbesondere auch Muskelzellen), die wie Schleusen geöffnet und geschlossen werden können. Die ebenfalls in die Zellwand eingebauten elektrischen Pumpen sorgen dafür, dass der normale Konzentrationsunterschied für die verschiedenen Ionen zwischen Innen- und Außenseite auch nach zwischenzeitlichem Öffnen der Ionenkanäle wiederhergestellt wird (Abb. 12).

Im Ruhezustand besteht zwischen der Innen- und Außenseite von Nervenzellen ein Spannungsunterschied in der Größenordnung von 70 mV (70 tausendstel Volt!), der also sehr gering ist. Diese Spannung wird auch als Ruhemembranpotenzial bezeichnet. Bei Erregung einer Nervenzelle kommt es kurzfristig zu einem Abbau und sogar zu einer Umkehr dieser Spannung, die dann über die oben erwähnten Ionenpumpen sehr rasch wiederhergestellt wird. Dieser kurze Spannungswechsel entspricht einem so genannten Aktionspotenzial oder einem elektrischen Impuls, der sich über die Zellwand in die Ausläufer der Nervenzelle fortsetzt und so auch auf benachbarte Zellen übertragen wird.

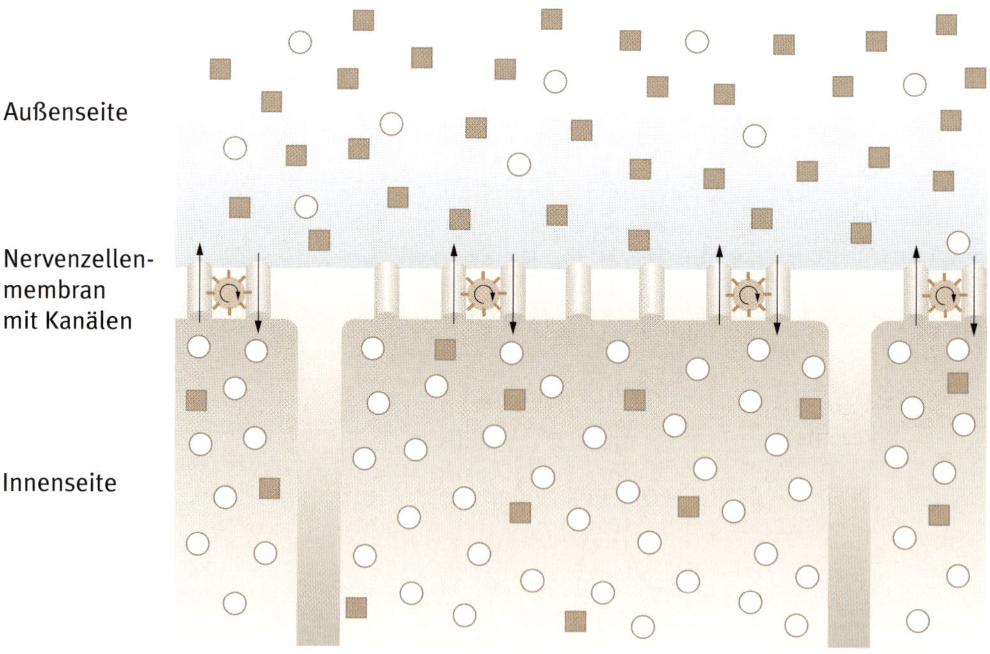

Abb. 12: Schematische Darstellung von der Innen- und Außenseite von Nervenzellen mit dem Konzentrationsunterschied für Natrium- (gefüllte Quadrate) und Kalium-Ionen (offene Kreise) sowie den Durchtrittskanälen und Pumpen in den Nervenzellmembranen.

16. Wie stehen Nervenzellen untereinander in Verbindung?

Die Nervenzellen des zentralen und peripheren Nervensystems stehen in einem dauernden und lebhaften Kontakt miteinander. Sie senden gleichzeitig elektrische Impulse an viele andere Zellen und erhalten Impulse von diesen. So genannte sensible Nervenfasern sind für die Übermittlung von Berührungs-, Schmerz- und Temperaturempfindungen an das Gehirn zuständig, die sensorischen Nervenfasern der Hirnnerven für die Übermittlung von Sehen, Hören, Riechen, Schmecken und Gleichgewicht. Die so genannten motorischen Nervenfasern übertragen die Bewegungsbefehle des zentralen Nervensystems an die Muskulatur. Darüber hinaus kontrolliert das Gehirn verschiedene Körpervorgänge auch über die Steuerung der Bildung und Freisetzung von Hormonen, unter anderem aus der Hypophyse (Hirnanhangsdrüse; siehe auch Abb. 7, S. 36).

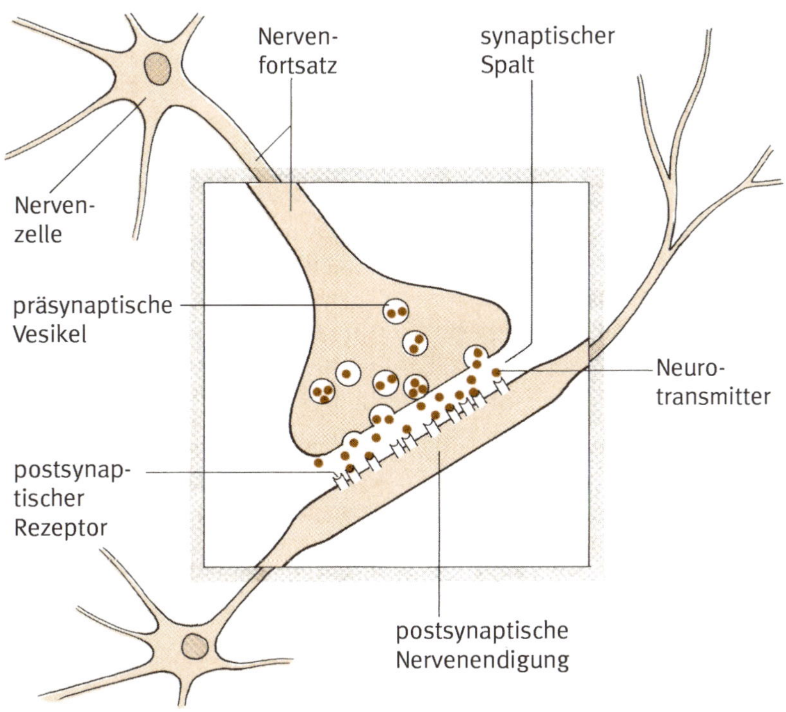

Abb. 13: Schematische Darstellung einer Synapse als Verbindung von zwei Nervenzellen. Eine in der Synapse ankommende elektrische Erregung führt zum Ausschütten des Überträgerstoffes (Transmitters), der sich nach Durchqueren des synaptischen Spaltes an speziellen Bindungsstellen (Rezeptoren) der nachgeschalteten (postsynaptischen) Nervenzelle anlagert.

Tab. 2: Die wichtigsten Überträgerstoffe

(vorwiegend) hemmend	(vorwiegend) erregend	sowohl als auch
Beta(β)-Alanin	Acetylcholin	Adrenalin
Gamma(γ)-Aminobuttersäure (GABA)	Aspartat	Noradrenalin
Glycin	Dopamin	Serotonin
Homocarnosin	Glutamat	
Hydroxy-Aminobuttersäure		
Taurin		

Nervenzellen stehen untereinander nicht direkt, sondern über biochemische Überträgerstoffe (so genannte Transmitter) in Verbindung (Abb. 13 und Tab. 2). Jede Nervenzelle hat mit hunderten bis tausenden anderen Kontakt, erhält Informationen von diesen Zellen und sendet ihrerseits Informationen an diese. Dies erfolgt sowohl über elektrische als auch chemische Vorgänge. Wenn eine Nervenzelle aktiv ist, sendet sie elektrische Impulse aus oder »feuert«. Dabei läuft an der Zellwand ihrer Fortsätze ein elektrischer Strom entlang, der an den Endungen der Fortsätze, den so genannten Synapsen, eine Freisetzung oder Ausschüttung von Überträgerstoffen oder Transmittern bewirkt. Diese Stoffe übertragen die elektrische Aktivität dann auf benachbarte Nervenzellen, indem sie sich nach Durchquerung des schmalen dazwischenliegenden Spaltes an besonderen Bindungsstellen (Rezeptoren) der Nachbarzellen anlagern und dort ihrerseits wieder elektrische Vorgänge in Gang setzen. Dies kann sowohl dazu führen, dass diese Zellen erregt als auch gehemmt werden. Es gibt also sowohl erregende als auch hemmende Überträgerstoffe, wobei die erregenden in der Fachsprache als exzitatorisch und die hemmenden als inhibitorisch bezeichnet werden. Ein Beispiel für erregende Transmitter ist die Glutaminsäure oder Glutamat, ein Beispiel für hemmende Stoffe ist Gamma(γ)-Aminobuttersäure (abgekürzt GABA).

17. Was geschieht bei einem epileptischen Anfall an den Nervenzellen?

Die meisten Nervenzellen entladen oder »feuern« normalerweise relativ langsam oder auch längere Zeit überhaupt nicht. Eine epileptisch gewordene Nervenzelle ändert ihr Entladungsmuster und feuert entweder andauernd mit hoher Frequenz oder in Impulsserien beziehungsweise Salven mit zwischengeschalteten Ruhe- oder Erholungspausen. Zu einer vermehrten Erregbarkeit können unter anderem Störungen der Nervenzellmembran mit erhöhter Durchlässigkeit für die verschiedenen Ionen (siehe S. 44) sowie ein Ungleichgewicht der im letzten Abschnitt besprochenen verschiedenen erregenden und hemmenden Überträgerstoffe beitragen.

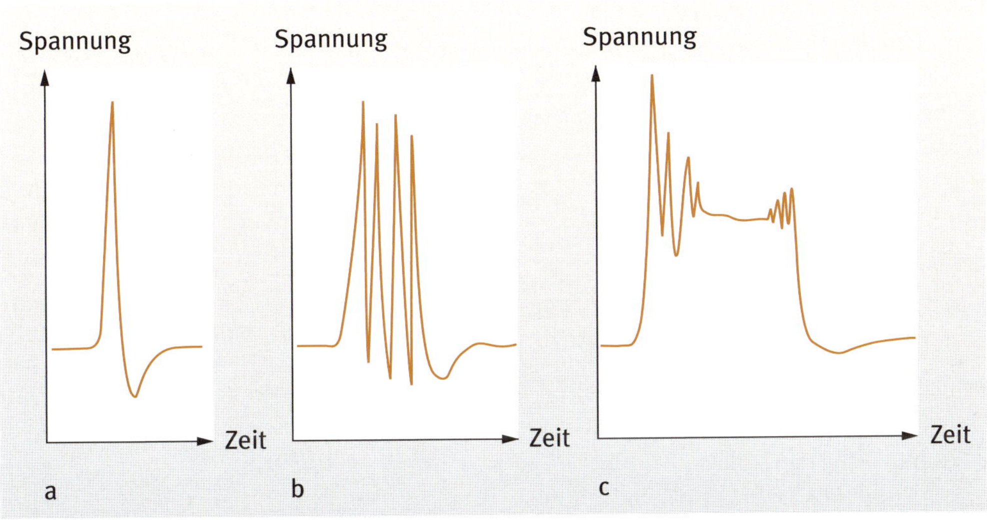

Abb. 14: Schematische Darstellung einer einzelnen, »normalen« Nervenzellentladung (a) sowie wiederholter, aufeinander folgender Entladungen (b) und paroxysmalen Depolarisationsshift (PDS) (c) bei Epilepsie.

Das epileptischen Anfällen zugrunde liegende Geschehen an einzelnen Nervenzellen ist ein so genannter paroxysmaler Depolarisationsshift oder kurz PDS (Abb. 14). Mit diesem komplizierten Ausdruck wird ein in vielen Tierexperimenten und auch in menschlichen Nervenzellen nachweisbares Phänomen mit plötzlichem Abfall des Ruhemembranpotenzials und aufgesetzten Serien von Aktionspotenzialen (siehe auch S. 44) bezeichnet, das schließlich durch eine Hyperpolarisation (= vermehrte Depolarisation) beendet wird. Während auch in künstlich isolierten Nervenzellen mancher Tiere mit einem sehr einfachen Nervensystem (z. B. von Schnecken) ein PDS beobachtet werden kann, ist er im menschlichen Gehirn mit großer Sicherheit Folge eines sehr komplizierten Zusammenwirkens sehr vieler benachbarter beziehungsweise untereinander in Verbindung stehender Nervenzellen mit einem Versagen normalerweise funktionierender Hemmmechanismen.

An der Oberfläche des Gehirns geht ein PDS im Elektroenzephalogramm (EEG) mit so genannten Spikes (englisch = Spitzen) einher. Spikes sind eine Hauptform so genannter epilepsietypischer Potenziale im EEG (siehe Abb. 27, S. 232), die entweder alleine, gehäuft (Polyspikes), in Verbindung mit langsamen Wellen (Spike-Wave) oder auch als Kombination all dieser Merkmale (Polyspike-Waves) auftreten können.

Je nachdem ob in Nervenzellen einzelne Aktionspotenziale beziehungsweise Impulse oder aber Impulserien auftreten, können auch die benachbarten Nervenzellen aktiviert oder »rekrutiert« und ihrerseits zum Aussenden abnormer Impulsserien veranlasst werden. Dies kann dann zu einer regelrechten Kettenreaktion und bei

Beteiligung von ausreichend vielen Nervenzellen über eine ausreichend lange Zeit zu einem epileptischen Anfall führen (siehe S. 46). Dadurch schaukeln sich Hunderte, Tausende und unter Umständen schließlich Millionen anderer Zellen gegenseitig auf, und es kommt zu einer exzessiven (abnorm starken) und synchronen (gleichzeitigen) Entladung vieler Nervenzellen.

Sehr kurze Erregungsphasen führen meist nicht zu einem erkennbaren Anfall, können aber zum Beispiel im EEG als so genannte interiktale (zwischen Anfällen auftretende) Veränderungen erkennbar sein. Damit sich ein beginnender Anfall auch in Spitzen (englisch: spikes) oder sonstigen Veränderungen im EEG an der Kopfoberfläche erkennen lässt (siehe auch S. 229), müssen sehr viele Nervenzellen beteiligt sind. Wenn man nochmals bedenkt, dass jede der 25 bis 50 Milliarden Nervenzellen des Gehirns mit sehr vielen anderen in Verbindung steht und bis zu mehrfach pro Sekunde »feuern« kann, ist leicht vorstellbar, wie schnell es innerhalb kurzer Zeit zu einem derartigen »Feuerwerk« oder »Gewitter« im Gehirn kommen kann.

18. Was geschieht bei einem epileptischen Anfall im Gehirn?

Was genau im Gehirn zu Beginn eines epileptischen Anfalls geschieht und wie ein epileptischer Anfall im Einzelnen entsteht und abläuft, ist auch heute noch weitgehend unbekannt. Wie bei der letzten Frage erläutert wurde, reicht eine Störung einzelner Nervenzellen jedoch nicht aus, um einen epileptischen Anfall auszulösen.

Ein epileptischer Anfall beruht auf dem Zusammenwirken eines Netzwerkes übermäßig aktiver Nervenzellen, die gewissermaßen vorübergehend außer Kontrolle geraten. Dies kann man mit einer Fußgängerbrücke vergleichen, die immer gleichzeitig von sehr vielen Menschen benutzt beziehungsweise überquert wird. Solange die Menschen sich unabhängig voneinander bewegen, ist dies für die Brücke kein Problem. Wenn sich aber alle Menschen im Gleichschritt bewegen würden – wie es im Gleichschritt marschierende Soldaten tun –, kann dies durch die damit verbundenen Schwingungen für die Brücke gefährlich werden.

An einem epileptischen Anfall kann eine kleinere oder größere Gruppe von Nervenzellen oder auch mehr oder weniger das ganze Gehirn beteiligt sein. Die Anfallsformen werden je nach Ort und Ausmaß der epileptischen Entladungen im Gehirn benannt. Bei so genannten primär generalisierten Anfällen (siehe S. 74) sind von Beginn an beide Gehirnhälften beteiligt, was auch die Erklärung dafür ist, dass die Betroffenen in der Regel nichts vom Beginn der Anfälle wissen. Im Gegensatz dazu sind die epileptischen Entladungen bei fokalen Anfällen (siehe S. 58) zumindest zunächst auf einen Herd in einer Gehirnhälfte beschränkt, können sich von dort aber weiter ausbreiten und schließlich das ganze Gehirn beteiligen (so genannte sekundär generalisierte Anfälle; siehe auch S. 65).

Stets führen die abnormen Erregungen dazu, dass die vom Gehirn über das Rückenmark und die Nerven in die verschiedenen Körperabschnitte beziehungsweise von dort zurück zum Gehirn laufenden elektrischen Impulse gestört oder unterbrochen werden, weshalb es zu vielfältigen unwillkürlichen und oft nicht bewusst miterlebten Krankheitszeichen kommt. Während beispielsweise im normalen Wachzustand die über die Augen aufgenommenen optischen Informationen laufend vom Gehirn verarbeitet werden und bei Bedarf darauf reagiert wird, kann es bei einem Anfall zur Unterbrechung dieser Abläufe kommen. Das führt dann dazu, dass die Betroffenen zwar offene Augen haben, aber gleichzeitig wie abwesend wirken und nicht reagieren. Ein anderes Beispiel ist das Nachlassen der Muskelspannung in den Beinen, was zu Störungen des Gleichgewichts und Hinstürzen führen kann. Auch eine fehlende Erinnerung beruht auf derartigen Störungen. In Tabelle 3 sind die Abläufe bei der Entstehung epileptischer Anfälle zusammengefasst.

Begleiterscheinungen und Folgen eines epileptischen Anfalls bestehen unter anderem in einer extremen Zunahme der Durchblutung der beteiligten Gehirnabschnitte, einer Aufnahme von Natrium- und Chloridionen in die beteiligten Nervenzellen parallel zu einer Freisetzung von Kaliumionen und einem Anschwellen der Zellen und einer Abnahme des so genannten pH-Wertes.

Die Bezeichnungen für die an der Entstehung von fokalen epileptischen Anfällen beteiligten Abschnitte des Gehirns sind in Tabelle 4 zusammengestellt. Die so genannte irritative oder Reizzone ist dafür verantwortlich, dass sich bei vielen Betroffenen auch zwischen den Anfällen EEG-Veränderungen nachweisen lassen. Sie ist

Tab. 3: Aufeinander folgende Abläufe (so genannte Kaskade) bei der Entstehung von epileptischen Anfällen

Ebene	Beschreibung
1	abnorme Aktivität epileptischer »Schrittmacher«-Nervenzellen (Schrittmacherzellen)
2	abnorme Aktivität von »Mitläufer«-Nervenzellen in der Nachbarschaft von Schrittmacherzellen
3	Erreichen einer »kritischen Masse« mit Zusammenbrechen von Hemmmechanismen
4	Aktivierung (»Rekrutierung«) von sonst normalen Nervenzellen
5	epileptischer Anfall

meist deutlich größer als die Zone, die für den Anfallsbeginn verantwortlich ist. So gibt es relativ viele Menschen mit einseitigen Temporallappenepilepsien (siehe S. 140), bei denen EEG-Ableitungen zwischen den Anfällen auch Veränderungen in anderen Hirnlappen derselben Hirnhälfte oder im Temporallappen der Gegenseite zeigen. Die epileptogene Zone beschreibt dasjenige Gehirngewebe, in dessen Bereich eine Störung als Ursache der Anfälle vorliegt. Bei der Störung kann es sich beispielsweise um einen Tumor oder um eine Narbe nach einer Verletzung des Gehirns handeln, es kann aber auch durchaus sein, dass sich mit den derzeit zur Verfügung stehenden Untersuchungsmöglichkeiten keine Veränderung der Gewebsstrukturen nachweisen lässt. Die epileptischen Anfälle können innerhalb der epileptogenen Zone entstehen, aber auch in der näheren oder sogar weiteren Nachbarschaft. Die symptomatogene Zone ist für die ersten Anfallszeichen verantwortlich, und die funktionelle Ausfallszone ist derjenige Abschnitt der Gehirnrinde, der bei oder nach Anfällen zu fokalen, nichtepileptischen Störungen führt. Die epileptogene Schrittmacherzone und die primär epileptogene Zone sind schließlich diejenigen Abschnitte des Gehirns, die am Entstehen und Ablauf eines Anfalls beteiligt sind.

Tab. 4: Gestörte Hirnabschnitte bei fokalen epileptischen Anfällen (nach Lüders)

Bezeichnung	Beschreibung
epileptogene Läsion	Gehirnabschnitt mit in der Bildgebung erkennbarer struktureller Läsion als Ursache epileptischer Anfälle
epileptogene Zone	Gehirnabschnitt mit in der Bildgebung u.U. nicht erkennbaren krankhaften Veränderungen als Ursache und Ausgangspunkt epileptischer Anfälle; eine vollständige Entfernung (siehe S. 306 ff.) führt zur Anfallsfreiheit
funktionelle Ausfallszone/Zone des funktionellen Defizits	Gehirnabschnitt, der bei epileptischen Anfällen zu zusätzlichen Störungen wie Lähmungen oder Sprachstörungen führt
irritative Zone	Gehirnabschnitt, der in der Zeit zwischen epileptischen Anfällen Veränderungen im Elektroenzephalogramm (EEG) hervorruft
Schrittmacherzone/Zone des Anfallsursprungs	Gehirnabschnitt, der Anfälle in Gang setzt bzw. für eine Anfallsentstehung erforderlich ist und bei einer operativen Behandlung (siehe S. 306 ff.) entfernt werden muss
symptomatogene Zone	Gehirnteil, der die Beschwerden und Zeichen epileptischer Anfälle bewirkt

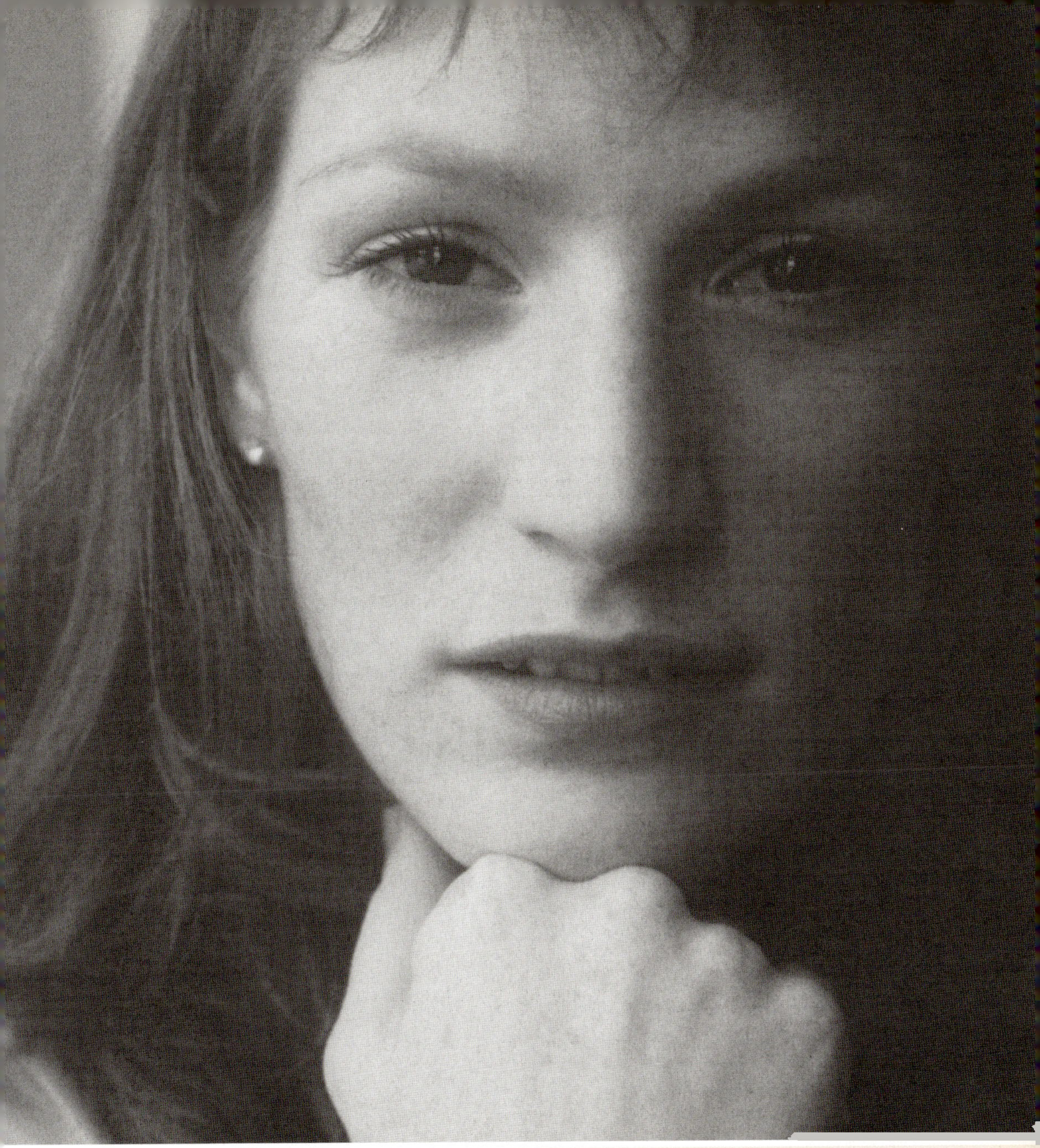

Anfallsformen

19. Welche unterschiedlichen Formen epileptischer Anfälle gibt es?

Die Formen epileptischer Anfälle sind in den Tabellen 5 und 6 zusammengestellt. Dabei handelt es sich um Einteilungen, die 2001 (Tab. 5) beziehungsweise 1981 (Tab. 6) von Kommissionen der Internationalen Liga gegen Epilepsie vorgeschlagen wurden. Da es sicherlich noch einige Zeit dauern wird, bis sich die zuletzt vorgeschlagenen Begriffe – wenn überhaupt – durchsetzen, wird hier zusätzlich auch noch die ältere Einteilung vorgestellt. Wie bei jeder Einteilung gibt es im Einzelfall immer wieder einmal Zuordnungsprobleme, und es ist vorgesehen, die Einteilung von 2001 in der Zukunft jeweils neuen Erkenntnissen anzupassen. In beiden Tabellen wimmelt es nur so von Fachausdrücken und Fremdwörtern, die aber praktisch alle im Buch erklärt werden (siehe auch Stichwortverzeichnis).

Tab. 5: Epileptische Anfallsformen und auslösende Reize für Reflexanfälle (Vorschlag einer Kommission der ILAE von 2001; siehe auch jeweils dort)

1.	Von allein aufhörende Anfallstypen
1.1	**Generalisierte Anfälle**
	Tonisch-klonische Anfälle (beinhaltet auch Formen, die mit einer klonischen oder myoklonischen Phase beginnen; siehe S. 65, 74)
	Klonische Anfälle (siehe S. 74)
	ohne tonische Merkmale
	mit tonischen Merkmalen
	Typische Absencen (siehe S. 70)
	Atypische Absencen (siehe S. 70)
	Myoklonische Absencen (siehe S. 131)
	Tonische Anfälle (siehe S. 71)
	Epileptische Spasmen (siehe S. 73)
	Myoklonische Anfälle (siehe S. 70)
	Lidmyoklonien
	ohne Absencen
	mit Absencen (siehe S. 78)
	Myoklonisch-atonische Anfälle (siehe S. 131)
	Negativer Myoklonus (siehe S. 148)
	Atonische Anfälle (siehe S. 75)
	Reflexanfälle (siehe S. 78) bei Epilepsiesyndromen mit generalisierten Anfällen
1.2	**Fokale Anfälle**
	Neugeborenenanfälle (siehe S. 106), die anderweitig nicht eingeordnet werden können
	Fokal-sensorische Anfälle (siehe S. 59)
	mit elementaren sensorischen Symptomen (z. B. Okzipital- und Parietallappenanfälle)

Fortsetzung Tabelle 5

	mit über elementare Symptome hinausgehenden (szenischen oder polymodalen) sensorischen Symptomen (»experienziell«; z. B. Anfälle der temporo-parieto-okzipitalen Übergangsregion)
	Fokal-motorische Anfälle (siehe S. 59)
	mit elementaren klonischen motorischen Zeichen
	mit asymmetrischen tonischen motorischen Anfällen (z. B. supplementär-motorische Anfälle)
	mit typischen (Temporallappen-)Automatismen (z. B. mesiale Temporallappenepilepsie)
	mit hyperkinetischen Automatismen
	mit fokalem negativem Myoklonus
	mit inhibitorischen motorischen Anfällen
	Gelastische Anfälle (siehe S. 78)
	Hemiklonische Anfälle (siehe S. 74)
	Sekundär generalisierte Anfälle (siehe S. 65)
	Reflexanfälle (siehe S. 148) bei Epilepsiesyndromen mit fokalen Anfällen
2.	**Längere Zeit anhaltende Anfallstypen**
2.1	Generalisierter Status epilepticus (siehe S. 81)
	Generalisierter tonisch-klonischer Status epilepticus
	Klonischer Status epilepticus
	Absencenstatus
	Tonischer Status epilepticus
	Myoklonischer Status epilepticus
2.2	Fokaler Status epilepticus
	Epilepsia partialis continua (Kojewnikoff) (siehe S. 80)
	Aura continua (siehe S. 78)
	Limbischer Status epilepticus (psychomotorischer Status)
	Halbseitiger tonisch-klonischer Status mit Hemiparese
3.	**Auslösende Reize für Reflexanfälle**
	Visuelle Reize:
	Flickerlicht, Farben (möglichst genau angeben)
	Muster
	andere visuelle Reize
	Denken
	Musik
	Essen
	Praxis (Handlungen)
	Somatosensorische Reize
	Propriozeptive Reize
	Lesen
	Heißes bzw. warmes Wasser
	Erschrecken

Tab. 6: Einteilung der Formen epileptischer Anfälle der Internationalen Liga gegen Epilepsie von 1981

I	Fokale (herdförmige, lokale, auf eine Stelle im Gehirn zu beziehende) Anfälle
A	Einfache fokale Anfälle (ohne Beeinträchtigung des Bewusstseins; siehe S. 58)
1	Anfälle mit motorischen Symptomen
1.1	ohne march (Marsch)
1.2	mit march (= Jackson-Anfälle; siehe S. 58)
1.3	versiv/adversiv (= mit Dreh- oder Wendebewegungen des Kopfes oder Körpers)
1.4	postural (= die Körperhaltung betreffend)
1.5	phonatorisch (= mit Stimm- oder Sprachäußerungen oder Unterbrechung des Sprechens)
2	Anfälle mit sensiblen oder sensorischen Symptomen
2.1	sensibel (= mit Empfindungen wie Kribbeln, Schmerz oder Wärme; siehe S. 59)
2.2	visuell (= das Sehen betreffend)
2.3	auditiv (= das Hören betreffend)
2.4	olfaktorisch (= das Riechen betreffend)
2.5	gustatorisch (= den Geschmack betreffend)
2.6	vertiginös (= Dreh- oder Schwindelempfindungen betreffend)
3	Anfälle mit vegetativen oder autonomen Symptomen (siehe S. 60) (wie epigastrische Sensationen [= z. B. Kribbel- oder Wärmegefühl im Oberbauch], Schwitzen, Blässe, Piloerektion [= Aufstellen der Haare], Pupillenerweiterung, Inkontinenz [unwillkürlicher Urin- oder Stuhlabgang])
4	Anfälle mit psychischen Symptomen (siehe S. 60) (Achtung: kommen nur selten ohne Bewusstseinsstörung vor, meist komplexe fokale Anfälle, siehe 1.2)
4.1	aphasisch (die Sprache betreffend)
4.2	dysmnestisch (das Gedächtnis betreffend, z. B. Déjà vu)
4.3	kognitiv (das Denken betreffend, z. B. traumhafte Zustände, Verzerrungen der Zeitempfindung)
4.4	affektiv (Gefühle betreffend, z. B. Angst, Wut usw.)
4.5	Illusionen (Fehlwahrnehmungen, z. B. Makropsie [abnorm großes Sehen])
4.6	strukturierte Halluzinationen (Trugwahrnehmungen, z. B. Musik, szenische Abläufe)
B	Komplexe fokale Anfälle (mit Beeinträchtigung des Bewusstseins; siehe S. 62)
1	Einfache fokale Anfälle mit nachfolgender Bewusstseinsstörung (Übergang in komplexe fokale Anfälle)
1.1	mit anfänglich einfachen fokalen Merkmalen und nachfolgender Bewusstseinsstörung
1.2	mit Automatismen
2	Komplexe fokale Anfälle mit Bewusstseinsstörung von Anfang an
2.1	nur mit Bewusstseinsstörung
2.2	mit einfachen fokalen Merkmalen
2.3	mit Automatismen

Fortsetzung Tabelle 6

C	Fokale Anfälle, die in generalisierte Anfälle übergehen (siehe S. 60)
1	Einfache fokale Anfälle, die in generalisierte Anfälle übergehen
2	Komplexe fokale Anfälle, die in generalisierte Anfälle übergehen
3	Einfache fokale Anfälle, die zunächst in komplexe fokale und dann in generalisierte Anfälle übergehen
II	**Generalisierte Anfälle**
A	Absencen (siehe S. 68)
1	Typische Absencen (siehe S. 70)
a	nur mit Bewusstseinsstörung
b	mit klonischen Komponenten
c	mit atonischen Komponenten
d	mit tonischen Komponenten
e	mit Automatismen
f	mit autonomen Komponenten
2	Atypische Absencen (siehe S. 70)
B	Myoklonische Anfälle (siehe S. 70)
C	Klonische Anfälle (siehe S. 74)
D	Tonische Anfälle (siehe S. 71)
E	Tonisch-klonische Anfälle (siehe S. 65, 74)
F	Atonische (astatische) Anfälle (siehe S. 75)
III	**Anfälle, bei denen aufgrund unzureichender Informationen nicht entschieden werden kann, ob es sich um fokale oder generalisierte Anfälle handelt**
	z. B. einige Anfallsformen bei Neugeborenen

Während bei generalisierten Anfällen von Anfang an eine Beteiligung beider Hirnhälften besteht, gehen fokale Anfälle (Focus = lateinisch: Herd) auf eine Störung in einem Teil einer oder auch beider Hirnhälften zurück. Primär fokale Anfälle sind fokal beginnende Anfälle, die später in (sekundär) generalisierte Anfälle übergehen. Demgegenüber sind primär generalisierte Anfälle von Anfang an generalisiert. Diese schematische Einteilung der Anfallsformen hat sich zwar unter dem Gesichtspunkt der Übersichtlichkeit und Vergleichbarkeit von verschiedenen Untersuchungen bewährt, ist aber dennoch streng genommen sehr wahrscheinlich falsch. Auch die primär generalisierten Anfälle müssen an einer Stelle im Gehirn beginnen und sind damit letztlich also ebenfalls fokale Anfälle. Offenbar findet bei ihnen aber die Ausbreitung der epileptischen Erregung innerhalb des Gehirns so rasch statt, dass sie von den Betroffenen nicht wahrgenommen wird und mit den bislang zur Verfügung stehenden Untersuchungsverfahren nicht erkannt werden kann.

Früher wurden epileptische Anfälle vereinfachend nur in große Anfälle (Grand Mal – französisch: großes Übel) und kleine Anfälle (Petit Mal = französisch: kleines Übel) unterteilt. In Tabelle 7 findet sich eine

Tab. 7: Vereinfachte Einteilung der wichtigsten Anfallsformen

	primär generalisiert	primär fokal
Petit Mal (kleine Anfälle)	Absencen tonische Anfälle tonische Anfälle klonische Anfälle myoklonische Anfälle	fokale Anfälle ohne Bewusstseinsstörung (= einfache fokale Anfälle) – z. B. motorisch (einschließlich Jackson-Anfälle) – z. B. sensibel fokale Anfälle mit Bewusstseinsstörung (= komplexe fokale oder »psychomotorische« Anfälle)
Grand Mal (große Anfälle)	primär generalisierte tonisch-klonische Anfälle (= Aufwach-Grand-Mal)	sekundär generalisierte tonisch-klonische Anfälle (= »diffuses« oder Schlaf-Grand-Mal)

Kombination der heutigen Einteilung der Anfallsformen mit Unterteilung sowohl in fokale und generalisierte als auch in Petit-Mal- und Grand-Mal-Anfälle. Primär generalisierte Petit-Mal-Anfälle werden auch als kleine generalisierte Anfälle und primär generalisierte Grand-Mal-Anfälle werden auch als große generalisierte Anfälle bezeichnet. Entsprechend können sekundär generalisierte tonisch-klonische Anfälle auch als große fokale (bzw. fokal eingeleitete) Anfälle bezeichnet werden.

20. Was ist das Bewusstsein, und welche Formen einer Bewusstseinsstörung können bei epileptischen Anfällen vorkommen?

Obwohl jeder von uns häufig davon spricht, es sei ihm etwas bewusst gewesen oder auch nicht, ist es gar nicht so einfach, das Bewusstsein genau zu definieren. Über die allgemeine Ansicht hinaus, dass das Bewusstsein auf irgendeine Weise mit der Aktivität des Gehirns zusammenhängt, gibt es bisher auch unter Fachleuten keine Einigkeit darüber, was Bewusstsein genau ist oder wie es entsteht und erhalten wird. Bewusstsein hat etwas mit Wachheit, klarem Denkvermögen und Handlungsfähigkeit zu tun, und unter Bewusstlosigkeit wird meist ein krankhafter Zustand wie nach einer schwereren Kopfverletzung verstanden. Genau genommen tragen zu unserem Bewusstsein aber viele unterschiedliche Vorgänge und Ebenen bei, so zum Beispiel die bereits erwähnte Wachheit. Im Schlaf sind wir alle bewusstlos, dennoch handelt es sich um einen normalen Zustand, der von alleine vorübergeht und aus dem wir auch erweckbar sind.

Es hat sich bewährt, bei der Beurteilung des Bewusstseins mehrere Merkmale oder Zustandsformen getrennt voneinander zu bewerten. Neben der Wachheit (in der Fachsprache: Vigilanz) oder Erweckbarkeit spielen dabei das Bewusstseinsniveau und die Bewusstseinsinhalte eine Rolle. Das Bewusstseinsniveau reicht von der völligen Bewusstlosigkeit (in der Fachsprache: Koma) über starke Schläfrigkeit und verschiedene Schweregrade einer Benommenheit beziehungsweise Verlangsamung bis zum »klaren« Bewusstsein. Unter normalen Bewusstseinsinhalten wird die Übereinstimmung von Erleben, Gedächtnis, Gefühlen und der so genannten Orientierung zur Person, zum Ort und zur Zeit verstanden.

Bei Verwirrtheitszuständen ist in erster Linie die Orientierung gestört, das heißt, die Betroffenen wissen zum Beispiel momentan nicht mehr, wo sie sind oder welcher Tag ist. Daneben bestehen typischerweise auch Störungen der Aufmerksamkeit, der Auffassung, des zusammenhängenden Denkens und des Gedächtnisses. Deswegen wirken die Betroffenen rat- und hilflos oder auch unruhig und überempfindlich. Sie können sowohl völlig passiv als auch übermäßig aktiv sein, selten kommt es auch zu aggressiven Ausbrüchen.

Darüber hinaus kann man zwischen Bewusstsein, Bewusstheit und Reaktionsvermögen auf Reize unterscheiden. Bewusstheit bezieht sich auf den Kontakt von Betroffenen mit der Umgebung während einer fraglichen Zeitspanne (z.B. einem Anfall) und ihre spätere Erinnerung daran. Das Reaktionsvermögen bezieht sich auf ihre Fähigkeit, einfache Aufträge oder willkürliche Bewegungen durchzuführen. Danach wird das Bewusstsein sowohl durch den Grad oder das Ausmaß der Bewusstheit als auch durch das Reaktionsvermögen gegenüber äußeren Reizen bestimmt. Ein während eines Anfalles nicht bewusstloser, aber nicht reaktionsfähiger Mensch wird hinterher über Vorgänge oder an ihn gerichtete Fragen während eines Anfalls berichten können.

Zu einem völligen Bewusstseinsverlust im Sinn eines Komas kommt es allenfalls bei einem generalisierten tonisch-klonischen Anfall (siehe S. 65, 74) oder im Status epilepticus (siehe S. 79–81). Nach generalisierten tonisch-klonischen Anfällen sowie bei fokalen Anfällen mit Bewusstseinsstörung (siehe S. 62) besteht eine vorübergehende Verwirrtheit mit Erinnerungslücke für das Geschehen im Anfall, bei Absencen (siehe S. 70) kommt es nur zu einer kurzen Erinnerungslücke. Grundlage von Bewusstseinsstörungen sind Funktionsstörungen in den Temporallappen, Frontallappen oder ausgedehnteren Abschnitten des Gehirns (siehe S. 48).

Eine tabellarische Zusammenfassung der Hauptmerkmale der vier häufigsten Anfallsformen bezüglich üblicher Dauer, Bewusstseinsverlust und Verwirrung nach einem Anfall findet sich in Tabelle 8. Sowohl diese Anfallsformen als auch die selteneren Arten werden in den nächsten Abschnitten noch ausführlicher besprochen.

Tab. 8: Zusammenfassung der Merkmale der vier häufigsten Anfallsformen

Anfall	übliche Dauer	Verlust des Bewusstseins	Verwirrung nach einem Anfall
fokal ohne Bewusstseinsstörung	5–10 Sekunden	nein	nein
fokal mit Bewusstseinstörung	0,5–2 Minuten	ja	ja
Absence	5–20 Sekunden	ja	nein
generalisiert tonisch-klonisch (Grand Mal)	0,5–1 Minute	ja	ja

21. Was sind fokale Anfälle ohne Bewusstseinsstörung (einfache fokale Anfälle)?

Fokale Anfälle ohne Bewusstseinsstörung sind meistens relativ kurz dauernde Anfälle, die nur einen Teil des Gehirns betreffen. Diese Anfälle werden auch als einfache fokale (oder einfach-fokale) Anfälle bezeichnet. Es gibt verschiedene Formen fokaler Anfälle ohne Bewusstseinsstörung, die im Folgenden noch ausführlicher erklärt werden:

1. motorische,
2. sensible,
3. sensorische,
4. vegetative oder autonome und
5. psychische.

1. Motorische fokale Anfälle ohne Bewusstseinsstörung (motorische Herdanfälle) haben ihren Ursprung in der motorischen Hirnrinde des Frontal- oder Stirnlappens. Weil die Nervenbahnen bei ihrem Verlauf von der Hirnrinde über das Rückenmark in den Körper die Seite wechseln (siehe S. 42), führen epileptische Entladungen auf der linken Hirnhälfte zu Muskelzuckungen auf der rechten Körperseite. Die Zuckungen können im Gesicht, an Armen oder Beinen beziehungsweise am Rumpf auftreten, je nachdem welcher Abschnitt der motorischen Hirnrinde betroffen ist.

So genannte Jackson-Anfälle sind eine relativ seltene Sonderform motorischer fokaler Anfälle ohne Bewusstseinsstörung mit zunehmender Ausbreitung der Muskelzuckungen von einem Teil eines Armes oder Beines auf die ganze Extremität, manchmal auch auf die ganze Körperhälfte sowie die Gegenseite. Dieses Wandern oder Marschieren (englisch: march) von einer Muskelgruppe zur nächsten hat der englische Neurologe John Hughlings Jackson (1835–1911) erstmals ausführlicher beschrieben, nach dem es auch als Jackson-Marsch (englisch: Jackson march) und die Anfälle als Jackson-Anfälle bezeichnet werden. Jackson-Anfälle können zum Beispiel im Daumen einer Hand beginnen und sich über die Hand und den Unterarm auf den ganzen Arm ausdehnen, anschließend manchmal auf die ganze Körperseite oder auch auf den ganzen Körper mit dann eintretender Bewusstlosigkeit.

Liegt der Ausgangsort eines motorischen fokalen Anfalls ohne Bewusstseinsstörung in der so genannten supplementär-motorischen Region an der Ober- und Innenseite des Stirn- oder Frontallappens vor der eigentlichen motorischen Rinde, kommt es zu einer typischen Kopf- und Armhaltung mit Drehung des Kopfes und der Augen zur Gegenseite (von der gestörten Hirnhälfte weg) und Anwinkeln sowie Anheben des Arms der Gegenseite. Dies wird als asymmetrisch-motorischer Anfall, Adversivanfall oder wegen der Körperhaltung auch als Anfall mit einer Fechterstellung bezeichnet (siehe auch Tab. 5 und 6, S. 52–55).

Bei fokal-motorischen Anfällen ohne Bewusstseinsstörung mit einer Sprechhemmung (englisch: speech arrest) kommt es bei erhaltenem Sprachverständnis zu einer vorübergehenden Unfähigkeit zu sprechen. Bei gleichzeitigen Myoklonien (siehe S. 70) im Unterkieferbereich oder im Gesicht und oft auch vermehrter Speichelproduktion spricht man von Mastikatoriusanfällen oder nach dem Ort der Störung von operkulären Anfällen.

Mitunter bleibt nach einem motorischen fokalen Anfall ohne Bewusstseinsstörung eine Minuten bis Stunden, ausnahmsweise auch wenige Tage anhaltende Schwäche der betroffenen Körperabschnitte bestehen, die nach dem englischen Neurologen, der dies zum ersten Mal beschrieben hat, als Todd-Lähmung bezeichnet wird.

2. Sensible fokale Anfälle ohne Bewusstseinsstörung (sensible Herdanfälle) haben ihren Ursprung in der sensiblen Hirnrinde des Scheitel- oder Parietallappens, die hinter der so genannten Zentralfurche spiegelbildlich zur motorischen Hirnrinde liegt (Abb. 9b, S. 40). Epileptische Entladungen der dort befindlichen Nervenzellen führen zu plötzlich auftretenden Kribbel-, Taubheits- oder Wärmegefühlen beziehungsweise sonstigen Gefühlsstörungen in Körperpartien auf der Gegenseite. Diese Störungen können wie die motorischen fokalen Anfälle ohne Bewusstseinsstörung im Gesicht, an den Extremitäten oder am Rumpf auftreten, je nachdem welcher Abschnitt der sensiblen Hirnrinde betroffen ist. Entsprechend einer Toddschen Lähmung nach motorischen Anfällen kann es nach sensiblen Anfällen zu einem vorübergehenden Taubheitsgefühl in den von dem Anfall betroffenen Körperabschnitten kommen.

3. Sensorische fokale Anfälle ohne Bewusstseinsstörung können alle Sinne betreffen und zu Seh-, Hör-, Geruchs-, Geschmacks- und Gleichgewichtsstörungen führen. Entsprechende Störungen können in Sehen von Lichtblitzen

oder sonstigen optischen Wahrnehmungen, Hören von klopfenden, klingelnden oder pfeifenden Geräuschen, Riechen bestimmter Düfte, Geschmacksempfindungen oder Schwindel bestehen. Wie bei den anderen fokalen Anfällen sitzt die Störung in der gegenüberliegenden Hirnhälfte; das heißt zum Beispiel bei Sehstörungen in der linken Gesichtshälfte im rechten Hinterhauptlappen (siehe S. 37). Geruchs- und Geschmacksstörungen sind Beispiele von im Schläfenlappen (siehe S. 37) ablaufenden fokalen Anfällen ohne Bewusstseinsstörung. Entsprechend einer Todd-Lähmung nach motorischen Anfällen kann es nach sensorischen Anfällen beispielsweise zu einer den Anfall längere Zeit überdauernden Seh- oder Hörstörung kommen.

4. Vegetative oder autonome fokale Anfälle ohne Bewusstseinsstörung betreffen das vegetative oder autonome Nervensystem. Symptome vegetativer oder autonomer Anfälle können zum Beispiel in einem veränderten Herzschlag mit Beschleunigung, Verlangsamung oder unregelmäßigem Schlagen, einer vermehrten Schweißsekretion, einer Störung der Atmung oder auch einer Veränderung der Hautfarbe wie beispielsweise plötzliches Erblassen oder Erröten bestehen. Seltene Anfallsformen bestehen in Erweiterungen oder Verengungen der Pupille oder in der Ausbildung einer Gänsehaut.

5. Fokale Anfälle ohne Bewusstseinsstörung mit psychischen Symptomen gehen meist vom Schläfen- oder Temporallappen (siehe S. 37) aus und können sich beispielsweise in einem plötzlichen Angstgefühl oder Stimmungsschwankungen und Denkstörungen äußern. Weitere mögliche Zeichen bestehen in einem veränderten Zeit- und Körpergefühl. Der Schläfenlappen ist unter anderem auch für Gedächtnisfunktionen verantwortlich, was die Erklärung für die relativ häufigen so genannten Déjà-vu-(Schon gesehen-) beziehungsweise Jamais-vu-(Nie gesehen-)Erlebnisse ist. Schließlich kann es zu Halluzinationen kommen, also Wahrnehmungen tatsächlich nicht vorhandener Dinge, Gerüche oder Geräusche, die für die Betroffenen aber sehr realistisch wirken können.

In Tabelle 9 sind die wichtigsten Formen fokaler Anfälle ohne Bewusstseinsstörung zusammengefasst.

22. Was sind Auren?

Eine Aura (griechisch: Brise, Lufthauch, Windstoß; Mehrzahl = Auren) ist ein meist nur wenige Sekunden dauernder fokaler Anfall ohne Bewusstseinsstörung, der bei den Betroffenen erfahrungsgemäß häufiger in fokale Anfälle mit Bewusstseinsstörung (siehe nächste Frage) oder sekundär generalisierte tonisch-klonische Anfälle (siehe übernächste Frage) übergeht und dadurch ein Warnzeichen vor nachfolgenden schwereren Anfällen ist. Eine Aura ist selbst schon ein Anfall beziehungsweise

Tab. 9: Formen (einfacher) fokaler epileptischer Anfälle ohne Bewusstseinsstörung

	Beispiele
1. fokale motorische Anfälle (Bewegungen)	Zucken der Muskulatur in einem Körperteil, unter Umständen mit Ausbreitungstendenz (Jackson-Anfall)
2. fokale sensible Anfälle (Gefühlswahrnehmungen)	Kribbeln, Taubheits-, Kälte- oder Wärmegefühl in einzelnen Körperabschnitten
3. fokale sensorische Anfälle (Sinnesempfindungen)	eigenartige (angenehme oder unangenehme) Gerüche (»olfaktorische« Anfälle) eigenartige (angenehme oder unangenehme) Geschmackswahrnehmungen (»gustatorische« Anfälle) Blitze oder andere optische Wahrnehmungen (»visuelle« oder »optische« Anfälle) einschließlich vergrößertes, verkleinertes oder verzerrtes Sehen Hören von Tönen oder Melodien Schwindel
4. vegetative/autonome Anfälle	von der Magengegend über die Speiseröhre nach oben bis zum Mund aufsteigendes Übelkeits- oder Wärmegefühl (»abdominelle« Anfälle) veränderter Herzschlag veränderte Atmung veränderte Hautfarbe Erweiterung oder Verengung der Pupillen Frösteln bzw. Auftreten einer Gänsehaut
5. psychische Anfälle (psychische Symptome)	unbestimmtes Angst- (bis hin zu Terror-) oder auch Glücksgefühl verändertes Zeitgefühl verändertes Körpergefühl (als ob z. B. ein Arm nicht zu einem gehört) Déjà-vu- (Schon einmal gesehen-) bzw. Jamais-vu- (Noch nie gesehen-) Eindrücke Déjà-entendu- (Schon einmal gehört-) Eindruck Déjà-vecu- (Schon einmal erlebt-) Eindruck Halluzinationen, also Wahrnehmungen tatsächlich nicht vorhandener Dinge, die auf die Betroffenen aber sehr realistisch wirken können, z. B.: – Eindruck, in einem schwimmenden Boot zu sitzen und das Wellenrauschen zu hören – Eindruck, in einem sich rasch bewegenden Fahrstuhl zu sein

Teil des Anfalls, wird wie alle fokalen Anfälle ohne Bewusstseinsstörung in der Regel später erinnert und ist im Allgemeinen für Betroffene relativ gleich bleibend.

Die Zeichen einer Aura entsprechen denjenigen, die bei der letzten Frage für fokale Anfälle ohne Bewusstseinsstörung ausführlicher vorgestellt wurden und können Hinweise auf den Anfallsursprung geben. So spricht ein vom Magen aufsteigendes Übelkeitsgefühl beispielsweise dafür, dass der Anfall im innen liegenden Schläfen- oder Temporallappen beziehungsweise in eng benachbarten Strukturen beginnt, und Lichtblitze deuten auf einen Anfallsursprung im Hinterhaupt- oder Okzipitallappen hin (siehe S. 60).

Bei den Empfindungen einer Aura handelt es sich meist um sensible, sensorische, vegetative oder psychische Zeichen (siehe auch Tab. 5 und 6, S. 52–55). Sensible Auren sind beispielsweise ein Kribbeln, Kälte- oder auch Wärmegefühl in einem Teil des Körpers. Sensorische Auren können in Seh-, Hör-, Geruchs- oder Geschmacksstörungen und in einem Schwindelgefühl bestehen. Vegetative oder autonome Auren betreffen das vegetative oder autonome Nervensystem, Anfallszeichen sind zum Beispiel ein veränderter Herzschlag, vermehrtes Schwitzen, Atemstörungen, Pupillenveränderungen oder eine Gänsehaut. Psychische Auren können sich zum Beispiel in einem Angstgefühl, Denkstörungen oder einem veränderten Zeit- und Körpergefühl äußern. Störungen der Gedächtnisfunktionen sind für die relativ häufigen so genannten Déjà-vu- (Schon gesehen-) beziehungsweise Jamais-vu- (Nie gesehen-) Erlebnisse verantwortlich. Daneben sind zahlreiche andere Formen von Auren möglich.

Von den Auren sind eher unbestimmte und Stunden bis Tage dauernde Vorahnungen (in der Fachsprache: Prodrome) von epileptischen Anfällen zu unterscheiden, die Stunden bis Tage vor einem Anfall in Form von Unruhe, Stimmungsschwankungen, Appetitlosigkeit, Reizbarkeit, Ruhe- und Rastlosigkeit oder Konzentrations- und Schlafstörungen auftreten können. Manchmal merken auch Angehörige oder andere Bezugspersonen an derartigen Zeichen, dass ein Anfall naht. Auf der anderen Seite sind die meisten dieser Störungen aber völlig unspezifisch und treten viel häufiger auf, ohne dass es zu einem Anfall kommt.

23. Was sind fokale Anfälle mit Bewusstseinsstörung (komplexe fokale Anfälle)?

Bei diesen fokalen Anfällen kommt es zu einer Bewusstseinsstörung (siehe S. 56), die bewirkt, dass die Betroffenen auf Ansprache oder andere äußere Reize vorübergehend nicht mehr angemessen reagieren können. Verstehen und Erinnern können vollständig oder unvollständig gestört sein. Bei einer unvollständigen Störung berichten die Betroffenen später beispielsweise, dass sie die umstehenden Menschen gesehen und zumindest teilweise auch verstanden hätten, ohne selbst aber etwas sagen zu können. Fokale Anfälle mit Bewusstseinsstörung sind bei Erwachsenen die häufigste Anfallsart überhaupt. Bei Kindern kommen sie auch vor, sind im Vergleich zu generalisierten Anfällen wie beispielsweise Absencen (siehe S. 68) aber viel seltener.

Diese Anfälle werden auch als komplexe fokale (oder komplex-fokale) Anfälle bezeichnet. Andere, weitgehend deckungsgleiche, teilweise aber überholte beziehungsweise nicht mehr übliche Bezeichnungen sind komplexe partielle (oder komplex-partielle) Anfälle, psychomotorische Anfälle oder Dämmerattacken. Häufiger wird auch von Temporallappenanfällen gesprochen, was aber irreführend ist, weil fokale Anfälle mit Bewusstseinsstörung auch in allen anderen Großhirnlappen entstehen können. Sie gehen vorwiegend vom Temporal- oder Schläfenlappen aus, weniger häufig ist der Frontal- oder Stirnlappen betroffen, dann folgen Parietal- oder Scheitellappen und Okzipital- oder Hinterhauptlappen. Schließlich ist auch ein Anfallsursprung in der Inselregion oder dem so genannten Zentrallappen möglich. Die bis vor Kurzem übliche Benennung als komplexe fokale Anfallsform geht darauf zurück, dass es meist zu vielfältigen Störungen kommt, die sich auch im »komplexen« Verhalten der Betroffenen ausdrücken. In der älteren Benennung als psychomotorische Anfälle kommt dies allerdings viel besser zum Ausdruck, zumal fokale Anfälle mit Bewusstseinsstörung meist sowohl psychische als auch motorische Auffälligkeiten zeigen.

Obwohl diese Anfälle mit einer Bewusstseinsstörung einhergehen, kommt es im Gegensatz zu generalisierten tonisch-klonischen Anfällen meist zu keinem Hinstürzen beziehungsweise Umfallen. Die Betroffenen haben zwar sehr häufig eine teilweise oder völlige Erinnerungslücke für den Anfall und meist auch eine kurze Zeit vorher und nachher, sie können sich aber dennoch so verhalten, dass der Anfall zumindest für Fremde nicht unbedingt erkennbar ist oder sie für diese allenfalls etwas eigenartig oder verändert erscheinen. Man spricht auch von einer Einengung des Bewusstseins oder Umdämmerung der Betroffenen, die abwesend, »entrückt«, ohne normalen Kontakt, wie in Trance oder wie im Traum wirken (Abb. 15).

Nur bei einem kleineren Teil der Anfälle besteht von Beginn an eine Bewusstseinsstörung. Bei der Mehrzahl kommt es zunächst zu einer Aura (siehe S. 60), oft mit einem von der Magengegend aufsteigenden eigenartigen Wärme- und Übelkeitsgefühl und erst dann zu einem starren, abwesend wirkenden Blick und einer Bewusstseinsstörung. Oft ist zu Beginn ein Innehalten beziehungsweise Verharren mit Unterbrechen von Bewegungsabläufen zu beobachten. Dann kommt es zu als Automatismen bezeichneten, quasi automatisch ablaufenden Bewegungen und Verhaltensweisen.

Die Automatismen können das Gesicht oder die Arme betreffen (Blinzeln, Schmatzen, Lecken der Lippen, Kauen, Schlucken, Nesteln an der Kleidung oder an Knöpfen, beziehungsweise Reiben mit den Händen über die Kleidung oder die Oberschenkel),

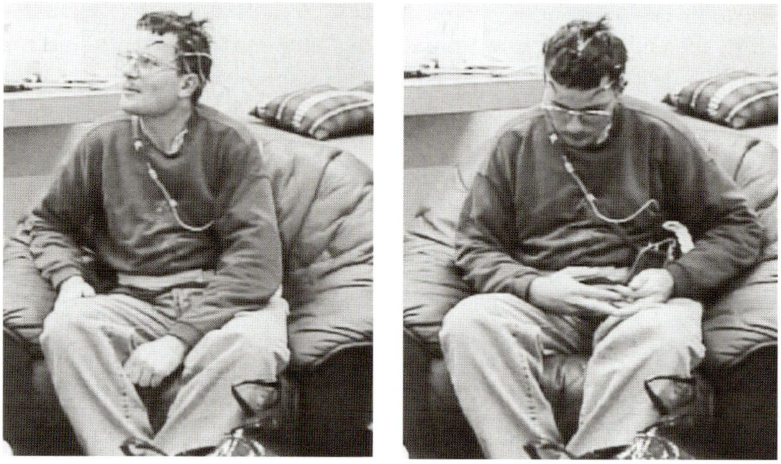

a b

Abb. 15: Patient mit fokalem Anfall mit Bewusstseinsstörung vor Anfall (a) und im Anfall mit Nestel-Automatismen (b).

und es kann auch zu komplizierteren Bewegungsabläufen wie einem Herumlaufen, Aus- und Ankleiden oder Verrücken von Möbelstücken kommen. Viele Betroffene äußern schließlich während eines Anfalls kurze, gleich bleibende Floskeln, sagen etwas mehr oder weniger Unpassendes oder stellen immer wieder dieselben Fragen. Obwohl Handlungen und sprachliche Formulierungen weitgehend fehlerfrei sind, haben die Betroffenen auch daran hinterher keinerlei Erinnerung.

Die Dauer fokaler Anfälle mit Bewusstseinsstörung liegt meist zwischen 0,5 und 2 Minuten. Allerdings gibt es auch nur wenige Sekunden dauernde oder bis zu 20 Minuten anhaltende Anfälle. Außerdem kommt es nach einem Anfall in der Regel nur zu einer langsamen Wiederbesinnung (Reorientierung), während der die Betroffenen weder wissen, wo sie gerade sind, noch was sie machen. Oft fehlt hinterher eine längere Zeit in der Erinnerung, das heißt, die Betroffenen finden sich beispielsweise plötzlich an einem anderen Ort in der Wohnung oder in der Stadt wieder, ohne zu wissen, wie sie dorthin gekommen sind.

Auf die Möglichkeit der Entstehung von fokalen Anfällen mit Bewusstseinsstörung aus fokalen Anfällen ohne Bewusstseinsstörung wurde bereits hingewiesen. Darüber hinaus sind fokale Anfälle mit Bewusstseinsstörung sehr oft mit den bei der nächsten Frage besprochenen sekundär generalisierten tonisch-klonischen Anfällen vergesellschaftet, die entweder ohne tageszeitliche Bindung oder nur im Schlaf (= Schlaf-Grand-Mal) auftreten (siehe auch S. 139).

24. Was sind sekundär generalisierte tonisch-klonische (Grand-Mal-) Anfälle?

Sekundär generalisierte tonisch-klonische Anfälle oder Grand-Mal-Anfälle sind generalisierte tonisch-klonische oder Grand-Mal-Anfälle, die sich aus zuvor ablaufenden fokalen Anfällen ohne oder mit Bewusstseinsstörung (bzw. einfachen oder komplexen fokalen Anfällen) heraus entwickeln. Die primäre, ursprüngliche Anfallsform ist also eine andere. Dabei können fokale Anfälle ohne Bewusstseinsstörung entweder direkt oder über fokale Anfälle mit Bewusstseinsstörung in sekundär generalisierte tonisch-klonische Anfälle übergehen, während es praktisch nicht vorkommt, dass fokale Anfälle mit Bewusstseinsstörung zunächst zu solchen ohne Bewusstseinsstörung werden und dann generalisieren.

Generalisierte tonisch-klonische Anfälle sind die heftigste oder »dramatischste« Form epileptischer Anfälle. Es ist nicht erstaunlich, dass diese Anfallsform früher »großes Übel« (französisch: Grand Mal) genannt wurde. Nach einem Vorschlag zur Einteilung und Benennung von Anfallsformen der Internationalen Liga gegen Epilepsie lautet die heutige »offizielle« Bezeichnung generalisierter tonisch-klonischer Anfall. Weil dieser Name schon durch seine Länge nicht besonders praktisch ist, werden oft Abkürzungen wie generalisierter Krampfanfall oder nach wie vor großer Anfall beziehungsweise Grand Mal oder Grand-Mal-Anfall bevorzugt. Oft wird diese Anfallsform in der Öffentlichkeit bedauerlicherweise mit allen Epilepsien gleichgesetzt, was für ein falsches Bild und manche Vorurteile gegenüber Menschen mit Epilepsie verantwortlich ist.

Grand-Mal-Anfälle kommen insgesamt bei etwas mehr als der Hälfte aller Epilepsien vor, meist gemeinsam mit anderen Anfallsformen. Beim Ablauf können drei Phasen unterschieden werden, die meist auch in dieser Reihenfolge ablaufen. Auf die erste, tonische Phase mit Anspannung und Verkrampfung der Muskulatur folgt eine klonische Phase mit Zuckungen, bevor der Anfall durch eine Nachphase beendet wird (Abb. 16, Tab. 10). Schon zu Beginn der tonischen oder Anspannungsphase kommt es zum Bewusstseinsverlust (siehe S. 71). Die Versteifung der Körpermuskulatur betrifft oft zunächst das Gesicht und danach Arme und Beine, was zu einem Hinstürzen führen kann. Ein eigenartiges Stöhnen oder ein so genannter Initialschrei beruht meist auf einem zwerchfellbedingten Einsaugen von Luft und nicht auf einem Auspressen der Atemluft aus der Lunge durch die verschlossenen Stimmbänder. Danach setzt die Atmung für eine gewisse Zeit aus, weshalb die Betroffenen blau anlaufen können.

Auf die meist etwa 10 bis 20 Sekunden dauernde tonische Phase folgt die zweite, klonische oder »Zuckungsphase« von meist 30 bis 60 Sekunden, höchstens zwei Minuten Dauer. Ein zunächst rascher und dann immer langsamer werdender Wechsel von Anspannung und Erschlaffung der Körpermuskulatur verursacht ein meist heftiges Zucken. Die Augen bleiben fast immer offen und werden gelegentlich zu einer Seite

a

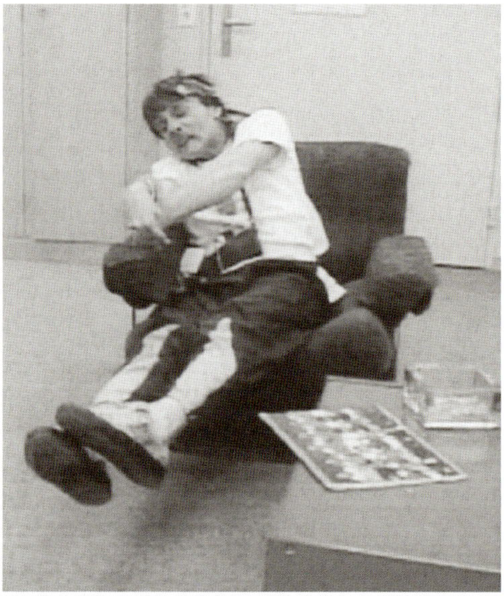

c

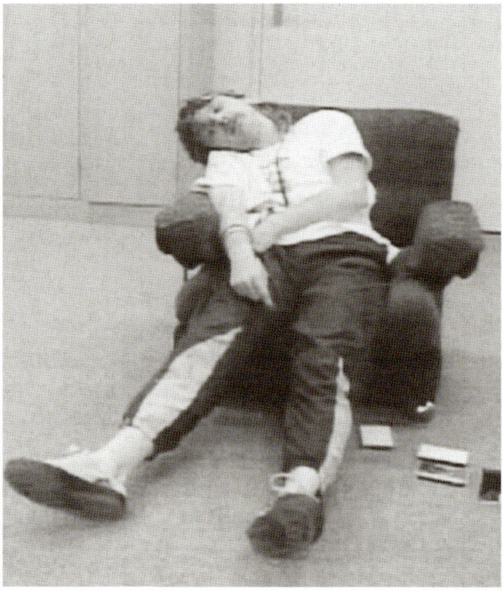

b

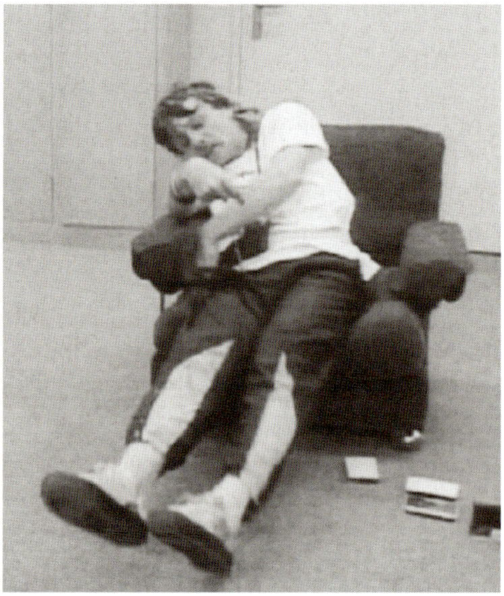

Abb. 16: Generalisierter tonisch-klonischer Anfall (Grand-Mal-Anfall) mit tonischer (a), klonischer (b) und nachfolgender Abschluss- oder Nachphase (c).

oder nach oben verdreht. Ein Zungenbiss ist nicht bei jedem generalisierten tonisch-klonischen Anfall zu beobachten, bei Jugendlichen ist er noch seltener als bei Erwachsenen, und bei jüngeren Kindern kommt er kaum vor.

Die dritte, Abschluss- (lateinisch: Terminal-) oder Nachphase beendet den Anfall und dauert Minuten bis Stunden. Verstärkter Speichelfluss aus dem Mund kann bei der wieder einsetzenden, vertieften und verstärkten Atmung zur Schaumbildung vor dem Mund führen, der bei einem zusätzlichen Zungenbiss auch blutig sein kann. Zu Beginn besteht im Gegensatz zu einem Schlafenden auch durch starke Reize keine Erweckbarkeit, mit zunehmender Dauer ähnelt diese letzte Phase aber immer mehr einem normalen Schlaf. Wenn die Betroffenen langsam wieder zu sich kommen, können sie sich erst nach einigen Minuten wieder weitgehend normal unterhalten, obwohl sie noch etwas schläfrig, durcheinander oder auch reizbar wirken können. Oft wollen sie alleine gelassen werden und reagieren ärgerlich oder gereizt, wenn dies nicht ausreichend beachtet wird. Später haben sie an den ganzen Anfall keine Erinnerung und können noch über Stunden bis Tage über Kopfschmerzen, Schwindel, Muskelkater oder andere Beschwerden klagen.

Bei Säuglingen und Kleinkindern sind generalisierte tonisch-klonische Anfälle wahrscheinlich wegen der noch nicht abgeschlossenen Hirnreifung mit noch fehlenden oder nicht vollständig ausgeprägten Verbindungsbahnen zwischen verschiedenen Abschnitten des Gehirns seltener als bei älteren Kindern, Jugendlichen und Erwachsenen. Außerdem verlaufen sie im Vergleich zu Erwachsenen häufiger anders. So kann bei älteren Kindern die tonische Phase länger dauern als die klonische, die oft nur aus wenigen Zuckungen besteht. Außerdem sind die Anfallszeichen oft asymmetrisch (seitenungleich) ausgeprägt oder treten gar nur auf einer Seite auf (Halbseitenanfälle oder Hemikonvulsionen), und die Anfälle sind insgesamt weniger heftig.

Tab. 10: Die drei Phasen eines generalisierten tonisch-klonischen (Grand-Mal-) Anfalls mit Haupt- und Nebensymptomen

Hauptsymptome (stets vorhanden)	Nebensymptome (teilweise vorhanden)
1. Tonische Phase ▮ Bewusstlosigkeit (Amnesie) ▮ Hinstürzen/Umfallen (sofern Anfall im Stehen) ▮ Versteifen des ganzen Körpers ▮ weite, lichtstarre Pupillen ▮ kurzer Atemstillstand	▮ Vorwarnung durch eine Aura ▮ Schrei zu Beginn des Anfalls ▮ Verletzungen
2. Klonische Phase ▮ grobes Zucken (Krampfen) im Gesicht sowie an Armen/Beinen sowie Rumpf	▮ Blauverfärben der Haut (Zyanose) ▮ Zungenbiss und sonstige Verletzungen
3. Abschluss- oder Nachphase ▮ Wiederbeginn der Atmung ▮ Wiedererlangen des Bewusstseins ▮ Erschöpfungszustand	▮ Erregungszustand, Schaum vor dem Mund ▮ Kopfschmerz, Übelkeit ▮ Harndrang, unwillkürliches Einnässen

Sekundär generalisierte tonisch-klonische Anfälle können wie die meisten anderen Anfallsformen zahlreiche Ursachen haben und kommen bei verschiedenen Epilepsien vor. Meist entwickeln sie sich aus fokalen Anfällen und sind Ausdruck symptomatischer oder wahrscheinlich symptomatischer (kryptogener) Epilepsien, am häufigsten von Temporallappenepilepsien (siehe S. 140). Daneben kommen sekundär generalisierte tonisch-klonische Anfälle auch im Rahmen einer Schlaf-Grand-Mal-Epilepsie oder einer Grand-Mal-Epilepsie ohne tageszeitliche Bindung (siehe S. 139) vor. Im Gegensatz zu sekundär generalisierten tonisch-klonischen Anfällen treten primär generalisierte tonisch-klonische Anfälle meist aus heiterem Himmel morgens in den ersten Stunden nach dem Erwachen auf und sind in der Regel Ausdruck einer idiopathischen Aufwach-Grand-Mal-Epilepsie (siehe S. 138).

25. Was sind Absencen?

Absencen sind meist nur wenige Sekunden dauernde »Abwesenheiten« oder »Aussetzer« ohne Verkrampfen oder Sturz. Führendes Zeichen ist eine fehlende Ansprechbarkeit und eine nachfolgende Erinnerungslücke der Betroffenen. Weil sie wenig dramatisch sind, wurden Absencen nach einem Vorschlag von französischen Patienten (!) aus der ersten Hälfte des 19. Jahrhunderts im Unterschied zu den »großen« oder Grand-Mal-Anfällen (französisch: großes Übel; siehe S. 55 f.) zusammen mit allen anderen Anfallsformen auch als »kleine« oder Petit-Mal-Anfälle (französisch: kleines Übel) zusammengefasst. Diese Benennung ist auch heute noch weit verbreitet, aber insbesondere deswegen missverständlich, weil es noch mehrere andere Formen von Petit-Mal-Anfällen gibt (siehe Tab. 7, S. 56).

Man unterscheidet typische und atypische (ungewöhnliche) Absencen. Typische Absencen werden nochmals in die seltenen einfachen oder blanden Absencen (etwa 10 Prozent) sowie die häufigen so genannten komplexen Absencen (etwa 90 Prozent) unterteilt, die neben der Bewusstseinsstörung noch Begleitzeichen haben. Dies gilt auch für atypische Absencen, die länger dauern (meist ein bis zwei Minuten) und mit deutlicheren Zuckungen oder Stürzen verbunden sein können. Absencen sind bei Klein- und Schulkindern am häufigsten und bei Kindern die mit Abstand häufigste Form epileptischer Anfälle. Mit zunehmendem Alter werden sie auch von alleine immer seltener und heilen bei der Mehrzahl der Betroffenen aus (siehe S. 123). Gelegentlich können Absencen auch bei Erwachsenen im mittleren oder sogar höheren Lebensalter auftreten.

Absencen beginnen und enden plötzlich. Eine gerade ausgeübte Tätigkeit (wie Lesen, Schreiben oder Sprechen) wird plötzlich unterbrochen und hinterher fortgeführt, als ob nichts passiert wäre. Während einer einfachen oder blanden typischen Absence nehmen die Betroffenen ihre Umgebung nicht wahr, wirken benommen oder verträumt und verharren meist regungslos (Abb. 17). Bei einer »komplexen«

typischen Absence kommt es zusätzlich zu Störungen wie einem rhythmischen Lidblinzeln, Rucken von Kopf oder Armen, Rückwärtsbewegen von Augen, Kopf und Rumpf, aber auch zu automatischen Mundbewegungen und anderen Handlungen sowie Veränderungen der Hautfarbe oder des Pulses. Die Dauer liegt meist bei 5 bis 20 Sekunden; über 30 Sekunden anhaltende Anfälle sind meist atypische Absencen.

a

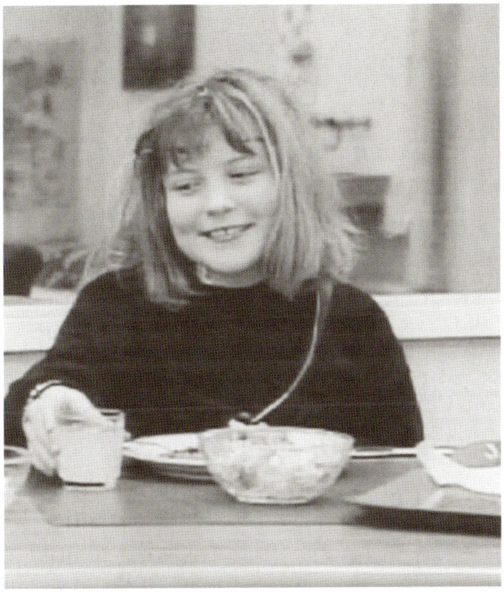

c

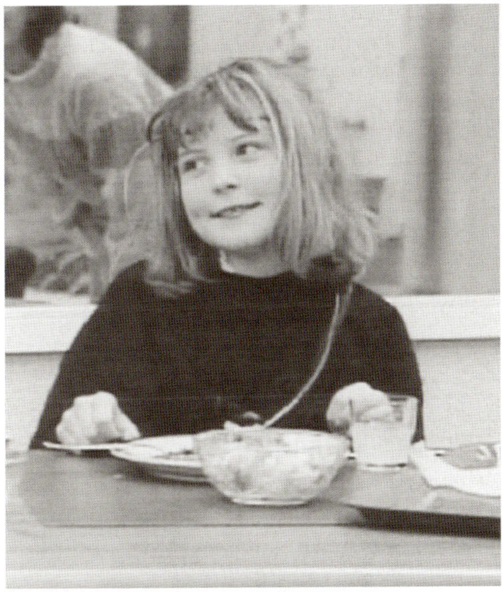

b

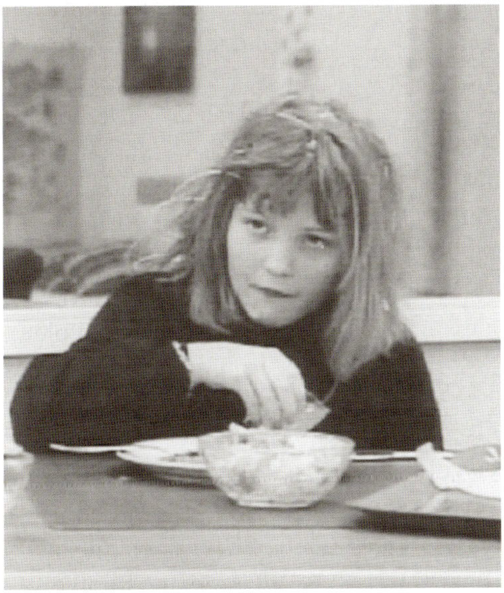

Abb. 17: Absence mit kurz dauernder Abwesenheit (b) sowie völlig unauffälligem Verhalten kurz vorher (a) und nachher (c)

Weil Absencen so kurz sind und die Betroffenen selbst nichts davon merken, bleiben sie oft lange unerkannt, werden als Unaufmerksamkeit (»verträumte« Kinder, »Hans-Guck-in-die-Luft«) oder auch Unfähigkeit missverstanden. Andere Anfallsformen können an Absencen erinnern, besonders wenn sie durch Medikamente abgekürzt und abgeschwächt sind. Dies gilt bei älteren Kindern und Erwachsenen vor allem für fokale Anfälle mit Bewusstseinsstörung (siehe letzter Abschnitt). Ein Absencenstatus ist eine Aneinanderreihung oder Häufung von Absencen mit einem »länger dauernden epileptischen Zustand«.

Typische Absencen treten praktisch ausschließlich bei so genannten idiopathischen, primär generalisierten Epilepsien auf (siehe S. 96), die von Beginn an beide Gehirnhälften betreffen. Bei ihnen wird eine erbliche Verursachung angenommen und ansonsten lassen sich mit den bislang zur Verfügung stehenden Methoden keine Ursachen finden. Die wichtigsten Epilepsieformen mit typischen Absencen sind die kindliche Absencenepilepsie (siehe S. 123) und die juvenile Absencenepilepsie (siehe S. 126).

Atypische Absencen kommen meist bei so genannten symptomatischen Epilepsien vor, die Ausdruck oder Folge einer fassbaren Grunderkrankung beziehungsweise Hirnschädigung sind (siehe S. 153). Bei dem so genannten Lennox-Gastaut-Syndrom (siehe S. 111) kommen gleichzeitig mehrere Anfallsformen vor, neben atypischen Absencen zum Beispiel nächtlich betonte tonische Anfälle (siehe S. 71). Auch sehr seltene und schwer behandelbare atypische Absencen mit einer fassbaren Ursache zum Beispiel in den Stirnlappen des Gehirns sind entsprechend Ausdruck einer symptomatischen Epilepsie.

26. Was sind myoklonische Anfälle?

Myoklonisch heißt mit Muskelzuckungen einhergehend. Dementsprechend sind myoklonische Anfälle sehr kurze, nur Sekundenbruchteile dauernde, schockartige Muskelzuckungen. Im Unterschied zu motorischen Jackson-Anfällen, die auch mit Zuckungen einhergehen (siehe S. 58), sind myoklonische Zuckungen arrhythmisch, das heißt unregelmäßiger und meist auch heftiger. Myoklonische Anfälle können in verschiedenen Stärken zwischen milden Formen mit beispielsweise nur einem leichten Kopfnicken und ausgeprägten Zuckungen der gesamten Körpermuskulatur vorkommen.

Die Zuckungen treten zwar in der Regel beidseits auf, sind aber bei genauer Betrachtung meist asymmetrisch, d. h. sie beginnen beispielsweise rechts oder sind auf der rechten Seite heftiger als links. Oft betreffen die Myoklonien nur oder vorwiegend die Schultern und Oberarme und vorwiegend die Streckmuskeln, weshalb es zu schleudernden Armbewegungen kommt; besonders im Liegen sind aber meist auch die Hüft- und Oberschenkelmuskeln beteiligt. Andere Anfallsformen sind ein seitliches Anheben der Arme oder ein Einknicken der Knie; die Gesichtsmuskulatur ist mit Ausnahme der progressiven Myoklonusepilepsien (siehe S. 149) in der Regel nicht beteiligt. Meist handelt es sich um beidseitige und auf beiden Seiten weitgehend gleich starke Muskelzuckungen.

Myoklonische Anfälle beginnen und enden plötzlich. Eine Tätigkeit wird plötzlich unterbrochen und hinterher fortgeführt, als ob nichts passiert wäre. Die Anfallsdauer beträgt meist weniger als eine Sekunde, und das Bewusstsein ist in der Regel erhalten. Sowohl für die Betroffenen selbst als auch für Umstehende sehen myoklonische Anfälle oft wie eine Art Schreckhaftigkeit, wie vom Blitz getroffen oder auch wie eine Ungeschicklichkeit aus. Bei heftigeren Myoklonien können auch Gegenstände wie eine Zahnbürste oder Kaffeetasse aus der Hand geschleudert werden. Gelegentlich können die Myoklonien auch einmal mehrere Sekunden dauern. Neben einzelnen Anfällen kommen auch serielle Anfälle oder Anfallsserien vor, die ab einer gewissen Dauer einem Status myoklonischer Anfälle entsprechen. Bei Serien myoklonischer Anfälle kann das Bewusstsein zumindest teilweise gestört sein.

Myoklonische Anfälle kommen bei einer Reihe verschiedener Epilepsiesyndrome vor (siehe Tab. 11). Bei einem Teil davon lässt sich mit den heute zur Verfügung stehenden Methoden keine Ursache finden, und es wird eine erbliche Beeinflussung angenommen. Andere sind Ausdruck schwerer Hirnschädigungen unterschiedlicher Art.

Tab. 11: Epilepsien mit myoklonischen Anfällen

Name	Beschreibung auf Seite ...
Gutartige frühkindliche myoklonische Epilepsie	128
Schwere frühkindliche myoklonische Epilepsie	129
Epilepsie mit myoklonisch-astatischen Anfällen	129
Epilepsie mit myoklonischen Absencen	131
Juvenile myoklonische Epilepsie	132
Progressive Myoklonusepilepsien	149
Myoklonische Epilepsie bei der Alzheimer-Krankheit	173

27. Was sind tonische Anfälle?

Tonische Anfälle bestehen in einer plötzlichen Anspannung (tonos = griechisch: Spannung) der Muskulatur einzelner Abschnitte oder des gesamten Körpers, meist mit gleichzeitiger Bewusstseinsstörung bis zur Bewusstlosigkeit und Atemstillstand. Bei einer Versteifung großer Körperabschnitte oder gar des ganzen Körpers kommt es zu einem abrupten Hinstürzen der Betroffenen (siehe epileptische Sturzanfälle, S. 75). Tonische Anfälle kommen bei gutartigen Epilepsien nicht vor, sondern sind stets Ausdruck von Epilepsieformen mit eher ungünstigem Verlauf. Sie sind die häufigste Anfallsform bei dem so genannten Lennox-Gastaut-Syndrom (siehe S. 111), kommen daneben aber auch bei anderen Epilepsieformen vor.

Tonische Anfälle »fixieren« die beteiligten Körperabschnitte durch die anhaltende, tonische Muskelaktivität in einer gezwungenen Haltung. Dies äußert sich an der Gesichtsmuskulatur zum Beispiel durch einen verzerrten Gesichtsausdruck bei geöffneten Augen, an den Armen durch ein Anheben oder an der Atemmuskulatur durch einen Atemstillstand. Gelegentlich werden sie durch einen »Klonusstoß« (siehe S. 74) beendet oder münden in Automatismen (siehe S. 63) ein. Je nach beteiligter Muskulatur und Ablauf werden verschiedene Formen tonischer Anfälle unterschieden:

- **Axiale tonische (oder tonisch-axiale) Anfälle:** Axial bedeutet die Körperachse betreffend. Axiale tonische Anfälle zeigen infolge einer Verkrampfung der Muskulatur der Körperachse (Stamm-, Nacken-, Gesichts- und Kaumuskulatur) eine anfängliche Überstreckung des Kopfes und Körpers nach hinten (in der Fachsprache als Opisthotonus bezeichnet), weit geöffnete Augen und einen entweder zusammengepressten oder geöffneten Mund; meist treten sie bevorzugt im Schlaf auf und können durch einen »Juchzer« eingeleitet werden; im Verlauf kann ein Verkrampfen der Atem- und Bauchmuskulatur unter anderem zu kurzen Schreien oder Atempausen führen.
- **Axorhizomelische tonische (oder tonisch-axorhizomelische) Anfälle:** axorhizomelisch bedeutet die Körperachse und die rumpfnahen Abschnitte betreffend: Axorhizomelische tonische Anfälle beginnen wie axiale tonische Anfälle, dann breitet sich der Anfall aber auf die Schulter- und Oberarmmuskulatur – manchmal auch die Beckengürtelmuskulatur – aus, was zu einem Anheben und Wegstrecken der Arme und unter Umständen auch Beine vom Körper führt.
- **Globale tonische (oder tonisch-globale) Anfälle:** Bei globalen tonischen Anfällen breitet sich der Anfall bis auf die Hand- und Fußmuskulatur aus. Die Arme werden angehoben, im Ellbogengelenk gebeugt und die zusammengepressten Fäuste so vor das Gesicht gehalten, als ob sie dieses beschützen sollen. Eine Beteiligung der Bein- und Fußmuskulatur führt meist zu einem Hinstürzen.
- **Asymmetrische tonische Anfälle:** Asymmetrisch heißt seitenungleich; entsprechend beteiligen asymmetrische tonische Anfälle die beiden Körperhälften nicht gleich beziehungsweise nicht gleich stark. Die Anfälle können von leichten Drehbewegungen des Kopfes bis zu einer Verkrampfung der gesamten Muskulatur einer Körperseite reichen.
- **(Epileptische) Spasmen:** Diese im nächsten Abschnitt noch ausführlicher besprochene Sonderform tonischer Anfälle wurde sowohl bei Kindern und Jugendlichen als auch bei Erwachsenen zusätzlich zu den bereits erläuterten vier Formen tonischer Anfälle beschrieben. Bei

einem West-Syndrom (siehe S. 108) wurden die Anfälle früher auch als infantile Spasmen oder Blitz-Nick-Salaam (BNS)-Anfälle bezeichnet. Sie dauern zwischen einer halben und einer Sekunde und zeigen ein weitgehend einheitliches Bewegungsmuster mit mäßiger Beugung von Kopf, Oberkörper und Hüfte sowie halb gebeugten, angehobenen und vom Körper weg gestreckten Armen.

Die Dauer tonischer Anfälle beträgt im Mittel etwa zehn Sekunden, gelegentlich aber auch bis zu einer Minute. Das Bewusstsein ist dabei teilweise oder ganz gestört. Zusätzlich findet man häufig Zeichen einer Beteiligung des autonomen oder vegetativen Nervensystems (siehe S. 34) wie eine Pupillenerweiterung (Mydriasis), einem beschleunigten Herzschlag (Tachykardie) oder einem vermehrten Speichelfluss (Hypersalivation). Bei Ableitung der Muskelaktivität durch das so genannte Elektromyogramm (EMG) lässt sich die vermehrte Anspannung der am Anfall beteiligten Muskeln nachweisen.

28. Was sind epileptische Spasmen?

Epileptische Spasmen sind eine Sonderform der im letzten Abschnitt besprochenen tonischen Anfälle. Es handelt sich um rasche, blitzartige Beugebewegungen beziehungsweise ein kurzes Verkrampfen von Kopf und Rumpf, bei dem die Arme gleichzeitig nach oben und innen geworfen werden können. Es handelt sich also um sehr kurze, »einschießende« tonische Anfälle, die vorwiegend – aber nicht ausschließlich – bei Kleinkindern vorkommen. Früher sprach man auch von infantilen (kindlichen) Spasmen. Im deutschsprachigen Raum werden diese Anfälle häufig auch noch BNS-Anfälle genannt. BNS-Anfall ist die Abkürzung für Blitz-Nick-Salaam-Anfall. Eine alleinige Muskelzuckung der Hals- und Nackenmuskulatur wird als Nickanfall bezeichnet, ein rasches, blitzartiges Beugen von Kopf und Rumpf mit gleichzeitigem Werfen der Arme nach oben und innen ist ein Blitzanfall, der bei einem langsamen Ablauf wegen der Ähnlichkeit zu der »morgenländischen« Art des Grüßens mit Zusammenführen der Hände vor der Brust Salaam-Anfall genannt wird.

Oft treten als »Cluster« (englisch: Büschel, Gruppe, Haufen) bezeichnete Serien vor Anfällen auf, die nur Sekundenbruchteile dauernden, besonders häufig kurz nach dem Aufwachen und bis zu mehr als 100-mal pro Tag. Nach und zwischen den Anfallsserien weinen viele der betroffenen Kinder, was ihre Eltern und manchmal auch Ärzte lange Zeit zunächst an Bauchschmerzen oder andere Ursachen denken lassen kann. Abgeschwächte Anfallsformen können in einer Abweichung der Augen nach oben bestehen, zusätzlich kann es zu Drehbewegungen der Augen oder des Kopfes nach einer Seite kommen, auch zu einseitigen Bewegungen der Arme oder Beine.

Epileptische Spasmen können als eine Anfallsform angesehen werden, die sowohl myoklonische als auch tonische Anteile hat. In der internationalen Einteilung der Anfallsformen von 1981 (siehe Tab. 6, S. 54) waren sie noch nicht als eigenständige Anfallsform erwähnt worden, was bei dem Vorschlag von 2001 aber der Fall ist (siehe Tab. 5, Seite 52). Epileptische Spasmen beziehungsweise BNS-Anfälle sind die Hauptanfallsform bei einer bestimmten Epilepsieform, dem so genannten West-Syndrom (siehe S. 108).

29. Was sind klonische Anfälle?

Klonische Anfälle sind Zuckungen (von klonus = griechisch: heftige Bewegung) einiger oder aller Muskeln des Körpers. Generalisierte klonische Anfälle werden oft von einer Bewusstlosigkeit begleitet. Klonische Anfälle sind fast immer Ausdruck symptomatischer Epilepsien (siehe S. 96) und treten vorwiegend bei Neugeborenen oder Kleinkindern auf, manchmal auch nur auf einer Körperseite (= hemiklonische Anfälle) oder als Serie mehrerer kurz aufeinander folgender Anfälle (= Klonusstoß). Bei Erwachsenen kommen klonische Anfälle mit oder ohne Bewusstseinsstörung auch bei Frontallappenepilepsien (siehe S. 143) vor.

Insgesamt sind isolierte klonische Anfälle selten; meistens sind sie mit vorangehenden, seltener auch nachfolgenden tonischen Anfällen vergesellschaftet und treten als primär oder sekundär generalisierte tonisch-klonische Anfälle (siehe nächste Frage bzw. S. 65) auf.

30. Was sind primär generalisierte tonisch-klonische (Grand-Mal-) Anfälle?

Primär generalisierte tonisch-klonische Anfälle oder Grand-Mal-Anfälle sind generalisierte tonisch-klonische Anfälle, die sich im Gegensatz zu sekundär generalisierten tonisch-klonischen Anfällen (siehe S. 65) nicht aus fokalen Anfällen heraus entwickeln, sondern entweder unmittelbar und ohne jeden Vorboten auftreten oder eine Ausweitung anderer primär generalisierter Anfälle wie etwa einer Häufung von Absencen oder myoklonischer Anfälle sind. Der Ablauf eines primär generalisierten tonisch-klonischen Anfalls ist ähnlich dramatisch wie bei einem sekundär generalisierten tonisch-klonischen Anfall, wobei Betroffene aber auch bei einem Anfall tagsüber nie Vorboten spüren und entsprechend keinerlei Erinnerung an den Anfallsbeginn haben.

Primär generalisierte tonisch-klonische oder Grand-Mal-Anfälle sind im Vergleich zu den sekundär generalisierten Formen viel seltener und kommen bei schätzungsweise 10 bis 20 Prozent aller Epilepsien vor, dabei etwa ebenso häufig alleine wie gemeinsam mit anderen Anfallsformen (meist Absencen oder myoklonischen Anfällen). Primär generalisierte tonisch-klonische Anfälle treten meist aus heiterem

Himmel in den ersten Stunden nach dem Erwachen (meist morgens, aber ebenso z. B. nach einem Mittagsschlaf möglich) auf und sind in der Regel Ausdruck einer idiopathischen Aufwach-Grand-Mal-Epilepsie (siehe S. 138).

Bei eindeutig primär generalisierten tonisch-klonischen Anfällen mit typischer Anfallsbeschreibung (durch Dritte) und EEG-Befunden ohne Hinweise auf eine umschriebene Schädigung des Gehirns sind meist keine weiteren Untersuchungen erforderlich. Häufiger finden sich in der Familie weitere Menschen mit Epilepsie. Da die Anfälle oft durch Schlafentzug ausgelöst werden, kommt in der Behandlung einem entsprechenden Vermeiden von zu wenig Schlaf eine große Bedeutung zu und entsprechende Gelegenheitsanfälle können allein dadurch auch ohne Einnahme von Medikamenten verhindert werden.

31. Was sind atonische Anfälle?

Atonische Anfälle gehen mit einer plötzlichen Abnahme der Muskelspannung einher, zu der es entweder am ganzen Körper (generalisiert) oder nur an bestimmten Körperabschnitten (z. B. der Nackenmuskulatur mit Herunterfallen des Kopfes) kommen kann. Sind die Beine betroffen und der Anfall ausreichend lang, stürzen die Betroffenen zu Boden (siehe epileptische Sturzanfälle; nächster Abschnitt). Atonische Anfälle werden oft – so auch in der international üblichen Einteilung der Anfallsformen von 1981 (siehe Tab. 6, S. 54) – wegen der damit verbundenen Möglichkeit eines Hinstürzens als astatische (»nicht stehen könnende«) Anfälle oder Sturzanfälle bezeichnet beziehungsweise mit diesen gleichgesetzt. Dies ist aber problematisch, weil epileptischen Sturzanfällen auch andere Anfallsformen zugrunde liegen können (siehe nächste Frage).

Atonische Anfälle treten überwiegend bei Kindern auf, vor allem bei schweren symptomatischen Epilepsien wie dem so genannten Lennox-Gastaut-Syndrom (siehe S. 111). Bei gleichzeitiger Ableitung der Muskeltätigkeit im so genannten Elektromyogramm (kurz EMG) findet sich ein Verlust der Aktivität in den betroffenen Muskeln.

32. Was sind epileptische Sturzanfälle?

Die Bezeichnung Sturzanfälle wird in der Medizin leider nicht einheitlich gebraucht. Eigentlich sind damit epileptische Anfälle mit einem Verlust der Haltungskontrolle des Körpers und damit auch des Stehvermögens gemeint, weshalb die Betroffenen hinstürzen. Als so genannte Sturzattacken werden demgegenüber Stürze nichtepileptischer Ursache abgegrenzt, die ebenfalls mit einem plötzlichen Hinstürzen durch Verlust der Muskel- und Haltungskontrolle, aber ohne Bewusstseinsverlust einhergehen. Derartige, nach der englischen Bezeichnung auch als Drop attacks bezeich-

Tab. 12: Mögliche Anfallsformen als Ursache von Sturzanfällen

Fokale Anfälle	Generalisierte Anfälle
fokale Anfälle ohne Bewusstseinsstörung (einfache fokale Anfälle) fokale Anfälle mit Bewusstseinsstörung (komplexe fokale Anfälle)	atonische Anfälle klonische Anfälle myoklonische Anfälle tonische Anfälle tonisch-klonische (Grand-Mal-)Anfälle

nete Sturzattacken kommen meist bei älteren Menschen vor, und als Ursache werden in erster Linie Durchblutungsstörungen des Gehirns vermutet (siehe S. 162).

Epileptisch bedingte Sturzanfälle sind eine Sammelbezeichnung für Anfälle, die mit einem Hinstürzen einhergehen. Dies können sowohl primär generalisierte als auch fokale und sekundär generalisierte Anfälle sein (siehe auch Tab. 12); die häufigsten zugrunde liegenden Anfallsformen sind tonische, myoklonische oder atonische Anfälle.

Auch bei jedem generalisierten tonisch-klonischen (Grand-Mal-) Anfall, der im Stehen auftritt, kommt es unweigerlich zu einem Hinstürzen. Ein anderes Beispiel sind manche der so genannten Reflexanfälle. Insgesamt führt eine Benennung von Anfällen als Sturzanfälle oft nicht zu einer genaueren, sondern ungenaueren Einordnung der Anfalls- und Epilepsieform.

Unabhängig von ihrer Ursache beeinträchtigen Sturzanfälle die Betroffenen im Alltag schon durch die hohe Verletzungsgefahr stark. Eine häufige Form sind tonische Anfälle zum Beispiel bei einem Lennox-Gastaut-Syndrom (siehe S. 111). Diese dauern zwar nur wenige Sekunden bis allenfalls eine Minute und führen häufig zu wiederholten Stürzen und Verletzungen, weshalb viele der Betroffenen trotz Einnahme oft mehrerer Medikamente zusätzlich Schutzhelme tragen müssen.

33. Was sind amorphe Neugeborenenanfälle?

Amorph heißt »nicht ausgeformt« oder »ungeformt«. Amorphe Neugeborenenanfälle sind bei Neugeborenen am häufigsten zwischen dem ersten und vierten Lebenstag auftretende epileptischen Anfälle (andere Bezeichnung: amorphe Neugeborenenkrämpfe), die (noch) nicht die für ältere Kinder und Erwachsene typischen, üblicherweise erkennbaren Zeichen mit meist gleich bleibendem Ablauf und Dauer zeigen. Zum Teil sind die Anfälle kaum oder nur bei gezielter Beobachtung als solche erkennbar. Neugeborenenanfälle sind meist symptomatisch (siehe S. 106). Hauptursachen sind Durchblutungsstörungen und Sauerstoffmangel des kindlichen Gehirns vor oder während der Geburt, daneben Blutungen in das Gehirn, Stoffwechsel- und Elektrolytstörungen, Entzündungen des Gehirns sowie Fehlbildungen und Tumore; nur bei etwa jedem zehnten Kind lässt sich keine fassbare Ursache finden (= wahrscheinlich symptomatische oder kryptogene Neugeborenenanfälle).

Amorphe Neugeborenenanfälle haben eine wechselnde Form und Dauer einschließlich fokaler oder halbseitiger Kloni (siehe S. 78), multifokaler Myoklonien (siehe S. 70), so genannten apnoischen Anfällen mit Atemstillstand und Blauverfärbung des Gesichts oder ganzen Körpers (Zyanoseanfälle) oder reaktionsarmen bis reaktionslosen Episoden. Während bei reifen Neugeborenen die ganze Vielfalt der in Tabelle 13 zusammengestellten Anfallsformen zu beobachten ist, stehen bei Frühgeborenen vor allem generalisierte tonische Anfälle und Atempausen als Anfallsformen im Vordergrund. Häufiger treten bei den Kindern gleichzeitig verschiedene Anfallsformen auf. Ungefähr ein Drittel von ihnen entwickelt später eine Epilepsie.

Tab. 13: Formen amorpher Neugeborenenanfälle (jeweils in der Reihenfolge der Häufigkeit)

1. Anfälle variabler Symptomatik
a) tonische und oder phasische Augenbewegungen in horizontaler Richtung b) Zucken oder Flattern der Augenlider c) Schmatz-, Schluck-, Kau- oder Saugbewegungen d) stereotype Bewegungen der Arme oder Beine wie »Rudern« oder »Strampeln« e) Atemstillstand (Apnoe), plötzliche Bewusstlosigkeit (Koma) mit Tonusverlust der Muskulatur, Hautblässe und vermehrtem Speichelfluss
2. Generalisierte tonische Anfälle mit
a) tonischer Beugehaltung der Arme und tonischer Streckhaltung der Beine b) tonischer Streckung von Armen und Beinen, z.T. in Begleitung von abnormen Augenbewegungen, Apnoe und vereinzelten Myoklonien
3. Multifokale klonische Anfälle
in Form vereinzelter oder in Serien auftretender Kloni wechselnder, ungeordneter Lokalisation
4. Fokale klonische Anfälle
in Form vereinzelter oder serienhafter Beugezuckungen, vor allem der Arme

34. Was sind andere seltene Anfallsformen?

Neben den bisher besprochenen, häufigeren Anfallsformen gibt es noch viele seltenere Formen, von denen einige hier in alphabetischer Reihenfolge erläutert werden sollen. Es sei nochmals betont, dass praktisch jede vom Gehirn beziehungsweise

Zentralnervensystem gesteuerte Körperfunktion durch einen epileptischen Anfall gestört sein kann.

Aura continua: Dabei handelt es sich um eine lang anhaltende epileptische Aura (siehe S. 60), die man auch als eine Form eines nichtkonvulsiven Status epilepticus (siehe S. 81) ansehen kann. Eine Aura continua kann z. B. bei der so genannten Rasmussen-Enzephalitis (siehe S. 121) vorkommen.

Gelastische Anfälle (Lachanfälle): Als gelastische Anfälle oder epileptische Lachanfälle werden eine seltene Form epileptischer Anfälle mit einem grund- und gefühllos-unangemessenem Lachen bzw. Kichern als führendem Zeichen bezeichnet. Diese treten z. B. häufiger bei bestimmten gutartigen Tumoren (so genannten Hamartomen) im Bereich des Hypothalamus (siehe S. 36) auf.

Halbseitenanfälle oder Hemi-Grand-Mal-Anfälle: Dabei handelt es sich um epileptische Anfälle, die nur eine Körperhälfte betreffen beziehungsweise mit heftigeren motorischen Symptomen (»Krampfen«) nur einer Körperhälfte einhergehen. Sie können u. a. bei einer Rolando-Epilepsie (siehe S. 117), einer gutartigen Epilepsie des Kindesalters mit okzipitalen Paroxysmen (siehe S. 115) oder auch bei der nach dieser Anfallsform benannten, seltenen Epilepsie mit Halbseitenanfällen und nachfolgender Halbseitenlähmung (dem so genannten Halbseitenanfälle-Hemiparese-Epilepsie- oder HHE-Syndrom) vorkommen.

Lidmyoklonien: Dies sind Myoklonien (siehe S. 131) beziehungsweise Zuckungen der Augenlider. Diese können unter anderem als Zeichen einer Fotosensibilität (siehe S. 233) bei Flickerlichtstimulation auftreten, daneben auch als führendes Krankheitszeichen in Verbindung mit Absencen bei dem seltenen Epilepsiesyndrom der Lidmyoklonien mit Absencen (siehe S. 131).

»Negativ-kognitive« Anfälle: Bei dieser Anfallsform kommt es zu einer anfallsbedingten vorübergehenden Abnahme oder Abschwächung kognitiver Funktionen (siehe S. 245). Diese Anfallsform lässt sich oft nur schwer oder nicht eindeutig nachweisen und ist auch nicht allgemein anerkannt.

Negativer Myoklonus: Damit wird eine kurze Unterbrechung der Muskelanspannung ohne vorangehende, übliche Myoklonie bezeichnet: Dies äußert sich zum Beispiel in einer Unfähigkeit, eine bestimmte Haltung des Körpers oder auch der Hände oder Arme gegen die Schwerkraft beizubehalten. Ein negativer Myoklonus kann bei einer Epilepsie sowohl Ausdruck epileptischer Entladungen im Gehirn beziehungsweise eines Anfalls sein (= epileptischer negativer Myoklonus) als auch Nebenwirkung von Antiepileptika oder anderen Medikamenten sein.

Rotatorische Anfälle: Dabei handelt es sich um epileptische Drehanfälle, bei denen sich die Betroffenen im Anfall mindestens 180 Grad um ihre eigene Körperachse drehen. Eine andere Bezeichnung für diese Anfallsform lautet gyratorischer Anfall. Sie kann sowohl bei Epilepsien mit fokalen als auch generalisierten Anfällen auftreten, meist bei Frontal- oder Temporallappenepilepsien (siehe S. 143 und 140).

35. Was ist ein »konvulsiver« Status epilepticus?

Als Status epilepticus (Mehrzahl = Status epileptici) werden üblicherweise länger als eine halbe Stunde anhaltende einzelne epileptische Anfälle oder rasch aufeinander folgende Anfälle bezeichnet, bei denen es zwischenzeitlich nicht zu einer Erholung kommt. In den letzten Jahren hat es zwar Vorschläge gegeben, schon bei fünf Minuten anhaltenden Anfällen von einem Status zu sprechen, was aber bislang nicht allgemein akzeptiert wurde.

Wie bei den verschiedenen Formen epileptischer Anfälle gibt es Status epileptici mit und ohne motorische Anfälle (zu Letzteren siehe nächste Frage) und solche mit und ohne Bewusstseinsverlust (z.B. Grand-Mal-Status und Status fokaler Anfälle ohne Bewusstseinsverlust). Ein »konvulsiver« (krampfender) oder motorischer Status epilepticus ist ein lebensbedrohlicher Notfall und muss sofort konsequent behandelt werden, um schwer wiegende Komplikationen zu vermeiden.

Es gibt ebenso viele Formen von Status epileptici wie epileptischer Anfälle (Tab. 14). Bei einigen seltenen Epilepsieformen wie zum Beispiel einer Epilepsia partialis continua (siehe S. 121) oder einer fortgeschrittenen progressiven Myoklonusepilepsie (siehe S. 149) sind die Betroffenen mehr oder weniger dauernd in einem Status. Ein Status kann zu Beginn und im Verlauf einer Epilepsie auftreten oder aber ein einmaliges Ereignis bei meist akuten, aber rückbildungsfähigen Störungen des Gehirns sein. Bei jedem dritten bis vierten Betroffenen steht ein Status epilepticus am Beginn einer Epilepsie. Hier wird nur auf die wichtigsten Formen eingegangen.

Ein Grand-Mal-Status besteht aus wiederholten generalisierten tonisch-klonischen Anfällen ohne zwischenzeitliches Wiedererlangen des Bewusstseins. Er ist die schwerste und lebensbedrohliche Form epileptischer Anfälle. Status primär generalisierter tonisch-klonischer Anfälle bei

Tab. 14: Formen eines motorischen (»konvulsiven«) Status epilepticus

1.	**Status generalisierter motorischer Anfälle**
1.1	Status myoklonischer Anfälle (Status myoclonicus)
1.2	Status generalisierter tonischer Anfälle
1.3	Status generalisierter klonischer Anfälle
1.4	Status generalisierter tonisch-klonischer Anfälle (Grand-Mal-Status)
2.	**Status fokaler motorischer Anfälle**
2.1	Status fokaler motorischer Anfälle ohne Bewusstseinsstörung (einschließlich Jackson-Status und Epilepsia partialis continua)
2.2	Status fokaler motorischer Anfälle mit Bewusstseinsstörung

Erwachsenen (Status von Aufwach-Grand-Mal-Anfällen) sind selten, überwiegend handelt es sich um fokale Anfälle mit sekundärer Generalisierung. Stets muss sofort ein Arzt gerufen werden und eine notfallmäßige Krankenhauseinweisung erfolgen, am besten in eine Neurologische Klinik oder in ein anderes Krankenhaus mit der Möglichkeit einer neurologischen und intensivmedizinischen Betreuung. Ein lang dauernder Sauerstoff- und Nährstoffmangel des Gehirns kann zu schwersten Hirnschädigungen führen, wenn es nicht gelingt, den Status möglichst rasch zu unterbrechen. Dabei sind die ersten ein bis zwei Stunden entscheidend.

Status fokaler motorischer Anfälle ohne Bewusstseinsstörung treten überwiegend bei akuten, herdförmigen Hirnschädigungen auf. Paradebeispiel ist der nach einem englischen Arzt benannte Jackson-Status mit einer langsamen Ausbreitung von zum Beispiel in einer Hand beginnenden Muskelzuckungen auf den Unter- und Oberarm, manchmal auch auf das Gesicht oder die ganze Körperhälfte (siehe S. 58).

Eine weitere Sonderform eines Status fokaler motorischer Anfälle ohne Bewusstseinsstörung ist die so genannte Epilepsia partialis continua, die nach dem russischen Arzt, der dies zum ersten Mal beschrieben hat, auch Kojewnikoff-Epilepsie genannt wird. Man unterscheidet zwei Unterformen der Epilepsia partialis continua, eine nur bei Kindern vorkommende und wahrscheinlich auf eine bislang nicht genauer geklärte Entzündung des Gehirns zurückgehende Form (= Rasmussen-Enzephalitis; siehe S. 121) und eine nicht altersgebundene Form. Es handelt sich bei beiden Formen um begrenzte, meist nur einzelne Körperteile betreffende Zuckungen.

Ein motorischer Status epilepticus kann in jedem Lebensalter vorkommen. Etwas mehr als die Hälfte der Betroffenen haben zwar keine zuvor bekannte Epilepsie, viele von ihnen entwickeln nach einem anfänglichen Status epilepticus im weiteren Verlauf aber eine Epilepsie, die oft schwer behandelbar ist. Im Kindesalter ist er besonders in den ersten drei Lebensjahren keine Seltenheit und insgesamt viel häufiger als bei Jugendlichen und jüngeren Erwachsenen. Am häufigsten kommt es aber im höheren Lebensalter zu einem Status.

Weil bei den Betroffenen meist eine akute Schädigung des Gehirns zugrunde liegt, wird die Prognose mit zunehmendem Alter immer schlechter. Insgesamt haben bis zu 10 Prozent aller Epilepsiekranken irgendwann einmal einen Status epilepticus. Bei manchen Epilepsiesyndromen ist dies aber noch viel häufiger. So erleidet etwa jedes zweite Kind mit Lennox-Gastaut-Syndrom (siehe S. 111) einen Status vorwiegend atypischer Absencen oder tonischer Anfälle. Eine Epilepsia partialis continua kann ebenso wie eine fortgeschrittene progressive Myoklonusepilepsie (siehe S. 149) als Dauerstatus angesehen werden.

Besonders bei Kindern mit bekannter Epilepsie ist es nicht ungewöhnlich, dass ein motorischer Status epilepticus ohne erkennbaren Grund auftritt. Dies ist mit etwa jedem vierten Status ebenso häufig der Fall wie eine Auslösung durch Fieber (auch bei älteren Kindern!) oder durch vorbestehende Hirnschädigungen zum Beispiel nach Hirnhautentzündungen oder Kopfverletzungen. Bei dem verbleibenden Viertel spielt neben vorbestehenden, aber sich verschlechternden oder akut aufgetretenen Erkrankungen mit Beteiligung des Gehirns ein plötzliches Weglassen von Antiepileptika eine wesentliche Rolle. Bei Jugendlichen und Erwachsenen mit einer bekannten Epilepsie ist das plötzliche Weglassen oder Vergessen der Medikamente sogar der häufigste auslösende Faktor eines Status epilepticus, gefolgt von Alkoholmissbrauch und akuten Erkrankungen wie Kopfverletzungen, Schlaganfällen, Tumoren oder Stoffwechselentgleisungen wie zum Beispiel bei einer Zuckerkrankheit. Bei Menschen ohne bekannte Epilepsie lässt sich fast immer eine akute Ursache für einen Status epilepticus finden, wobei auch an die Möglichkeit der Anfallsauslösung als Nebenwirkung von in hohen Dosen gegebenen Medikamenten gedacht werden muss.

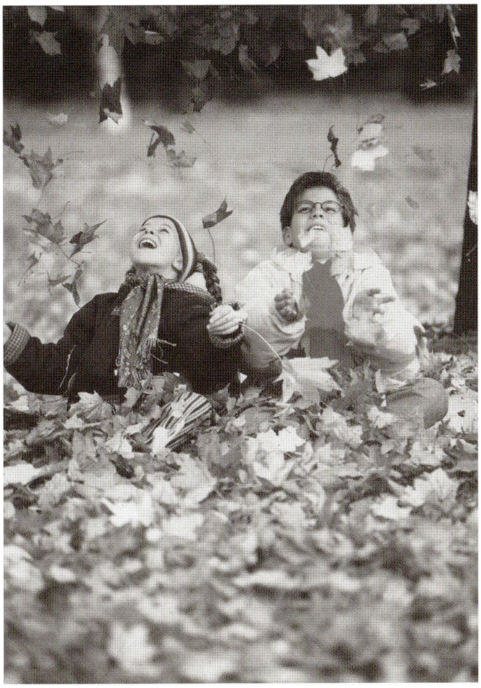
Ein Status epilepticus kann auch bei Kindern ohne erkennbaren Grund auftreten.

Bei motorischen generalisierten und fokalen epileptischen Status ist eine notfallmäßige umfassende Untersuchung einschließlich bildgebender Verfahren wie Magnetresonanztomographie (MRT, siehe S. 237) oder Computertomographie (CT, siehe S. 240) erforderlich, besonders bei Kindern häufiger auch eine Lumbalpunktion zur Untersuchung des Liquors (Nervenwassers; siehe S. 249).

36. Was ist ein »nonkonvulsiver« Status epilepticus?

Ein »nonkonvulsiver« (nichtkonvulsiver, nicht krampfender) oder nichtmotorischer Status epilepticus ist ein länger als eine halbe Stunde anhaltender Anfall ohne deutliche motorische Zeichen oder eine rasche Folge derartiger generalisierter oder fokaler Anfälle (Tab. 15), bei denen es zwischenzeitlich nicht zu einer Erholung kommt. Führendes Zeichen eines derartigen Status epilepticus ist eine Bewusstseinsstörung, die von einer leichten Konzentrations- und Orientierungsstörung bis zu einem antriebsarmen, verlangsamten Zustand verminderter Reaktionsfähigkeit und Verwirrung reichen kann. Selbst dann sind die Betroffenen in der Lage, gewissermaßen automatisch einfache Handlungen ausführen, ohne sich aber dessen bewusst zu sein oder sich hinterher daran erinnern zu können.

Im Gegensatz zum Grand-Mal-Status als wichtigster Form eines »konvulsiven« oder motorischen Status epilepticus besteht keine Lebensgefahr, und eine aggressive Behandlung kann wegen der Nebenwirkungen von Medikamenten sogar gefährlich sein. Andere Bezeichnungen für einen generalisierten nichtmotorischen Status epilepticus sind Absencenstatus, Spike-Wave-Stupor (stupor = lateinisch: Erstarrung, Betäubung; Krankheitszustand mit weitgehendem Fehlen körperlicher oder geistiger Aktivität) oder Petit-Mal-Status, daneben wird häufig auch von einem nonkonvulsiven Status gesprochen. Die einzige sichere Erkennungsmöglichkeit besteht im Ableiten eines EEGs (siehe S. 229).

Eine seltene Form epileptischer Status besteht in einem Status nichtmotorischer fokaler Anfälle ohne Bewusstseinsstörung. Diese gehen meist vom Stirn-, Scheitel- oder Hinterhauptlappen des Gehirns aus, und die Beschwerden können zum Beispiel nur in Missempfindungen oder Sehstörungen bestehen. Wie beim generalisierten nichtmotorischen Status epilepticus gelingt eine sichere Erkennung nur mit dem EEG.

Ein Status fokaler Anfälle mit Bewusstseinsstörung äußert sich in länger dauernden Verwirrtheitszuständen mit Störungen im Erkennen und Verhalten, für die hinterher keinerlei Erinnerung besteht. Wie bei einzelnen Anfällen können durchaus komplizierte Handlungen vollzogen werden, sodass Umstehende denken können, dies geschehe bewusst beziehungsweise absichtlich.

Bei nichtmotorischen generalisierten Status sind meist keine über die EEG-Ableitung hinausgehenden Untersuchungen erforderlich, auch weil sie im Rahmen idiopathischer Epilepsien auftreten. Bei nichtmotorischen fokalen Status sieht dies jedoch völlig anders aus, weil fokale Anfäl-

Tab. 15: Formen eines nichtmotorischen (»nonkonvulsiven«) Status epilepticus

1.	**Status generalisierter Anfälle**
1.1	generalisierter nichtmotorischer Status epilepticus
1.1.1	typischer Absencenstatus (Petit-Mal-Status)
1.1.2	»Spike-Wave-Stupor«
1.1.3	»subtiler« Status epilepticus im Koma
2.	**Status fokaler Anfälle**
2.1	Status epilepticus fokaler Anfälle ohne Bewusstseinsstörung
2.1.1	Sonderfall: Epilepsia partialis continua
2.2	Status epilepticus fokaler Anfälle mit Bewusstseinsstörung (psychomotorischer Status)

le meist symptomatisch oder wahrscheinlich symptomatisch (= kryptogen; siehe S. 96) sind und sichergestellt werden muss, dass keine behandlungsbedüftige Grundkrankheit des Nervensystems vorliegt.

37. Was sind psychogene nichtepileptische Anfälle?

Psychogen heißt »von der Psyche kommend«; entsprechend wird unter psychogenen Anfällen eine Form psychisch ausgelöster nichtepileptischer Anfälle verstanden. Dabei handelt es sich um Anfälle ohne epileptische Ursache, das heißt, ihnen liegt keine epileptische Entladung von Nervenzellen des Gehirns zugrunde. Nichtepileptische Anfälle sind aber ebenso Ausdruck einer Erkrankung wie epileptische Anfälle, und die eine Form ist nicht schwerer oder echter als die andere. Oft sehen sie sehr ähnlich aus und werden miteinander verwechselt. Da epileptische Anfälle vielen Ärzten geläufiger sind als nichtepileptische Anfälle, werden nichtepileptische Anfälle häufiger für epileptische Störungen gehalten als umgekehrt. Wenngleich die so genannten psychogenen oder »Pseudo«-Anfälle, die früher auch als hysterische Anfälle und bei einem wiederholten Auftreten als Hystero-Epilepsie bezeichnet werden, eine Hauptgruppe nichtepileptischer Anfälle sind, gibt es auch körperlich bedingte nichtepileptische Anfälle (siehe vorangehender Abschnitt). Heute wird meist von nichtepileptischen psychogenen Anfällen oder auch von dissoziativen Anfällen gesprochen.

Auch bei den nichtepileptischen psychogenen Anfällen ist eine Benennung als Pseudoanfälle irreführend, weil es sich um Anfälle handelt, wenn auch um keine epileptischen. Häufig wird Menschen mit psychogenen Anfällen vorgeworfen, sie bildeten sich diese nur ein oder würden fälschlicherweise vorgeben, krank zu sein, obwohl sie tatsächlich genau wüssten, dass sie gesund sind. Oft überträgt sich diese Sichtweise auf die Betroffenen selbst, was dann dazu führen kann, dass sie sich schließlich sogar Vorwürfe wegen ihrer Erkrankung machen. Leider begegnet man bei vielen Menschen und auch Ärzten immer noch geringschätzigen Äußerungen, die psychogene Anfälle als böswilliges und zu verurteilendes Fehlverhalten einstufen, auf das am besten mit Bestrafung reagiert wird. Dies ist aber nur sehr selten gerechtfertigt. In der Regel sind psychogene Anfälle unbewusste, nicht der willkürlichen Kontrolle durch die Betroffenen unterliegende Störungen, die genauso als Krankheitszeichen zu werten sind wie eine Allergie oder hoher Blutdruck. Gelegentlich werden psychogene Anfälle aber auch bewusst vorgetäuscht oder simuliert, um bei Eltern, Partnern, Ärzten oder sonstigen Bezugspersonen ein bestimmtes Verhalten oder Ziel zu erreichen beziehungsweise durchzusetzen.

Obwohl psychogene Anfälle keine körperliche Ursache haben, machen sie sich mit körperlichen Ausdrucksformen bemerkbar. Dies ist beispielsweise auch bei einem Wutanfall mit Herumtoben und Schreien so, nur dass sich alle Beteiligten dabei über die Ursache im Klaren sind und das körperliche Verhalten nicht an eine Krankheit erinnert. Bei einem psychogenen Anfall liegt die Ursache zunächst oft im Dunkeln und die Störung kann wie ein epileptischer Anfall aussehen.

Psychogene Anfälle sind keine so genannte psychosomatische Erkrankung, bei der psychische Störungen zu krankhaften körperlichen Veränderungen wie zum Beispiel einem Asthmaanfall führen. Sie gehören zur Gruppe der so genannten somatoformen Störungen, bei denen es bei körperlich gesunden Menschen durch seelische Belastungen zu Beschwerden und Krankheitszeichen kommt, die wie körperliche Erkrankungen aussehen. Ein anderer, teilweise deckungsgleicher Fachausdruck für solche Beschwerden ist Konversionsstörung. Konversion kommt aus dem Lateinischen und bedeutet umwandeln. Bei den entsprechenden Störungen handelt es sich um eine Umwandlung unbewusster unerträglicher psychischer Konflikte in körperliche Ausdrucksformen. Neurologen betreuen häufig Menschen mit somatoformen Störungen, die zum Beispiel das Sehen, Sprechen oder Gehen betreffen können. Andere Beispiele sind ein Erröten in Stress-Situationen oder Lampenfieber vor Auftritten in der Öffentlichkeit. Die Störungen werden dabei von den Betroffenen aber ebenso wie bei psychogenen Anfällen nicht vorgetäuscht, sondern sind wirklich vorhanden.

Ein psychogener Anfall hat psychische Ursachen, und ein epileptischer Anfall hat körperliche Ursachen; entsprechend ist ein psychogener Anfall im Gegensatz zu einem epileptischen Anfall eine psychische und keine körperliche Störung. Die Ursachen psychogener Anfälle bestehen meist in schweren psychischen Belastungen, die oft in der Kindheit und Jugend bestanden und den Betroffenen teilweise überhaupt nicht mehr bewusst oder erinnerlich sind. Eine Auslösung ist auch bei epileptischen Anfällen durch psychische Belastungen möglich und erlaubt keine Unterscheidung.

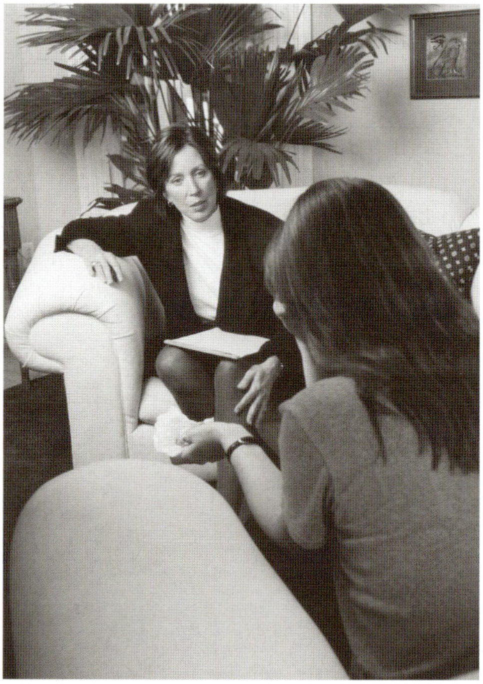

Psychisch belastende Ereignisse müssen bewusst gemacht und »bearbeitet« werden.

Psychogene Anfälle sind mit einer Inzidenz und Prävalenz (siehe S. 83) von 1,5 bis 3 pro 100 000 Menschen und Jahr beziehungsweise bis 30 pro 100 000 Menschen nicht selten. Sie treten am häufigsten bei jungen Erwachsenen auf, wobei Frauen etwa dreimal häufiger betroffen sind als Männer. Es gibt aber durchaus auch psychogene Anfälle bei Kindern und Jugendlichen sowie älteren Menschen. Psychogene Anfälle bei Kindern unterscheiden sich hauptsächlich in den Auslösemechanismen von denjenigen bei Erwachsenen, daneben scheint es auch häufiger zu einer vergleichsweise raschen Rückbildung zu kommen. Oft lässt sich ein besonders belastendes Erlebnis herausfinden, das zum Auftreten der Anfälle geführt hat. Dies kann in körperlichem oder sexuellem Missbrauch in der Kindheit, einer Trennung oder dem Tod eines nahen Angehörigen oder sonstigen belastenden Ereignissen oder Veränderungen bestehen. In der Regel sind diese Erlebnisse nicht offensichtlich oder ohne weiteres zu erfragen, sondern müssen mit viel Geduld herausgearbeitet werden. Häufig zeigt sich dann, dass diese Ereignisse bei den Betroffenen auch für andere Störungen wie Ängstlichkeit oder Niedergeschlagenheit verantwortlich sind.

Allein vom Ablauf her kann es sehr schwer sein, psychogene und epileptische Anfälle voneinander zu unterscheiden. Auch bei einem psychogenen Anfall kann es wie bei einem Grand-Mal-Anfall zu einem Hinstürzen und Krampfen beziehungsweise Zucken an Armen und Beinen kommen. Ähnlich wie bei anderen Formen epileptischer Anfälle sind auch Störungen möglich, bei denen die Betroffenen vor sich hinstarren und nicht richtig ansprechbar sind. Erfahrene Fachleute können zwar schon aufgrund der Beschwerdeschilderung und körperlichen Untersuchung erste Hinweise auf psychogene Anfälle haben, wie bei epileptischen Anfällen sind aber weitere Untersuchungen zur Sicherung der Diagnose und zum Ausschluss anderer Ursachen erforderlich. Dabei besteht ein Problem darin, dass einige Menschen sowohl epileptische als auch psychogene Anfälle haben. Außerdem versagen viele Untersuchungen und Tests auch bei einem Verdacht auf epileptische Anfälle, und ein normales EEG schließt beispielsweise genauso wenig epileptische Anfälle aus wie es psychogene Anfälle beweist (siehe auch Tab. 16).

Die sicherste Methode zur Unterscheidung epileptischer und nichtepileptischer psychogener Anfälle besteht in der gleichzeitigen Videoaufzeichnung eines Anfalls und des EEGs, der so genannten simultanen Doppelbildaufzeichnung (SDA; siehe auch S. 236). Durch die beliebig oft – auch in Zeitlupe – wiederholbare Betrachtung und Auswertung des Anfallsablaufs ist fast immer eine verlässliche Abgrenzung möglich. Voraussetzung zur Erfolg versprechenden Anwendung dieser Methode ist allerdings, dass ausreichend viele Anfälle auftreten, um zum Beispiel während einer zweitägigen Ableitung erfasst zu werden. Wenn epileptische Anfälle ausgeschlossen werden konnten, muss oft auch noch sichergestellt werden, dass keine anderen anfallsweise auftretenden nichtepileptischen Störungen wie zum Beispiel so genannte Synkopen oder Herzrhythmusstörungen vorliegen. Gleichzeitig dazu sollte eine psychiatrische oder psychologische Untersuchung mit gezielter Fahndung nach häufigen Belastungsfaktoren für psychogene Anfälle erfolgen.

Tab. 16: Gemeinsamkeiten und Unterschiede von epileptischen und psychogenen nichtepileptischen Anfällen

	epileptischer Anfall	psychogener nichtepileptischer Anfall
Vorgeschichte		
▪ körperlich	meist normal	meist normal
▪ psychisch	meist normal	sehr oft auffällig
Untersuchungsbefunde zwischen Anfällen		
▪ körperlich	meist normal	meist normal
▪ psychisch	meist normal	sehr oft auffällig
Begleitumstände von Anfällen		
▪ »dramatisch«	zufällig	fast immer
▪ Anwesenheit Dritter	zufällig	fast immer
Anfallsmerkmale		
▪ Anfallsablauf	meist gleich bleibend	oft wechselnd
▪ Anfallsende	meist mit Umdämmerung oder Müdigkeit	langsames Aufklaren, wie Wachwerden
▪ Augen	offen (über 95 Prozent)	meist geschlossen (über 2/3)
▪ Bewegungen		
– unkontrolliert	meist	meist
– »wild« wirkend	selten	oft
▪ Lichtreaktion der Pupillen	meist aufgehoben	normal
▪ Puls	meist beschleunigt	normal
▪ Sprechen im Anfall bei beidseitigen Zuckungen	nie	kann vorkommen
▪ Dauer über 2 Minuten	sehr selten	meist
EEG		
▪ zwischen Anfällen	oft krankhaft	normal
▪ im Anfall	meist krankhaft	normal (Muskelartefakte)
▪ nach Anfällen	oft krankhaft	normal
Wirksamkeit von		
▪ Medikamenten	oft gut	gering
▪ Psychotherapie	meist gering	gut

38. Womit können epileptische Anfälle sonst noch verwechselt werden?

Eine Vielzahl anderer Störungen und Erkrankungen kann zu Verwechslungen mit epileptischen Anfällen führen. In Abhängigkeit vom Lebensalter der Betroffenen ergeben sich dabei unterschiedliche Schwerpunkte (Tab. 17).

Anfallsweise auftretende Störungen mit erhaltenem Bewusstsein bei Säuglingen und Kleinkindern

Bei Säuglingen und Kleinkindern gibt es eine Reihe von anfallsweise auftretenden Störungen bei erhaltenem Bewusstsein, die mit epileptischen Anfällen verwechselt werden können. Im ersten Lebensjahr sind dies beispielsweise kurze Muskelzuckungen oder auch Myoklonien, die eine harmlose nichtepileptische Störung sind, im Gegensatz zu den infantilen Spasmen beim West-Syndrom (siehe S. 108) oder zu myoklonischen Epilepsien (siehe Tab. 11, S. 71) vorwiegend im Wachzustand und nur ausnahmsweise im Schlaf auftreten und stets mit einem normalen EEG einhergehen. Diese Kinder entwickeln sich auch völlig normal, und die Muskelzuckungen verlieren sich bis zum zweiten oder dritten Lebensjahr. Bei älteren Kindern ist an das so genannte Sandifer-Syndrom zu denken. Dies ist eine Störung des muskulären Übergangs zwischen Speiseröhre und Magen mit Zurücklaufen von Magensäure in die Speiseröhre im Liegen, was zu auffälligen Körperbewegungen bis hin zu einem Überstrecken nach hinten und einem Hohlrücken führen kann. Sowohl Säuglinge und Kleinkinder als auch ältere Kinder können schauerartig auftretende und nur wenige Sekunden anhaltende Zitter-, Schauer-, Fröstel- oder auch Schüttel-Anfälle haben, bei denen es auch mehrfach täglich zu einer Versteifung der Arm- und Schulter-

Tab. 17: Störungen und Erkrankungen, die mit epileptischen Anfällen verwechselt werden können

Kleinkinder	Schulkinder	Jugendliche	junge Erwachsene	ältere Erwachsene
blaue Affektanfälle blasse Synkopen Albträume benigne Myoklonien der frühen Kindheit Sandifer-Syndrom Masturbation	Synkopen Somnambulie Albträume Schlafwandeln Bewegungs–störungen Hypoglykämie Sandifer-Syndrom	Synkopen Einschlafmyoklonien Hyperventila-tionstetanie Bewegungs–störungen Hypoglykämie Narkolepsie	Synkopen Einschlafmyoklonien Hyperventila-tionstetanie Bewegungs–störungen Hypoglykämie Narkolepsie	Synkopen Restless-Legs-Syndrom (RLS) Bewegungs-störungen Drop attacks Hypoglykämie TGA, TIA, SAS

SAS = Schlaf-Apnoe-Syndrom, siehe auch S. 92
TGA = transiente globale Amnesie, siehe auch S. 93
TIA = transitorisch-ischämische Attacke (Durchblutungsstörung des Gehirns ohne bleibende Folgen), siehe auch S. 93

muskulatur sowie oft auch zu heftigen Zuckungen kommt. Es handelt sich um eine völlig harmlose Störung, die sich von allein verliert.

Synkope (Ohnmacht)

Eine Synkope oder Ohnmacht ist ein kurzzeitiger, plötzlicher Bewusstseinsverlust und Muskeltonusverlust mit spontaner und rascher Erholung aufgrund einer plötzlichen Abnahme der Durchblutung des Gehirns, deren Normalisierung auch zur klinischen Erholung führt. Synkopen sind weitaus häufiger als epileptische Anfälle. Bei länger dauerndem Sauerstoffmangel des Gehirns kommt es auch bei Synkopen häufig zu kurzen Muskelanspannungen und -zuckungen (= so genannte konvulsive Synkopen). Ursächlich spielen neben Fehlregulationen des Blutdrucks auch Herzleiden eine wichtige Rolle.

Sehr viele Menschen haben in ihrem Leben ein- oder mehrfach eine Ohnmacht oder Synkope, beispielsweise bei sehr raschem Aufstehen nach längerem Liegen oder bei sehr langem ruhigen Stehen in stickiger Atmosphäre in überfüllten Räumen wie Kirchen, Diskotheken oder Straßenbahn- und Zugabteilen. Andere häufige Auslöser bestehen in sehr unangenehmen Situationen wie dem Miterleben von Unfällen oder dem Anblick von Blut. Ursache für die mangelnde Sauerstoffzufuhr zum Gehirn ist meist ein durch das autonome oder vegetative Nervensystem (siehe S.42) vermittelter Blutdruckabfall oder mangelnder Blutdruckanstieg unterhalb des Wertes, der zum Beispiel im Stehen für eine ausreichende Durchblutung des Gehirns erforderlich ist.

Bei Kleinkindern spielen unter den Synkopen so genannte »blaue« Affektanfälle und blasse Synkopen eine wichtige Rolle. Affektanfälle treten in den ersten vier Lebensjahren bei fast fünf Prozent aller Kinder auf. Diese reagieren dabei auf Enttäuschung, Ärger, Angst, Schmerz oder andere Gefühlsreize mit einem lauten Schreien und anschließendem Anhalten der Atmung. Dadurch kommt es zu einem Sauerstoffmangel des Gehirns mit Bewusstlosigkeit und auch zu einer bläulichen Verfärbung der Haut des ganzen Körpers. Die Muskeln sind meist regungslos und schlaff, es kann aber auch zu einzelnen Zuckungen und Streckbewegungen kommen. Von diesen »blauen« Affektanfällen werden die so genannten blassen Synkopen von Kleinkindern unterschieden, die ohne Schreien und Atemanhalten durch Erschrecken oder andere plötzliche Reize ausgelöst werden.

Ohnmachten oder Synkopen treten aus letztlich unbekannten Gründen am häufigsten bei Jugendlichen und jungen Erwachsenen auf und sind dabei bei Frauen – besonders in der Zeit um ihre Periode herum – sehr viel häufiger als bei Männern. Bei älteren Menschen sind lange bestehende Herz-Kreislauf-Erkrankungen wie etwa Herzrhythmusstörungen oder auch eine zu geringe Trinkmenge mit Abnahme der Körperflüssigkeit häufige Auslöser. Schon bei Schulkindern stehen Synkopen an erster Stelle der Störungen, die mit epileptischen Anfällen verwechselt werden. Zu den Gemeinsamkeiten und Unterschieden von generalisierten tonisch-klonischen epileptischen Anfällen und Synkopen siehe Tabelle 18.

Tab. 18: Gemeinsamkeiten und Unterschiede von generalisierten tonisch-klonischen epileptischen Anfällen und Synkopen

Merkmal	generalisierter tonisch-klonischer epileptischer Anfall	Synkope
Dauer	meist länger als 1 Minute	meist weniger als 30 Sekunden
Auslöser	selten (aber bei einem Teil z. B. durch Schlafentzug, Alkohol, Flickerlicht, Musik, extremen Stress usw.)	bei etwa 50 Prozent (z. B. langes Stehen in engen überwärmten Räumen mit vielen Menschen, Belastungen)
Frauen : Männer	gleich häufig betroffen	häufiger Frauen
Beginn	plötzlich	langsam
zu Beginn Schwarzwerden vor den Augen	fast nie	häufig
andere Zeichen	verschiedene Auren möglich	häufig Kribbeln in den Fingern, störende Ohrgeräusche (Tinnitus)
Körperhaltung	beliebig	oft nach längerem Stehen oder bei raschem Aufstehen
Hinstürzen	meist heftig, Umfallen in jede Richtung möglich, »wie mit der Axt gefällt«	meist schlaffes und eher langsames In-sich-Zusammensinken
Motorik (Krampfen)	ausgeprägte tonische, klonische oder myoklonische Zuckungen	häufiger (bis zu 80 Prozent) kurze und leichte Zuckungen oder tonische Verkrampfung
Augen	offen, oft dauerhafte Abweichung nach oben oder zur Seite	offen, vorübergehende Abweichung nach oben oder zur Seite
Verletzungen	häufiger (bes. Stirn, Kinn, Hinterkopf)	selten
Zungenbiss	häufiger, meist seitlich	selten, dann meist an der Spitze
Kopfschmerzen	häufiger	selten
Puls/Blutdruck	rascher Puls, erhöhter Blutdruck	langsamer Puls, niedriger Blutdruck
Hautfarbe	meist rot-bläuliche (zyanotische) Gesichtsfarbe	meist blasse Gesichtsfarbe und Kaltschweißigkeit
Verwirrung (hinterher)	oft mehrere Minuten anhaltend	nie länger als 30 Sekunden
Erholung	langsam, unabhängig von Körperlage	meist rasch, besonders im Liegen
Urinabgang	häufiger	häufiger
Erinnerung an Beginn	selten (Aura)	meist

Hypoglykämie

Als Hypoglykämie wird in der medizinischen Fachsprache eine Unterzuckerung bezeichnet. Diese kommt weitaus am häufigsten bei Menschen mit einer Zuckerkrankheit (Diabetes mellitus) vor, ausnahmsweise aber auch einmal unabhängig davon. Führendes Zeichen einer Unterzuckerung ist eine Bewusstlosigkeit, meist in Verbindung mit starker Kaltschweißigkeit und vertieftem Atmen. Allerdings muss beachtet werden, dass es bei starker Unterzuckerung zusätzlich auch zu epileptischen Anfällen kommen kann.

Hyperventilationssyndrom

Hyperventilation (wörtlich übersetzt = Überatmung) ist eine zu rasche und tiefe übermäßige Atmung. Sie führt zu einer Abnahme des Gases Kohlendioxid (CO_2) im Blut und kann sowohl die Häufigkeit so genannter epilepsietypischer Potenziale (siehe S. 232) und damit die Aussagekraft eines EEGs erhöhen als auch epileptische Anfälle auslösen. Dies ist besonders bei Absencen der Fall. Eine Hyperventilation wird unter Kontrolle und über wenige Minuten routinemäßig bei EEG-Ableitungen eingesetzt. Als Hyperventilationssyndrom oder Hyperventilationstetanie werden durch rasche, vertiefte Atmung ausgelöste Muskelzuckungen bezeichnet, die nichts mit epileptischen Anfällen zu tun haben und sich bei normaler Atmung rasch zurückbilden. Zu diesen Störungen gehört ein Kribbeln in den Fingern und Zehen, ein Benommenheits- und Übelkeitsgefühl sowie manchmal auch eine Bewusstseinsstörung. Der Grund für die Störungen besteht darin, dass es bei einem vermehrten Atmen zu einem Abfall des Kohlendioxids im Blut kommt. Sehr niedrige Kohlendioxidkonzentrationen im Blut bewirken ein Zusammenziehen der Blutgefäße und vermindern deswegen die Blutzufuhr zum Gehirn und den anderen Körperteilen.

Wenn man zum Beispiel eine Luftmatratze ohne Pumpe nur mit dem Mund aufbläst, muss man über eine längere Zeit sehr kräftig atmen, und es kann gut sein, dass es einem nach einiger Zeit etwas komisch wird. Besonders ängstliche Menschen neigen dazu, unbewusst zu schnell und tief zu atmen. Wenn sie dann aus irgendeinem Grund in Panik geraten, nimmt dies noch zu und kann eine Reihe von Störungen bewirken, die oft fälschlicherweise als epileptischer Anfall eingeordnet werden.

Die wichtigsten Unterschiede zwischen einem epileptischen Anfall und einem Hyperventilationssyndrom sind in Tabelle 19 zusammengestellt.

Muskelzuckungen beim Einschlafen und im Schlaf

Muskelzuckungen beim Einschlafen oder im leichten Schlaf kommen bei sehr vielen Menschen vor und sind etwas völlig Normales. Es handelt sich dabei um Myoklonien (siehe S. 70), die aber keine krankhafte Bedeutung haben. Oft machen sich Betroffene wegen solcher Muskelzuckungen erst dann Gedanken, wenn bei ihnen die Diagnose einer Epilepsie gestellt wurde und sie befürchten, dass es sich auch dabei um Anfälle handeln könnte. Dies gilt auch für Angehörige wie zum Beispiel Geschwister, die sich manchmal dieselben Sorgen machen.

Tab. 19: Unterschiede zwischen einem epileptischen Anfall und einem Hyperventilationssyndrom

Merkmal	epileptischer Anfall	Hyperventilationssyndrom
Auslösende Faktoren	evtl. Schlafentzug, Alkoholentzug, Flickerlicht	Aufregung, Angst, Partnerkonflikte, unangenehme Umstände
Beginn	meist plötzlich	langsam
Atmung	vor Anfall meist normal, im Anfall normal oder vermindert	vor und im Anfall vertieft und verstärkt (übermäßig)
Körperliche Begleitbeschwerden	vor Anfall evtl. Aura (siehe S. 60), während des Anfalls selten (bzw. sie können wegen der Bewusstseinsstörung nicht angegeben werden)	oft Kribbeln in den Finger- und Zehenspitzen sowie um den Mund herum; »Pfötchenstellung« der Hände
Psychische Begleitbeschwerden	selten	häufig Ängstlichkeit und Unruhe
Unterbrechungsmöglichkeit durch Beeinflussung der Atmung	nein	ja, durch so genannte »Rückatmung«, d. h. Ein- und Ausatmen in einen Beutel oder eine Tüte
Bewusstseinsstörung	meist vollständig	meist unvollständig
Dauer	meist mehr als 5 Minuten	1 bis 2 Minuten
Umdämmerung nach Störung	häufig	nein

Narkolepsie

Bei der Narkolepsie (griechisch = »von Schläfrigkeit ergriffen«) handelt es sich um eine relativ seltene (weniger als 0,05 Prozent der Bevölkerung und damit etwa zehnmal seltener als Epilepsien), in jedem Lebensalter auftretende und meist erbliche Erkrankung, deren Name sich zwar ähnlich wie Epilepsie anhört, die aber dennoch nichts mit den Epilepsien zu tun hat. Es handelt sich um eine Schlaf-Wach-Störung, die durch eine abnorme Tagesschläfrigkeit mit einem Schlafzwang, plötzlicher Muskelschwäche mit Hinstürzen (im Unterschied zu epileptischen Anfällen jedoch typischerweise durch eine starke Gefühlserregung der Betroffenen wie zum Beispiel herzhaftes Lachen ausgelöst und in Fachsprache als Kataplexie bezeichnet), im Schlaf auftretenden Lähmungen sowie Trugwahrnehmungen beziehungsweise Sinnestäuschung als Wahrnehmung tatsächlich nicht vorhandener Sinneseindrücke beim Einschlafen (in der Fachsprache = hypnagoge Halluzinationen) gekennzeichnet ist. Bei fast allen Betroffenen kann der Verdacht auf eine Narkolepsie durch eine Blutuntersuchung erhärtet werden (Nachweis des so genannten HLA-Allels DR15, früher als DR2 bezeichnet).

Restless-Legs-Syndrom (RLS)

Dieses nach der englischen Bezeichnung für »unruhige Beine« benannte Syndrom kommt bei etwa fünf bis zehn Prozent der Bevölkerung vor und ist damit relativ häufig. Es macht sich besonders im höheren Lebensalter mit bevorzugt nachts auftretenden unangenehmen Gefühlsstörungen, einem Bewegungsdrang und unwillkürlichen Bewegungen in den Beinen und seltener auch Armen bemerkbar. Bei etwa 70 bis 80 Prozent der Patienten lassen sich bei einer EEG-Ableitung im Schlaf mit gleichzeitiger Aufzeichnung von weiteren Merkmalen wie Atmung und Muskelspannung, so genannte periodische Beinbewegungen im Schlaf (englisch: periodic leg movements in sleep oder kurz PLMS) nachweisen. Die Behandlung besteht in der Gabe von Medikamenten, die sonst bei der Parkinson-Krankheit zur Anwendung kommen. Abgesehen von einer möglicherweise leicht erhöhten Wahrscheinlichkeit eines gemeinsamen Vorkommens ist das Restless-Legs-Syndrom ohne Beziehung zu Epilepsien.

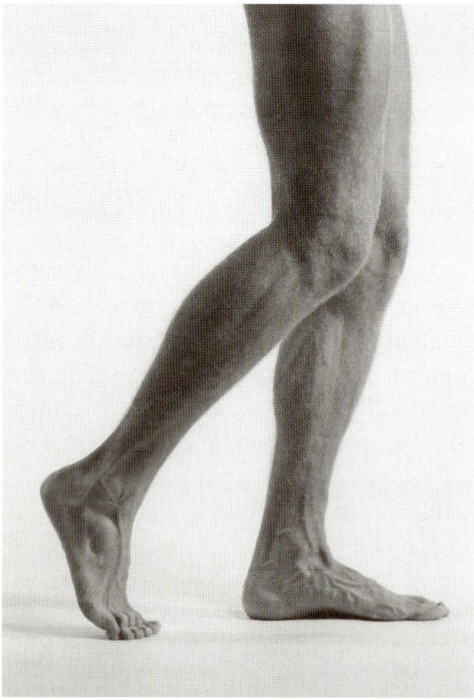

Das RLS steht in keinem Zusammenhang mit Epilepsie.

Schlaf-Apnoe-Syndrom

Bei dem Schlaf-Apnoe-Syndrom (SAS) handelt es sich um eine nächtliche Störung von Schnarchern mit langen Atempausen, bei der zusätzlich die Möglichkeit eines gemeinsamen Auftretens mit durch den Atemstillstand ausgelösten epileptischen Anfällen besteht. Neuere Untersuchungen haben gezeigt, dass die Kombination einer Epilepsie mit einem Schlaf-Apnoe-Syndrom häufiger ist als bisher vermutet wurde. So fand sich bei erwachsenen Epilepsiepatienten, die systematisch auf ein SAS hin untersucht wurden, ein gleichzeitiges Auftreten bei immerhin rund 10 Prozent (15 Prozent der Männer und 5 Prozent der Frauen). Die betroffenen Patienten waren älter, übergewichtiger und tagsüber »müder« als die Patienten, die nur eine Epilepsie hatten. Sie hatten ihren ersten Anfall meist auch erst als Erwachsene beziehungsweise im höheren Lebensalter. Gleichzeitig hatten erwachsene SAS-Patienten mit etwa vier Prozent überdurchschnittlich häufig eine Epilepsie und das Durchschnittsalter für deren Beginn lag mit fast 50 Jahren relativ hoch.

Transitorische ischämische Attacken und andere Durchblutungsstörungen des Gehirns

Besonders im höheren Lebensalter sind noch einige andere Erkrankungen bei der Abgrenzung von epileptischen Anfällen zu beachten. Herdförmige Störungen nach einem epileptischen Anfall wie etwa eine so genannte Todd-Lähmung (eine Lähmung in einem Arm oder Bein, in dem es zuvor zu einem Anfall mit Muskelzuckungen gekommen ist; siehe auch S. 59) sind häufiger als bei jüngeren Betroffenen, weshalb bei älteren Menschen nach epileptischen Anfällen die Fehldiagnose eines Schlaganfalls gestellt werden kann. Von über 800 mit einem Schlaganfall in ein Krankenhaus eingewiesenen Patienten einer Untersuchung war dies immerhin bei etwa fünf Prozent der Fall.

Bei sensiblen fokalen Anfällen ohne Bewusstseinsstörung (siehe S. 58) beschreiben die Betroffenen im Gegensatz zu in der Regel von Anfang an halbseitigen Gefühlsstörungen bei Durchblutungsstörungen des Gehirns meist eine langsam zunehmende Ausbreitung eines Kribbelgefühls oder anderer Missempfindungen.

Eine transiente globale Amnesie (TGA) oder amnestische Episode ist ein mehrere Stunden anhaltender Verwirrtheitszustand, während dem die Betroffenen typischerweise immer wieder dieselben Fragen stellen, ohne sich später daran oder sonst an die Störung erinnern zu können. Der Altersdurchschnitt liegt bei gut 60 Jahren.

Drop attacks

Als so genannte Drop attacks (nach englisch: to drop = fallen und attack = Attacke) oder Sturzattacken werden Stürze nichtepileptischer Ursache mit einem plötzlichen Hinfallen durch Verlust der Muskel- und Haltungskontrolle bei meist älteren Menschen bezeichnet. Als Ursache wird ebenfalls in erster Linie eine Durchblutungsstörung des Gehirns vermutet, ohne dass dies jedoch bislang bewiesen werden konnte. Im Gegensatz zu epileptisch bedingten Sturzanfällen (siehe S. 75) gehen Drop attacks nicht mit einem Bewusstseinsverlust einher.

Andere Störungen und Erkrankungen

Auch bei einer Reihe von Bewegungsstörungen kann es zu einer Verwechslung mit epileptischen Anfällen kommen. Bei Kindern und Jugendlichen ist dies zum Beispiel bei dem so genannten Gilles-de-la-Tourette-Syndrom möglich. Dieses ist durch zahlreiche und unterschiedliche Muskelzuckungen am Körper einschließlich des Gesichts bei erhaltenem Bewusstsein gekennzeichnet, wobei es zusätzlich zu unwillkürlichen Laut- oder sprachlichen Äußerungen wie einem Räuspern oder auch Grunzen und Verwenden von »unanständigen« Wörtern kommt. Ebenfalls bei Kindern und Jugendlichen kann es zu als paroxysmale Dyskinesien bezeichneten plötzlichen Verkrampfungen kommen, deren Ursache bislang noch nicht genau bekannt ist. Interessanterweise sind manche Formen durch Antiepileptika gut zu beeinflussen. Zu den Bewegungsstörungen zählen auch durch Medikamente ausgelöste Muskelverspannungen und abnorme Bewegungen, was zum Beispiel durch Psychopharmaka, aber auch manche Magen-Darm-Mittel der Fall sein kann, die gleichartige Inhaltsstoffe haben.

Eine weitere Gruppe von Krankheiten, die bei Kindern und Erwachsenen vorkommen und bei denen gelegentlich fälschlicherweise eine Epilepsie angenommen wird, sind die so genannten periodischen (zeitweise auftretenden) Lähmungen. Dabei handelt es sich um krankhafte Störungen der Ionenkanäle (vorwiegend des Kaliumkanals; siehe auch S. 44) mit plötzlich auftretenden und sich innerhalb von Minuten bis Stunden wieder zurückbildenden Lähmungen, manchmal ausgelöst durch Kälte oder Nahrungsaufnahme.

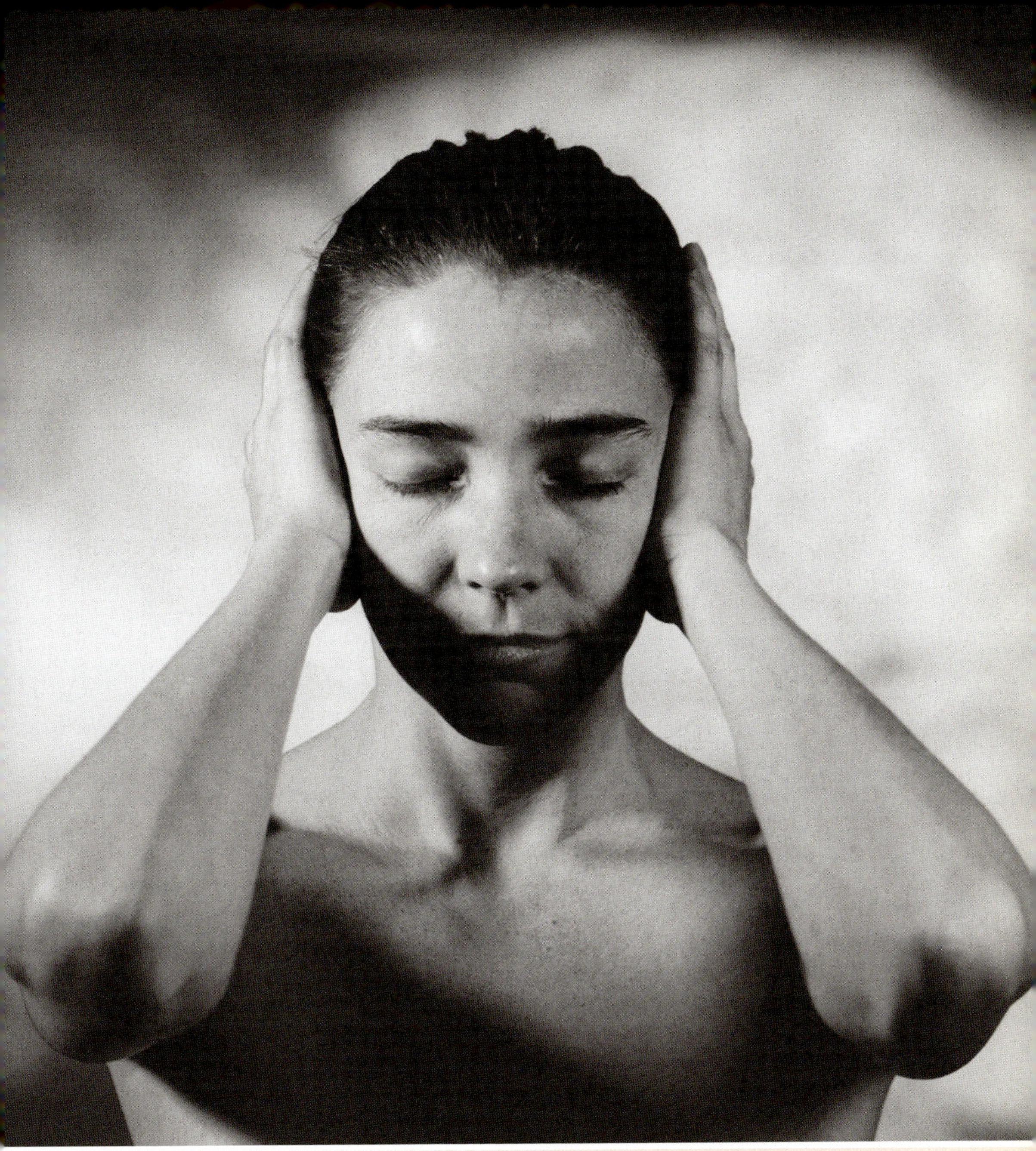

Epilepsieformen

39. Was heißt idiopathisch, symptomatisch und kryptogen?

Der Ausdruck idiopathisch leitet sich von den griechischen Worten idios (= eigen) und pathein (= leiden) ab und bedeutet eigenständig, aus sich heraus oder ohne äußere Ursache. Andere Bezeichnungen für idiopathisch in der Medizin sind genuin (genus = lateinisch: Geburt) oder essenziell. Im Allgemeinen werden idiopathisch, genuin oder essenziell in der Medizin für unbekannt oder unklar verwandt, beispielsweise für einen erhöhten Blutdruck ohne erkennbare Ursache. Bei Anfällen oder Epilepsien ist der Sprachgebrauch jedoch anders.

Als idiopathische Anfälle und Epilepsien werden diejenigen bezeichnet, die nachgewiesenermaßen oder wahrscheinlich erblich bedingt sind. Das bedeutet, dass sie überzufällig häufig mit Epilepsien bei den Eltern oder sonstigen Angehörigen einhergehen, ohne sonstige erkennbare Ursache auftreten und sich nicht aus anderen Anfallsformen oder Epilepsien entwickeln. Außerdem sind idiopathische Epilepsien durch ein altersabhängiges Auftreten mit deutlicher Bevorzugung der Kindheit und Jugend und typischen EEG-Veränderungen gekennzeichnet. Beispiele sind Absencenepilepsien bei Kindern und Jugendlichen (siehe S. 123), die juvenile myoklonische Epilepsie (siehe S. 123) und Epilepsien mit primär generalisierten tonisch-klonischen Anfällen oder Aufwach-Grand-Mal-Epilepsien (siehe S. 138). Neben diesen generalisierten Epilepsien gibt es auch idiopathische fokale Epilepsien wie zum Beispiel die so genannte Rolando-Epilepsie (siehe S. 117) oder die primäre Leseepilepsie (siehe S. 148).

Ursache symptomatischer (symptoma = griechisch: Begleiterscheinung) Anfälle und Epilepsien sind nachweisbare oder zumindest sehr wahrscheinliche krankhafte Veränderungen im Gehirn wie schwere Kopfverletzungen, Hirntumore, Schlaganfälle oder Blutungen. Auch längere Zeit zurückliegende Hirnschäden wie Geburtskomplikationen mit darauf beruhenden geistigen oder körperlichen Behinderungen unterschiedlichen Ausmaßes können zu einer Einordnung in diese Gruppe berechtigen. Bis auf wenige Ausnahmen sind zumindest bei Erwachsenen alle fokalen Anfälle (mit und ohne Bewusstseinsstörung) sowie sekundär generalisierte tonisch-klonische Anfälle) als symptomatisch einzuordnen. Mit zunehmender Verbesserung der Untersuchungsmethoden, insbesondere den Fortschritten bei der Magnetresonanztomographie (MRT, siehe S. 237), können bei immer mehr Betroffenen früher nicht erkannte Veränderungen im Gehirn nachgewiesen werden.

Als kryptogen (kryptein = griechisch: verbergen) oder besser wahrscheinlich symptomatisch werden Störungen bezeichnet, deren Ursache zwar im Verborgenen liegt, für die man aber Grund zu der Annahme hat, dass sie früher oder später als symptomatisch erkannt werden. Manche dieser Epilepsien sind wie die idiopathischen Formen an das Kindes- und Jugendalter geknüpft, haben aber im Vergleich zu dieser Gruppe oft keine typischen EEG-Veränderungen. Beispiele finden sich in Tabelle 20.

Tab. 20: Einteilung der Epilepsien nach ihrer Ursache

idiopathisch	symptomatisch	wahrscheinlich symptomatisch (kryptogen)
die meisten Epilepsien mit primär generalisierten Anfällen, z. B.: ▪ Absencenepilepsien ▪ juvenile myoklonische Epilepsie ▪ Aufwach-Grand-Mal-Epilepsie gutartige fokale Epilepsien des Kindesalters, z. B.: ▪ Rolando-Epilepsie	die meisten Epilepsien mit fokalen Anfällen, z. B.: ▪ Epilepsien bei Hirntumoren ▪ Epilepsien nach schweren Kopfverletzungen ▪ Epilepsien nach Schlaganfällen ▪ sonstige Epilepsien mit fokalen Anfällen symptomatische generalisierte Epilepsien, z. B.: ▪ West-Syndrom (teilweise) ▪ Lennox-Gastaut-Syndrom (teilweise)	ein Teil der Epilepsien mit fokalen Anfällen, z. B.: ▪ Temporallappenepilepsien (teilweise) ▪ Frontallappenepilepsien (teilweise) ein Teil der Epilepsien mit generalisierten Anfällen, z. B.: ▪ West-Syndrom (teilweise) ▪ Lennox-Gastaut-Syndrom (teilweise)

Eine Einordnung als idiopathisch heißt natürlich nicht, dass die entsprechenden Epilepsien und Anfälle keine Ursache haben, aber man weiß eben außer Hinweisen auf eine erbliche Beeinflussung noch nichts Genaueres darüber. Am ehesten liegen in den Nervenzellen von Geburt an Veränderungen vor, die zu einer erhöhten Erregbarkeit und damit zur Möglichkeit von Anfällen führen.

40. Was sind die wichtigsten Epilepsieformen?

Die wichtigsten Epilepsieformen sind in den Tabellen 21 und 22 zusammengestellt. Dabei handelt es sich wie bei der Einteilung der Anfallsformen (siehe S. 52) um Einteilungen, die 2001 beziehungsweise 1989 von Fachleuten der Internationalen Liga gegen Epilepsie vorgeschlagen wurden. Wie bei jeder Einteilung gibt es im Einzelfall immer wieder einmal Zuordnungsprobleme, und in Zukunft wird auch der Vorschlag von 2001 mit Sicherheit unter Berücksichtigung neuer Erkenntnisse weiter verbessert werden. Weil sich zurzeit manche Ärzte immer noch nach der älteren Einteilung richten, wird sie – ebenso wie bei den Anfallsformen – ergänzend zur neuen Einteilung vorgestellt.

Tab. 21: Epilepsiesyndrome und verwandte Zustände (Vorschlag einer Kommission der ILAE von 2001; siehe auch jeweils dort)

- Gutartige familiäre Neugeborenenanfälle (siehe S. 106)
- Frühkindliche myoklonische Enzephalopathie (siehe S. 128)
- Ohtahara-Syndrom (siehe S. 128)
- Wandernde fokale Anfälle des Kleinkindalters*
- West-Syndrom (WS; siehe S. 108)
- Gutartige frühkindliche myoklonische Epilepsie (siehe S. 128)
- Gutartige familiäre frühkindliche Anfälle (siehe S. 106)
- Gutartige frühkindliche Anfälle (nichtfamiliär) (siehe S. 106)
- Dravet-Syndrom (siehe S. 129)
- Halbseitenanfälle-Hemiparese-Epilepsie-Syndrom (HHE-Syndrom)
- Myoklonischer Status epilepticus bei nichtprogressiven Enzephalopathien*
- Gutartige kindliche Epilepsie mit zentrotemporalen Spikes (siehe S. 117)
- Früh beginnende gutartige kindliche okzipitale Epilepsie (Typ Panayiotopoulos; siehe S. 116)
- Spät beginnende kindliche okzipitale Epilepsie (Typ Gastaut; siehe S. 116)
- Epilepsie mit myoklonischen Absencen (siehe S. 131)
- Epilepsie mit myoklonisch-astatischen Anfällen (siehe S. 129)
- Lennox-Gastaut-Syndrom (LGS; siehe S. 111)
- Landau-Kleffner-Syndrom (LKS; siehe S. 114)
- Epilepsie mit kontinuierlicher Spike-Wave-Aktivität im Schlaf mit langsamen Wellen (außer LKS) (siehe S. 114)
- Kindliche Absencenepilepsie (siehe S. 123)
- Progressive Myoklonusepilepsien (siehe S. 149)
- Idiopathisch-generalisierte Epilepsien mit variablem Phänotyp
  - Juvenile Absencenepilepsie (siehe S. 126)
  - Juvenile myoklonische Epilepsie (siehe S. 128)
  - Epilepsie mit isolierten generalisierten tonisch-klonischen Anfällen (siehe S. 65, 74)
- Reflexepilepsien (siehe S. 148)
  - Idiopathische fotosensitive Okzipitallappenepilepsie
  - Andere visuell-sensitive Epilepsien
  - Primäre Leseepilepsie
  - Schreckepilepsie
- Autosomal-dominante nächtliche Frontallappenepilepsie (siehe S. 143)
- Familiäre Temporallappenepilepsien (siehe S. 141)
- Generalisierte Epilepsien mit Fieberanfällen plus (GEFS+*)
- Familiäre fokale Epilepsie mit variablen Herden*
- Symptomatische oder wahrscheinlich symptomatische (kryptogene) fokale Epilepsien
  - Limbische Epilepsien
  - Mesiale Temporallappenepilepsie bei Hippokampussklerose (siehe S. 141)
  - Mesiale Temporallappenepilepsie aufgrund spezifischer Ätiologien
  - Andere, durch ihre Lokalisation oder Ätiologie definierte Formen
  - Neokortikale Epilepsien
  - Rasmussen-Syndrom (siehe S. 121)

Fortsetzung Tabelle 21

Zustände mit epileptischen Anfällen, die keine Epilepsie-Diagnose erfordern
Gutartige Neugeborenenanfälle (siehe S. 106)
Epileptische Fieberanfälle (Fieberkrämpfe; siehe S. 180)
Reflexanfälle (siehe S. 148)
Alkoholentzugsanfälle (siehe S. 186)
Durch Medikamente oder andere chemische Stoffe induzierte Anfälle (siehe S. 189)
Sofort auftretende und frühe posttraumatische Anfälle (siehe S. 171)
Einzelne Anfälle oder isolierte Anfallscluster
In großen Abständen auftretende Anfälle (Oligo-Epilepsie)

* Syndrom in Entwicklung

Tab. 22: Nach wie vor weit verbreitete Einteilung der Epilepsien und Epilepsiesyndrome (Kommission der ILAE von 1989)

1	Fokale (herdförmige, lokale, partielle, auf eine Stelle im Gehirn zu beziehende) Epilepsien und Epilepsiesyndrome
1.1	Idiopathisch mit altersabhängigem Beginn ▪ Gutartige Epilepsie des Kindesalters mit zentro-temporalen Spitzen (Rolando-Epilepsie; siehe S. 117) ▪ Gutartige Epilepsie des Kindesalters mit okzipitalen Paroxysmen (siehe S. 115) ▪ Primäre Leseepilepsie (siehe S. 148)
1.2	Symptomatisch ▪ Chronisch-progrediente Epilepsia partialis continua im Kindesalter (Kojewnikoff-Epilepsie; siehe S. 80) ▪ Epileptische Syndrome mit spezifischen Auslösungen (Reflexepilepsien; siehe S. 148) ▪ Epileptische Syndrome von großer individueller Variabilität ▪ Temporallappenepilepsien (siehe S. 140) ▪ Frontallappenepilepsien (siehe S. 143) ▪ Parietallappenepilepsien (siehe S. 146) ▪ Okzipitallappenepilepsien (siehe S. 147)
1.3	Kryptogen (= wahrscheinlich symptomatisch, aber derzeit noch nicht fassbar)
2	**Generalisierte (nicht auf eine Stelle im Gehirn zu beziehende) Epilepsien und Epilepsiesyndrome**
2.1	Idiopathisch, mit altersabhängigem Beginn (nach dem Erkrankungsalter geordnet) ▪ Gutartige familiäre Neugeborenenanfälle (siehe S. 106) ▪ Gutartige (nichtfamiliäre) Neugeborenenanfälle (siehe S. 106) ▪ Gutartige frühkindliche myoklonische Epilepsie (siehe S. 128) ▪ Absencenepilepsie des Kindesalters (Pyknolepsie; siehe S. 123) ▪ Juvenile Absencenepilepsie (siehe S. 126) ▪ Juvenile myoklonische Epilepsie (Impulsiv-Petit-Mal; siehe S. 132)

Fortsetzung Tabelle 22

	▮ Aufwach-Grand-Mal-Epilepsie (siehe S. 138) ▮ Andere idiopathische generalisierte Epilepsien (siehe S. 96) ▮ Epilepsien mit Anfällen bei bestimmten auslösenden Situationen (Reflexepilepsien; siehe S. 148)
2.2	Kryptogen oder symptomatisch (nach dem Erkrankungsalter geordnet) ▮ West-Syndrom (Epilepsie mit BNS-Anfällen oder infantilen Spasmen; siehe S. 108) ▮ Lennox-Gastaut-Syndrom (siehe S. 111) ▮ Epilepsie mit myoklonisch-astatischen Anfällen (siehe S. 129) ▮ Epilepsie mit myoklonischen Absencen (siehe S. 131)
2.3	Symptomatisch
2.3.1	Unspezifische Ätiologie ▮ Frühkindliche myoklonische Enzephalopathie (siehe S. 107) ▮ Frühkindliche epileptische Enzephalopathie mit Burst-Suppression-EEG (siehe S. 128) ▮ Andere symptomatische generalisierte Epilepsien (siehe S. 177)
2.3.2	Spezifische Syndrome – Epilepsie bei Fehlbildungen des Gehirns (z. B. Phakomatosen, Aicardi-Syndrom, Lissenzephalie, Pachygyrie; siehe S. 169) – Angeborene Stoffwechselstörungen inklusive Pyridoxin- oder Vitamin-B_6-Abhängigkeit (siehe S. 160) und Störungen, die häufiger zu einer progredienten Myoklonusepilepsie (siehe S. 149) führen
3	**Epilepsien und Syndrome, bei denen nicht festgelegt werden kann, ob sie fokal oder generalisiert sind**
3.1	Mit fokalen und generalisierten Anfällen – Neugeborenenanfälle (siehe S. 106) – Schwere frühkindliche myoklonische Epilepsie (siehe S. 129) – Epilepsie mit kontinuierlichem Spike-Wave-Muster im synchronisierten Schlaf (ESES; siehe S. 114) – Aphasie-Epilepsie-Syndrom (Landau-Kleffner-Syndrom; siehe S. 114) – andere unbestimmte Epilepsien
3.2	Ohne eindeutige fokale oder generalisierte Merkmale – viele generalisierte tonisch-klonische Anfälle im Schlaf (Schlaf-Grand-Mal-Epilepsie; siehe S. 139)
4	**Besondere Epilepsieformen und Syndrome**
4.1	Gelegenheitsanfälle (siehe S. 177 ff.) – Fieberanfälle (siehe S. 180) – Isolierte Anfälle oder isolierter Status epilepticus (siehe S. 79) – Anfälle in Verbindung mit akuten metabolischen und toxischen Schädigungen (Alkohol, Medikamente, Eklampsie, nichtketoazidotische Hyperglykämie; siehe S. 188–190)
4.2	Einzelne, anscheinend unprovozierte epileptische Anfälle (»Oligo-Epilepsie«)
4.3	Epilepsien mit speziellen Formen der Anfallsauslösung (Reflexepilepsien; siehe S. 148)
4.4	Chronisch progrediente Epilepsia partialis continua des Kindesalters (siehe S. 148)

41. Was sind die häufigsten Epilepsieformen in Abhängigkeit vom Lebensalter und Verlauf?

Die folgende Darstellung der häufigsten Epilepsiesyndrome in Abb. 18 und Tabelle 23 richtet sich nicht nach der Reihenfolge in den Tabellen 21 und 22, sondern ist sowohl nach dem Lebensalter als auch nach dem üblichen Verlauf (eher günstige oder ungünstige Prognose) geordnet. Dabei ist zu beachten, dass es sowohl Übergangsformen zwischen den verschiedenen Syndromen als auch Ausnahmen vom üblichen Verlauf gibt.

42. Was sind gutartige Epilepsieformen?

Als gutartig (lateinisch bzw. in der Fachsprache = benigne) gelten vorwiegend in der Kindheit und Jugend vorkommende Epilepsiesyndrome oder Epilepsieformen, die nach wenigen Jahren von alleine ausheilen und auch ohne oder ohne nennenswerten Einfluss auf die sonstige Entwicklung der Kinder bleiben. Dies ist bei vielen kindli-

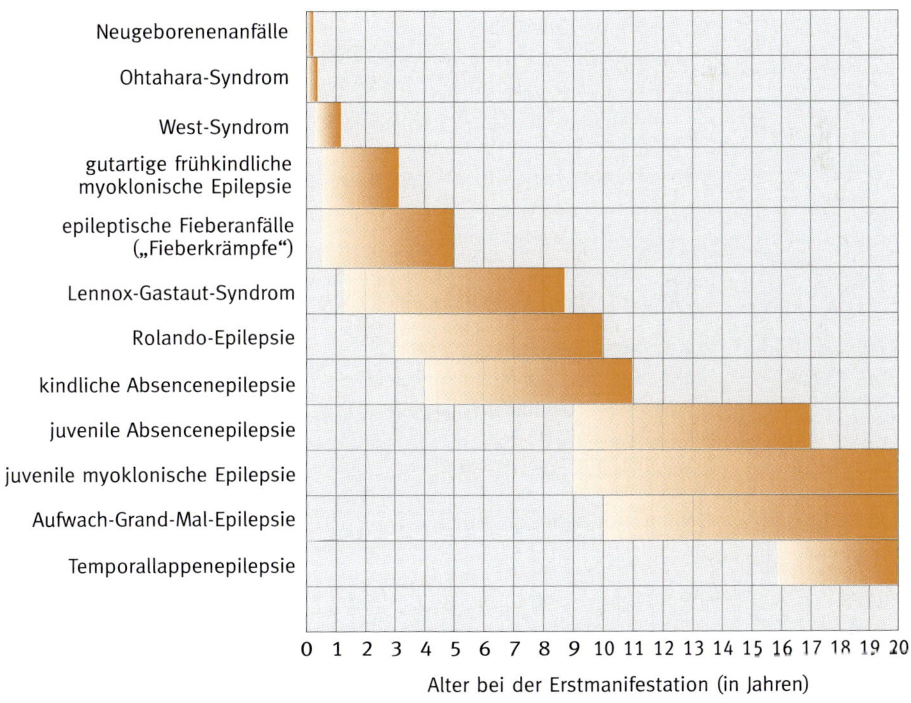

Abb. 18: Altersabhängigkeit der häufigsten Epilepsiesyndrome.

Tab. 23: Häufigere Epilepsiesyndrome in Abhängigkeit vom Lebensalter

Alter	Beschreibung
Neugeborene	▪ Familiäre Neugeborenenanfälle (»Dreitage-Anfälle«) ▪ Nichtfamiliäre Neugeborenenanfälle (»Fünftage-Anfälle«) ▪ Frühkindliche myoklonische Enzephalopathie ▪ Frühkindliche epileptische Enzephalopathie mit Burst-Suppression-Muster im EEG
Kleinkinder	▪ Epileptische Fieberanfälle (Fieberkrämpfe) ▪ West-Syndrom ▪ Gutartige frühkindliche myoklonische Epilepsie ▪ Schwere frühkindliche myoklonische Epilepsie ▪ Myoklonische Epilepsie (myoklonischer Status) bei nicht-progressiver Enzephalopathie ▪ Epilepsie bei angeborenen Stoffwechselstörungen ▪ Frühkindliche myoklonisch-astatische Epilepsie ▪ Lennox-Gastaut-Syndrom
Schulkinder	▪ Kindliche Absencenepilepsie (Pyknolepsie) ▪ Epilepsie mit myoklonischen Absencen ▪ Gutartige fokale Epilepsien – Rolando-Epilepsie – gutartige Epilepsie mit okzipitalen Paroxysmen – gutartige psychomotorische Epilepsie – gutartige Epilepsie mit extremen somatosensorischen Potenzialen – Landau-Kleffner-Syndrom – kontinuierliche Spike-Wave-Aktivität im Schlaf (CSWS) ▪ Reflexepilepsien, z. B. – Fotosensible Epilepsie – Leseepilepsie ▪ Lidmyoklonien mit Absencen
Ältere Kinder und Jugendliche	▪ Juvenile Absencenepilepsie ▪ Juvenile myoklonische Epilepsie ▪ Aufwach-Grand-Mal-Epilepsie ▪ Gutartige fokale Epilepsie der Adoleszenz ▪ Progressive Myoklonus-Epilepsien
Jugendliche und Erwachsene	▪ Temporallappenepilepsie ▪ Frontallappenepilepsie
Höheres Lebensalter	▪ Epilepsien im höheren Lebensalter – symptomatische Epilepsie mit fokalen Anfällen, z. B. als Folge von Durchblutungsstörungen des Gehirns (vaskulär) – symptomatische Epilepsie mit generalisierten Anfällen, z. B. bei Alzheimer-Krankheit

chen Epilepsieformen ohne nachweisbare Ursache (= idiopathische Epilepsien; siehe S. 96) mit generalisierten oder auch fokalen Anfällen der Fall, die spätestens während oder kurz nach der Pubertät von alleine aufhören, weshalb oft auch von gutartigen altersgebundenen idiopathischen Epilepsien gesprochen wird (Tab. 24).

Für ein gutartiges kindliches Epilepsiesyndrom mit hoher Chance einer Ausheilung sprechen die folgenden Merkmale:

- normale Entwicklung bis zum Auftreten der Anfälle,
- Ausschluss erheblicher Schädigungen oder Fehlentwicklungen des Gehirns,
- Hinweise auf eine idiopathische altersgebundene Epilepsie mit
  - erstmaligem Auftreten der Anfälle in bestimmten Lebensabschnitten, meist der Kindheit und Jugend,
  - gleich bleibenden Anfällen, bei denen es sich nicht um tonische Anfälle (siehe S. 71) oder epileptische Sturzanfälle (siehe S. 75) handelt,
  - bestimmten, typischen EEG-Veränderungen,
- rasche Anfallsfreiheit bei Einnahme von Medikamenten (Antiepileptika).

Als Ursache gutartiger Epilepsieformen werden so genannte Reifungsstörungen (wachstumsbedingte Anpassungsstörungen des Gehirns) des ganzen Gehirns oder einzelner Abschnitte vermutet. Bei den betroffenen Kindern ist keine der bekannten fassbaren sonstigen Ursachen für Epilepsien nachweisbar. Für die erbliche Komponente bei idiopathischen Epilepsien spricht, dass die Geschwister betroffener Kinder oft auch ohne klinisch auftretende Anfälle gleichartige EEG-Veränderungen haben.

Tab. 24: Gutartige Epilepsiesyndrome

Name	Beschreibung auf Seite ...
Epilepsien mit generalisierten Anfällen	
▪ Neugeborenenanfälle	106
▪ familiäre Neugeborenenanfälle	106
▪ gutartige frühkindliche myoklonische Epilepsie	128
▪ kindliche Absencenepilepsie (Pyknolepsie)	123
▪ Aufwach-Grand-Mal-Epilepsie	138
Epilepsien mit fokalen Anfällen	
▪ gutartige atypische Epilepsie (Pseudo-Lennox-Syndrom)	111
▪ kontinuierliche Spike-Wave-Aktivität im Schlaf (CSWS-Syndrom)	114
▪ Landau-Kleffner-Syndrom	114
▪ gutartige okzipitale Epilepsien des Kindesalters	115
▪ Rolando-Epilepsie	117
▪ gutartige fokale Adoleszenten-Epilepsie	122

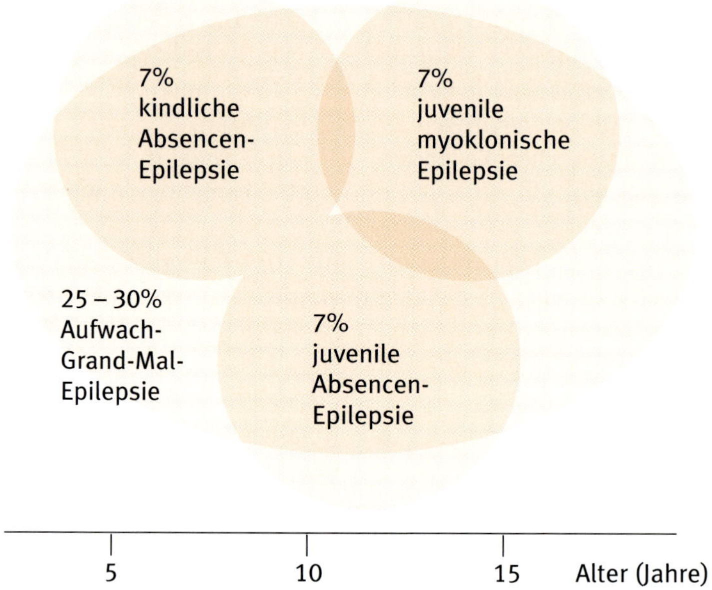

Abb. 19: Idiopathische generalisierte Epilepsien: Beziehung zueinander und teilweiser Übergang ineinander (nach Janz).

Viele idiopathische generalisierte Epilepsien stehen in einer engen Beziehung zueinander und können ineinander übergehen (Abb. 19).

43. Was sind schwer behandelbare Epilepsieformen?

So wie es benigne oder gutartige Verläufe gibt, muss bei Epilepsien wie bei anderen Erkrankungen auch mit der Möglichkeit ungünstiger Verläufe gerechnet werden (Tab. 25). Dies kann sich schon in der Kindheit zeigen, ist aber erfreulicherweise nur bei einem von fünf Kindern der Fall. Auch bei einem Beginn einer Epilepsie im Erwachsenenalter sind ungünstige Verläufe möglich. Hinweise auf einen ungünstigen Verlauf sind unter anderem:

- für die Epilepsie ursächliche schwere Fehlentwicklungen des Gehirns,
- für die Epilepsie ursächliche angeborene Stoffwechselstörungen,
- gestörte körperliche oder geistige Entwicklung bis zum Auftreten der Anfälle,
- gleichzeitiges Auftreten mehrerer Anfallsformen, insbesondere von
  - tonischen Anfällen (siehe S. 71),
  - epileptischen Sturzanfällen (siehe S. 75),

- trotz fachgerechter medikamentöser Behandlung weiterbestehende Anfälle (dies gilt im Erwachsenenalter insbesondere für einen Teil der Menschen mit fokalen Anfällen mit Bewusstseinsstörung; siehe S. 62).

Auch bei einem erheblichen Hirnschaden kann eine Epilepsie aber mit Abschluss der Hirnreifung »zur Ruhe kommen«. Allerdings wird dann ein durch die Hirnschädigung bedingter Entwicklungsrückstand oft nicht mehr oder nur teilweise aufgeholt. Selbst bei zunächst schwieriger Behandlung mit einer erst nach längerer Zeit erreichten Anfallsfreiheit besteht also die Möglichkeit eines letzten Endes doch gutartigen Verlaufs.

Zwischen den gutartigen und ungünstigen Verlaufsformen einer Epilepsie stehen diejenigen, bei denen zwar keine völlige Anfallsfreiheit erzielt werden kann, bei denen die Anfälle aber so selten auftreten oder mit so geringen Störungen einhergehen, dass sie keine Störung der Lebensqualität (siehe auch S. 330) bewirken.

Tab. 25: Schwer behandelbare Epilepsiesyndrome

Name	Beschreibung auf Seite ...
Epilepsien mit generalisierten Anfällen	
▪ Frühkindliche myoklonische Enzephalopathie mit Burst-Suppression im EEG	128
▪ Schwere frühkindliche myoklonische Epilepsie	129
▪ West-Syndrom (symptomatische und wahrscheinlich symptomatische Formen)	108
▪ Lennox-Gastaut-Syndrom (symptomatische und wahrscheinlich symptomatische Formen)	111
▪ Progressive Myoklonus-Epilepsien	149
Epilepsien mit fokalen Anfällen	
▪ Epilepsia partialis continua (Rasmussen-Enzephalitis)	121
▪ Andere symptomatische oder wahrscheinlich symptomatische (kryptogene) Epilepsien	
– Temporallappenepilepsie	140
– Frontallappenepilepsie	143
– Parietallappenepilepsie	146
– Okzipitallappenepilepsie	147

44. Was sind die wichtigsten Epilepsieformen bei Neugeborenen?

Das Gehirn von Neugeborenen (in den ersten 28 Tagen nach der Geburt) zeichnet sich durch eine Unreife mit unter anderem noch unvollständiger Ausbildung der Verbindungen zwischen den Nervenzellen (siehe S. 45) aus. Dies ist wahrscheinlich der Hauptgrund dafür, dass epileptische Anfälle bei Neugeborenen meist noch nicht so »ausgeformt« sind wie bei älteren Kindern, Jugendlichen und Erwachsenen. Man spricht daher auch von »amorphen« Anfallsformen bei Neugeborenen (siehe S. 76). Insgesamt treten epileptische Anfälle und Epilepsien bei Neugeborenen etwa bei jedem zweihundertsten Kind (0,5 Prozent) auf. In erster Linie spielen die folgenden Ursachen eine Rolle:

- Sauerstoffmangel und Durchblutungsstörung des kindlichen Gehirns im Rahmen der Geburt,
- Blutung in das Gehirn,
- Stoffwechselstörungen,
- Entwicklungsstörungen,
- Infektionen (Entzündungen) des Gehirns,
- Entzug oder Überdosierung von über den Körper der Mutter aufgenommenen Medikamenten.

Bei bis zu jedem vierten Kind mit Neugeborenenanfällen besteht kein Hinweis auf eine derartige Ursache. Man spricht dann von gutartigen (benignen) idiopathischen Neugeborenenanfällen, und die Anfälle hören in der Regel spätestens innerhalb von sechs Monaten wieder von alleine auf. Bei einer familiär gehäuften Form dieser Anfälle spricht man von gutartigen familiären Neugeborenenanfällen. Diese werden autosomal-dominant auf den Chromosomen 8 und 20 vererbt (siehe Tab. 41, S. 158). Die Anfälle beginnen meist (etwa 80 Prozent) am zweiten oder dritten Lebenstag, weshalb auch von Dreitageanfällen gesprochen wird. Höchstens jedes zehnte Kind entwickelt später eine Epilepsie. Gutartige Neugeborenenanfälle ohne familiäre Häufung treten meist mit einer Häufung um den fünften Lebenstag auf, weshalb auch von Fünftageanfällen gesprochen wird. In Tabelle 26 sind die unterschiedlichen Formen zusammengestellt.

Mögliche Anfallsformen sind:

- tonische Anfälle (siehe S. 71) eines Armes oder Beines,
- generalisierte tonische Anfälle mit Strecken von Armen und Beinen, Beugen der Arme, Strecken der Beine,
- fokale klonische Anfälle (siehe S. 58) ohne Bewusstlosigkeit,
- myoklonische Anfälle (siehe S. 70) mit einzelnen oder mehreren Beugezuckungen (häufiger mit Übergang in BNS-Anfälle; siehe S. 73).

Daneben werden bei Neugeborenen noch so genannte »subtile« oder diskrete Anfallsformen beschrieben, die oft ohne begleitende Veränderungen im EEG einhergehen und deswegen nicht von allen Fachleuten als epileptische Anfälle anerkannt sind. Die zu dieser Gruppe gehörenden Anfallsformen sind:

- Augenbewegungen (z. B. horizontale tonische Augenbewegungen nach einer

Seite oder anhaltendes Offenhalten der Augen, Blinzeln oder Lidflattern)
- Bewegungen von Mund-, Wangen- oder Zungenmuskulatur (»oral-bukkale-linguale« Bewegungen)
- Bewegungen der Arme oder Beine (»Rudern«, »Einhaken« etc.)
- Autonom-vegetative Phänomene (z. B. plötzliche Blutdrucksteigerung, starke Pulsbeschleunigung oder -verlangsamung [Tachy- oder Bradykardie])
- Atemstörungen mit Atemstillstand (Apnoe)

Der weitere Verlauf hängt bei Neugeborenenanfällen in erster Linie von ihrer Ursache ab. Als ungünstig gelten unter anderem die Notwendigkeit einer Beatmung nach der Geburt, Frühgeburt sowie krankhafte Befunde bei der körperlichen Untersuchung (siehe S. 226) und im Elektroenzephalogramm (EEG, siehe S. 229).

Weitere seltene Epilepsien von Neugeborenen sind die so genannte frühe myoklonische Enzephalopathie mit Beginn bei Neugeborenen mit myoklonischen und fokalen Anfällen, der meist Stoffwechselstörungen zugrunde liegen. Bei der frühkindlichen epileptischen Enzephalopathie oder dem so genannten Ohtahara-Syndrom mit Beginn in den ersten Lebensmonaten herrschen kurze tonische Anfälle vor (siehe S. 128). Die frühkindlichen myoklonischen Epilepsien werden später besprochen (siehe S. 128).

Tab. 26: Übersicht zu Neugeborenenanfällen

Merkmal	Beschreibung
Häufigkeit	selten (weniger als 1 Prozent aller kindlichen Epilepsien)
Beginn	1.–7. Lebenstag; ausnahmsweise auch bis zum 3. Monat; Häufigkeitsgipfel bei familiären Formen (gutartige familiäre Neugeborenenanfälle) am 2.–3. Tag (= »Dreitageanfälle«), bei nichtfamiliären Formen am 5. Tag (= »Fünftageanfälle«)
Ursache	idiopathisch
Geschlecht	keine Bevorzugung
Anfälle	fokal klonisch, generalisiert klonisch, gelegentlich tonisch, unter Umständen kaum zu erkennen (»subtil«, z. B. nur Atemstillstand)
Befunde	keine Auffälligkeiten
EEG	im Anfall rhythmische Spikes oder Slow waves
Bildgebung	abhängig von der Ursache
Behandlung	Phenobarbital, Valproat/Valproinsäure, Benzodiazepine; Stellenwert neuer Antiepileptika noch unklar
Verlauf	gut bis hervorragend; etwa 50 Prozent haben später epileptische Fieberanfälle (Fieberkrämpfe), nur etwa 10 Prozent haben auch später eine Epilepsie

45. Was ist ein West-Syndrom?

Das West-Syndrom ist ein seltenes frühkindliches Epilepsiesyndrom des Säuglingsalters, dem in der Regel eine Hirnschädigung (Enzephalopathie) zugrunde liegt und bei dem es zu medikamentös meist nicht zu beherrschenden unterschiedlichen Anfällen sowie einem ungünstigen Verlauf kommt. Die wesentlichen Merkmale sind (siehe auch Tab. 27):

- Auftreten von epileptischen Spasmen (andere Bezeichnungen dafür lauten Blitz-Nick-Salaam[BNS]-Anfälle oder infantile Spasmen; siehe S. 73), die zusätzlich von anderen Anfallsformen begleitet werden können und in Serien mit jeweils vielen Anfällen auftreten,
- typische EEG-Veränderungen einschließlich der so genannten Hypsarrhythmie (siehe unten),
- in der Regel geistige Behinderung.

Andere Anfallsformen können bei einem West-Syndrom den epileptischen Spasmen vorausgehen, diese begleiten oder ihnen folgen. Dabei kann es sich um fokale oder generalisierte Anfälle handeln. Das West-Syndrom kommt bei Jungen etwa anderthalb mal so häufig vor wie bei Mädchen.

Ob und gegebenenfalls welche Ursache sich für ein West-Syndrom finden lässt, hängt davon ab, ob es sich um eine symptomatische, wahrscheinlich symptomatische (kryptogene) oder idiopathische Form handelt (siehe auch S. 96). Bei etwa 90 Prozent der Kinder mit einem West-Syndrom ist es Ausdruck oder Folge einer fassbaren oder zu vermutenden Grunderkrankung beziehungsweise Hirnschädigung (= symptomatisches bzw. wahrscheinlich symptomatisches [kryptogenes] West-Syndrom). Typische Beispiele sind schwere Hirnschädigungen aufgrund eines Sauerstoffmangels, einer Gehirnentzündung oder einer Schädel-Hirnverletzung, daneben auch der so genannte Tuberöse-Sklerose-Komplex (auch als Bourneville-Pringle-Krankheit bezeichnet). Bei einem wahrscheinlich symptomatischen (kryptogenen) West-Syndrom wird eine symptomatische Form vermutet, deren Ursache sich aber (noch) nicht eindeutig nachweisen lässt. Beim nur sehr selten vorkommenden idiopathischen West-Syndrom lässt sich mit den bislang zur Verfügung stehenden Untersuchungsmethoden ebenfalls keine Ursache für die Anfälle finden, aber es findet sich eine familiäre Häufung von Anfällen. Bei einem Teil dieser idiopathischen Formen spricht auch ein – zuverlässig allerdings nur rückblickend beurteilbarer – vergleichsweise guter Verlauf für eine idiopathische Genese, während der Verlauf bei den x-chromosomal vererbten Formen meist ebenso ungünstig ist wie bei den symptomatischen und kryptogenen Formen.

Die epileptischen Spasmen der Kinder mit einem West-Syndrom beginnen bei etwa 90 Prozent zwischen dem dritten und zwölften Lebensmonat, ausnahmsweise aber auch schon in den ersten beiden Lebensmonaten oder erst im zweiten bis vierten Lebensjahr. Während sich bei einem symptomatischen und wahrscheinlich symptomatischen (kryptogenen) West-Syndrom in einer Familie meist keine weiteren Epilepsien finden, kann es bei den seltenen idiopathischen Formen familiäre Häufungen geben.

Kinder mit einem West-Syndrom sind meist, auch abgesehen von den Anfällen, auffällig. Oft ist schon der Blickkontakt gestört, es findet sich keine normale Reaktion auf Geräusche mehr und der Spannungszustand der Muskulatur ist vermindert. Jedes zweite bis dritte Kind hat eine Zerebralparese (siehe S. 174). Häufig treten ohne erkennbaren Grund Stimmungsschwankungen auf, und viele der Kinder zeigen sehr bald eine verzögerte geistige Entwicklung und Leistungsfähigkeit, manchmal sogar schon vor dem ersten Auftreten von Anfällen. Eine normale Entwicklung wird bei zwischen 10 und 25 Prozent der Kinder beschrieben.

Im EEG finden sich während epileptischer Spasmen über allen Hirnabschnitten entweder niedrig rasche Wellen oder hohe langsame Wellen. Diesen Veränderungen können fokale (= herdförmige) EEG-Veränderungen vorausgehen oder folgen. Zwischen den Anfällen zeigen sich im EEG meist beidseits hohe Spitzen und langsame Wellen, die auch als Hypsarrhythmie bezeichnet werden und besonders zu Beginn der Erkrankung auftreten. Eine alleinige Hypsarrhythmie ist typisch für ein idiopathisches West-Syndrom. Im Schlaf nehmen die EEG-Veränderungen ab und können sogar ganz verschwinden.

Bei fast allen Kindern mit West-Syndrom ist schon zur Unterscheidung symptomatischer und wahrscheinlich symptomatischer (kryptogener) sowie idiopathischer Formen eine bildgebende Diagnostik mit Magnetresonanz- oder Computertomographie (abgekürzt MRT oder CT; siehe S. 237 und 240) sinnvoll.

Zur medikamentösen Behandlung eines West-Syndroms stehen verschiedene Antiepileptika zur Verfügung. Viele Kinderärzte bevorzugen besonders bei symptomatischen Formen wegen seines raschen Wirkungseintrittes und wegen seiner überwiegend besseren Verträglichkeit – trotz des Risikos von Gesichtsfeldausfällen – als erstes Mittel Vigabatrin (Sabril). Daneben werden Infusionen mit ACTH (adrenokortikotropes Hormon, das normalerweise in der Nebennierenrinde gebildet wird) oder Kortisonspritzen gegeben. Weitere eingesetzte Mittel sind Valproat/Valproinsäure (z. B. Ergenyl oder Orfiril), Clonazepam (z. B. Rivotril), in letzter Zeit auch Sultiam (Ospolot) oder Pyridoxin (Vitamin B_6). Die Gabe von Vitamin B_6 beruht darauf, dass es gelegentlich, besonders bei Neugeborenen, ausnahmsweise aber auch bis zum Alter von 18 Monaten aufgrund eines von Geburt an bestehenden Vitamin-B_6-Mangels zu infantilen Spasmen und anderen Anfällen sowie auch vergleichbaren EEG-Veränderungen wie bei einem West-Syndrom kommen kann. Bei Versagen der medikamentösen Behandlung wurden in den letzten Jahren an spezialisierten Zentren (in Deutschland z. B. Epilepsiezentrum Bethel-Bielefeld oder Neuropädiatrie des Behandlungszentrums Vogtareuth) zunehmend epilepsiechirurgische Eingriffe durchgeführt.

Der Verlauf bei einem West-Syndrom ist bei den verschiedenen Ursachen unterschiedlich, bei den symptomatischen und wahrscheinlich symptomatischen (kryptogenen) Formen jedoch meist ungünstig. Etwa jedes fünfte dieser Kinder stirbt vor Erreichen des fünften Lebensjahres, und bei weniger als der Hälfte lassen sich die Anfälle durch Medikamente kontrollieren. Bei 35 bis 50 Prozent der Kinder kommt es später zu anderen Epilepsieformen; ein Teil entwickelt später ein Lennox-Gastaut-Syndrom (siehe nächster Abschnitt), andere eine Epilepsie mit fokalen Anfällen (siehe S. 58).

Für ein leider nur selten vorkommendes idiopathisches West-Syndrom mit günstigem Verlauf sprechen:

- eine normale geistige und körperliche (psychomotorische) Entwicklung bis zum Erkrankungsbeginn,
- kein Auftreten anderer epileptischer Anfälle vor Erkrankungsbeginn,
- kein Hinweis auf Veränderungen des Gehirns im CT oder MRT,
- normaler körperlicher Untersuchungsbefund,
- rascher Behandlungserfolg mit Anfallsfreiheit,
- keine fokalen oder multifokalen (gleichzeitig an mehreren Herden auftretenden) Auffälligkeiten im EEG nach Verschwinden der Hypsarrhythmie.

Tab. 27: Übersicht zum West-Syndrom

Merkmal	Beschreibung
Häufigkeit	selten, etwa 3 Prozent aller kindlichen Epilepsien (1 : 4 000 bis 6 000 Geburten)
Beginn	3. bis 12. Lebensmonat (Gipfel 4. bis 7. Lebensmonat)
Ursache	vielfältig, etwa drei Viertel symptomatisch (z. B. hypoxisch-ischämische Enzephalopathie, Fehlbildungen des Gehirns, Tuberöse-Sklerose-Komplex, Entzündungen des Gehirns oder Stoffwechselstörungen), der Rest überwiegend wahrscheinlich symptomatisch (kryptogen), selten idiopathisch (X-Chromosom und andere)
Geschlecht	Jungen häufiger als Mädchen (1,5 : 1)
Anfälle	epileptische Spasmen (= BNS-Anfälle oder infantile Spasmen), daneben zusätzlich andere Anfallsformen möglich
Befunde	meist Auffälligkeiten bei der körperlichen Untersuchung sowie körperliche und (deutliche) geistige Entwicklungsverzögerung
EEG	»chaotisch« mit Hypsarrhythmie (vor allem zu Beginn der Erkrankung)
Behandlung	Vigabatrin, ACTH, Valproat/Valproinsäure, Sultiam, Benzodiazepine, Immunglobuline, Pyridoxin (Vitamin B_6); Stellenwert der meisten neuen Antiepileptika noch unklar
Verlauf	bei symptomatischen und wahrscheinlich symptomatischen (kryptogenen) Formen ungünstig; häufig Übergang in Lennox-Gastaut-Syndrom, bei (sehr seltenen) idiopathischen Formen günstiger Verlauf

46. Was ist ein Lennox-Gastaut-Syndrom?

Ein Lennox-Gastaut-Syndrom (kurz LGS) ist ein frühkindliches und kindliches Epilepsiesyndrom als Ausdruck einer Hirnschädigung (Enzephalopathie) mit medikamentös meist nicht zu beherrschenden unterschiedlichen Anfällen und in der Regel ungünstigem Verlauf. Ein Lennox-Gastaut-Syndrom ist durch folgende Merkmale gekennzeichnet (siehe auch Tab. 28):

- Beginn im Vorschulalter (3. bis 5. Lebensjahr, ausnahmsweise auch schon in den ersten zwei Lebensjahren oder bis zum 10. Lebensjahr),
- gleichzeitiges Auftreten mehrerer Anfallsformen, insbesondere atypische Absencen, tonische und atonische Anfälle sowie Myoklonien (die alle zu epileptischen Sturzanfällen führen können; siehe auch S. 75), daneben gelegentlich tonisch-klonische Anfälle (siehe S. 65, 74),
- sehr häufige Anfälle (meist mehrere pro Tag),
- typische EEG-Veränderungen, die als so genanntes langsames Spike-Wave-Muster bezeichnet werden (siehe unten),
- fast immer geistige Behinderung.

Seinen Namen hat dieses Syndrom von zwei bekannten Epilepsiespezialisten (William Lennox aus den USA und Henri Gastaut aus Frankreich), die sich erstmals intensiv mit seinen Besonderheiten beschäftigt haben. Das Lennox-Gastaut-Syndrom macht drei bis fünf Prozent aller kindlichen Epilepsien aus und kommt bei Jungen etwas häufiger vor als bei Mädchen.

Am häufigsten treten bei etwa 90 Prozent der Kinder tonische Anfälle (siehe S. 71) auf, bevorzugt im Schlaf. Epileptische Sturzanfälle können sowohl tonisch als auch myoklonisch oder atonisch sein (siehe S. 71, 74, 75); dabei führen Myoklonien oder eine verminderte beziehungsweise vermehrte Muskelanspannung zum Hinstürzen oder Einknicken. Myoklonische Anfälle (siehe S. 70) sind nach den tonischen Anfällen die zweithäufigste Form beim Lennox-Gastaut-Syndrom und durch kurze, blitzartige unwillkürliche Muskelzuckungen gekennzeichnet. Atonische Anfälle (siehe S. 75) dauern meist nur ein bis vier Sekunden; bei sehr kurzen Störungen kommt es beispielsweise nur zu einem kurzen Herunterfallen des Kopfes auf die Brust oder einem Einknicken in den Knien. Daneben kommen noch atypische Absencen (siehe S. 70) vor, die im Vergleich zu den typischen Absencen neben der Bewusstseinsstörung noch Begleitzeichen wie Muskelzuckungen (= myoklonische Absencen) oder Stürze haben und länger (meist ein bis zwei Minuten) dauern. Auch generalisierte tonisch-klonische Anfälle (siehe S. 65) sind möglich, und bei zwei Drittel der Kinder kommt es im Verlauf zu einem Status epilepticus (siehe S. 79, 81). Am häufigsten ist ein Absencenstatus in Verbindung mit tonischen Anfällen. Bei der oft bestehenden psychomotorischen Behinderung kann das Erkennen eines Absencenstatus schwierig sein, weshalb diese manchmal über Wochen bestehen. Bei einem so genannten Pseudo-Lennox-Syndrom meist normal entwickelter Kinder kommen keine tonischen Anfälle vor.

Das Lennox-Gastaut-Syndrom kann Folge einer Vielzahl bekannter Erkrankungen mit einer Schädigung des Gehirns sein (= symptomatisches LGS bei so genannten Enzephalopathien); bei vielen Kindern lässt sich diese allerdings bisher nicht nachweisen (wahrscheinlich symptomatisches oder kryptogenes LGS). Bei etwa der Hälfte bis zwei Drittel der Kinder mit einem Lennox-Gastaut-Syndrom ist dieses Folge einer fassbaren Grunderkrankung beziehungsweise Hirnschädigung. Typische Beispiele solcher Erkrankungen sind neben vererbten Stoffwechselkrankheiten (wie einer Zeroidlipofuszinose, Leukodystrophie oder Phenylketonurie) frühkindliche Hirnschädigungen (siehe S. 159), Folgezustände später aufgetretener Schädigungen des Gehirns wie Enzephalitiden (Entzündungen; siehe auch S. 161) oder Gehirnschädigungen durch Impfungen (postvakzinale Enzephalopathien). Häufiger findet sich ein Übergang von einem West-Syndrom oder einer myoklonischen Absencenepilepsie in ein Lennox-Gastaut-Syndrom. Idiopathische Erkrankungsformen sind extrem selten, wenn es sie überhaupt gibt.

Kinder mit einem Lennox-Gastaut-Syndrom zeigen meist sowohl beim körperlichen Untersuchungsbefund als auch bei der geistigen Leistungsfähigkeit und Entwicklung Auffälligkeiten beziehungsweise Störungen. Fast nie ist der Besuch einer normalen Schule oder eine normale Berufsausbildung möglich, und viele der Kinder sind schon wegen der häufigen und komplikationsträchtigen Sturzanfälle auf eine spezielle Betreuung angewiesen.

Das EEG zeigt bei einem Lennox-Gastaut-Syndrom im Wachzustand auf dem Hintergrund einer verlangsamten Grundaktivität langsame Spike-Wave-(Spitze-Welle-) oder Sharp-slow-Wave- (steile-langsame-Welle-)Entladungen mit einer Häufigkeit zwischen 1,5- und 2,5-mal pro Sekunde. Diese verändern sich im Verlauf einer Ableitung häufig, wobei es auch zu Seitenunterschieden und herdförmigen Störungen kommen kann. Die höchsten Amplituden (Ausschläge) finden sich über dem Stirn- und Schläfenlappen. Hyperventilation (vertieftes Atmen) und Fotostimulation (Blitz- oder Flickerlicht) bei der EEG-Ableitung sind meist ohne wesentlichen Einfluss.

Weil tonische Anfälle im Schlaf die häufigste und typischste Anfallsform beim Lennox-Gastaut-Syndrom sind, ist zur Diagnosestellung ein Schlaf-EEG sehr nützlich. Dabei wird die langsame Spike-Wave-oder Sharp-slow-Wave-Aktivität meist durch so genannte Polyspike-Wave- (Vielfachspitzen-Welle-)Entladungen ersetzt. Während tonischer Anfälle kommt es meist über beiden Hirnhälften zu raschen Spikes (Spitzen) mit einer Häufigkeit zwischen 10 und 20 pro Sekunde.

Bei einem Lennox-Gastaut-Syndrom ist praktisch immer eine so genannte bildgebende Diagnostik mit Magnetresonanztomographie (MRT) sinnvoll, allein schon zur Erkennung der Grundkrankheiten bei symptomatischen Formen. Außerdem hat sich in den letzten Jahren gezeigt, dass zum Beispiel unter Umständen operativ entfernbare Gyrierungsstörungen mit Epilepsien einhergehen können, die früher – unerkannt – als wahrscheinlich symptomatisches oder kryptogenes Lennox-Gastaut-Syndrom eingeordnet wurden.

Obwohl sich auch dadurch in der Regel keine Anfallsfreiheit erreichen lässt, werden bei der Behandlung meist mehrere Medikamente gemeinsam eingesetzt. Am häufigsten sind dies Valproat/Valproinsäure (z.B. Ergenyl oder Orfiril) und Lamotrigin (Lamictal), bei auch damit nicht ausreichender Besserung Topiramat (Topamax) und schließlich Felbamat (Taloxa). Trotz aller Behandlungsbemühungen ist der Verlauf bei den meisten Kindern mit einem Lennox-Gastaut-Syndrom ungünstig. Selbst wenn ausnahmsweise eine Anfallsfreiheit erreicht werden kann, kommt es bei vielen Kindern zu einem Stillstand der geistigen Entwicklung. Eine normale geistige Entwicklung ist nur bei etwa 10 bis 15 Prozent der Kinder zu erwarten. In Abhängigkeit von den Ergebnissen der bildgebenden Diagnostik ergibt sich manchmal die Möglichkeit eines gezielten epilepsiechirurgischen Eingriffs (siehe S. 306 ff.). Eine weitere Möglichkeit speziell im Hinblick auf eine günstige Beeinflussung der Sturzanfälle besteht in der Einpflanzung eines Vagusnervstimulators (siehe S. 308), in zweiter Linie auch in der so genannten Kallosotomie (siehe S. 309).

Tab. 28: Übersicht zum Lennox-Gastaut-Syndrom

Merkmal	Beschreibung
Häufigkeit	3 bis 5 Prozent aller kindlichen Epilepsien
Beginn	1. bis 8. Lebensjahr (Gipfel: 3. bis 5. Lebensjahr)
Ursache	symptomatisch oder wahrscheinlich symptomatisch bzw. kryptogen (Enzephalopathie), etwa jedes 5. Kind hat zuvor ein West-Syndrom gehabt
Geschlecht	Jungen häufiger betroffen als Mädchen
Anfälle	besonders im Schlaf tonische Anfälle (über 90 Prozent), daneben stets auch andere Anfallsformen wie atypische Absencen, epileptische Sturzanfälle, myoklonische Anfälle oder generalisierte tonisch-klonische Anfälle
Befunde	meist Auffälligkeiten bei der körperlichen Untersuchung sowie körperliche und geistige Entwicklungsverzögerung
EEG	zwischen den Anfällen langsame Spike-Wave-Aktivität, im Anfall abhängig von der Anfallsform
Bildgebung	oft auffällig
Behandlung	medikamentös: Valproat/Valproinsäure, Lamotrigin, Topiramat, Felbaamat; chirurgisch: Vagusnervstimulator, Kallosotomie
Verlauf	in den meisten Fällen ungünstig mit geistiger Behinderung und weiterbestehenden Anfällen

47. Was ist eine kontinuierliche Spike-Wave-Aktivität im Schlaf mit langsamen Wellen (CSWS-Syndrom)?

Als kontinuierliche Spike-Wave-Aktivität im Schlaf (englisch »continuous spikes and waves during sleep« oder kurz CSWS) wird ein seltenes, meistens mit einer Epilepsie einhergehendes Syndrom bei Kindern bezeichnet, dessen namengebende Besonderheit darin besteht, dass im Schlaf-EEG (siehe S. 236) ausgeprägte Veränderungen mit praktisch ununterbrochener epilepsietypischer Aktivität bestehen. Andere Bezeichnungen für dieses Syndrom lauten »elektrischer Status epilepticus im Schlaf« (englisch »electrical status epilepticus during sleep« oder kurz ESES) oder auch »bioelektrischer Status epilepticus im Schlaf«.

Ein CSWS-Syndrom beginnt zwischen dem 2. und 10. Lebensjahr mit einem Gipfel um das 6. Lebensjahr; Jungen sind häufiger betroffen als Mädchen. Trotz der immer vorhandenen ausgeprägten EEG-Veränderungen haben nur etwa zwei von drei Kindern epileptische Anfälle. Als Anfallsformen sind Absencen, generalisierte tonisch-klonische (Grand-Mal) oder auch fokale Anfälle möglich. Fast alle Kinder haben aber sonstige körperliche, geistige oder psychische Störungen, und es kommt nicht nur zu Störungen der weiteren Entwicklung, sondern oft sogar zu Rückschritten. Diese betreffen sowohl das motorische Verhalten als auch neuropsychologische Leistungen wie die Sprachentwicklung oder das räumliche Orientierungsvermögen. Dabei kommen auch Übergangsformen zum Landau-Kleffner-Syndrom (siehe nächste Frage) vor.

Auch wenn die epileptischen Anfälle nach der Pubertät in aller Regel von alleine aufhören und eine antiepileptische Behandlung beendet werden kann, bleibt die psychomotorische und geistige Behinderung bestehen.

48. Was ist ein Landau-Kleffner-Syndrom?

Ein Landau-Kleffner-Syndrom (LKS) ist ein seltenes, meistens mit einer Epilepsie einhergehendes Syndrom bislang unklarer Ursache, das zwischen dem dritten und zehnten Lebensjahr (Gipfel: fünftes bis siebtes Lebensjahr) beginnt und mit dem im letzten Abschnitt besprochenen Syndrom der kontinuierlichen Spike-Wave-Aktivität im Schlaf (CSWS) eng verwandt ist. Jungen erkranken doppelt so häufig wie Mädchen. Das besondere Kennzeichen besteht in einem zunehmenden Verlust der Sprache (sowohl Sprachverständnis oder so genannte rezeptive Sprachfertigkeiten als auch Sprachausdruck oder so genannte expressive Sprachfertigkeiten) bei ansonsten meist unauffälliger Entwicklung und normaler allgemeiner Intelligenz. Die Ursache der Störung ist bislang nicht bekannt; am ehesten wird zurzeit eine umschriebene Entzündung des Gehirns vermutet.

Meist gehen die Sprachfertigkeiten plötzlich innerhalb von Tagen oder Wochen verloren; nur bei etwa einem Viertel der Betroffenen kommt es schrittweise in einem Zeitraum von einigen Monaten zum Sprachverlust. Besonders charakteristisch ist eine schwere Beeinträchtigung des Sprachverständnisses. Schwierigkeiten, Gehörtes zu verstehen, sind meist das erste Krankheitszeichen. Einige Kinder werden stumm, andere beschränken sich auf jargonähnliche Laute, und manche zeigen nur leichtere Störungen in der Flüssigkeit und Sprechmenge, oft mit so genannten Artikulationsfehlern. Bei einigen wenigen Betroffenen ist die Stimmqualität durch einen Verlust der normalen Hebungen und Senkungen (der »Sprachmelodie«) betroffen.

Schon zu Beginn der Erkrankung lassen sich meist paroxysmale Auffälligkeiten im EEG nachweisen, fast immer im Temporallappenbereich und gewöhnlich beidseits. Bei etwa vier von fünf Kindern treten generalisierte tonisch-klonische oder fokale motorische Anfälle auf, in der Regel aber erst im Anschluss an die Sprachstörung und nur ausnahmsweise einige Monate (ausnahmsweise auch bis zu zwei Jahre) vorher oder gleichzeitig. Wegen der Verbindung von Anfällen und Sprachstörung wird manchmal auch von einer epileptischen Aphasie (Aphasie = Sprachverlust) gesprochen.

Der Verlauf ist, bezogen auf die Anfälle, meist sehr gut mit einem spontanen Aufhören bis zum 15. oder 16. Lebensjahr. Bei vielen Kindern kommt es in den ersten Monaten zu zusätzlichen Verhaltensstörungen, die sich jedoch meistens bessern, wenn sie andere Verständigungsmittel erwerben und einsetzen. Etwa zwei Drittel der Kinder behalten eine mehr oder weniger schwere Sprachstörung, und nur etwa ein Drittel wird vollständig gesund.

49. Was sind gutartige okzipitale Epilepsien des Kindesalters?

Diese auch als Epilepsien mit okzipitalen Paroxysmen bezeichneten gutartigen (benignen) Epilepsien im Kindesalter haben ihren Namen von den typischen EEG-Veränderungen über dem Hinterkopf mit Spikes (Spitzen) oder Spike-Waves (Spitze-Wellen), die nach Augenöffnen verschwinden. Der Beginn dieser Epilepsieformen liegt zwischen dem 2. und 14. Lebensjahr mit zwei Altersgipfeln bei fünf und acht Jahren; eine Geschlechtsbevorzugung besteht nicht.

Da sich im Hinterkopf das Sehzentrum befindet (siehe auch S. 40 f.), bemerken die Kinder bei den Anfällen oft zuerst farbige Punkte, Blitze oder andere Sehstörungen einschließlich Gesichtsfeldausfälle bis hin zur vorübergehenden Erblindung. Dann kann es zu fokalen Anfällen mit Bewusstseinsstörung (siehe S. 62), halbseitigen tonisch-klonischen Anfällen (Hemikonvulsionen oder Halbseitenanfälle; siehe S. 65 ff.) und generalisierten tonisch-klonischen Anfällen kommen (siehe S. 74). Häufig klagen die Kinder nach den Anfällen über Kopfschmerzen, die oft von Übelkeit und Erbrechen begleitet werden. Wie bei allen gutartigen Epilepsien des Kindesalters (siehe auch S. 101) sind sowohl die körperlichen als auch apparativen Untersuchungsbefunde normal.

Nach einem Vorschlag der Internationalen Liga gegen Epilepsie von 2001 werden in Abhängigkeit vom Erkrankungsbeginn zwei Unterformen unterschieden:

1. früh beginnende Variante (= Panayiotopoulos-Variante oder Panayiotopoulos-Syndrom) mit folgenden Kennzeichen:
   - Beginn im Alter zwischen 2 und 8 Jahren (im Mittel: 5 Jahre),
   - häufig (etwa ein Viertel) positive Familienanamnese für epileptische Fieberanfälle (Fieberkrämpfe) oder Epilepsie,
   - fokale Anfälle, bei denen eine Abweichung der geöffnet bleibenden Augen (die von einer Kopfwendung zur gleichen Seite begleitet sein kann) und Erbrechen im Vordergrund stehen,
   - bei einem Drittel minuten- oder stundenlang als Status anhaltend,
   - im Vergleich zur spät beginnenden Variante (siehe unten) nur selten Sehstörungen im Anfall, aber meist (80 bis 90 Prozent) Beeinträchtigung des Bewusstseins,
   - begleitende autonome Störungen (Hautblässe), motorische Unruhe und andere Verhaltensauffälligkeiten möglich, nur selten Kopfschmerzen nach dem Anfall,
   - oft auch Migräne-Kopfschmerzen unabhängig von den Anfällen,
   - meist nächtliche Anfälle (zwei Drittel nur nachts) und meist insgesamt nur wenige Anfälle (zwei bis drei),
   - EEG: bei Augenschluss uni- oder bilaterale hochamplitudige Spike-Wave- oder Sharp-slow-Wave-Aktivität okzipital mit Verschwinden beim Augenöffnen,
   - Bildgebung: normal,
   - Therapie: nicht zwingend erforderlich,
   - Verlauf und Prognose: günstig, meist Remission bis zum 12. Lebensjahr;
2. spät beginnende Variante (= Gastaut-Variante) mit den Kennzeichen:
   - Beginn im Alter zwischen 3 und 16 Jahren (im Mittel: 8 Jahre),
   - häufig (etwa ein Drittel) positive Familienanamnese für epileptische Fieberanfälle oder Epilepsie,
   - Sekunden bis einige Minuten dauernde Anfälle mit Sehstörungen in Form von Blitzen, Farben, daneben auch mit Fehlwahrnehmungen, umschriebenen Gesichtsfeldausfällen (Skotomen) oder einer vorübergehenden Erblindung (Amaurose),
   - unter Umständen Übergang in fokal-adversive Anfälle, hemiklonische Anfälle, fokale Anfälle mit Bewusstseinsstörung oder generalisierte tonisch-klonische Anfälle,
   - bei etwa einem Drittel Übergang der Anfälle in migräneartige Kopfschmerzen,
   - EEG: bei normaler Grundaktivität über dem Hinterkopf Spike-Wave- oder Sharp-slow-Wave-Aktivität mit Verschwinden beim Augenöffnen, im Anfall (iktal) Ausbreitung nach zentral oder temporal möglich,
   - Bildgebung: normal,
   - Therapie: Medikament der ersten Wahl: Sultiam,
   - Verlauf und Prognose: günstig.

Andere Bezeichnungen für diese Epilepsieform lauten: benigne kindliche Epilepsie mit okzipitalen Paroxysmen oder Spike-Waves, benigne okzipitale Epilepsie (BOE) und gutartige kindliche Epilepsie mit okzipitalen Paroxysmen oder Spike-Waves.

50. Was ist eine Rolando-Epilepsie oder gutartige Epilepsie des Kindesalters mit zentro-temporalen Spitzen?

Die Rolando-Epilepsie (manchmal auch als Rolandische Epilepsie bezeichnet) ist eine nur bei Kindern und Jugendlichen vorkommende gutartige idiopathische Epilepsie mit besonders in der Nacht auftretenden fokalen Anfällen. Ihren Namen hat sie von dem beteiligten Hirnabschnitt, der so genannten Rolandoregion (nach dem italienischen Arzt Luigi Rolando, 1773–1831) oder Zentrotemporalregion zwischen Scheitelmitte und Schläfe. In diesem Gebiet der Hirnrinde liegen die Nervenzellverbände, die für Bewegungen und Gefühlswahrnehmungen im Bereich des Gesichts zuständig sind. Die international ebenfalls übliche Bezeichnung als gutartige oder benigne Epilepsie (des Kindesalters) mit zentrotemporalen Spitzen wird nach der englischen Bezeichnung (benign epilepsy of childhood with centrotemporal spikes) mit BECTS abgekürzt.

Eine Rolando-Epilepsie ist mit mindestens 20 betroffenen Kindern und Jugendlichen auf 100 000 Gleichaltrige relativ häufig; nach manchen Angaben betrifft sie sogar eins von 1 000 Kindern. Sie kommt bei Jungen häufiger vor wie bei Mädchen und macht etwa 15 Prozent aller Epilepsien des Kindes- und Jugendalters und sogar 25 Prozent aller zwischen dem 3. und 14. Lebensjahr beginnenden Epilepsien aus. Von den kindlichen Epilepsien mit fokalen Anfällen ist die Rolando-Epilepsie am häufigsten. Sie beginnt meist zwischen dem siebten und neunten Lebensjahr, wobei die ersten Anfälle häufiger durch fieberhafte Infekte ausgelöst werden. Bei fast der Hälfte der Kinder finden sich weitere Anfälle oder Epilepsien in der Familie. Bei etwa einem Drittel der Geschwister ist im EEG über den typischen Stellen die weiter unten beschriebene Aktivität nachweisbar, auch wenn bei ihnen keine Anfälle bekannt sind. Dies spricht für eine eindeutige Rolle von erblichen Faktoren bei der Rolando-Epilepsie, wobei es offenbar verschiedene Möglichkeiten gibt (sowohl eine Form mit Vererbung auf dem Chromosom 15 als auch eine autosomal-rezessive Form mit Vererbung auf dem Chromosom 16; siehe Tab. 41, S. 158)

Typischerweise treten die Anfälle aus dem Schlaf heraus auf. Erstes Anfallszeichen ist oft ein von den Kindern beim Erwachen festgestelltes Kribbeln oder Taubheitsgefühl einer Seite der Zunge, der Lippen, des Zahnfleisches oder der Innenseite einer Wange (= fokaler sensibler Anfall, siehe S. 59). Darauf folgen häufiger leichte Verkrampfungen und meist auch Zuckungen in denselben Regionen einschließlich der Gesichtsmuskulatur einer Seite (= so genannte hemifaziale Kloni oder fokaler klonischer Anfall). Durch Beteiligung der

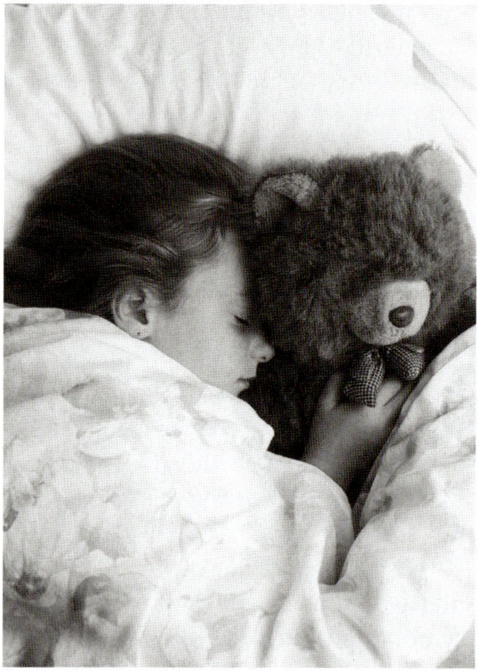

Anfälle bei Kindern treten häufiger im Schlaf auf.

Schluck- und Kaumuskulatur kann es durch Schluckstörungen und vermehrten Speichelfluss (= vegetativer Anfall, siehe S. 60) zu gurgelnden oder grunzenden Lauten oder einem Zähneknirschen kommen. Eine Bewusstseinsstörung wird in der Regel durch eine das übrige Anfallsgeschehen meist überdauernde Sprechstörung nur vorgetäuscht. Besonders jüngere Kinder zeigen oftmals eine weitere Anfallsausbreitung mit Muskelzuckungen eines Armes, selten auch einer ganzen Körperseite (= Halbseitenanfälle) oder sogar sekundär generalisierten tonisch-klonischen Anfällen (siehe S. 65).

Bei drei Viertel aller Kinder treten die Anfälle unabhängig von der Tageszeit nur im Schlaf auf, bei etwa 15 Prozent sowohl im Schlaf- als auch im Wachzustand und bei den restlichen 10 Prozent nur im Wachzustand. Bei der Verteilung während des Schlafes besteht eine deutliche Bevorzugung der frühen Morgenstunden vor dem Aufwachen sowie des leichten Schlafes nach dem Einschlafen. Die Dauer der fokalen Anfälle liegt zwischen wenigen Sekunden und höchstens wenigen Minuten, wobei nächtliche Anfälle stärker und länger dauern als tagsüber auftretende. Bei einer Ausbreitung können sie ausnahmsweise auch länger als zehn Minuten dauern und von einer Lähmung beteiligter Körperabschnitte oder Sprachstörungen gefolgt werden. Tagsüber kommt es praktisch nie zu generalisierten tonisch-klonischen Anfällen, sondern zu einseitigen und das Gesicht bevorzugenden tonischen (siehe S. 71), klonischen (= siehe S. 74) oder tonisch-klonischen Anfällen (siehe S. 65), besonders bei Übermüdung. Zusätzlich zu den fokalen Anfällen ohne Bewusstseinsstörung werden bei einem Teil der Kinder und Jugendlichen auch solche mit Bewusstseinsstörung (siehe S. 62) beobachtet, gelegentlich auch Absencen (siehe S. 68).

Bei vier von fünf betroffenen Kindern kommt es nur in größeren Abständen von mehreren Wochen bis Monaten und nur sehr selten mehrmals hintereinander zu Anfällen. Etwa jedes fünfte Kind hat aber häufige Anfälle, manchmal auch mehrfach innerhalb von 24 Stunden. Auch dann gibt es aber fast immer lange anfallsfreie Zeiten. Die überwiegend seltenen und meist relativ milde verlaufenden Anfälle sind auch die Erklärung dafür, dass diese Epilepsieform häufig nicht oder erst mit Verzögerung erkannt wird. Oft ist dies dann der Fall, wenn die Kinder zum Beispiel einmal zufällig (wie im Urlaub) bei den Eltern schlafen und diese durch ein lautes Gurgeln oder »Grunzen« der Kinder wach werden. Müdigkeit und Schlaf wirken anfallsfördernd.

Die klassische Anfallsbeschreibung von Eltern besteht darin, dass ihre Kinder nachts zu ihnen kommen, zwar wach erscheinen, aber nicht sprechen können und auf ihren Mund zeigen, der nach einer Seite verzogen ist und aus dem Speichel läuft. Gelegentlich können auch Muskelzuckungen beobachtet werden. Erst nach dem Anfall können die Kinder berichten, dass sie mit einem tauben oder auch elektrisierenden Gefühl im Mundbereich wach geworden sind. Bei seltenen, ungewöhnlichen oder atypischen Anfallsformen klagen manche Kinder zu Beginn über Bauchschmerzen, Sehstörungen einschließlich Blindheit und Blitzlichter sowie Schwindel. Auch eine Kombination mit Absencen (siehe S. 68), myoklonischen Anfällen (siehe S. 70) oder Sturzanfällen (siehe S. 75) ist möglich, und in Einzelfällen wurde ein Status von Rolando-Anfällen beschrieben.

Die Rolando-Epilepsie ist ein Beispiel für eine herdförmige, auf eine Störung des Gehirns an einer bestimmten Stelle verdächtige fokale Epilepsie, für die sich aber dennoch mit den bislang zur Verfügung stehenden Methoden in der Regel keine ursächliche Störung finden lässt und bei der eine erbliche Beeinflussung anzunehmen ist. Offenbar liegen in einem Teil der Nervenzellen der entsprechenden Kinder und Jugendlichen irgendwelche Veränderungen vor, die in einem bestimmten Altersabschnitt vorübergehend zu einer erhöhten Erregbarkeit und damit zur Möglichkeit von Anfällen führen. Gelegentlich werden allerdings auch typische Verläufe mit einer eindeutig fassbaren Ursache (= symptomatische Rolando-Epilepsie) beobachtet.

Wie bei allen so genannten idiopathischen Epilepsien ohne fassbare Ursache zeigen die Kinder bei der körperlichen oder psychischen Untersuchung keine oder keine wesentlichen Auffälligkeiten. Wahrscheinlich liegt eine autosomal-rezessive Vererbung (siehe S. 156 ff.) unter Beteiligung mehrerer Chromosomen beziehungsweise Gene vor. Etwas überdurchschnittlich häufig hatten die Kinder eine schwierige Geburt, Fieberanfälle oder Kopfverletzungen, und auch die Häufigkeit von Migräne liegt über dem durchschnittlichen Erwartungswert. Auch zufällige Kombinationen mit Leiden wie etwa einer bei der Geburt erworbenen Zerebralparese mit Tetraspastik sind möglich. Neuropsychologische Untersuchungen weisen bei einem Teil der Kinder so genannte Teilleistungsstörungen nach.

Die charakteristischen Veränderungen im EEG bestehen in Herden mit hochgespannter epileptogener Aktivität in Form von Spikes (Spitzen) oder Sharp Waves (scharfen Wellen; siehe S. 232 f.) über dem mittleren Schläfenlappen (ohne dass diese Aktivität im Schläfenlappen entsteht!), der Rolando- beziehungsweise Zentralregion oder auch über dem Hinterkopf, häufig mit Ausbreitung zur Gegenseite. Meist finden sich hohe Spitzen mit Ausschlägen in zwei Richtungen (= biphasische Spikes), die von langsamen Wellen gefolgt werden. Bemerkenswerterweise kommt es oft zu Seiten- und Ortswechseln sowie starken Intensitätsschwankungen der EEG-Veränderungen. Darüber hinaus kann auch generalisierte Spike-wave-Aktivität auftreten. Es besteht kein Zusammenhang zwischen dem Ausmaß der EEG-Veränderungen und der Häufigkeit und Stärke von Anfällen. Außerdem müssen selbst eindrucksvolle EEG-Veränderungen nicht von erkennbaren Anfällen begleitet werden, was sich unter anderem bei Ableitungen von beschwerdefreien Geschwistern zeigt (auch bei 1 bis 4 Prozent von gesunden Kindern ohne erkrankte Geschwister werden entsprechende Veränderungen gefunden). Die

Tab. 29: Übersicht zur Rolando-Epilepsie

Merkmal	Beschreibung
Häufigkeit	häufigste Epilepsie mit fokalen Anfällen des Kindesalters, 15 Prozent aller Epilepsien des Kindes- und Schulalters
Beginn	2 bis 13 Jahre (Gipfel: 7 bis 9 Jahre)
Ursache	idiopathisch (wahrscheinlich autosomal-rezessiv), aber auch erworbene Faktoren); bei etwa einem Drittel weitere Epilepsien in der Familie
Geschlecht	bei Jungen häufiger als bei Mädchen (1,5 : 1)
Anfälle	fokal-sensibel und -motorisch; meist wird eine sensible Aura (einseitige Kribbelparästhesien im Gesichts- bzw. Mundbereich) von ebenfalls einseitigen klonischen oder tonischen Anfällen gefolgt (die Zunge, Lippen, Kinn, Mundhöhle, Speiseröhre und gelegentlich den Arm betreffen); diese Anfälle treten aus dem Schlaf heraus oder beim Aufwachen auf; bei Erwachen meist erhaltenes Bewusstsein, bei Anfällen im Schlaf häufig Ausweitung in einen generalisierten tonisch-klonischen oder einen (Grand-Mal-) Anfall
Befunde	normale körperliche Untersuchungsbefunde und Entwicklung; neuropsychologisch haben allerdings viele Kinder Auffälligkeiten
EEG	zwischen den Anfällen ein- oder beidseitige Spitzen mit Betonung in der Scheitel- und Schläfenregion (zentrotemporale Spikes) bei normaler Hintergrundaktivität; bei Anfällen je nach Art herdförmige oder allgemeine Veränderungen
Bildgebung	unauffällig
Behandlung	bei wenigen Anfällen keine (!), sonst Sultiam, Valproat/Valproinsäure oder Benzodiazepine (Clobazam), evtl. auch Gabapentin; Carbamazepin kann zumindest das EEG verschlechtern, Phenobarbital und Primidon auch die Anfälle
Verlauf	bezüglich der Anfälle üblicherweise hervorragend mit spontanem Aufhören bis zur Pubertät (spätestens bis zum 18. Lebensjahr)

EEG-Veränderungen nehmen bei Schläfrigkeit und mit zunehmender Schlaftiefe zu. Weil sie sich bei etwa jedem dritten Kind nur im Schlaf beobachten lassen, ist im Zweifelsfall die Ableitung eines Schlaf-EEGs sinnvoll.

Die Diagnose einer Rolando-Epilepsie gründet sich in erster Linie auf die oben genannten klinischen Merkmale (siehe auch Tab. 29). Wenn die Kinder den fokalen Anfall verschlafen oder nicht berichten, werden oft nur generalisierte tonisch-klonische (Grand-Mal-)Anfälle bemerkt und eine nächtliche Grand-Mal-Epilepsie vermutet. Eine andere Verwechslungsmöglichkeit besteht gegenüber fokal-motorischen Anfällen ohne Bewusstseinsstörung. Fachleute äußern häufig aufgrund des EEG-Befundes einen entsprechenden Verdacht, der sich dann wegen der nächtlichen Häufung der Anfälle besonders durch ein Schlaf-EEG erhärten lässt. Weitergehende Untersuchungen wie eine Magnetresonanz- oder Computertomographie (siehe S. 237 und 240) zeigen stets Normalbefunde.

Es gibt im Kindesalter einige ähnliche Epilepsieformen mit teilweise fließendem Übergang wie das so genannte Pseudo-Lennox-Syndrom oder das so genannte CSWS-Syndrom (siehe S. 114).

Bei bis zu jedem fünften Kind oder Jugendlichen kommt es nur zu einem einzelnen Anfall (dann sollte man nicht von einer Rolando-Epilepsie, sondern allenfalls von einem Rolando-Anfall sprechen), und auch bei den anderen ist der Verlauf meist gutartig. Sofern man sich zu einer medikamentösen Behandlung entschließt, ist Sultiam (Ospolot) offenbar besonders gut wirksam. Wie bereits erwähnt, ist die Prognose sehr günstig; die Anfälle hören bei fast allen Kindern spätestens während der Pubertät beziehungsweise bis zum 15. Lebensjahr auf. Die EEG-Veränderungen verlieren sich ebenfalls, wenngleich besonders in Schlafableitungen häufiger erst mit einigem Abstand zum letzten Anfall. Auch neuropsychologische Teilleistungsstörungen lassen sich mit zunehmendem Alter der Kinder meist nicht mehr nachweisen.

51. Was ist eine Rasmussen-Enzephalitis?

Als Rasmussen-Enzephalitis wird eine schwere Form einer ursächlich bislang noch nicht völlig geklärten, am ehesten aber ebenfalls entzündlich bedingten kindlichen Enzephalopathie bezeichnet, bei der es zu schwer behandelbaren fokalen Anfällen (oft als so genannte Epilepsia partialis continua oder Kojewnikoff-Epilepsie; siehe S. 80) kommt. Eventuell spielen dabei auch vom Körper selbst gebildete Antikörper gegen den Neurotransmitter Glutamat (siehe S. 46) eine ursächliche Rolle. Oft ist eine neurochirurgische Behandlung bis hin zum weitgehenden Ausschalten der erkrankten Hirnhälfte (Hemisphärektomie; siehe S. 308) erforderlich. Andere Bezeichnungen für dieses Krankheitsbild sind Rasmussen-Enzephalopathie oder Rasmussen-Syndrom; die wichtigsten Merkmale sind in Tab. 30 zusammengestellt.

Tab. 30: Übersicht zur Rasmussen-Enzephalitis

Merkmal	Beschreibung
Häufigkeit	selten, weniger als 1 Prozent aller Epilepsien des Kindesalters
Beginn	Kindheit und Jugend (meist zwischen 14 Monaten und 14 Jahren, i. d. R. vor dem 10. Lebensjahr, Gipfel um das fünfte Lebensjahr)
Ursache	wahrscheinlich entzündlich, möglicherweise immunologisch
Geschlecht	keine Bevorzugung
Anfälle	fokal mit immer kürzer werdenden Abständen bis hin zu einem Status epilepticus fokaler Anfälle ohne Bewusstseinsstörung
Befunde	normale körperliche Untersuchungsbefunde und Entwicklung; neuropsychologisch haben allerdings viele Kinder Auffälligkeiten
EEG	zunehmender Verlust der Grundaktivität mit Auftreten langsamer Wellen, bei Anfällen je nach deren Art fokale oder generalisierte Veränderungen; zwischen den Anfällen ein- oder beidseitige Spitzen mit Betonung in der Scheitel- und Schläfenregion (zentrotemporale Spikes)
Bildgebung	fast immer auffällig
Behandlung	Medikamente selten wirksam; meist ist eine Epilepsiechirurgie mit Entfernen von Teilen der Hirnrinde (kortikale Resektion) oder Abkopplung der erkrankten Großhirnhälfte (funktionelle Hemisphärektomie bzw. Hemisphärotomie) erforderlich
Verlauf	bis zum Auftreten der Anfälle normale Entwicklung, danach ohne Operation zunehmende Hemiparese und meist Abnahme der geistigen Leistungsfähigkeit

52. Was ist eine gutartige fokale Adoleszenten-Epilepsie?

Als gutartige fokale Adoleszenten-Epilepsie wird eine erstmals in den 80er-Jahren von französischen Autoren als »unbekanntes Syndrom gutartiger fokaler epileptischer Anfälle bei Teenagern« beschriebene Epilepsieform bezeichnet. Bei den meisten Jugendlichen kommt es nur zu einigen wenigen Anfällen innerhalb von ein bis zwei Tagen, manchmal tritt sogar nur ein einzelner Anfall auf. Man sollte eigentlich besser von gutartigen fokalen epileptischen Anfällen in der Adoleszenz und nicht von einem Epilepsiesyndrom sprechen, weil keine rezidivierenden Anfälle auftreten. Überwiegend treten fokale Anfälle ohne Bewusstseinsstörung mit motorischen oder sensiblen Störungen (siehe S. 58 f.) auf; daneben kann es auch zu Sehstörungen oder Schwindel kommen. Schließlich sind auch Übergänge in fokale Anfälle mit

Bewusstseinsstörung und sekundär generalisierte tonisch-klonische (Grand-Mal-) Anfälle möglich. Bei einigen Betroffenen haben auch noch andere Familienmitglieder eine Epilepsie.

Die wesentlichen Merkmale dieses auch als benigne fokale Epilepsie in der Jugend bezeichneten Syndroms bestehen in:

- Häufigkeit: bis zu ein Viertel der fokalen Anfälle mit Beginn in der Adoleszenz,
- Beginn: zwischen dem 10. und 20. Lebensjahr (Gipfel: 13./14. Lebensjahr),
- Geschlechtsbevorzugung: Jungen bevorzugt betroffen (mehr als 70 Prozent),
- Ursache: idiopathisch, jedoch nur bei etwa drei Prozent positive Familienanamnese,
- Anfälle: fokal ohne und mit Bewusstseinsstörung, häufig (etwa 50 Prozent) sekundäre Generalisierung, meist (etwa 80 Prozent) nur ein einziger Anfall, ansonsten Cluster von zwei bis fünf Anfällen innerhalb von maximal 36 (bis 48) Stunden,
- ansonsten keine neurologischen oder neuropsychologischen Ausfälle,
- EEG: zwischen den Anfällen (interiktal) immer normal, nach Anfällen (postiktal) allgemeine Verlangsamung oder auch Herd möglich,
- Bildgebung: normal,
- Therapie und Verlauf: in der Regel im weiteren Verlauf keine Anfallsrezidive, weshalb von der Gabe von Antiepileptika abgeraten wird,
- Besonderheiten: Diagnose zuverlässig nur rückblickend möglich, Abgrenzung gegenüber spät auftretender Rolando-Epilepsie schwierig.

53. Was ist eine kindliche Absencenepilepsie?

Absencenepilepsien sind Epilepsien, bei denen als Anfallsform Absencen (kurze Anfälle mit fehlender Ansprechbarkeit und Erinnerung, aber ohne »Krampfen«; siehe auch S. 68) im Vordergrund stehen. Dabei werden im Wesentlichen zwei Hauptformen unterschieden, nämlich die kindliche Absencenepilepsie (KAE) oder Absencenepilepsie des Kindesalters und die juvenile Absencenepilepsie (JAE) oder Absencenepilepsie bei Jugendlichen (siehe nächster Abschnitt).

Die kindliche Absencenepilepsie beginnt meist im Grundschulalter, weshalb auch von einer Absencenepilepsie des Schulalters gesprochen wird (bei einem früheren Beginn gegebenenfalls von einer Absencenepilepsie des Vorschulalters). Zwischen dem fünften und zehnten Lebensjahr treten täglich zahlreiche Absencen auf, vorwiegend in den Morgenstunden und bei Müdigkeit. Wegen der oft zu beobachtenden Anfallshäufung wird in der medizinischen Fachsprache auch von einer Pyknolepsie (pyknos = griechisch: dicht) gesprochen. Während oder nach der Pubertät können die Kinder zusätzlich generalisierte tonisch-klonische (Grand-Mal-)Anfälle entwickeln, meist bevorzugt in den frühen Morgenstunden (= Aufwach-Grand-Mal); die Absencen können verschwinden oder als einzige Anfallsform fortbestehen. Mädchen sind etwa doppelt so häufig betroffen wie Jungen (siehe auch Tab. 31).

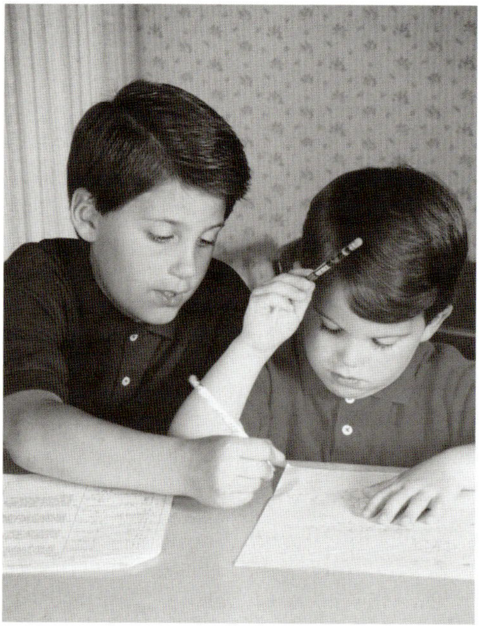

Die kindliche Absencenepilepsie beginnt meist im Grundschulalter.

Die kindliche Absencenepilepsie ist mit einem Anteil von etwa zehn Prozent an allen Epilepsieformen häufig. Die betroffenen Kinder sind abgesehen von den Anfällen meist völlig unauffällig, sowohl beim körperlichen Untersuchungsbefund als auch bei der geistigen Entwicklung und Leistungsfähigkeit. Ursächlich geht man in erster Linie von einer erblichen Komponente aus, weil sich in den Familien oft weitere Epilepsien finden. Unter anderem scheinen die Chromosomen 5 und 8 beteiligt zu sein. So entwickeln bis zu zehn Prozent der Geschwister von Betroffenen und bei einer Epilepsie der Mutter sogar etwa 20 Prozent ebenfalls Anfälle. Meist handelt es sich dabei ebenfalls um idiopathische generalisierte Epilepsien, allerdings hat nur etwa jeder Vierte davon ebenfalls Absencen. In jeder dritten bis vierten Familie gibt es zumindest einen weiteren Angehörigen mit einer Epilepsie, was aber umgekehrt auch bedeutet, dass bei zwei Drittel bis drei Viertel der Betroffenen keine weiteren Epilepsien in der Familie bekannt sind.

Gerade zu Beginn werden die Absencen von Angehörigen, Kindergärtnerinnen oder Lehrern häufig als Unaufmerksamkeit oder Verträumtheit fehlgedeutet. Andere abzugrenzende Anfallsformen sind fokale Anfälle mit Bewusstseinsstörung und Ausgang vom Stirnhirn (Frontallappen, siehe S. 143). Bei frühem Erkrankungsbeginn muss an ein Lennox-Gastaut-Syndrom (siehe S. 111) oder an eine Epilepsie mit myoklonisch-astatischen Anfällen (siehe S. 129) gedacht werden, bei Beginn im Schulalter an eine juvenile Absencenepilepsie (siehe unten). Zusätzlich werden noch die selteneren Formen der frühkindlichen Absencenepilepsie und der myoklonischen Absencenepilepsie abgegrenzt.

Im EEG findet sich bei kindlichen Absencenepilepsien ein sehr regelmäßiges Muster mit in jeder Sekunde jeweils dreimal hintereinander auftretenden Spitzen (englisch = spikes) und langsamen Wellen (englisch = waves), weshalb auch von einem Spike-Wave- (abgekürzt SW-) Muster oder Spike-Wave-Komplexen gesprochen wird (siehe Abb. 27, S. 232). Die Spike-Wave-Muster haben die höchsten Ausschläge über der Stirn- und Scheitelregion, und ihre Dauer entspricht derjenigen der Absencen. Zwischen den Absencen ist das EEG in den meisten Fällen unauffällig; gelegentlich kommen besonders über den hinteren Hirnabschnitten 3-mal pro Sekunde auftretende langsame Wellen oder kurze Serien von Spike-Wave-Komplexen vor. Durch Hyperventilation (vertieftes Atmen; siehe auch S. 90) können bei den meisten Kindern Spike-Wave-Komplexe und oft auch Absencen provoziert werden. Etwa 20 Prozent der Kinder zeigen auch eine so genannte Fotosensibilität (siehe S. 233) mit Hervorrufen der genannten Veränderungen durch Blitzreize. Weitere Untersuchungen sind nur ausnahmsweise nötig. Eine so genannte bildgebende Diagnostik mit Magnetresonanz- oder Computertomographie (MRT oder CT; siehe S. 237 bzw. 240) ist in der Regel nicht erforderlich.

Der Behandlungsverlauf von kindlichen Absencenepilepsien ist insgesamt sehr günstig. Nach einer ausreichend langen Anfallsfreiheit können die Medikamente wieder langsam abgebaut werden (siehe auch S. 322). Früher rieten manche Ärzte erst nach dreijähriger Anfallsfreiheit oder wegen des Risikos zusätzlicher Grand-Mal-Anfälle sogar erst nach dem 14. Lebensjahr dazu, heute gibt es aber eine Tendenz, durchaus auch schon nach weniger als einem Jahr Anfallsfreiheit die Medikamente wieder abzusetzen. Nur etwa 30 Prozent der Kinder haben auch als Erwachsene eine Epilepsie. Hinweise für einen günstigen weiteren Verlauf sind:

- normale körperliche und geistige Entwicklung,
- Erkrankungsbeginn zwischen dem fünften und achten Lebensjahr,

Tab. 31: Übersicht zur kindlichen Absencenepilepsie (Pyknolepsie)

Merkmal	Beschreibung
Häufigkeit	etwa 8 bis 10 Prozent aller Epilepsien
Beginn	2. bis 12. Lebensjahr (Gipfel: 6. bis 7. Lebensjahr)
Ursache	idiopathisch (erblich)
Geschlecht	Mädchen doppelt so häufig betroffen wie Jungen
Anfälle	blande oder komplexe Absencen mit serienförmiger (pyknoleptischer) Häufung bis zu 200-mal am Tag, auslösbar durch Hyperventilation
Befunde	meist keine Auffälligkeiten bei der körperlichen Untersuchung sowie normale körperliche und geistige Entwicklung
EEG	zwischen den Anfällen meist normal, im Anfall 2,5- bis 4-mal pro Sekunde auftretende Spike-Wave-Aktivität
Bildgebung	keine Auffälligkeiten
Behandlung	Ethosuximid, Valproat/Valproinsäure, Lamotrigin
Verlauf	bei 75 Prozent in Bezug auf die Absencen ausgesprochen günstig mit Aufhören; bei etwa 40 Prozent treten allerdings später – in der Pubertät und Jugend – generalisierte tonisch-klonische Anfälle auf

- lediglich Auftreten von Absencen ohne Myoklonien, Automatismen, generalisierten tonisch-klonischen Anfällen,
- kein Auftreten von Absencenstatus,
- keine weiteren Epilepsien in der Familie,
- im EEG bei normaler Hintergrundaktivität regelmäßige und seitengleiche dreimal pro Sekunde auftretende Spike-Wave-Aktivität.

54. Was ist eine juvenile Absencenepilepsie?

Eine juvenile Absencenepilepsie (juvenil = jugendlich, in der Jugend auftretend; kurz JAE) oder Absencenepilepsie bei Jugendlichen beginnt jenseits des 10. Lebensjahres und zeigt einen Altersgipfel um das 15. Lebensjahr. Sie macht etwa zehn Prozent der idiopathischen generalisierten Epilepsien aus, ursächlich werden wie bei der kindlichen Absencenepilepsie ebenfalls in erster Linie genetische Faktoren angenommen. Im Vergleich zur kindlichen Absencenepilepsie ist die Häufigkeit von Absencen sehr viel niedriger, dafür sind diese aber bei drei von vier Jugendlichen mit meist morgendlichen Grand-Mal-Anfällen (siehe S. 138) vergesellschaftet, und eine juvenile Absencenepilepsie kann sogar mit Grand-Mal-Anfällen beginnen. Wenn es gleichzeitig auch zu myoklonischen Anfällen (siehe S. 70) kommt, handelt es sich um eine juvenile myoklonische Epilepsie (siehe S. 128). Im Unterschied zur kindlichen Absencenepilepsie sind Mädchen nicht häufiger betroffen als Jungen (siehe auch Tab. 32).

Bei den Anfällen der juvenilen Absencenepilepsie handelt es sich wie bei der kindlichen Absencenepilepsie um typische Absencen, die im Vergleich zu denjenigen bei der kindlichen Form allerdings meist kürzer sind und auch ohne völligen Bewusstseinsverlust einhergehen können. Die Anfallsverteilung ist nicht pyknoleptisch (mit mehr oder weniger dauernd relativ häufigen Anfällen) wie bei der kindlichen Absencenepilepsie, sondern die insgesamt ohnehin selteneren Anfälle treten entweder mit zeitweisen Häufungen (»zyklisch«) oder nur gelegentlich (»sporadisch«) auf. Selten kommt es zu einem Absencenstatus.

Begleitende primär generalisierte tonisch-klonische Anfälle treten ganz überwiegend als Aufwach-Grand-Mal-Anfälle auf (etwa 75 Prozent; siehe auch S. 138), daneben kommen aber auch Schlaf-Grand-Mal-Anfälle (etwa 15 Prozent) oder Grand-Mal-Anfälle ohne tageszeitliche Bindung (etwa 10 Prozent) vor. Zusätzlich vorkommende myoklonische Anfälle zeigen meist die Merkmale wie bei einer juvenilen myoklonischen Epilepsie (siehe S. 128), zu der ohnehin eine enge Beziehung besteht. Bei etwa fünf Prozent der nahen Verwandten finden sich weitere Epilepsien.

Die körperliche und geistige Entwicklung der betroffenen Kinder und Jugendlichen ist unauffällig. Im EEG finden sich bei einer zumeist unauffälligen Grundaktivität sowohl zwischen als auch während den Anfällen so genannte bilateral-synchrone

Tab. 32: Übersicht zur juvenilen Absencenepilepsie

Merkmal	Beschreibung
Häufigkeit	etwa 10 Prozent aller idiopathischen generalisierten Epilepsien
Beginn	Pubertät (Gipfel zwischen dem 10. und 14. Lebensjahr)
Ursache	idiopathisch (erblich)
Geschlecht	Mädchen und Jungen gleich häufig betroffen
Anfälle	blande oder komplexe Absencen mit zeitweiser (zyklischer) Häufung oder nur gelegentlichem Auftreten
Befunde	meist keine Auffälligkeiten bei der körperlichen Untersuchung sowie normale körperliche und geistige Entwicklung
EEG	zwischen den Anfällen meist normal, im Anfall meist etwas rascher als 3-mal pro Sekunde auftretende Spike-Wave-Aktivität oder Polyspike-Waves
Bildgebung	keine Auffälligkeiten
Behandlung	Valproat/Valproinsäure, Lamotrigin
Verlauf	in den meisten Fällen gut behandelbar

(über beiden Hirnhälften gleichzeitig auftretende), frontal betonte Spike-Wave-Komplexe. Deren Häufigkeit ist im Gegensatz zum EEG bei der kindlichen Absencenepilepsie meist schneller als dreimal pro Sekunde. In manchen Fällen lassen sich vor den langsamen Wellen auch mehrere Spikes oder Spitzenentladungen nachweisen (= Polyspike-Wave-Komplexe; siehe Abb. 27, S. 232). Eine Provokation der Spike-Wave-Entladung im EEG ist durch Hyperventilation oder Schlafentzug möglich; eine Fotosensibilität ist im Vergleich zur kindlichen Absencenepilepsie seltener.

In Bezug auf die Behandelbarkeit und Anfallsfreiheit ist der weitere Verlauf der juvenilen Absencenepilepsie in der Regel sehr gut. Etwa 85 Prozent der Betroffenen werden anfallsfrei. Allerdings muss auch nach zweijähriger Anfallsfreiheit nach einem Absetzen der Medikamente bei etwa jedem Zweiten später mit einem Wiederauftreten der Anfälle gerechnet werden. Hinweise für einen ungünstigen weiteren Verlauf sind:

- Erkrankungsbeginn vor dem 11. Lebensjahr,
- Weiterbestehen der Absencen nach dem 25. Lebensjahr,
- pyknoleptisches Auftreten,
- Absencen mit klonischen Begleitmerkmalen,
- häufige generalisierte tonisch-klonische Anfälle,
- Grand-Mal-Anfälle im Schlaf oder ohne tageszeitliche Bindung,
- Absencenstatus oder Grand-Mal-Status (siehe S. 82),

- Auffälligkeiten bei der körperlichen oder psychischen Entwicklung,
- Verlangsamung der Grundaktivität im EEG,
- Spike-Wave-Komplexe im EEG zwischen den Anfällen,
- länger als fünf Sekunden dauernde Spike-Wave-Serien,
- asymmetrisch (seitenungleich) ausgeprägte Spike-Waves.

55. Was ist eine frühkindliche myoklonische (epileptische) Enzephalopathie mit Burst-Suppression im EEG (Ohtahara-Syndrom)?

Diese seltene Enzephalopathie (Hirnschädigung) mit symptomatischer oder wahrscheinlich symptomatischer (kryptogener) Epilepsie beginnt bei Neugeborenen mit unregelmäßig verteilten, »herumirrenden« (erratischen) Myoklonien, tonischen, fokalen, Hemi-Grand-Mal- und generalisierten tonisch-klonischen Anfällen. Das EEG zeigt Ausbrüche (so genannte Bursts) von Spikes (Spitzen) sowie Sharp-Waves (scharfen Wellen) und Slow-Waves (langsamen Wellen) im Wechsel mit Strecken kaum erkennbarer Aktivität. Ursächlich sind zahlreiche Erkrankungen möglich, etwa jedes zweite der meist schwer behinderten Kinder stirbt im ersten Lebensjahr. Andere Bezeichnungen für dieses Syndrom lauten: frühkindliche epileptische Enzephalopathie mit Burst-Suppression-EEG oder nach dem japanischen Erstbeschreiber auch Ohtahara-Syndrom.

56. Was ist eine gutartige frühkindliche myoklonische Epilepsie?

Dabei handelt sich um eine seltene Epilepsieform des Säuglingsalters mit myoklonischen Anfällen, bei der ursächlich wegen meist weiterer Epilepsien in der Familie in erster Linie von einer Vererbung ausgegangen wird.

Die Anfälle treten zwischen dem vierten Lebensmonat und dritten Lebensjahr auf und bestehen in generalisierten Myoklonien, die in ihrer Stärke stark schwanken und zu jeder Tageszeit auftreten können. Jungen sind doppelt so häufig betroffen wie Mädchen. Die betroffenen Kinder sind körperlich und geistig ansonsten unauffällig, und nur selten kommt es zu einer leichten Entwicklungsverzögerung.

Das EEG ist zwischen den Anfällen unauffällig, im Anfall finden sich in jeder Sekunde jeweils dreimal hintereinander auftretende Spike-Waves (Spitze-Wellen) oder Polyspike-Waves (Mehrfachspitze-Wellen). Weitergehende Untersuchungen sind in der Regel nicht erforderlich, und im weiteren Verlauf kommt es unter medikamentöser Behandlung meist zu einer vollständigen Anfallskontrolle mit normaler geistiger und körperlicher Entwicklung. Ein späteres Hinzutreten generalisierter tonisch-klonischer Anfälle kommt allerdings gelegentlich vor.

57. Was ist eine schwere frühkindliche myoklonische Epilepsie (Dravet-Syndrom)?

Diese seltene Epilepsieform tritt bei etwa einem von 40 000 Kindern auf, macht nur etwa drei Prozent aller Epilepsiesyndrome des ersten Lebensjahres, aber bis zu 30 Prozent aller myoklonischen Epilepsien des Säuglingsalters aus (manchmal wird auch von einer schweren myoklonischen Epilepsie des Säuglingsalters gesprochen). Nach der französischen Erstbeschreiberin wird diese Epilepsie auch als Dravet-Syndrom bezeichnet.

Die schwere frühkindliche myoklonische Epilepsie beginnt nach einer zunächst unauffälligen Entwicklung der Säuglinge meist zwischen dem dritten und achten Monat mit komplizierten Fieberanfällen (siehe S. 180) oder meist zunächst einseitigen und sekundär generalisierten tonisch-klonischen Anfällen (siehe S. 65) ohne auslösendes Fieber. Im Alter zwischen ein und vier Jahren treten zusätzliche myoklonische Anfälle auf, weiterhin kommt es oft zusätzlich zu fokalen Anfällen mit Bewusstseinsstörung (siehe S. 62), die ebenfalls sekundär generalisieren können. Insgesamt zeigen die Kinder im Verlauf durchschnittlich drei bis vier verschiedene Anfallsformen, die kommen und gehen. Die geistige und körperliche Entwicklung zeigt Auffälligkeiten wie zum Beispiel Sprachentwicklungsstörungen. Das EEG ist zwischen den Anfällen zu Beginn meist unauffällig, bei den myoklonischen Anfällen finden sich generalisierte Spike-Waves, Polyspike-Waves oder multifokale Veränderungen (siehe auch S. 70). Die weitere Entwicklung ist trotz medikamentöser Behandlung in der Regel ungünstig; oft kommt es zu einer so genannten Pharmakoresistenz (siehe S. 301).

58. Was ist eine Epilepsie mit myoklonisch-astatischen Anfällen?

Dieses relativ seltene altersabhängige Epilepsiesyndrom des Kindesalters ist durch myoklonische und astatische beziehungsweise atonische Anfälle (siehe S. 70 und 75) sowie typische EEG-Veränderungen gekennzeichnet. Epilepsien mit myoklonisch-astatischen Anfällen machen nur etwa ein bis zwei Prozent der kindlichen Epilepsien bis zum 9. Lebensjahr aus und beginnen zwischen dem ersten und 6. Lebensjahr, wobei Jungen doppelt so häufig betroffen sind wie Mädchen. Nach dem deutschen Erstbeschreiber wird auch von einem Doose-Syndrom gesprochen.

Die myoklonischen Anfälle der weitgehend normal entwickelten Kinder bestehen in meist seitengleichen Zuckungen im Schulter-Arm-Bereich oder auch nur in Kopfnicken. Bei schweren Anfällen kommt es auch zu Zuckungen im Gesicht um den Mund herum oder der Augenlider, und auch Stürze sind aufgrund der myoklonischen Anfälle möglich. In der Regel sind diese allerdings Folge der atonischen Anfälle mit plötzlich einsetzendem allgemeinen Spannungsverlust der Muskulatur. Bei leichteren Anfallsformen kann es auch hier nur zu einem Kopfnicken oder Einknicken in den Knien kommen, bei schweren Anfällen mit Stürzen kommt es häufig zu Verletzungen. Myoklonisch-astatische Anfälle bestehen aus einer Verbindung beider Anfallsformen mit Muskelzuckungen im Gesicht und an den Armen, nach denen es zu einem Spannungsverlust der Muskeln kommt, was wiederum Stürze verursachen kann. Nach myoklonisch-astatischen Anfällen im Schlaf treten manchmal auch tonische Anfälle (siehe S. 71) auf, was ein Hinweis auf einen wahrscheinlich ungünstigen Verlauf ist. Auch in Serie auftretende Absencen sind möglich und häufig mit Myoklonien im Gesicht und an den Armen vergesellschaftet.

Bei etwa jedem dritten Kind mit einer Epilepsie mit myoklonisch-astatischen Anfällen kommt es zu einem Status epilepticus (siehe S. 79–81), wobei es sich meist um eine Kombination der beschriebenen Anfallsformen handelt und die Dauer bis zu mehreren Tagen betragen kann. Im Status haben die Kinder unregelmäßige Zuckungen im Gesicht oder in den Armen und wirken apathisch (teilnahmslos). Bis zum Erkrankungsbeginn sind die meisten Kinder weitgehend unauffällig, danach sind ungünstige Entwicklungen möglich, und es kann auch zu zunehmenden weiteren Störungen wie Gangunsicherheit oder Problemen beim Sprechen kommen.

Im EEG finden sich zwischen Anfällen langsame Wellen über dem Hinterkopf, im weiteren Verlauf auch eine Verlangsamung der Grundaktivität mit kurzen Gruppen von Spike-Wave-Komplexen. Der Verlauf ist sowohl hinsichtlich der Anfallssymptomatik als auch der weiteren körperlichen und geistigen Entwicklung unterschiedlich. Ungünstige Zeichen sind:

- früher Erkrankungsbeginn,
- häufige generalisierte tonisch-klonische Anfälle (mit und ohne Fieber),
- Petit-Mal-Status bzw. nichtkonvulsiver Status (siehe S. 81),
- Weiterbestehen der EEG-Veränderungen unter der Behandlung,
- nächtliche tonische Anfälle (mit Übergang zum Lennox-Gastaut-Syndrom; siehe S. 111).

59. Was ist das Syndrom der Lidmyoklonien mit Absencen?

Das Syndrom der Lidmyoklonien mit Absencen ist ein in der Kindheit beginnendes seltenes Epilepsiesyndrom mit folgenden Merkmalen:

- in der Regel idiopathisch (aber auch symptomatische Formen möglich),
- Beginn im Alter von zwei bis fünf Jahren,
- rhythmische, 4- bis 6-mal pro Sekunde auftretende Myoklonien bzw. Zuckungen der Augenlider, die meist innerhalb der ersten Sekunde nach dem Beginn epilepsietypischer Aktivität im Elektroenzephalogramm (EEG) auftreten,
- die Lidmyoklonien werden häufiger begleitet von einem Nystagmus bzw. ruckartigen Bewegungen, manchmal auch langsameren Bewegungen der Augen nach oben oder unten und Zuckungen der Augenbrauen, gelegentlich des Kopfes und ausnahmsweise auch der Hände,
- selten kann die Symptomatik auch mehr tonisch als klonisch sein,
- den Lidmyoklonien folgen Absencen, die im Vergleich zu denjenigen bei sonstigen Absencenepilepsien kürzer sind (drei bis sechs Sekunden) und die gelegentlich von den Betroffenen selbst hervorgerufen werden,
- die Absencen sind medikamentös meist schwer behandelbar (pharmakoresistent; siehe S. 301) und relativ häufig kommt es im Verlauf zu einem Status epilepticus (siehe S. 79, 81),
- auslösender Reiz: Augenschluss, unabhängig davon, ob willkürlich oder unwillkürlich (bei Kindern auch Selbstinduktion möglich),
- EEG: Polyspike-Waves oder Spike-Wave-Aktivität mit einer Frequenz von drei bis fünf pro Sekunde, vor allem bei oder kurz nach Augenschluss (= »Fixation-off sensitivity«), fast immer Fotosensibilität, wobei die entsprechende Stimulation die Effekte des Augenschließens potenziert,
- Bildgebung: meist normal,
- Therapie und Verlauf: überwiegend therapierefraktär, im Verlauf häufiger nichtkonvulsive (Absencen-)Status und generalisierte tonisch-klonische Anfälle oder auch Status.

Andere Bezeichnungen für dieses Epilepsiesyndrom sind: Jeavons-Syndrom (nach dem englischen Erstbeschreiber) oder lidschlussinduzierte Epilepsie. Gelegentlich fehlen Absencen; dann spricht man von Lidmyoklonien ohne Absencen.

60. Was ist eine Epilepsie mit myoklonischen Absencen?

Diese sehr seltene kindliche Epilepsieform beginnt meist um das siebte Lebensjahr und tritt bevorzugt bei Jungen auf. Die Ursache ist vermutlich erblich (= idiopathisch). Führende Anfallsform sind mehrfach täglich auftretende, bis zu 60 Sekunden dauernde Absencen in Verbindung mit ausgeprägten beidseitigen, teilweise jedoch asymmetrischen rhythmischen klonischen Zuckungen der Muskulatur, vorwiegend im Schulter-Arm- sowie Beinbereich (im Gesicht vorwiegend im Kinn- und Mundbereich sowie i.d.R. ohne Beteiligung der Augenlider), oft in Verbindung mit einer tonischen Komponente, gelegentlich auch mit Automatismen. Bei etwa jedem dritten Kind treten nur myoklonische Absencen auf, bei den anderen auch typische Absencen, selten generalisierte tonisch-klonische Anfälle oder epileptische Sturzanfälle. Bei den Anfällen kommt es zu einer unterschiedlich stark ausgeprägten Bewusstseinsstörung, zusätzlich finden sich autonome Zeichen mit Atemstillstand und – gelegentlich – unwillkürlichem Urinabgang. Im EEG findet sich während der Anfälle wie bei der kindlichen Absencenepilepsie (Pyknolepsie; siehe S. 123) ein Muster mit rhythmischen Spike-Wave-Entladungen mit einer Häufigkeit um dreimal pro Sekunde, zusätzlich aber auch zwischen den Anfällen eine generalisierte Spike-Wave-Aktivität sowie fokale Veränderungen. Bei den Myoklonien ist das Bewusstsein der Kinder meist erhalten.

Im Vergleich zur kindlichen Absencenepilepsie ist die Behandlungsprognose schlechter. Bei etwa der Hälfte der Betroffenen hören die myoklonischen Absencen nach durchschnittlich fünf bis sechs Jahren auf. Bei einem größeren Teil der Kinder kommt es zusätzlich auch zu einer geistigen Behinderung oder zur Umwandlung in ein anderes Epilepsiesyndrom wie etwa ein Lennox-Gastaut-Syndrom (siehe S. 111). Nach dem italienischen Erstbeschreiber wird auch von einem Tassinari-Syndrom gesprochen.

61. Was ist eine juvenile myoklonische Epilepsie (Janz-Syndrom)?

Juvenil bedeutet jugendlich und myoklonisch mit Muskelzuckungen einhergehend. Die juvenile myoklonische Epilepsie (JME) kommt familiär gehäuft bei Jugendlichen und jüngeren Erwachsenen vor. Die myoklonischen Anfälle (siehe S. 70) treten bevorzugt nach dem Wachwerden in der Armstrecker- und Schultermuskulatur auf. Sonstige Auffälligkeiten fehlen, und fast immer lässt sich durch eine medikamentöse Behandlung Anfallsfreiheit erreichen. Wegen der stoßartigen Bewegungen wurde von dem deutschen Epileptologen Dieter Janz, der diese Epilepsieform in den 50er-Jahren erstmals genauer beschrieben hat, unter Bezugnahme auf die französische Erstbeschreibung auch von Impulsiv-Petit-Mal-Anfällen (französisch: secousses, impulsions = »Stöße«; Petit mal = kleine Anfälle, siehe auch S. 68) gesprochen, zu seinen Ehren besonders im deutschsprachigen Raum häufiger auch vom Janz-Syndrom.

Juvenile myoklonische Epilepsien machen bis zu zehn Prozent aller Epilepsien aus und sind im Altersbereich von 15 bis 20 Jahren sogar die häufigste Epilepsieform überhaupt. Der Anteil an den idiopathischen generalisierten Epilepsien beträgt bis zu 25 Prozent mit einem Anteil von etwa fünf Prozent der ambulanten und stationären Patienten großer Epilepsiezentren. Dennoch werden juvenile myoklonische Epilepsien wegen ihrer vergleichsweise harmlosen Ausprägung aber oft lange Zeit nicht erkannt. Sie kommen bei Jugendlichen und jüngeren Erwachsenen vor; Frauen und Männer sind gleich häufig betroffen (Tab. 33).

Juvenile myoklonische Epilepsien beginnen zwischen dem 8. und 26. Lebensjahr, 80 Prozent davon zwischen dem 12. und 18. mit einem Gipfel um das 15. Lebensjahr. Die Myoklonien treten bevorzugt in den ersten ein bis zwei Stunden nach dem Aufwachen beziehungsweise Wachwerden auf, was sowohl frühmorgens als auch tagsüber zum Beispiel nach einem Mittagsschlaf oder bei einem Aufstehen in der Nacht der Fall sein kann. So kommt es zum Beispiel im Bad oder beim Frühstück zu einzelnen oder in Serien auftretenden, blitzartigen und Bruchteile von Sekunden dauernden Zuckungen oder »Stößen« vorwiegend der Armstrecker- und Schultermuskulatur. Gerade in den Händen gehaltene Gegenstände werden oft nicht festgehalten, fallen gelassen oder weggeschleudert. Bei bis zu jedem zweiten Betroffenen können die Myoklonien durch Tätigkeiten wie zum Beispiel Greifen nach Gegenständen oder Klavierspielen ausgelöst werden, was in der Fachsprache als praxisinduzierte Anfälle bezeichnet wird. Wenn ausnahmsweise die Beine betroffen sind, kann es zu einem Einknicken und

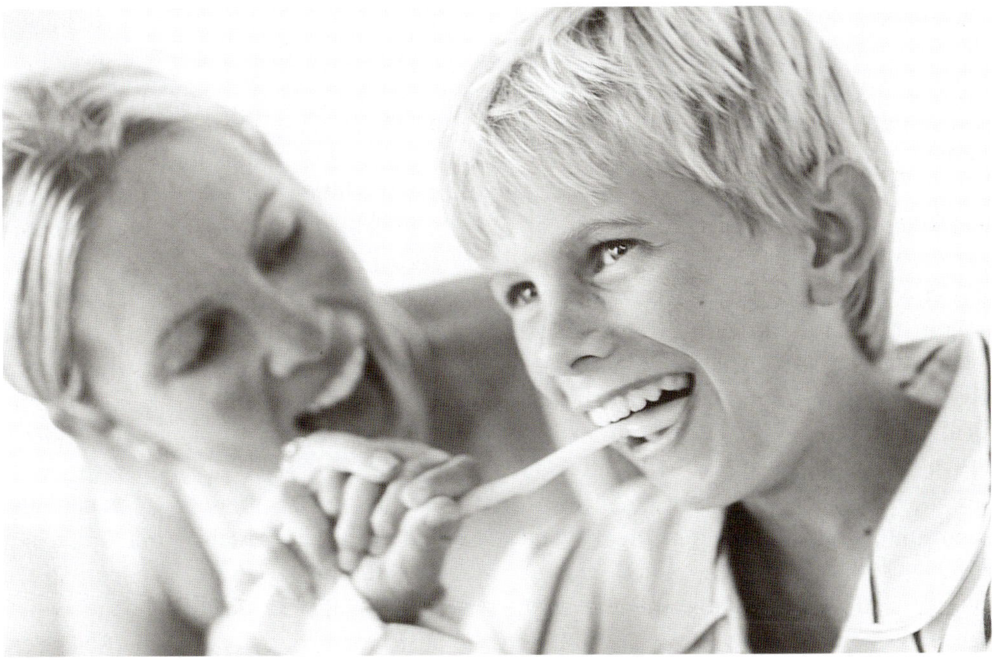

Myoklonien treten vor allem nach dem Aufwachen auf. Durch blitzartige Muskelzuckungen können Gegenstände oft nicht festgehalten werden.

auch Hinstürzen kommen. Die Gesichtsmuskulatur ist besonders in Form von durch Sprechen oder Lesen ausgelösten so genannten perioralen Reflexmyoklonien (siehe S. 148) bei etwa jedem dritten Betroffenen beteiligt. Im Gegensatz zu vielen anderen generalisierten Anfallsformen tritt keine Bewusstseinsstörung auf.

Bei einigen Betroffenen findet sich ein weiterer Häufigkeitsgipfel in den frühen Abendstunden bei Entspannung. Schlafentzug ist ein wesentlicher Provokationsfaktor der Anfälle (siehe auch S. 185). Die Häufigkeit der myoklonischen Zuckungen schwankt von mehrmals täglich bis nur gelegentlich in monatlichen oder größeren Abständen; oft treten mehrere Anfälle kurz hintereinander auf. Im Status myoklonischer Anfälle treten diese als regellose Zuckungen unterschiedlicher Stärke bei erhaltenem Bewusstsein auf, die in einen Status generalisierter tonisch-klonischer Anfälle oder Grand-Mal-Status übergehen können.

Viele Betroffene erleben diese Störungen wie ein plötzliches Erschrecken oder einen elektrischen »Schlag« und vermuten – auch wegen des bevorzugten Auftretens nach Schlafentzug – ursächlich Stress oder Übermüdung. Sie nehmen sie lange Zeit nicht ernst und denken bei ihrem alleinigen Auftreten zunächst überhaupt nicht an die Möglichkeit epileptischer Anfälle. Ihre Eltern unterstellen ihnen manchmal albernes Verhalten oder auch Ungezogenheit und oft sind alle Familienmitglieder eher belustigt als beunruhigt. Solange nur Myoklonien auftreten und auch in der Familie keine weiteren Epilepsien bekannt sind, werden die morgendlichen Attacken sowohl von den Betroffenen selbst als auch von ihren Eltern oft als vermeintliche Angewohnheiten, Tics oder unerklärliche eigenartige Störungen abgetan. Erst das Hinzutreten großer, generalisierter tonisch-klonischer (Grand-Mal-)Anfälle führt zum Arztbesuch.

Schon zu Beginn, während oder nach der Pubertät haben etwa 25 Prozent der Jugendlichen zusätzliche, allerdings relativ seltene Absencen. Dabei handelt es sich um typische Absencen (siehe S. 70), die meist nur wenige Sekunden dauern und wie die Myoklonien kurz nach dem Erwachen am häufigsten sind. Bei fast allen Betroffenen (über 90 Prozent) kommt es innerhalb weniger Jahre auch zu generalisierten tonisch-klonischen (Grand-Mal-) Anfällen, denen oft Myoklonien vorausgehen. Die großen Anfälle treten bevorzugt in den frühen Morgenstunden (= Aufwach-Grand-Mal-Anfälle, siehe nächstes Kapitel) auf und haben manchmal in Entspannungssituationen einen zweiten Häufigkeitsgipfel am Spätnachmittag oder Abend (Feierabend-Grand-Mal-Anfälle). Meist kommt es zwar nur zu relativ seltenen Grand-Mal-Anfällen, sie stellen jedoch oft den Grund zum ersten Arztbesuch dar.

Bei einer juvenilen myoklonischen Epilepsie finden sich bei etwa einem Drittel bis zur Hälfte der Betroffenen in der näheren Familie weitere Menschen mit Epilepsie. Eine genetische Beziehung zu anderen Formen primär generalisierter idiopathischer Anfallsformen wie typischen Absencen oder Aufwach-Grand-Mal-Anfällen wird angenommen. Es gibt zwar Hinweise auf ein beteiligtes Gen auf dem Chromosom 6, wahrscheinlich spielen aber mehrere Gene auf verschiedenen Chromosomen (wahrscheinlich auch Chromosom 15) eine Rolle (siehe Tab. 41, S. 158). Möglicherweise handelt es sich um eine autosomal-dominante Erkrankung mit niedriger so genannter Penetranz (Durchsetzungskraft).

Die Jugendlichen und jungen Erwachsenen mit einer juvenilen myoklonischen Epilepsie sind abgesehen von den Anfällen meist unauffällig, sowohl beim körperlichen Untersuchungsbefund als auch bei der geistigen Entwicklung und Leistungsfähigkeit. Allerdings fällt auf, dass viele Betroffene eher etwas nachlässig mit ihrer Erkrankung und damit verbundenen Problemen umgehen, was manche Ärzte dazu veranlasst hat, von »großen Kindern« oder »ewigen Adoleszenten« zu sprechen.

Im EEG findet sich bei der juvenilen myoklonischen Epilepsie meist ein recht typisches Muster mit sowohl während der Myoklonien als auch zwischendurch auftretenden beidseitigen und seitengleich ausgeprägten unregelmäßigen Spikes (Spitzen) und Waves (langsamen Wellen), wobei vor jeder langsamen Welle meist mehrere Spitzen zu beobachten sind. Dies wird in der Fachsprache als irreguläres Polyspike-Wave-(PSW; Vielfachspitzen-Welle-)Muster bezeichnet (Abb. 27, S. 232) und tritt mit einer Häufigkeit zwischen drei- und viermal pro Sekunde auf. Etwa 30 Prozent haben eine so genannte Fotosensibilität mit Hervorrufen der genannten Veränderungen durch Blitzreize. Die beschriebenen EEG-Veränderungen finden sich besonders beim Erwecken aus dem Schlaf (siehe auch Schlaf-EEG, S. 236), in den ersten Stunden nach dem Erwachen und in Ermüdungsphasen vor dem Einschlafen, wie dies auch bei den Anfällen der Fall ist. Auch bei 10 bis 15 Prozent der gesunden Angehörigen von Patienten lassen sich epileptiforme EEG-Veränderungen nachweisen.

Eine so genannte bildgebende Diagnostik mit der Magnetresonanz- oder Computertomographie (MRT oder CT; siehe S. 237 und 240) ist bei einer juvenilen myoklonischen Epilepsie nur dann erforderlich, wenn es trotz sachgemäßer Behandlung nicht zu einer Anfallsfreiheit kommt oder sonstige Besonderheiten bestehen. Bei unkritischer Anwendung besteht die Gefahr, dass unbedeutende Zufallsbefunde als vermeintliche Ursache der Epilepsie angeschuldigt werden.

Der Verlauf ist bei konsequenter Einhaltung der Behandlung und Vermeiden von anfallsauslösenden Einflüssen wie Schlafmangel oder extremen Lichtreizen sehr günstig. Bei etwa 80 bis 90 Prozent ist Anfallsfreiheit zu erreichen. Weiterhin auftretende einzelne Anfälle sind meist auf eine unregelmäßige Medikamenteneinnahme, Schlafmangel oder Alkoholkonsum zurückzuführen. Dieser guten Behandlungsprognose steht eine schlechte Rückfallprognose selbst nach langjähriger Anfallsfreiheit gegenüber (siehe S. 321 ff.). Ein Abbau der medikamentösen Behandlung ist selbst nach fünfjähriger Anfallsfreiheit zumindest im frühen und mittleren Erwachsenenalter meist nicht Erfolg versprechend, sondern führt sehr oft zum Wiederauftreten von Anfällen.

Tab. 33: Übersicht zur juvenilen myoklonischen Epilepsie

Merkmal	Beschreibung
Häufigkeit	etwa 20 bis 25 Prozent aller idiopathischen generalisierten Epilepsien
Beginn	8 bis 26 Jahre, Gipfel um das 15. Lebensjahr
Ursache	idiopathisch (erblich; bei etwa einem Drittel weitere Epilepsien in der Familie)
Geschlecht	Frauen etwas häufiger betroffen (etwa 60 Prozent bzw. 1,4 : 1)
Anfälle	myoklonische Anfälle, die im Gesicht durch Sprechen oder Lesen und an den Armen durch Handlungen ausgelöst werden können; sehr oft (mehr als 80 %) – wenn auch meist in großen Abständen – generalisierte tonisch-klonische (meist Aufwach-Grand-Mal-) Anfälle, häufig (etwa 30 Prozent) auch Absencen
Befunde	meist keine Auffälligkeiten bei der körperlichen Untersuchung sowie normale körperliche und geistige Entwicklung
Bildgebung	unauffällig
EEG	sowohl bei als auch zwischen den Anfällen meist 3- bis 4-mal pro Sekunde auftretende Polyspike-Wave-Aktivität (PSW), häufig Fotosensibilität
Behandlung	Valproat/Valproinsäure, Topiramat, Primidon, Benzodiazepine (wie Clobazam), Levetiracetam (noch nicht zugelassen)
Verlauf	in den meisten Fällen sehr gut behandelbar, aber hohes Rückfallrisiko bei Therapiebeendigung besonders in den ersten Jahrzehnten

62. Was ist eine frühkindliche Epilepsie mit generalisierten tonisch-klonischen Anfällen (frühkindliche Grand-Mal-Epilepsie)?

Als frühkindliche Epilepsie mit generalisierten tonisch-klonischen Anfällen oder frühkindliche Grand-Mal-Epilepsie wird im deutschsprachigen Raum eine meist zwischen dem späten Säuglingsalter und fünften Lebensjahr beginnende Epilepsie bei überwiegend zuvor normal entwickelten Kindern bezeichnet, wobei Jungen etwa doppelt so häufig betroffen sind wie Mädchen. Dieses Epilepsiesyndrom wurde erstmals 1998 von dem deutschen Neuropädiater Hermann Doose genauer beschrieben.

Häufig beginnt diese Epilepsieform mit epileptischen Fieberanfällen bzw. »Fieberkrämpfen« (siehe S. 180), bevor dann im weiteren Verlauf schwere, lang dauernde generalisierte tonisch-klonische (Grand-Mal-) Anfälle (siehe S. 74), atonische Anfälle (siehe S. 75), Status von kleinen generalisierten Anfällen sowie auch seitenwechselnde Hemi-Grand-Mal-Anfälle (siehe S. 78) oder fokale Anfälle ohne Bewusstseinsstörung hinzutreten. Kommt es später auch zu myoklonischen Anfällen (siehe S. 70) oder myoklonisch-astatischen Anfällen (siehe S. 129), kann es zu einem Übergang in eine schwere frühkindliche myoklonische Epilepsie (siehe S. 129) beziehungsweise Epilepsie mit myoklonisch-astatischen Anfällen (siehe S. 129) kommen. Bei älteren Kindern können auch nächtliche tonische Anfälle (siehe S. 71) und fokale Anfälle mit Bewusstseinsstörung (siehe S. 62) hinzukommen.

Das EEG ist ebenso wie die Bildgebung zunächst unauffällig, im Verlauf finden sich verschiedenartige Veränderungen. Der weitere Verlauf ist unterschiedlich und hängt in erster Linie vom Alter zu Beginn und den auftretenden Anfallsformen ab (Tab. 34).

Tab. 34: Übersicht zur frühkindlichen Epilepsie mit generalisierten tonisch-klonischen Anfällen

Merkmal	Beschreibung
Häufigkeit	etwa 1 : 40 000; 2 Prozent aller Epilepsien der ersten 15 Lebensjahre
Beginn	5–15 Monate
Ursache	idiopathisch (erblich)
Geschlecht	Jungen sind häufiger betroffen als Mädchen
Anfälle	generalisierte tonisch-klonische Anfälle und klonische Anfälle mit und ohne Fieber (febrile und afebrile Anfälle), lange Anfallsdauer (über 20 Minuten), wechselnde Seitenbetonung, unabhängig von den sonstigen Anfällen unregelmäßige Myoklonien möglich
Befunde	zunächst keine Auffälligkeiten bei der körperlichen Untersuchung
EEG	zunächst normal (auch im Schlaf), später unregelmäßige Spike-Wave-Aktivität (zunächst im Schlaf), häufiger multifokale Sharp Waves, einseitige Verlangsamung der Grundaktivität möglich; häufiger Fotosensibilität
Bildgebung	unauffällig (zum Ausschluss anderer Formen sollte stets eine Magnetresonanztomographie erfolgen)
Behandlung	Valproat/Valproinsäure, Phenobarbital, Primidon, bei älteren Kindern auch Kaliumbromid; Stellenwert der neuen Antiepileptika noch unklar
Verlauf	bei Beginn im Säuglingsalter eher ungünstig, bei späterem Beginn meist günstig mit rascher Anfallsfreiheit; besonders bei frühem Beginn verzögerte psychomotorische Entwicklung und Verlust bereits erworbener Fähigkeiten mit geistiger Behinderung bzw. Demenz möglich

63. Was ist eine Aufwach-Grand-Mal-Epilepsie?

Eine Aufwach-Grand-Mal-Epilepsie ist eine idiopathische Epilepsie (siehe S. 96) mit generalisierten tonisch-klonischen (Grand-Mal-)Anfällen (siehe S. 65, 74) und zumindest anfänglicher tageszeitlicher Bindung der Anfälle an die ersten ein bis zwei Stunden nach dem Aufwachen. Manchmal findet sich ein zweiter oder auch alleiniger Häufigkeitsgipfel am Spätnachmittag oder in den frühen Abendstunden (»Feierabend-epilepsie«). Wesentlich ist also eine genaue Einordnung der Anfälle in Bezug auf den Schlaf-Wach-Rhythmus. Alle bis zu zwei Stunden nach dem Erwachen auftretenden großen Anfälle zählen zu den Aufwach-Grand-Mal-Anfällen, auch wenn dies mitten in der Nacht nach einem Aufwachen beispielsweise vor einem Gang auf die Toilette der Fall ist. Alle während des Schlafes auftretenden generalisiert tonisch-klonischen Anfälle, auch diejenigen kurz vor dem Erwachen, deuten auf eine Epilepsie mit Schlaf-Grand-Mal-Anfällen hin (siehe nächster Abschnitt).

Die meisten Betroffenen haben nur selten Anfälle – etwa 80 Prozent nur einen pro Jahr –, eine Anfallshäufung mit Serien oder Status ist selten. Ein Teil der Betroffenen hat als Kind oder Jugendlicher schon andere Anfallsformen wie Absencen (siehe S. 68) oder myoklonische Anfälle (siehe S. 70) gehabt. Etwa zehn Prozent der nahen Angehörigen haben ebenfalls eine Epilepsie. Männer sind häufiger betroffen als Frauen, und der Altersgipfel für den Beginn liegt zwischen dem 15. und 17. Lebensjahr, weshalb manchmal auch von einer juvenilen Epilepsie mit generalisierten tonisch-klonischen (Grand-Mal-)Anfällen gesprochen wird. Sehr selten kommt es bei Erwachsenen nach dem 25. Lebensjahr zu einem erstmaligen Auftreten (siehe auch Tab. 35).

Aufwach-Grand-Mal-Epilepsien machen etwa ein Drittel der Epilepsien mit generalisierten tonisch-klonischen Anfällen oder Grand-Mal-Epilepsien und etwa fünf Prozent aller Epilepsiesyndrome aus. Übergänge aus der juvenilen Absencenepilepsie (siehe S. 126) oder myoklonischen Epilepsie (siehe vorangegangener Abschnitt) kommen vor. Die betroffenen Jugendlichen und jungen Erwachsenen zeigen eine normale körperliche und psychische Entwicklung.

Zwischen den Anfällen ist das EEG entweder normal oder zeigt generalisierte, nicht ganz regelmäßige Spike-Wave-(Spitze-Welle-)Komplexe mit einer Häufigkeit zwischen drei- und sechsmal pro Sekunde oder Polyspike-Wave-(Vielfachspitzen-Welle-)Paroxysmen. Die EEG-Veränderungen lassen sich durch Hyperventilation (vertieftes Atmen) provozieren, und bei etwa jedem fünften Betroffenen besteht eine Fotosensibilität (siehe S. 233). Ermüdung, Schlafentzug (siehe S. 185) oder Alkoholkonsum (siehe S. 186) wirken anfallsauslösend.

Die Behandelbarkeit der Aufwach-Grand-Mal-Epilepsien ist gut; ein Großteil der Betroffenen wird bei ausreichendem Meiden provozierender Einflüsse wie Schlaf- und Alkoholentzug anfallsfrei. Im Gegensatz dazu ist das Rückfallrisiko nach Absetzen der Medikamente auch nach langjähriger

Tab. 35: Übersicht zur Aufwach-Grand-Mal-Epilepsie

Merkmal	Beschreibung
Häufigkeit	ein Viertel bis ein Drittel aller Epilepsien mit generalisierten tonisch-klonischen Anfällen, bis zu 5 Prozent aller Epilepsien
Beginn	10 bis 24 Jahre, Häufigkeitsgipfel zwischen dem 15. und 17. Lebensjahr
Ursache	idiopathisch (erblich)
Geschlecht	Männer deutlich häufiger betroffen als Frauen (etwa 2 : 1)
Anfälle	generalisierte tonisch-klonische Anfälle innerhalb der ersten zwei Stunden nach dem Aufwachen (unabhängig von der Tageszeit und/oder am Feierabend), bei etwa einem Drittel Kombination mit myoklonischen Anfällen oder Absencen; Anfallshäufigkeit meist niedrig, Serien oder Status selten
Befunde	meist keine Auffälligkeiten bei der körperlichen Untersuchung sowie normale körperliche und geistige Entwicklung
EEG	generalisierte Spike-Wave-Komplexe bei normaler oder leicht verlangsamter Grundaktivität, häufig (etwa 20 Prozent) Fotosensibilität
Bildgebung	unauffällig
Behandlung	Valproat/Valproinsäure, Lamotrigin, Primidon, (Benzodiazepine)
Verlauf	hinsichtlich der Anfallskontrolle unter Behandlung sehr gut, Rückfallrisiko nach Absetzen der Medikation jedoch hoch

Anfallsfreiheit mit über 80 Prozent sehr hoch. Daher wird meist erst nach mindestens 5-jähriger Anfallsfreiheit und bei einem unauffälligen EEG zu einem Absetzversuch geraten. Im Verlauf kann es auch zu Schlaf-Grand-Mal-Anfällen oder einer Epilepsie ohne tageszeitliche Bindung der Anfälle kommen (siehe die beiden nächsten Abschnitte).

64. Was ist eine Schlaf-Grand-Mal-Epilepsie?

Eine Schlaf-Grand-Mal-Epilepsie ist eine Epilepsie mit generalisierten tonisch-klonischen Anfällen, die vorwiegend oder ausschließlich im Schlaf auftreten, unabhängig davon, ob es sich um Nacht- oder beispielsweise Mittagsschlaf handelt. Schlaf-Grand-Mal-Epilepsien können in jedem Lebensalter auftreten. Meistens sind sie Ausdruck einer herdförmigen Hirnschädigung (= symptomatische Epilepsien, siehe S. 96), wobei ein entsprechender Nachweis aber nur bei etwa jedem dritten Betroffenen gelingt. Erbliche Einflüsse spielen nur eine untergeordnete Rolle.

Schlaf-Grand-Mal-Anfälle treten während des Nacht- oder auch Mittagsschlafes in zwei Häufigkeitsgipfeln auf, innerhalb der ersten Tiefschlafphase und kurz vor dem Erwachen. Auslöser wie zum Beispiel Schlafentzug (siehe S. 185) sind nicht sehr bedeutsam. Die Anfälle treten oft in mehr oder weniger gleichmäßigen Abständen mit Häufungen auf, denen dann längere anfallsfreie Zeiten folgen. Die Grand-Mal-Anfälle werden häufiger durch fokale Anfälle mit Bewusstseinsstörung (siehe S. 62) eingeleitet, seltener auch durch fokale Anfälle ohne Bewusstseinsstörung (siehe S. 58). Diese können allerdings nur dann zuverlässig erfasst werden, wenn der Anfallsbeginn von einem wachen Partner beobachtet wird oder die Betroffenen selbst durch den fokalen Anfall erwachen, bevor es zum Grand-Mal-Anfall kommt. Der weitere Verlauf hängt im Wesentlichen davon ab, ob und gegebenenfalls welche Grunderkrankung als Ursache der Epilepsie vorliegt.

65. Was ist eine Grand-Mal-Epilepsie ohne tageszeitliche Bindung?

Bei einer Grand-Mal-Epilepsie ohne tageszeitliche Bindung treten die generalisierten tonisch-klonischen Anfälle ohne erkennbare Bindung an die Aufwachsituation oder den Schlaf mit einer zufälligen Verteilung über den Tag und die Nacht auf. Grand-Mal-Epilepsien ohne tageszeitliche Bindung werden in Abgrenzung zu Aufwach-Grand-Mal-Epilepsien und Schlaf-Grand-Mal-Epilepsien auch als diffuse Grand-Mal-Epilepsien bezeichnet. Meist handelt es sich um symptomatische oder wahrscheinlich symptomatische (kryptogene) Epilepsien (siehe S. 96) mit sekundär generalisierten Anfällen (siehe S. 65), die in jedem Lebensalter beginnen können. Auch hier findet sich häufig eine Kombination mit fokalen Anfällen ohne und mit Bewusstseinsstörung. Diffuse Grand-Mal-Epilepsien können auch aus einer Aufwach-Grand-Mal-Epilepsie hervorgehen, was in der Regel kein gutes Zeichen für den weiteren Verlauf ist.

66. Was ist eine Temporallappenepilepsie?

Eine Temporallappenepilepsie ist eine vom Temporal- oder Schläfenlappen (siehe S. 37) ausgehende Epilepsie. Fast alle Betroffenen haben fokale Anfälle mit Bewusstseinsstörung (siehe S. 62), weshalb diese früher auch als Temporallappenanfälle bezeichnet wurden. Dies ist aber irreführend, weil fokale Anfälle mit Bewusstseinsstörung auch im Frontallappen, Parietallappen, Okzipitallappen oder in der Inselregion (siehe S. 37) entstehen können. Nur etwa drei Viertel aller fokalen Anfälle mit Bewusstseinsstörung gehen vom Temporallappen aus und sind damit Bestandteil einer Temporallappenepilepsie, während das andere Viertel seinen Ursprung in den anderen

Hirnlappen hat. Außer fokalen Anfällen mit Bewusstseinsstörung kommen bei Temporallappenepilepsien oft auch fokale Anfälle ohne Bewusstseinsstörung (siehe S. 58) und sekundär generalisierte tonisch-klonische Anfälle (siehe S. 65) vor.

Temporallappenepilepsien machen mindestens ein Drittel aller Epilepsien aus und sind bei Erwachsenen die häufigste Form. Überwiegend handelt es sich um symptomatische Epilepsien (siehe S. 96); mögliche Ursachen sind in der Regel gutartige Tumore, Gefäßprozesse wie abgelaufene Schlaganfälle oder Gefäßfehlbildungen, erlittene Schädel-Hirn-Traumen, Gehirnoperationen und Entzündungen des Gehirns. Eine besonders wichtige Rolle spielen auch Gewebeverhärtungen (= Sklerosen) mit oder ohne begleitende Untergänge des Gewebes (= Atrophien) des Hippokampus, was auch als Hippokampussklerose (HS) bezeichnet wird. Zwischen einem und zwei Dritteln der Betroffenen hatten als Kinder meist komplizierte Fieberanfälle (siehe S. 180), ohne dass bislang eindeutig geklärt werden konnte, ob diese Fieberanfälle und die späteren Anfälle im Rahmen einer Temporallappenepilepsie eine gemeinsame Ursache haben oder ob die komplizierten Fieberanfälle eine Schädigung des Gehirns in Gang setzen, die später zur Temporallappenepilepsie führt. Bei etwa der Hälfte der Betroffenen lässt sich mit den bislang zur Verfügung stehenden Untersuchungsverfahren allerdings nach wie vor keine Ursache nachweisen (= wahrscheinlich symptomatische oder kryptogene Epilepsien; siehe S. 96). Es gibt auch seltene Formen von Temporallappenepilepsien mit familiärer Häufung beziehungsweise erblicher Komponente (= idiopathische Epilepsien; siehe S. 96).

Innerhalb des Temporallappens gehen die meisten Anfälle von den so genannten mesio-basalen (innen und unten liegenden) oder mesialen Abschnitten aus, wobei in erster Linie die so genannten Amygdala (Mandelkerne) und der Hippokampus (von der Form einem Seepferdchen gleichender Abschnitt) eine Rolle spielen. Die von den lateralen (äußeren), so genannten neokortikalen Temporallappenabschnitten ausgehenden Anfälle sind im Vergleich zu den von den mesialen Teilen ausgehenden seltener. Die ebenfalls seltene familiäre Form einer Temporallappenepilepsie geht von den außen liegenden Abschnitten aus.

Fokale Anfälle mit Bewusstseinsstörung und Ausgang vom mesialen Temporallappen haben folgende Merkmale (siehe auch Tab. 36):

- die Betroffenen hatten als Kind häufiger Fieberanfälle mit zwischenzeitlicher jahrelanger Anfallsfreiheit,
- die Anfälle beginnen und enden allmählich,
- die Anfallsdauer beträgt meist ein bis zwei Minuten,
- es kommt entweder zu einer sofortigen Beeinträchtigung des Bewusstseins mit fehlender Erinnerung (Amnesie) für den eigentlichen Anfall oder zunächst zu einer Aura (z. B. zu einem als epigastrische Aura bezeichneten, von der Magengegend her aufsteigenden Kribbel- oder Wärmegefühl, zu eigenartigen Geschmacks- oder Geruchsempfindungen, unbestimmten Angstgefühlen, Déjà-vu-Erlebnissen, psychischen oder vegeta-

tiven Symptomen) mit daran anschließender Bewusstseinsstörung,
- bei manchen Anfällen kommt es zu einem Innehalten beziehungsweise zu einer Bewegungsstarre (englisch: arrest) von meist 10 bis 20 Sekunden Dauer, oft in Verbindung mit einem ängstlichen Gesichtsausdruck. Anschließend kommt es oft zu automatisch ablaufenden, gleich bleibenden Bewegungen oder Automatismen. Diese bestehen zunächst meist in Kau-, Schluck-, Schmatz- oder sonstigen Zungenbewegungen über die Lippen im Mundbereich, später auch in einem Reiben oder Streichen über die Kleidung, Umherlaufen, An- oder Aus-

Tab. 36: Übersicht zur Temporallappenepilepsie

Merkmal	Beschreibung
Häufigkeit	eine der häufigsten Epilepsieformen bei Erwachsenen
Beginn	in jedem Lebensalter, meist bei Jugendlichen und Erwachsenen; ein bis zwei Drittel der Betroffenen hatte als Kind Fieberanfälle, war aber danach bis zu 15 Jahre anfallsfrei
Ursache	meist symptomatisch oder wahrscheinlich symptomatisch (kryptogen), selten idiopathisch (familiär)
Geschlecht	Frauen und Männer gleich häufig betroffen
Anfälle	fokale Anfälle mit und ohne Bewusstseinsstörung, oft auch sekundär generalisierte tonisch-klonische Anfälle (manchmal nur oder mit Häufung im Schlaf); Anfallshäufigkeit sehr unterschiedlich, oft mehrere pro Monat; fokalen Anfällen mit Bewusstseinsstörung gehen häufiger solche ohne voraus (oft als so genannte epigastrische Aura mit einem von der Magengegend über die Speiseröhre bis zum Mund aufsteigenden Kribbel- oder Wärmegefühl)
Befunde	körperlich meist keine Besonderheiten; neuropsychologisch oft Störungen des Gedächtnisses oder anderer Funktionen
EEG	zwischen den Anfällen oft Spikes (Spitzen) oder Sharp Waves (scharfe Wellen) über den Temporallappen, oft beidseits; bei den Anfällen über dem betreffenden Temporallappen nach Unterbrechung der Hintergrundaktivität rasche Abfolgen von Spikes, Sharp Waves oder anderer Wellen
Bildgebung	oft auffällig (Hippokampussklerose)
Behandlung	oft schwierig; häufiger Kombinationen von Medikamenten erforderlich; frühzeitige Abklärung der Möglichkeit einer epilepsiechirurgischen Behandlung!
Verlauf	oft mit Medikamenten allein keine Anfallsfreiheit zu erreichen, nur sehr selten Absetzen von Medikamenten möglich

ziehen der Kleidung, Bewegen oder Verrücken von Gegenständen wie zum Beispiel Möbelstücken,
- je nach beteiligter Hirnhälfte kommt es auch zu Sprachstörungen (bei Betroffensein der sprachdominanten Seite Sprechhemmung oder unverständliche Lautbildungen (siehe auch S. 114),
- nach dem Anfall besteht eine einige Minuten anhaltende Verwirrung.

Bei fokalen Anfällen mit Bewusstseinsstörung und Ausgang vom lateralen Temporallappen, die manchmal auch als neokortikale Temporallappenanfälle bezeichnet werden, steht meist eine Aura mit einfachen akustischen oder komplexen visuellen Halluzinationen, Schwindelempfindungen, einer Sprechhemmung oder aphasischen Störung am Beginn. Die weitaus meisten lateralen Temporallappenanfälle gehen in ihrem weiteren Verlauf in mesiale Formen über.

Temporallappenepilepsien sind überwiegend schwer zu behandeln. Mehr als die Hälfte der Betroffenen wird trotz sachgerechter Anwendung mit den zurzeit zur Verfügung stehenden Medikamenten nicht anfallsfrei, wenngleich bei etwa 80 Prozent zumindest eine deutliche Besserung erreicht werden kann. Außerdem haben Menschen mit einer Temporallappenepilepsie ein besonders hohes Risiko, außer Anfällen noch andere neurologische und psychische Störungen zu entwickeln (siehe S. 203, 205). Mögliche Gründe für die Verknüpfung psychischer Auffälligkeiten mit Temporallappenepilepsien sind:
- Der Temporallappen spielt für Gefühle eine besondere Rolle. Eine Epilepsie, deren Anfälle im Temporallappen entstehen, kann deshalb mit psychischen Störungen verknüpft sein.
- Die Therapieresistenz führt zu vermehrten psychosozialen Problemen, was seinerseits psychische Störungen begünstigt.
- Manche Medikamente gegen Anfälle scheinen das Auftreten psychischer Auffälligkeiten zu begünstigen. Da Temporallappenepilepsien oft mit besonders hohen Dosen behandelt werden müssen, erhöht dies das entsprechende Risiko.

Betroffene, die trotz optimaler medikamentöser Therapie nicht anfallsfrei werden, sollten mit ihrem Arzt über die Möglichkeiten einer operativen Behandlung sprechen (siehe S. 304). Sofern dies prinzipiell für sie infrage kommt, ist allerdings eine mehr oder weniger umfangreiche prächirurgische Abklärung erforderlich (siehe S. 304).

67. Was ist eine Frontallappenepilepsie?

Eine Frontallappenepilepsie ist eine vom Frontal- oder Stirnlappen (siehe S. 37) ausgehende Epilepsie. Der Frontallappen ist der mit Abstand größte Hirnlappen, weshalb es bei den Frontallappenepilepsien nochmals verschiedene Unterformen mit verschiedenartigen Anfallsformen gibt (Tab. 37). Typisch ist ein gleichzeitiges Auf-

Tab. 37: Unterformen der Anfälle bei Frontallappenepilepsien

Ursprung	Beschreibung der Anfälle
atypische (»frontale«) Absencen	isolierte kurze Bewusstseinsstörung oder Arrest; im Gegensatz zu typischen Absencen oft schwer behandelbar; nur bei genauer Auswertung des EEGs zu erkennen
dorsolateral	häufig fokale Anfälle ohne Bewusstseinsstörung mit ▪ tonischen Beuge- oder Wendebewegungen ▪ Sprachstörungen (Aphasie) gelegentlich fokale Anfälle mit Bewusstseinsstörung und Automatismen
frontolateral	meist fokale Anfälle ohne Bewusstseinsstörung mit ▪ Bewegung beider Augen zur Gegenseite (konjugierte Bulbusdeviation) ▪ teilweise »Fechterstellung« mit Drehen des Kopfes zu einer Seite und Anheben des ausgestreckten Armes auf derselben Seite ▪ bei Betroffensein der sprachdominanten Hirnhälfte Sprechhemmung oder Sprechklonien
frontoorbital	fokale Anfälle ohne oder mit Bewusstseinsstörung und ▪ Bewegungsautomatismen, u.U. des ganzen Körpers ▪ Geruchshalluzinationen ▪ Störungen des vegetativen oder autonomen Nervensystems einschließlich Urinabgang ▪ z.T. lang anhaltende Umdämmerung nach dem Anfall
frontopolar	fokale Anfälle (meist mit Bewusstseinsstörung) mit ▪ Verlust der Reaktionsfähigkeit und Aufmerksamkeit ▪ Bewegungsunterbrechung für wenige Sekunden ▪ Wendebewegung von Augen und Kopf ▪ (manchmal) Generalisierung mit klonischen Zuckungen
prämotorisch	fokale Anfälle ohne oder mit Bewusstseinsstörung und ▪ lang dauernden, komplexen Bewegungsautomatismen (z. B. Schaukelbewegungen des Körpers, Reibebewegungen oder Klatschen der Hände), ▪ z. T. Versivbewegungen und bilaterale Tonisierung
primär motorisch	fokale Anfälle ohne Bewusstseinsstörung einschließlich Jackson-Anfälle (siehe auch S. 58)
supplementär-motorisch	fokale Anfälle ohne Bewusstseinsstörung mit ▪ tonischen Anspannungen der Muskulatur, zum Teil als so genannte Halteschablonen (z. B. »Fechterstellung«, s. o.) ▪ oft mit Unterbrechung der Sprache (»Sprechhemmung«) oder auch Laut- oder sprachlichen Äußerungen fokale Anfälle mit Bewusstseinsstörung (häufiger mit Urinabgang)

Fortsetzung Tabelle 37

Ursprung	Beschreibung der Anfälle
zentral	meist fokale Anfälle ohne Bewusstseinsstörung und ▪ klonischen Konvulsionen der gegenseitigen Extremitäten oder der Gesichtsmuskulatur ▪ plötzliche Lähmungen der gegenseitigen Muskulatur ▪ u. U. Jackson-Marsch mit Ausbreitung, ▪ bei längerer Anfallsdauer gegenseitige Toddsche Parese
zingulär	meist fokale Anfälle mit Bewusstseinsstörung und ▪ abruptem Beginn und Ende ▪ motorischen Automatismen von Armen, Beinen und Rumpf wie Strampeln, Radfahrbewegungen oder rhythmischen Beckenbewegungen ▪ oft gleichzeitig starrer Blick oder veränderter Gesichtsausdruck mit Lachen, Schreien oder Stöhnen und oralen Automatismen (siehe S. 63), ▪ gleichzeitig oft Zeichen einer Störung des vegetativen oder autonomen Nervensystems (siehe S. 34) mit abnorm raschem Puls (Tachykardie), Erweiterung der Pupillen (Mydriasis) oder Unterbrechen der Atmung (Apnoe)

treten mehrerer verschiedener Anfallsformen bei einem Betroffenen, zum Beispiel fokale Anfälle ohne und mit Bewusstseinsstörung (siehe S. 58 bzw. 62), generalisierte tonisch-klonische Anfälle (siehe S. 65, 74) und »frontale« Absencen. Unter der letzteren Anfallsform werden auf den ersten Blick den üblichen Absencen (siehe S. 68) ähnelnde Anfälle verstanden, die jedoch bei genauerer Betrachtung im EEG einen fokalen Anfallsursprung in einem Frontallappen haben und im Gegensatz zu üblichen Absencen oft auch mit Medikamenten nicht ohne weiteres zu kontrollieren sind.

Allgemeine Merkmale der Anfälle bei Frontallappenepilepsien sind darüber hinaus:

- hohe Anfallsfrequenz (oft zahlreiche pro Tag bzw. pro Nacht),
- oft Auftreten in Serien oder so genannten Clustern (englisch: Gruppe, Traube; Häufung an einigen Tagen mit anschließenden längeren Pausen),
- häufig nächtliche Serien von mehreren Anfällen hintereinander aus dem Schlaf heraus,
- oft dramatischer Ablauf mit wildem Um-sich-Schlagen oder heftigen, teilweise rhythmischen Bewegungen,
- kurze Dauer (meist unter 30 Sekunden),
- plötzlicher Beginn und plötzliches Ende mit keiner oder nur kurzer Verwirrtheit beziehungsweise Wiederbesinnung (Reorientierung),
- heftige Automatismen mit wilden, chaotischen Bewegungen wie Strampeln oder Radfahrbewegungen; bei nächtlichem Auftreten oft Aus-dem-Bett-Springen, auch mehrfach hintereinander

(häufig werden wegen der »skurrilen« Abläufe zunächst psychogene nichtepileptische Anfälle vermutet),
- Neigung der fokalen Anfälle zur Generalisierung und zum Status epilepticus.

Neben symptomatischen und wahrscheinlich symptomatischen (kryptogenen) Epilepsien des Frontallappens (siehe auch S. 37) gibt es auch idiopathische Erkrankungsformen, die so genannte autosomaldominante nächtliche Frontallappenepilepsie (ADNFLE) mit familiärer Häufung (siehe Tab. 41, S. 158). Davon sind aber weltweit bislang insgesamt nur einige wenige Familien beschrieben worden, weshalb davon auszugehen ist, dass die meisten Frontallappenepilepsien nicht zu diesem Syndrom gehören.

Ohnehin gelingt es mit einer medikamentösen Behandlung bei Frontallappenepilepsien in der Regel noch seltener als bei Temporallappenepilepsien, eine vollständige Anfallsfreiheit zu erreichen. Leider sind auch die chirurgischen Behandlungsmöglichkeiten begrenzt, weil sich keine der Hippokampussklerose bei Temporallappenepilepsien entsprechende häufige umschriebene Ursache nachweisen lässt. Unter bestimmten Voraussetzungen kommt aber auch bei Frontallappenepilepsien ein epilepsiechirurgischer Eingriff infrage.

68. Was ist eine Parietallappenepilepsie?

Eine Parietallappenepilepsie ist eine vom Parietal- oder Scheitellappen (siehe S. 37) ausgehende Epilepsie. Parietallappenepilepsien sind noch seltener als Okzipitallappenepilepsien (nächster Abschnitt). In der Regel handelt es sich um symptomatische Epilepsien bei Hirntumoren, Gefäßprozessen, angeborenen Fehlbildungen oder sonstigen Veränderungen. Wie bei Okzipitallappenepilepsien besteht die häufigste Anfallsform in fokalen Anfällen ohne und mit Bewusstseinsstörung, daneben kommen auch generalisierte tonisch-klonische Anfälle (= sekundär generalisierte Anfälle; siehe S. 65) vor.

Häufigstes Zeichen von fokalen Parietallappenanfällen ohne Bewusstseinsstörung sind ohne äußeren Reiz auftretende Missempfindungen wie ein Kribbeln, »Ameisenlaufen« oder auch Taubheitsgefühl (in der medizinischen Fachsprache = Parästhesien). Daneben können Anfallszeichen in akustischen Empfindungen, Drehschwindel, Bewegungsgefühlen oder komplexen visuellen Halluzinationen oder Trugwahrnehmungen bestehen. Da ein Großteil des Scheitellappens in Bezug auf epileptische Störungen jedoch »stumm« ist, macht sich etwa die Hälfte der Parietallappenepilepsien erst nach Ausbreitung der epileptogenen Aktivität in benachbarte Hirnlappen bemerkbar. Dadurch kann es zu Drehbewegungen zur Gegenseite oder auch einer beidseitigen Tonisierung (Anspannung) der Muskulatur kommen.

Eine insuläre oder operkuläre Epilepsie ist eine von der Inselregion (siehe S. 37) ausgehende Epilepsie. Da der Insellappen unter dem Scheitellappen liegt und von diesem bedeckt wird, kann man diese Form auch den Parietallappenepilepsien zurechnen. Sie sind eine Rarität und fast immer symptomatisch. Typische Anfallszeichen sind Zuckungen der Gesichts- und Zungenmuskulatur und eine vermehrte Speichelproduktion.

69. Was ist eine Okzipitallappenepilepsie?

Eine Okzipitallappenepilepsie ist eine vom Okzipital- oder Hinterhauptlappen (siehe S. 37) ausgehende Epilepsie. Okzipitallappenepilepsien sind selten und machen weniger als fünf Prozent aller Epilepsien mit fokalen Anfällen aus. Die häufigste Anfallsform besteht in fokalen Anfällen ohne und mit Bewusstseinsstörung, daneben kommen auch generalisierte tonisch-klonische Anfälle (= sekundär generalisierte Anfälle; siehe S. 65) vor. Etwa drei Viertel der Okzipitallappenepilepsien sind symptomatisch, weshalb stets eine ausführliche bildgebende Diagnostik einschließlich Magnetresonanztomographie (MRT, siehe S. 237) erforderlich ist.

Typisches Merkmal fokaler Anfälle ohne Bewusstseinsstörung mit Ausgang vom Okzipitallappen sind so genannte elementare oder einfache visuelle Halluzinationen (Trugwahrnehmungen) in Form von Blitzen, Lichtpunkten oder einfachen Figuren, die farbig oder auch schwarzweiß sein können und sich manchmal bewegen. Sind die so genannten assoziativen visuellen Felder betroffen, kommt es zu komplexen visuellen Halluzinationen wie einem abnormen Groß- oder Kleinsehen, manchmal auch zu szenischen Abläufen oder einer vorübergehenden Unfähigkeit, vertraute Gesichter zu erkennen. Daneben kann es auch zu vorübergehenden und – nach vielen Anfällen – bleibenden Gesichtsfeldausfällen (so genannten Skotomen) kommen. Wenn die Anfälle nur eine Seite des Gehirns betreffen, treten die Wahrnehmungen auf der anderen Seite des Gesichtsfeldes auf, bei einem rechtsseitigen Okzipitallappenanfall also links. Manchmal kann als Zeichen eines beginnenden Okzipitallappenanfalls ein unwillkürliches, zwanghaftes Augenblinzeln, »Flattern« der Augen

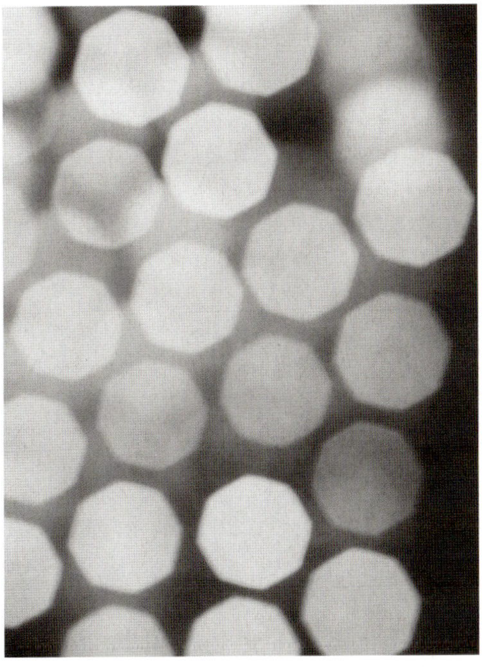

Typische Merkmale fokaler Anfälle mit Ausgang vom Okzipitallappen sind z. B. Halluzinationen von Lichtpunkten.

oder Abweichen nach einer Seite beobachtet werden.

Häufig kommt es zu einer raschen Ausbreitung der epileptischen Erregung vom Okzipitallappen auf benachbarte Gehirnabschnitte, sodass es zum Beispiel zu fokalen Anfällen mit Bewusstseinsstörung oder supplementär-motorischen Anfällen kommt, die bei fehlender Beachtung des Anfallsbeginns an eine Temporal- oder Frontallappenepilepsie denken lassen.

70. Was sind Reflexepilepsien?

Reflexepilepsien sind Epilepsien mit Anfällen, die ausschließlich oder zumindest überwiegend durch bestimmte Reize beziehungsweise Umgebungsbedingungen hervorgerufen werden. Die Anfälle werden deswegen auch Reflexanfälle genannt. Bei den meisten Reflexepilepsien kommt es auch ohne diese speziellen Bedingungen zu epileptischen Anfällen, und es kommt meist auch nicht bei jedem Reiz zu einem Anfall. Man kann auch manche Krankheitsverläufe bei Epilepsien mit Aufwach-Grand-Mal-Anfällen (siehe S. 138), bei denen es zumindest anfangs nur nach Schlafmangel (siehe auch S. 185) zu Anfällen kommt, als Reflexepilepsien einordnen.

Die häufigste Reflexepilepsie ist die fotosensible Epilepsie mit Auslösung der Anfälle durch bestimmte Lichtreize. Sie ist ebenso wie Fotosensibilität (siehe S. 233) bei Mädchen beziehungsweise Frauen etwa doppelt so häufig wie bei Jungen beziehungsweise Männern. Insgesamt ist eine fotosensible Epilepsie aber selten und meistens tritt die Fotosensibilität als ein Zeichen verschiedenartiger idiopathischer generalisierter Epilepsien (siehe S. 96) auf. Zu diesen Epilepsieformen zählen zum Beispiel die kindliche und juvenile Absencenepilepsie (siehe S. 123 und S. 126) oder die juvenile myoklonische Epilepsie (JME; siehe S. 128). Obwohl es sich bei der juvenilen myoklonischen Epilepsie nicht um eine Reflexepilepsie im engeren Sinn handelt, werden außer einer Fotosensibilität bei etwa jedem dritten Betroffenen auch durch Lesen oder Sprechen ausgelöste Myoklonien um den Mund herum (in der Fachsprache: periorale Reflexmyoklonien) und durch Tätigkeiten ausgelöste Myoklonien in den Armen (in der Fachsprache: praxisinduzierte oder bewegungsinduzierte Myoklonien) beobachtet.

Bei der primären Leseepilepsie handelt es sich um eine idiopathische fokale Epilepsie (siehe S. 99). Die Anfälle treten nur beim Lesen auf, bevorzugt beim lauten Vorlesen, und sind vom Inhalt des Gelesenen unabhängig. Anfallszeichen sind Zuckungen der Kau- und Kinnmuskeln oder auch optische Wahrnehmungen, die sich in generalisierte tonisch-klonische Anfälle (siehe S. 65, 74) ausweiten können. Der Beginn liegt meist in der späten Pubertät, und der Verlauf ist mit insgesamt nur seltenen »großen« Ausfällen meist gutartig. Die körperliche Untersuchung ist ebenso wie die bildgebende Untersuchung des Gehirns (MRT) unauffällig. Im EEG finden sich Spikes (Spitzen) und Waves (langsame Wellen) in der für die

Tab. 38: Reflexepilepsien

Bezeichnung	Anfallsauslösung durch
einfache Reflexepilepsien	
fotosensible Epilepsie	bestimmte Lichtreize
somatosensorische Reflexepilepsien	
▪ Berührung	bestimmte Berührungsreize
▪ Bewegung	bestimmte Bewegungen
▪ heißes Wasser	heißes Wasser
Startle-Epilepsie	laute Geräusche bzw. Erschrecken
komplexe Reflexepilepsien	
Denkepilepsie	Denken (an bestimmte Inhalte)
Essepilepsie	Essen
Leseepilepsie	Lesen (meist nur Zuckungen der Gesichtsmuskulatur)
musikogene Epilepsie	bestimmte Musik
Rechenepilepsie	Rechnen
Spielepilepsie	Spielen

Sprache dominanten Schläfen- und Scheitelregion (bei Rechtshändern links: siehe auch S. 42), gelegentlich auch generalisierte Spike-Wave-Aktivität. Bei der sekundären Leseepilepsie treten zusätzlich auch spontane Anfälle auf. Zu anderen Formen von Reflexepilepsien siehe Tabelle 38.

71. Was sind progressive Myoklonusepilepsien?

Diese seltenen Epilepsieformen treten in unterschiedlicher Ausprägung bei einer Reihe verschiedenartiger Grundkrankheiten auf und machen sich meist schon in der Kindheit bemerkbar. Das Vollbild geht mit mehr oder weniger dauernd auftretenden myoklonischen Anfällen und zunehmenden körperlichen und oft auch geistigen Störungen einher. Zu Beginn einer progressiven Myoklonusepilepsie sind allerdings Verwechslungen mit anderen und meist gutartigeren Epilepsien wie etwa einer juvenilen myoklonischen Epilepsie möglich. In speziellen Epilepsiezentren mit Langzeit- oder Heimbereichen machen progressive Myoklonusepilepsien etwa ein Prozent der Epilepsien aus.

In Tabelle 39 sind einige Erkrankungen zusammengestellt, die Ursache einer progressiven Myoklonusepilepsie sein können. Sie sind alle sehr selten, weshalb hier nicht auf Einzelheiten eingegangen wird. Bei einer Reihe der genannten Erkrankungen handelt es sich um so genannte Stoffwechselstörungen (siehe S. 160).

Tab. 39: Erkrankungen, die zu einer progressiven Myoklonusepilepsie führen können

Krankheiten, die üblicherweise mit einer typischen progressiven Myoklonusepilepsie einhergehen
▪ Unverricht-Lundborg-Krankheit ▪ Lafora(körperchen)-Krankheit ▪ Sialidose ▪ Mukolipidose ▪ Juvenile neuropathische Gaucher-Krankheit ▪ juvenile neuroaxonale Dystrophie
Krankheiten, die gelegentlich mit einer progressiven Myoklonusepilepsie einhergehen
▪ neuronale Zeroidlipofuszinose (infantile und juvenile Form) ▪ MERRF-Syndrom (Myoklonus-Epilepsie mit ragged red fibres [»zerrupften« roten Muskelfasern]) ▪ Huntington-Krankheit ▪ Wilson-Krankheit ▪ Hallervorden-Spatz-Krankheit
Krankheiten, die mit einer atypisch (ungewöhnlich) verlaufenden Myoklonusepilepsie einhergehen
▪ nichtketotische Hyperglyzinämie ▪ infantiler Hexosaminidasemangel – Tay-Sachs-Krankheit – Sandhoff-Krankheit ▪ Biopterinmangel ▪ Sulfitoxidasemangel

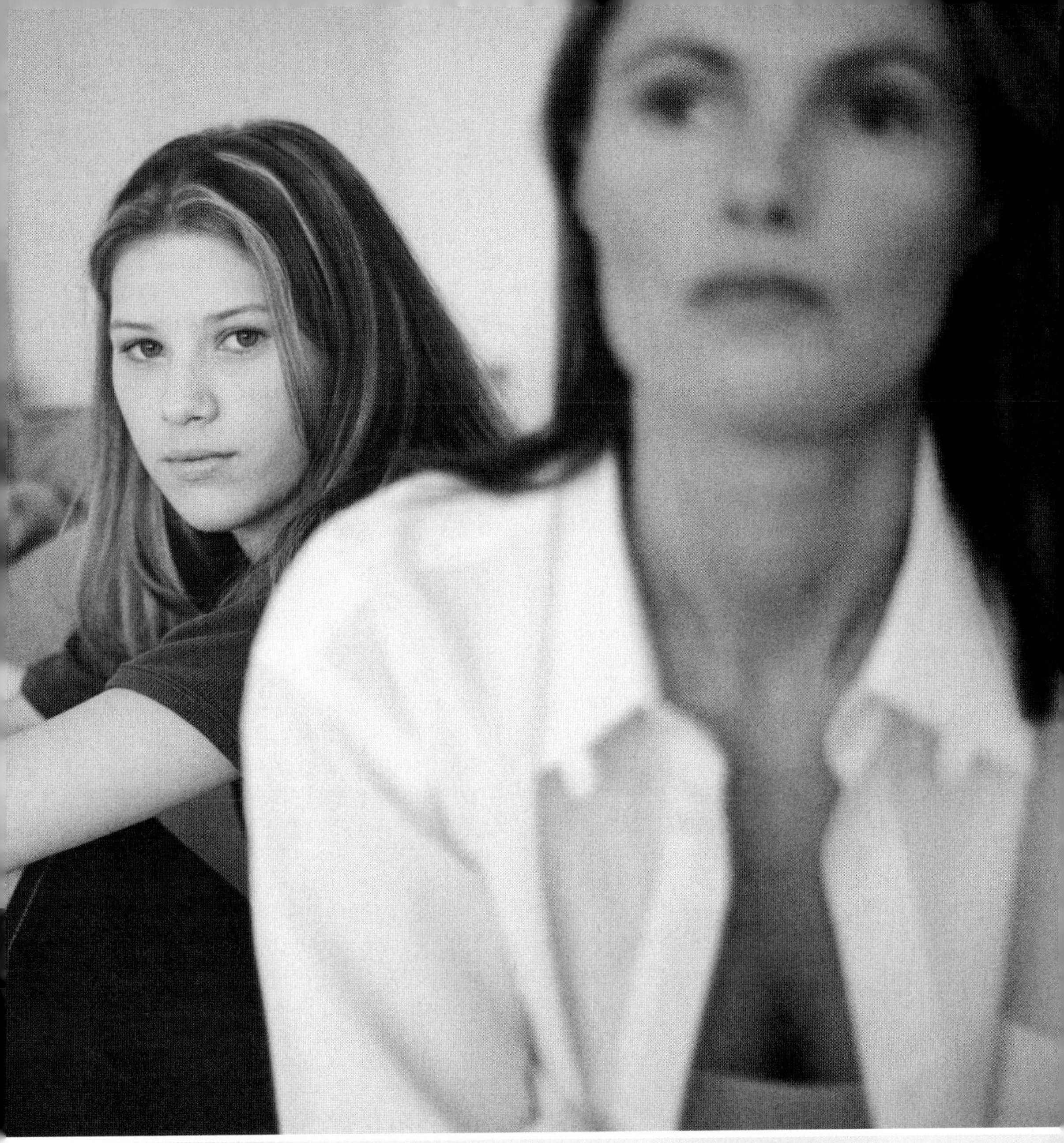

Ursachen

72. Welche Tiermodelle für Anfälle und Epilepsien gibt es?

Wie bei den meisten anderen Erkrankungen werden auch für epileptische Anfälle und Epilepsien seit vielen Jahren Tiermodelle benutzt, nicht zuletzt auch bei der Entwicklung neuer Antiepileptika, die stets zunächst bei Tieren auf ihre Wirkung und Verträglichkeit hin untersucht werden, bevor eine Anwendung beim Menschen erfolgt (siehe auch Tab. 59, S. 243). Es gibt nicht nur von Tierschützern sehr viel berechtigte Kritik an unnötigen Tierversuchen, gerade auf dem Gebiet der Epilepsien sind sie aber nicht zu ersetzen und haben nicht zuletzt viel zu den Fortschritten bei den Behandlungsmöglichkeiten beigetragen.

Auf der Ebene einzelner Nervenzellen werden sehr viele Untersuchungen an Schnecken (wie der Weinbergschnecke oder auch Meeresschnecken) durchgeführt, in erster Linie deshalb, weil das Nervensystem von Schnecken im Vergleich zu demjenigen von Menschen sehr viel einfacher ist. Unter dem Mikroskop können sogar einzelne Nervenzellen mit bekannten Aufgaben erkannt und jeweils gezielt untersucht werden. Ein nach wie vor häufig eingesetztes Tiermodell sind Ratten oder Mäuse, bei denen durch Gabe chemischer Stoffe (»Krampfgifte« wie etwa Pentylentetrazol) oder durch elektrischen Strom (»maximaler Elektroschock«) epileptische Anfälle hervorgerufen werden. Damit wurde zum Beispiel nach der eher zufälligen Entdeckung der antiepileptischen Wirksamkeit von Brom und Phenobarbital in sorgfältigen und aufwändigen Untersuchungen das Phenytoin entwickelt.

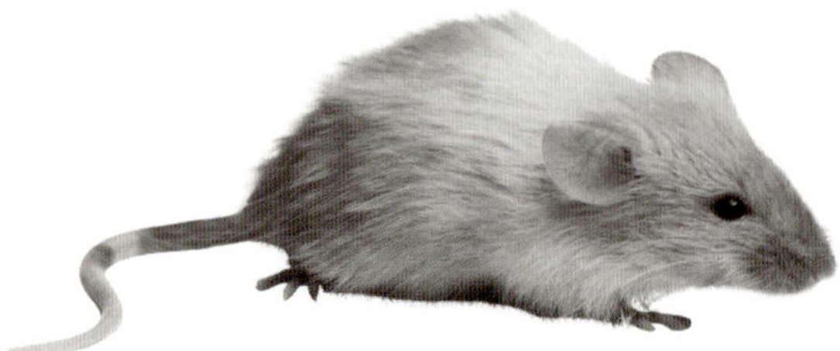

Ein Nachteil vieler Tiermodelle ist, dass die epileptischen Anfälle im Gegensatz zu einer Epilepsie nur durch Anwendung äußerer elektrischer oder chemischer Reize auftreten. Daher hat man versucht, neue Modelle zu entwickeln, wo die Anfälle wie bei einer echten Epilepsie spontan beziehungsweise von alleine auftreten. Dies ist zum Beispiel bei Ratten der Fall, bei denen man durch die Gabe eines starken Krampfgiftes einen Status epilepticus hervorruft, und bei denen dann in der Folge auch von alleine Anfälle auftreten. Ein weiteres häufig eingesetztes Tiermodell ist das so genannte Kindling (nach englisch: to kindle = entfachen, anzünden). Darunter wird ein »Trainieren« von epileptischen Anfällen oder einer anhaltend erhöhten Anfallsbereitschaft nach länger dauernder Anwendung schwacher elektrischer oder chemischer Reize mit nach einiger Zeit auch von alleine auftretenden Anfällen verstanden. Das neue Antiepileptikum Levetiracetam ist beispielsweise in den älteren Tiermodellen weitgehend wirkungslos und wäre mit hoher Wahrscheinlichkeit ohne das Kindling-Modell nie auf den Markt gekommen.

Mäuse werden als Versuchstiere sehr häufig eingesetzt.

Schließlich gibt es einige Tiere, bei denen auch weitgehend oder sogar ganz von alleine epileptische Anfälle auftreten. Dies ist zum Beispiel bei einem afrikanischen Affen (Papio papio) der Fall, der von Natur aus häufiger eine so genannte Fotosensibilität entwickelt (siehe S. 195) und deswegen als entsprechendes Tiermodell genutzt werden kann. Darüber hinaus gibt es auch bestimmte Rattenstämme, die am ehesten Absencen ähnelnde Anfälle haben. Heute wird schließlich oft auch menschliches Gehirngewebe untersucht, das bei epilepsiechirurgischen Eingriffen entfernt wurde. Dieses Gewebe kann unter bestimmten Bedingungen noch für einige Stunden weiterhin seine »epileptogene« Aktivität haben und bietet natürlich wertvolle Ansatzpunkte für die Forschung.

73. Was sind die häufigsten Ursachen von Anfällen und Epilepsien?

Die Ursachen von epileptischen Anfällen und Epilepsien hängen in erster Linie vom Lebensalter der Betroffenen sowie der Art der Anfälle ab. Es gibt viele anfallsauslösende Einflüsse, die keine eigentlichen Ursachen sind und die sowohl bei Menschen ohne Epilepsie zu so genannten Gelegenheitsanfällen (siehe S. 177 ff.) als auch bei Menschen mit Epilepsie zu einer Häufung ihrer Anfälle führen können.

Am häufigsten bleibt die Ursache von epileptischen Anfällen trotz allen medizinischen Fortschritts und sorgfältiger Untersuchungen auch heute noch unbekannt (= idiopathisch; siehe S. 96). Bei Beginn einer Epilepsie im Kindesalter ist dies häufiger der Fall als bei Erwachsenen. Selbst bei einem erstmaligen Auftreten von Anfällen im Erwachsenenalter lassen sich aber meist keine Veränderungen im Gehirn nachweisen. Dies ist auf der einen Seite enttäuschend, auf der anderen Seite bedeutet es aber auch, dass die Furcht vor einem Tumor oder anderen schwer wiegenden Erkrankungen des Gehirns erfreulicherweise nur bei weniger als jedem 10. Betroffenen begründet ist.

In zwei großen Untersuchungen in den USA und England wurde überprüft, wie oft sich bestimmte Ursachen symptomatischer Anfälle nachweisen lassen (Tab. 40). Übereinstimmend war dies nur bei einem guten Drittel der Patienten möglich, und auch die Verteilung der verschiedenen Ursachen war sehr ähnlich. Am häufigsten waren so genannte vaskuläre Störungen (= Schlaganfälle und Hirnblutungen, siehe S. 162), gefolgt von bei der Geburt erlittenen Hirnschädigungen (siehe S. 159), Tumoren des Gehirns (siehe S. 166), schweren Kopfverletzungen (siehe S. 171) und so genannten degenerativen Erkrankungen wie der Alzheimer-Krankheit (siehe S. 173). Die englische Untersuchung hatte auch mit Alkohol in Zusammenhang stehende Anfälle berücksichtigt, die in der amerikanischen Studie sinnvollerweise ausgeschlossen wurden, weil es sich meist nur um Gelegenheitsanfälle und keine echte Epilepsie handelt.

Diese Angaben zu den einzelnen Ursachen berücksichtigen nicht das Lebensalter der Betroffenen beim Beginn ihrer Epilepsie. Es ist aber offensichtlich, dass die Ursachen in den verschiedenen Lebensabschnitten unterschiedlich häufig sind. Während bei Kindern bei der Geburt erlittene Hirnschädigungen am häufigsten sind, kommen Durchblutungsstörungen des Gehirns ebenso wie so genannte degenerative Er-

Tab. 40: Anteil symptomatischer Epilepsien

	USA	England
symptomatische Epilepsien, davon	35 %	39 %
▪ Durchblutungsstörungen des Gehirns	11 %	15 %
▪ Hirnschädigung im Rahmen der Geburt	8 %	keine Angabe
▪ Gehirntumore	4 %	6 %
▪ degenerative Erkrankungen	4 %	6 %
▪ Kopfverletzungen (Schädel-Hirn-Traumen)	6 %	3 %
▪ Entzündungen des Gehirns	2 %	2 %
▪ Alkohol und Medikamente	ausgeschlossen	7 %
idiopathisch/kryptogen	65 %	61 %

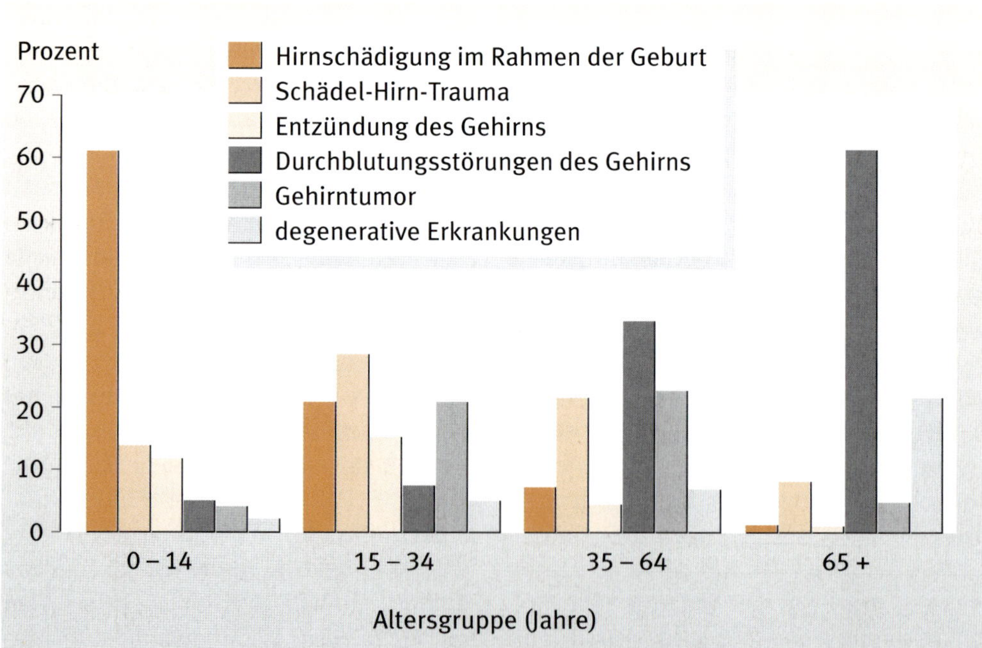

Abb. 20: Anteil der verschiedenen Ursachen bei symptomatischen Epilepsien in Abhängigkeit vom Lebensalter

krankungen überwiegend im höheren Lebensalter ab etwa 65 Jahren vor. So waren in der englischen Untersuchung vaskuläre Störungen in der Gesamtgruppe bei 15 Prozent ursächlich beteiligt, während dies bei den über 60-Jährigen fast die Hälfte war. Umgekehrt spielten Hirntumore nur bei einem Prozent der unter 30-Jährigen eine Rolle, aber bei 25 Prozent der 50- bis 59-Jährigen. Ähnlich deutliche Unterschiede fanden sich in der amerikanischen Studie, deren Ergebnisse für die bis 15-Jährigen, 15- bis 34-Jährigen, 35- bis 64-Jährigen und über 64-Jährigen in Abbildung 20 dargestellt sind.

74. Was sind die wichtigsten Risikofaktoren für Anfälle und Epilepsien?

Risikofaktoren für epileptische Anfälle oder Epilepsien sind Störungen oder Verhaltensweisen, die bei den betreffenden Menschen im Vergleich zu Gleichaltrigen ohne diese Störungen oder Verhaltensweisen zu einer erhöhten statistischen (rechnerischen) Wahrscheinlichkeit zu Anfällen oder einer Epilepsie führen (Abb. 21). Dies muss aber nicht zwangsläufig der Fall sein, und das Vorhandensein von einem oder mehreren Risikofaktoren bedeutet nicht, dass ein betreffender Mensch mit Sicherheit epileptische Anfälle bekommen wird.

Risikofaktoren werden durch eine vergleichende Auswertung der Krankheitsverläufe sehr vieler Menschen berechnet. Sie gelten zwar im Allgemeinen, aber nicht für jeden Einzelfall. Ein sicher auch vielen Lesern geläufiges Beispiel besteht in der vermeintlichen Beruhigung von Rauchern mit einem Opa oder Onkel, der seit seiner Jugend drei Päckchen Zigaretten am Tag geraucht hat und dennoch schon über 80 Jahre alt ist. Statistisch gesehen besteht kein Zweifel daran, dass ein von der Dauer des Rauchens und der Zahl der Zigaretten direkt abhängiges Risiko für Lungenkrebs sowie Herzinfarkt und Schlaganfall besteht. Dennoch stirbt nicht jeder starke Raucher an diesen Erkrankungen. Es ist also keineswegs ungewöhnlich und somit auch kein Beweis für die Unbedenklichkeit des Rauchens, dass auch Raucher im Einzelfall ein hohes Lebensalter erreichen können.

Übrigens sei schon hier erwähnt, dass Rauchen auf Epilepsien keinen zusätzlichen schädlichen Einfluss hat, und das Rauchen von Marihuana offenbar sogar zu einem Rückgang von Anfällen führen kann (siehe auch zweitletzte Zeile in Abb. 21 und S. 156). Dies hat sich sowohl in Tierversuchen als auch bei Beobachtungen von Menschen mit einer Epilepsie ergeben.

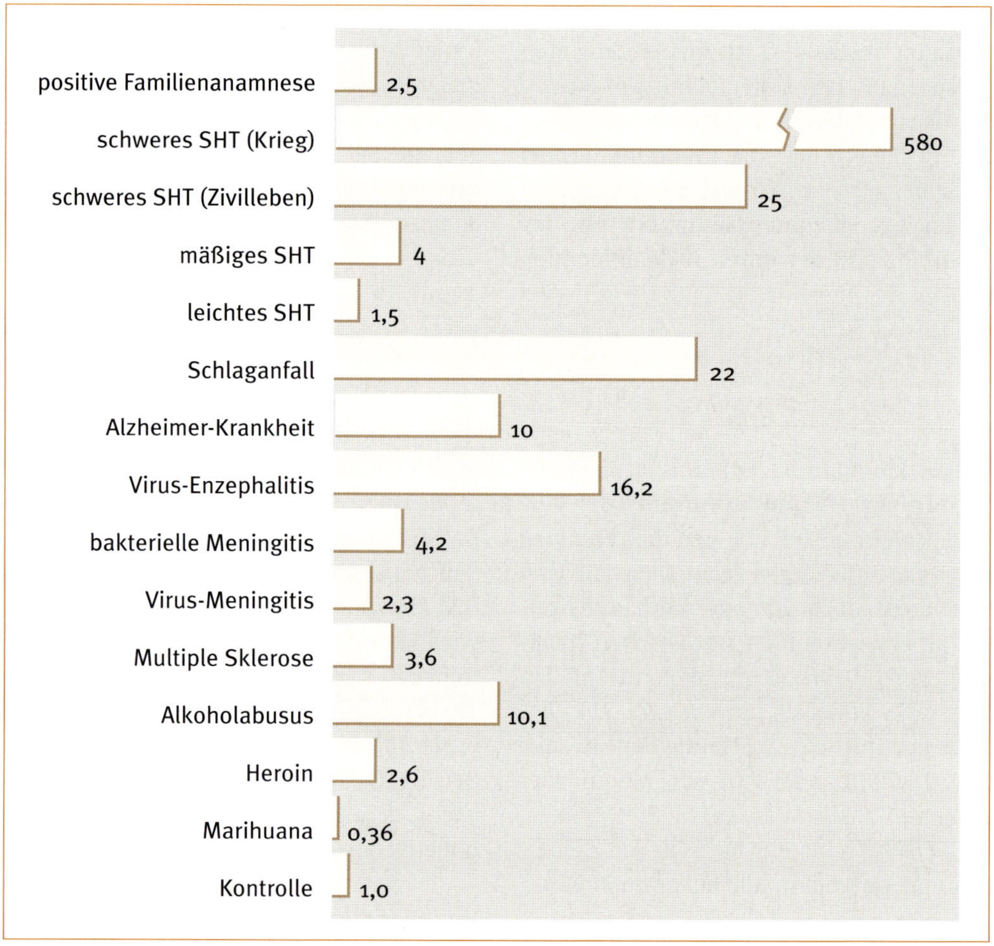

Abb. 21: Risikofaktoren für eine Epilepsie (nach Hauser und Hesdorffer). Ein Faktor 1 bedeutet ein normales Risiko, wie es jeder Mensch hat, ein Faktor 22 (wie z. B. für Schlaganfall) bedeutet, dass damit im Vergleich zu Gleichaltrigen das Risiko auf das 22fache erhöht ist, eine Epilepsie zu bekommen (SHJT = Schädel-Hirn-Trauma).

75. Welche Rolle kann eine Vererbung spielen?

Die Vererbung hat nur bei einem Teil der Epilepsien eine herausragende Bedeutung, in erster Linie bei den so genannten idiopathischen Formen (siehe auch S. 96). Allerdings spielen erbliche Einflüsse auch bei vielen anderen Epilepsien eine gewisse Rolle und insgesamt geht man heute davon aus, dass dies bei knapp der Hälfte aller Epilepsien der Fall ist.

Das Erkrankungsrisiko von Kindern betroffener Eltern ist bei generalisierten Epilepsien im Allgemeinen höher als bei fokalen und bei einer Erkrankung der Mutter höher als bei einer des Vaters. Wenn ein Elternteil von einer idiopathischen Epilepsie betroffen ist, steigt das Krankheitsrisiko im Vergleich zum »normalen« Risiko von unter einem Prozent in der Gesamtbevölkerung auf fünf bis sieben Prozent. Wenn bei beiden Eltern eine Epilepsie vorliegt, steigt das Risiko auf 10 bis 15 Prozent an. Selbst dann ist das kindliche Epilepsierisiko aber nicht so stark erhöht, dass es gerechtfertigt wäre, solchen Paaren grundsätzlich von eigenen Kindern abzuraten. Statistisch gesehen sind selbst dann sechs von sieben Kindern gesund.

Für die meisten idiopathischen generalisierten Epilepsien und auch einige andere Epilepsieformen konnten inzwischen Orte auf verschiedenen Chromosomen als Träger der Erb- oder genetischen Information eingegrenzt werden (Tab. 41), ohne dass die verantwortlichen Gene aber in der Regel bisher genau bekannt sind. Als Gene werden Abschnitte der auf die 46 Chromosomen jeder Körperzelle verteilten Erbsubstanz (Desoxyribonukleinsäure oder kurz DNS) bezeichnet, die die Reihenfolge der Aminosäuren in den Körpereiweißen und damit deren Struktur und Funktion festlegen (Abb. 22). Menschen haben insgesamt etwa 30 000 bis 40 000 verschiedene Gene. Veränderungen

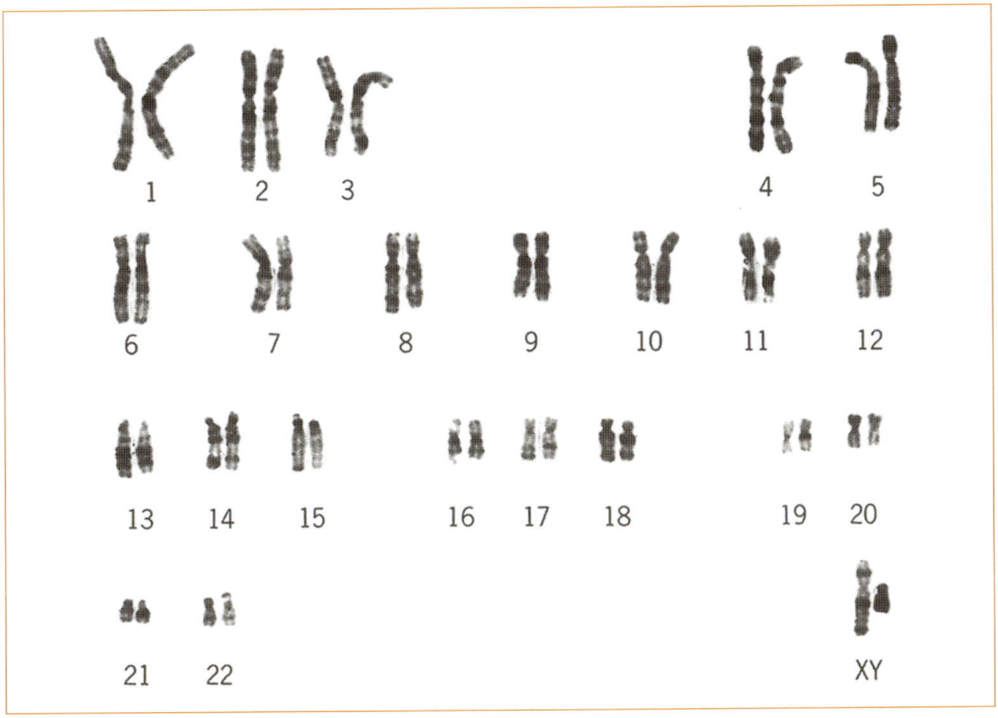

Abb. 22: Normaler Chromosomensatz eines Mannes mit 2 x 22 übereinstimmenden Chromosomenpaaren und den Geschlechtschromosomen X und Y (Vater und Mutter steuern jeweils ein Chromosom zu jedem Paar bei)

Tab. 41: Beispiele für Epilepsieformen mit bekannter Vererbung

Epilepsieform	beteiligte(s) Chromosom(en)	gestörtes Gen	Epilepsie
chromosomale Störungen			
Angelman-Syndrom	15q11-13	UBE3A	80–100 %
Down-Syndrom (Trisomie 21)	21	?	12–40 %
Fragiles X-Syndrom	Xq27.3	FMR1	28–45 %
Miller-Dieker-Syndrom	17p13.3	LIS1	100 %
Ringchromosom 20-Syndrom	20 (Ring)	?	100 %
Wolf-Hirschhorn-Syndrom	4p-	?	100 %
autosomal-dominante Vererbung			
autosomal-dominante familiäre nächtliche Frontallappenepilepsie (siehe S. 143)	1, 15, 20	(Acetylcholinrezeptor)	
autosomal-dominante laterale Temporallappenepilepsie (ADLTE)	10	Tumorsuppressorgen	
autosomal-rezessive Vererbung			
autosomal-rezessive Rolando-Epilepsie	16		
Epilepsie bei periventrikulärer nodulärer Heterotopie	X	Filamin I	
familiäre gutartige Neugeborenenanfälle (siehe S. 106)	8 und 20	Kaliumkanal	
familiäre Fieberanfälle (siehe S. 180)	8 und 19	Natriumkanal	
juvenile Absencenepilepsie (siehe S. 126)	21	?	
juvenile myoklonische Epilepsie (siehe S. 128)	6 und 15	?	
juvenile Zeroidlipofuszinose	16	?	
juvenile Gaucher-Krankheit	1	?	
kindliche Absencenepilepsie (siehe S. 123)	8	?	
progressive Myoklonus-Epilepsie Typ Lafora (siehe S. 149)	6	(2 Gene)	
progressive Myoklonus-Epilepsie Typ Unverricht-Lundborg (siehe S. 149)	21	?	
Rolando-Epilepsie (siehe S. 117)	15	?	
Sialidose Typ 1	10	?	

an verschiedenen Genorten auf unterschiedlichen Chromosomen können mit sehr ähnlichen, klinisch kaum unterscheidbaren Krankheitsbildern einhergehen.

76. Welche Rolle können frühkindliche Hirnschädigungen spielen?

Als frühkindliche Hirnschädigungen werden eine Reihe unterschiedlicher, erworbener Schädigungen des Gehirns bezeichnet, deren Gemeinsamkeit darin besteht, dass sie in der frühen Kindheit aufgetreten sind. Lange Zeit, insbesondere vor Einführung der bildgebenden Diagnostik des Gehirns (siehe S. 237), konnte man die verschiedenen Formen nicht gut voneinander abgrenzen, was inzwischen jedoch meistens der Fall ist.

Sinnvoll ist eine Unterteilung in vor der Geburt aufgetretene (= pränatale), um die Geburt herum aufgetretene (= perinatale) und nach der Geburt aufgetretene (= postnatale) Schädigungen (Tab. 42). Zahlreiche dieser Schädigungen gehen mit einem deutlich erhöhten Risiko für epileptische Anfälle und Epilepsien einher; auf einige davon wird in den nächsten Abschnitten noch ausführlicher eingegangen.

Die häufigste Form einer frühkindlichen Hirnschädigung ist ein Sauerstoffmangel für das kindliche Gehirn. Eine dadurch bedingte Hirnschädigung wird in der Fachsprache auch als hypoxisch-ischämische Enzephalopathie bezeichnet und ist u. a. die häufigste Ursache vieler schwer behan-

Tab. 42: Die wichtigsten Formen einer frühkindlichen Hirnschädigung

Pränatal (vor der Geburt)	Entzündung im Mutterleib (z. B. Röteln) Erbkrankheit erbliche Fehlbildung schwerer Blutverlust der Mutter während der Schwangerschaft
Perinatal (während der Geburt und bis 3. Woche)	Gehirnentzündung (Enzephalitis) Gehirnblutung Gehirnhautentzündung (Meningitis) Gehirnquetschung Sauerstoffmangel des Gehirns Schlaganfall schwere Neugeborenengelbsucht
Postnatal (ab 4. Woche)	Gehirnentzündung (Enzephalitis) Gehirnhautentzündung (Meningitis) Schädel-Hirn-Verletzung

delbarer frühkindlicher Epilepsiesyndrome wie zum Beispiel des West-Syndroms (siehe S. 108). Neben Epilepsien führen solche Hirnschädigungen oft auch zu anderen Störungen wie etwa einer so genannten Cerebralparese (kurz CP; siehe auch S. 174) oder einer geistigen Behinderung.

77. Welche Rolle können Stoffwechselstörungen spielen?

Als Stoffwechsel (in der Fachsprache: Metabolismus) im engeren Sinn wird der Auf- und Abbau von den Nährstoffen bezeichnet, von deren Zufuhr über die Nahrung die normale Funktion unserer Körperorgane abhängt. Bekanntermaßen handelt es sich bei diesen Stoffen in erster Linie um Kohlenhydrate, Eiweiße und Fette; hinzu

Tab. 43: Auswahl einiger Stoffwechselstörungen als Ursache epileptischer Anfälle

Störungen des Kohenhydratstoffwechsels
Diabetes mellitus (Blutzuckerkrankheit)
Leigh-Krankheit
Mukopolysaccharidosen
Störungen des Eiweißstoffwechsels (Aminoazidopathien)
Ahornsirupkrankheit
Homozystinurie
Phenylketonurie
Porphyrie
Störungen des Fettstoffwechsels
Leukodystrophien
Neurolipidosen
▪ Gangliosidosen
▪ Neuronale Zeroidlipofuszinosen
Störungen des Vitaminstoffwechsels
Pyridoxin-(Vitamin B_6-)Abhängigkeit (bei normaler Konzentration)
Pyridoxin-(Vitamin B_6-)Mangel
Störungen des Elektrolytstoffwechsels
Hypo- oder Hypernatriämie
Hypokalziämie (z. B. bei Rachitis oder Vitamin-D-Mangel oder auch bei Nebenschilddrüsenkrankheiten [Hyperparathyreoidismus])
Hypomagnesiämie
Sonstige Stoffwechselstörungen
Lesch-Nyhan-Syndrom
Wilson-Krankheit

kommen Vitamine, Elektrolyte und auch so genannte Spurenelemente.

Das bekannteste Beispiel für eine Kohlenhydratstoffwechselstörung ist die Blutzuckerkrankheit (in der Fachsprache: Diabetes mellitus). Eine Unterzuckerung, das heißt ein zu starkes Absinken der Blutzuckerwerte, führt zu einer entsprechenden Mangelversorgung des besonders stark von einer ununterbrochenen Nährstoffversorgung abhängigen Gehirns, was zu Bewusstseinsstörungen und epileptischen Anfällen führen kann. Dieses Risiko ist beim so genannten Altersdiabetes, der meist in der zweiten Lebenshälfte beginnt und oft durch eine Diät oder Tabletten behandelt werden kann, sehr viel geringer als beim so genannten juvenilen Diabetes, der schon bei Kindern und Jugendlichen beginnt und meist mit Insulinspritzen behandelt werden muss. Bei guter Einstellung und regelmäßiger Kontrolle ist das Anfallsrisiko aber auch dann relativ niedrig.

Neben der Blutzuckerkrankheit gibt es noch eine Vielzahl anderer Stoffwechselstörungen, bei denen das Risiko epileptischer Anfälle beziehungsweise einer symptomatischen Epilepsie ebenfalls deutlich erhöht ist (Tab. 43). Viele dieser Krankheiten sind mehr oder weniger selten, weshalb ihre Darstellung den Rahmen dieses Buches sprengen würde. Besonders bei Neugeborenen und Kleinkindern mit schwer behandelbaren Epilepsien wird der Kinderarzt beziehungsweise Neuropädiater von sich aus immer an diese Möglichkeit denken und bei Bedarf die entsprechenden Untersuchungen veranlassen. Es versteht sich von selbst, dass das Ziel bei der Behandlung dieser Krankheiten in erster Linie darin besteht, den Stoffwechsel zu normalisieren, was dann auch zu einem Verschwinden der epileptischen Anfälle führt.

78. Welche Rolle können Entzündungen des Gehirns spielen?

Wie bei anderen Organen des Körpers gibt es auch mehrere unterschiedliche Formen einer Entzündung des Gehirns. Eine Enzephalitis ist eine Entzündungen des Gehirngewebes selbst, und eine Meningitis ist eine Entzündung der Hirnhäute, die aber stets auch die Hirnrinde mit betrifft. Wie bei sonstigen Entzündungen im Körper ist es nicht nur für die Behandlung wichtig, ob sie durch Bakterien, Viren oder Pilze hervorgerufen wird. So sind viele Virusentzündungen vergleichsweise harmlos, während durch Bakterien oder Pilze verursachte Entzündungen des Gehirns immer ernste Erkrankungen sind.

Insgesamt sind Entzündungen des Gehirns nur Ursache von etwa einem Prozent aller Epilepsien. Die Häufigkeit ist im Kindesalter am höchsten, zeigt aber einen zweiten Gipfel im höheren Lebensalter. Bei einer Herpes-simplex-Enzephalitis kommt es bei knapp 40 Prozent in der Akutphase und bei etwa zwei Drittel im gesamten Krankheitsverlauf zu Anfällen, meist zu fokalen Anfällen mit Bewusstseinsstörung und weiteren

Hinweisen auf eine Schädigung des Temporallappens wie zum Beispiel Sprachstörungen. Eine in manchen Gebieten wichtige Krankheit ist die durch einen Stich von mit Borrelien befallenen Zecken übertragene Frühsommer-Meningoenzephalitis (FSME), bei der in etwa zehn Prozent der Fälle auch epileptische Anfälle auftreten. Bei einem Hirnabszess (einer Eiterung im Gehirn) erleidet etwa jeder dritte bis vierte Betroffene epileptische Anfälle.

Eine Untersuchung von Menschen mit durchgemachter Enzephalitis oder Meningitis in den USA ergab im Vergleich zu Kontrollen eine Risikoerhöhung etwa um den Faktor 7 und ein absolutes Anfallsrisiko über 20 Jahre von etwa sieben Prozent. Die Häufigkeit nichtprovozierter Anfälle war in den ersten fünf Jahren am höchsten, blieb aber auch in der nachfolgenden Zeit erhöht. Während das Lebensalter zum Zeitpunkt der Infektion keine Rolle spielte, hatten die Art der Entzündung des Gehirns beziehungsweise der Gehirnhäute und das Auftreten von symptomatischen Frühanfällen in der akuten Krankheitsphase einen großen Einfluss. So hatten Menschen nach einer Virusenzephalitis und Frühanfällen ein 20-Jahres-Risiko nichtprovozierter Spätanfälle von über 20 Prozent gegenüber nur zehn Prozent beim Fehlen von Frühanfällen. Nach einer bakteriellen Meningitis lagen diese Zahlen bei 13 Prozent beziehungsweise gut zwei Prozent. Nach einer Virusmeningitis lag das 20-Jahres-Risiko nichtprovozierter Anfälle mit etwa zwei Prozent im üblichen Bereich für die Gesamtbevölkerung.

79. Welche Rolle können Durchblutungsstörungen des Gehirns spielen?

Durchblutungsstörungen des Gehirns werden in der medizinischen Fachsprache auch als zerebrovaskuläre Störungen bezeichnet und sind die häufigste neurologische Erkrankung im höheren Lebensalter, also jenseits des 60. bis 65. Lebensjahres. Sie können aber in jedem Lebensalter vorkommen und wurden auch schon im vorangehenden Abschnitt über frühkindliche Hirnschädigungen erwähnt. Allerdings sind Durchblutungsstörungen des Gehirns in der Kindheit, Jugend und bei jungen Erwachsenen selten, während sie die Ursache von etwa jeder zweiten Epilepsie sind, die erstmals im höheren Lebensalter auftritt. Sonderformen von Durchblutungsstörungen des Gehirns aufgrund meist angeborener Gefäßfehlbildungen werden im nächsten Abschnitt besprochen.

Mangeldurchblutungen des Gehirns mit bleibenden Folgen in Form von abgestorbenem Gewebe (= Hirninfarkte) stellen mit 75 bis 80 Prozent die weitaus stärkste Gruppe von Schlaganfällen und damit auch die häufigste Ursache von durch Durchblutungsstörungen des Gehirns bedingten Anfällen und Epilepsien im höheren Lebensalter dar. Ein großer Teil der epileptischen Anfälle in Zusammenhang mit einem Schlaganfall tritt in den ersten drei Tagen beziehungsweise in der ersten Woche da-

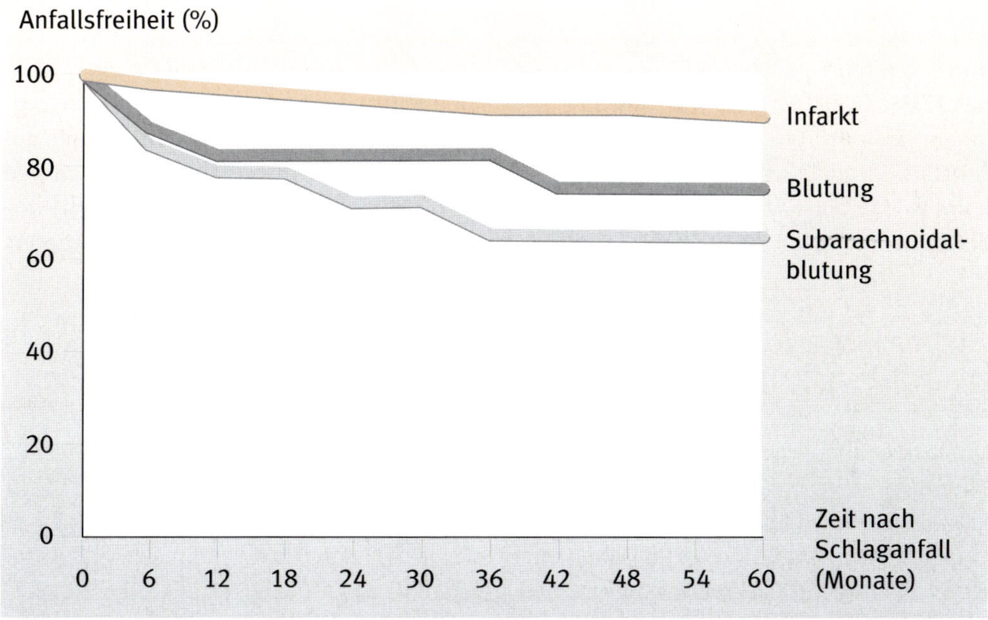

Abb. 23: Zeitverlauf der Chance einer Anfallsfreiheit nach verschiedenen Schlaganfallformen; nach einer Hirnblutung kommt es z. B. durchschnittlich bei einem von 5 Betroffenen innerhalb eines Jahres zu Anfällen.

nach auf und entspricht damit akuten Gelegenheitsanfällen oder so genannten Frühanfällen.

Insgesamt ist bei Hirninfarkten nach Abklingen der akuten Krankheitsphase bei etwa zehn Prozent der Betroffenen mit epileptischen Anfällen zu rechnen, bei jedem zweiten allerdings nur mit einem einzelnen Anfall. Auch bei Einblutungen in das Gehirn (in der Fachsprache: intrazerebrale Blutungen) entsprechen viele Anfälle symptomatischen Gelegenheitsanfällen (siehe S. 96) beziehungsweise Frühanfällen. Die Häufigkeit von Spätanfällen und Epilepsien ist etwas höher als nach Hirninfarkten. Nach so genannten Subarachnoidalblutungen (SAB, Blutung in den schmalen Raum im Schädelinnern zwischen der Hirnoberfläche und der Arachnoidea [= Teil der weichen Hirnhaut], der außer Blutgefäßen und Hirnnerven, die in das Gehirn ein- und aus diesem austreten, normalerweise nur Liquor oder Nervenwasser enthält) kommt es noch häufiger als nach intrazerebralen Blutungen und Hirninfarkten zu epileptischen Anfällen und Epilepsien. Zur Verlaufskurve des Anfallsrisikos bei den verschiedenen Schlaganfallformen siehe Abb. 23.

Thrombosen der Hirnvenen- und Hirnsinus (= große venöse Blutleiter des Gehirns) treten bevorzugt im mittleren Lebensalter auf und verursachen neben Kopfschmerzen sowie herdförmigen neurologischen Ausfällen wie Lähmungen oder Sprachstörungen sehr oft epileptische Anfälle. Allerdings sind epileptische Anfälle nur selten das erste Krankheitszeichen, und nur bei einem kleinen Teil der Betroffenen mit Anfällen in der Akutphase (= Frühanfälle) kommt es auch zu einer chronischen Epilepsie.

Auch bei der so genannten subkortikalen arteriosklerotischen Enzephalopathie (SAE) oder Binswanger-Krankheit als einer Durchblutungsstörung des Gehirns mit Schwerpunkt im so genannten Marklager unterhalb der Hirnrinde und so genannten lakunären (kleinen höhlenförmigen) Infarkten kann es zu einer Epilepsie kommen.

80. Welche Rolle können so genannte Gefäßfehlbildungen spielen?

Unter so genannten Gefäßfehl- oder -missbildungen werden meist angeborene krankhafte Veränderungen der Blutgefäße verstanden, die im Gehirn Ursache von epileptischen Anfällen beziehungsweise einer Epilepsie sein können. In der medizinischen Fachsprache wird bei Gefäßfehl- oder -missbildungen auch von Angiomen (Gefäßknäueln) oder vaskulären Malformationen gesprochen. Die Fehlbildungen können die Arterien, die Venen oder gleichzeitig Arterien und Venen betreffen. Entsprechend gibt es arterielle, venöse und arteriovenöse Gefäßfehlbildungen.

Arterielle Gefäßfehlbildungen

Eine Form einer nur die Arterien betreffenden Gefäßfehlbildung ist ein so genanntes Aneurysma. Darunter versteht man eine Aussackung beziehungsweise eine umschriebene, ballon- oder sackförmige Aufweitung einer Arterie infolge einer angeborenen oder erworbenen Wandschwäche. An Arterien entwickeln Aneurysmen sich an Schwachstellen in der Wand, die schon bei der Geburt vorhanden sind. Im Verlauf des Lebens kann es dann an diesen Stellen zur Ausweitung des Gefäßes kommen, dessen Wand wie beim Aufblasen eines Luftballons immer dünner wird und schließlich platzen kann. Weil die Aneurysmen an der Gehirnoberfläche und nicht im Gehirngewebe selbst liegen, erfolgt eine entsprechende Blutung in den so genannten Subarachnoidalraum zwischen Schädelknochen und Gehirn (= Subarachnoidalblutung oder kurz SAB). Starke Blutungen können sich allerdings auch in das Gehirn »einwühlen«.

Besonders große Aneurysmen können sich auch schon vor einem Platzen durch epileptische Anfälle bemerkbar machen. In der Regel ist dies allerdings erst nach einer erfolgten Subarachnoidalblutung oder erfolgter neurochirurgischer Operation zur Stillung der Blutungsquelle der Fall. Nach einer Subarachnoidalblutung kommt es bei etwa 25 bis 35 Prozent der Betroffenen zu epileptischen Anfällen. Bei den meisten Anfällen handelt es sich um Frühanfälle und meistens entwickelt sich keine Epilepsie. Viele Aneurysmen machen sich aber nie bemerkbar oder werden bei einer Untersuchung aus anderen Gründen zufällig entdeckt.

Venöse Gefäßfehlbildungen

Venöse Angiome sind »Krampfadern«, wie sie sich beispielsweise besonders bei älteren Menschen an den Unterschenkeln zeigen können. Venöse Angiome sind fast immer harmlos und ohne ursächliche Beziehung zu einer Epilepsie oder sonstigen Beschwerden. Von daher stellt sich praktisch nie die Frage einer operativen Entfernung.

Einen auch hinsichtlich Anfällen und Epilepsien wichtigen Sonderfall venöser Gefäßfehlbildungen stellen einzeln oder multipel (an mehreren Orten gleichzeitig) auftretende so genannte kavernöse Angiome oder Kavernome dar. Dabei handelt es sich um höhlenartig aufgeweitete, blutgefüllte Abschnitte (= Kavernen) von Venen des Gehirns, die wie eine Himbeere aussehen, in ihrer Größe aber von mikroskopisch-klein bis zu mehreren Zentimetern schwanken können. Man schätzt, dass etwa 0,5 bis 1 Prozent aller Menschen Kavernome in ihrem Gehirn haben, von denen sie – ähnlich wie von den bereits besprochenen Aneurysmen – in der Regel nichts wissen und die ihnen auch nicht unbedingt Kummer machen müssen. Während bei einzelnen Kavernomen meist keine Vererbung vorliegt, sind multiple Kavernome genetisch bedingt und treten familiär gehäuft auf (Kinder betroffener Eltern haben ein Erkrankungsrisiko von 50 Prozent). Bei einem Teil der Betroffenen kommt es im Verlauf des Lebens aber zu kleinen Einblutungen aus den Kavernomen in das umgebende Hirngewebe, was dann zu epileptischen Anfällen beziehungsweise einer Epilepsie führen kann. Dies ist meistens im Altersbereich zwischen 20 und 40 Lebensjahren der Fall (etwa 60 Prozent), bei etwa einem Drittel der Betroffenen schon in der Kindheit oder Jugend und nur ausnahmsweise im höheren Lebensalter. Epileptische Anfälle sind das häufigste Krankheitszeichen, mit dem sich Kavernome bemerkbar machen.

Kavernome werden erst seit Einführung der Magnetresonanztomographie (siehe S. 237) zuverlässig erkannt. Bei der Behandlung besteht neben der Gabe von Antiepileptika auch die Möglichkeit einer operativen Entfernung, die insbesondere bei rezidivierenden Blutungen, in der Größe zunehmenden Fehlbildungen oder bei medikamentös nicht beherrschbaren Anfällen diskutiert werden sollte.

Arteriovenöse Gefäßfehlbildungen

Eine arteriovenöse Malformation (AVM) ist ein angeborener »Blutschwamm« aus unnormal weiten Gefäßen, in dem viele feine Arterien und Venen knäuelartig ein Netz mit abnormen Verbindungen untereinander bilden. Angiome können lebenslang unverändert bleiben, mit der Zeit an Größe und Blutfluss zunehmen oder sich in seltenen Fällen sogar spontan zurückbilden. Es kann Jahrzehnte dauern, bis sie festgestellt werden. Nach blutungsbedingten Krankheitszeichen wie Kopfschmerzen und Lähmungen sind epileptische Anfälle mit einer Häufigkeit von bis zu 60 Prozent das zweithäufigste klinische Zeichen. Ursachen hierfür können mechanische Reizungen, stattgefundene Blutungen, narbige Veränderungen des umgebenden Hirngewebes oder eine chronische Unterversorgung des Gehirns mit Sauerstoff aufgrund der Gefäßfehlbildung sein.

Die Diagnostik erfolgt durch Magnetresonanztomographie und Magnetresonanzangiographie beziehungsweise »übliche Angiographie (siehe S. 249). Da man größenordnungsmäßig davon ausgeht, dass Betroffene mit einer arteriovenösen Gefäßfehlbildung ein bis zu 50-prozentiges Risiko haben, im Verlauf ihres Lebens eine bedrohliche Hirnblutung zu erleiden, wird ärztlicherseits zu einer Ausschaltung dieser Gefahr geraten. Dies erfolgt heute in einem ersten Schritt meist durch eine so genannte interventionelle Angiographie mit Einführung eines Katheters von der Leiste her (siehe auch S. 249) bis an beziehungsweise sogar in die Fehlbildung und Einsetzen von Ballons oder sonstigen Verschlusstechniken. Da ein vollständiger Verschluss so aber oft nicht gelingt, muss eine endgültige Ausschaltung häufig operativ erfolgen. Sollte dies nicht möglich sein – zum Beispiel, weil das Angiom in einer Hirnregion liegt, in der eine Operation nur mit einem hohen Komplikationsrisiko möglich ist – kann auch eine Bestrahlung diskutiert werden.

81. Welche Rolle können Hirntumore spielen?

Ein Hirntumor ist eine Geschwulst oder »Raumforderung« mit vermehrtem, überschießendem Wachstum von Nerven- und sonstigen Zellen. Das Wachstum kann dabei umschrieben (vom normalen Gewebe gut abgrenzbar) oder auch diffus (vom normalen Gewebe nicht oder nur schlecht abgrenzbar) sein. Obwohl es im zweiten Fall keine sichtbare Verdrängung von Hirngewebe gibt, spricht man auch dann von einer Raumforderung. Ein Tumorwachstum im Gehirn hat im Vergleich zu anderen Organen deswegen besondere Auswirkungen, weil im knöchernen Schädel nur ein begrenzter Raum zur Verfügung steht. Der Tumor führt daher zu einem Zusammendrücken (Kompression) oder Verdrängen des umgebenden Hirngewebes und beeinträchtigt schließlich dessen Funktion.

Die genauen Ursachen und Entstehungsmechanismen von Hirntumoren sind noch immer nicht eindeutig geklärt. Es konnten bislang auch keine Risikofaktoren gefunden werden. Durchschnittlich erkranken etwa acht bis zehn von 100 000 Einwohnern jährlich, in Deutschland also fast 10 000 Menschen. Kinder in den ersten zehn Lebensjahren sind im Vergleich zu Erwachsenen häufiger betroffen. Mit zunehmendem Alter sinkt das Risiko zunächst deutlich ab, um im Erwachsenenalter wieder ganz allmählich anzusteigen und einen weiteren Häufigkeitsgipfel zwischen 60 und 75 Jahren zu erreichen. Männer haben häufiger Hirntumore als Frauen, wobei im Durchschnitt drei Männer auf zwei Frauen kommen.

Insgesamt machen Hirntumore nur etwa ein Prozent der Krebserkrankungen beim Erwachsenen, jedoch 20 Prozent der Krebserkrankungen im Kindesalter aus. Die Häufigkeit von tumorbedingten Epilepsien liegt bei deutlich unter fünf Prozent und selbst bei den erst im Verlauf des Lebens erworbenen Formen nur bei gut zehn Prozent. Diese Zahlen sind allerdings wahrscheinlich etwas zu niedrig, nicht zuletzt weil bei epilepsiechirurgischen Eingriffen (siehe auch S. 306) in bis zu 20 Prozent histologisch Tumore nachgewiesen wurden, die vorher selbst mit der besten bildgebenden Diagnostik nicht verlässlich erkennbar gewesen waren. Außerdem kommt es in den letzten Jahrzehnten besonders im höheren Lebensalter zu einer Zunahme der Häufigkeit von Hirntumoren.

In Abhängigkeit vom Ort ihrer Entstehung werden Hirntumore als primäre, »hirneigene« Tumoren oder Absiedlungen, Tochtergeschwülste (Metastasen) anderer Krebsarten, bezeichnet. Metastasen sind Tochtergeschwülste von Tumoren, die außerhalb des Gehirns entstanden sind; sie enthalten daher auch kein Nervengewebe. Einzelne derartige Tumorzellen gelangen über den Blutkreislauf oder über das Hirnwasser (Liquor) in das Gehirn, siedeln sich dort ab und beginnen erneut zu wachsen. Die häufigsten und bedeutsamsten hirneigenen Tumoren sind die so genannten Astrozytome, Glioblastome und Oligodendrogliome. Seltener sind die so genannten Ependymome, Medulloblastome, Meningeome (von der Hirnhaut ausgehend) und Lymphome; alle übrigen Tumorarten sind sehr selten. Medulloblastome kommen praktisch nur bei Kindern vor, während Astrozytome, Gliome, Glioblastome, Meningeome und primäre ZNS-Lymphome in den verschiedenen Altersstufen auch unterschiedlich häufig sind.

In Abhängigkeit von ihrem Wachstumsverhalten werden Hirntumore als gutartig (benigne) oder bösartig (maligne) bezeichnet. Nach einem Vorschlag der Weltgesundheitsorganisation (World Health Organization oder kurz WHO) werden sie aufgrund ihrer Merkmale bei der mikroskopischen Untersuchung in vier verschiedene Schweregrade eingeteilt:

- WHO Grad I: gutartig,
- WHO Grad II: noch gutartig,
- WHO Grad III: bereits bösartig, und
- WHO Grad IV: bösartig.

Diese Einteilung spielt auch eine ausschlaggebende Rolle für die Behandlungsplanung. So werden in der Regel Tumore mit dem WHO Grad I und II auch beim Auftreten epileptischer Anfälle oft über viele Jahre im Verlauf kontrolliert und erst bei erneutem Wachstum operiert. Dagegen

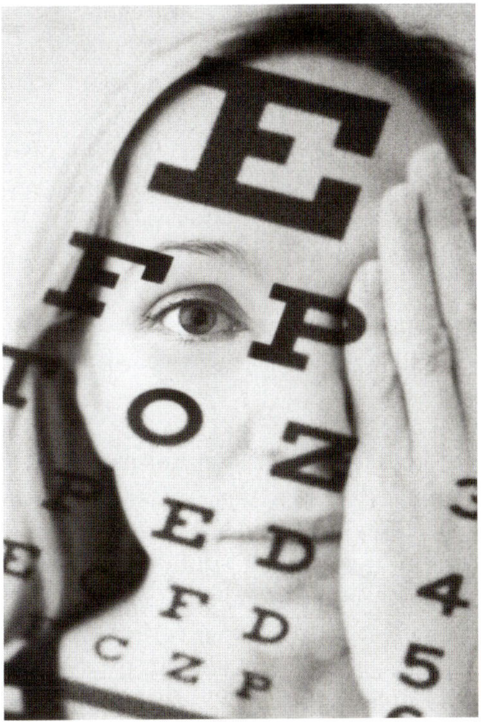

Hirntumore können sich unter anderem auch durch Sehstörungen bemerkbar machen.

wird bei Geschwülsten der WHO Grade III und IV nach einer baldigen Operation in der Regel zusätzlich eine Bestrahlung und/oder eine Chemotherapie durchgeführt. Manche Hirntumore, beispielsweise Gliome, haben die Eigenschaft, ihr Verhalten im Verlauf der Tumorerkrankung zu verändern. Sie können zunächst als gutartige, langsam wachsende Geschwülste auftreten, im weiteren Verlauf jedoch zum bösartigen Tumor entarten.

Hirntumore können sich außer durch epileptische Anfälle durch eine Vielzahl sonstiger Beschwerden und Symptome wie Kopfschmerzen, Schwindel, Lähmungen und Gefühlsstörungen, Hör- oder Sehminderungen beziehungsweise Doppelbilder bemerkbar machen; bei etwa einem Drittel sind epileptische Anfälle aber das erste Krankheitszeichen. Eine für idiopathische, wahrscheinlich erblich bedingte Epilepsien ohne erkennbare Ursache (siehe S. 96) sprechende Krankheitsgeschichte mit seit langem bekannten Anfällen in großen Abständen und selbst anfallsfreie Intervalle von mehreren Jahren schließen ebenso wie ein regelrechter körperlicher Untersuchungsbefund einen ursächlichen Hirntumor nicht aus.

Neben der Art des Tumors entscheidet insbesondere die Lage und Ausdehnung über den Zeitpunkt und die Art der Beschwerden. In absteigender Häufigkeit sind Tumore im Temporal- oder Schläfenlappen, Frontal- oder Stirnlappen sowie Parietal- oder Scheitellappen beteiligt (siehe S. 37), wobei hirnrindennahe Tumore sehr viel häufiger zu epileptischen Anfällen führen als tiefer liegende. Insgesamt sind Hirntumore in den verschiedenen Altersstufen unterschiedlich häufig Ursache von erstmals auftretenden epileptischen Anfällen. Während sie bei Kindern, Jugendlichen und jungen Erwachsenen weniger oft beteiligt sind, ist dies im Alter zwischen 35 und 64 Jahren relativ am häufigsten der Fall, während sie im höheren Lebensalter mit weniger als fünf Prozent wieder an Bedeutung verlieren.

Was genau bei Hirntumoren zu Anfällen führt, ist noch nicht in allen Einzelheiten bekannt. Neben Nekrosen (Gewebsuntergängen), Einblutungen, entzündlichen Vorgängen und Durchblutungsstörungen werden auch mechanische beziehungsweise »Massen«-Effekte angenommen, wenngleich es keine nennenswerte Korrelation zwischen der Größe eines raumfordernden Tumors und der Anfallshäufigkeit gibt. Bei manchen Tumoren spielen wahrscheinlich auch Veränderungen der Neurotransmitter (Überträgerstoffe, siehe auch S. 45 f.) mit einem Abfall der hemmenden Gamma(?)-Aminobuttersäure (GABA) und einem Anstieg von Glutamat im Gewebe um den eigentlichen Tumor herum eine Rolle. Eine besonders häufig bei niedrig malignen (wenig bösartigen) Tumoren anzutreffende Verkalkung geht meist mit einer hohen Anfallsfrequenz einher.

Überwiegend handelt es sich bei den epileptogenen (zu epileptischen Anfällen führenden) Hirntumoren um maligne (bösartige) Gliome (so genannte anaplastische Astrozytome und Glioblastome bzw. Astrozytome Grad III und IV), benigne oder gutartige Astrozytome (Grad I und II), von der harten Hirnhaut ausgehende und be-

Tab. 44: Verschiedene Hirntumore mit ihrem mittleren Erkrankungsalter und der ungefähren Häufigkeit von epileptischen Anfällen

Tumor	mittleres Erkrankungsalter, (Jahre) zirka	Häufigkeit von Anfällen (zirka)
Glioblastom	60	30–60 %
Astrozytom	50	50–70 %
Meningeom	60	20–70 %
Hirnmetastasen	60	10–20 %
Neurinom	50	unter 5 %
anaplastisches Astrozytom	55	30–50 %
ZNS-Lymphom	40	10–15 %
Oligodendrogliom	45	60–90 %

sonders im Stirn- und Schläfenlappen gelegene Meningeome, Oligodendrogliome, primäre ZNS-Lymphome und – wenngleich deutlich seltener – um Metastasen (Tochtergeschwulste) im Gehirn von Lungen-, Brust-, Magen- sowie von den Nieren und Geschlechtsorganen ausgehenden Krebserkrankungen. Tabelle 44 gibt einen Überblick zu den einzelnen Hirntumoren mit dem mittleren Erkrankungsalter und der Häufigkeit von durch sie bedingten epileptischen Anfällen.

Bei Astrozytomen beziehungsweise niedrigmalignen Gliomen sind epileptische Anfälle durch die breite Verfügbarkeit und frühe Anwendung einer bildgebenden Diagnostik im CT oder MRT (siehe auch S. 237, 240) zum am häufigsten zur Diagnose führenden Symptom geworden. Auch weil Anfälle offenbar bei Jüngeren häufiger sind, hat sich außerdem gezeigt, dass ein frühes Auftreten von Anfällen offensichtlich ein eher günstiges Zeichen ist. Meistens handelt es sich um fokale Anfälle ohne oder mit Bewusstseinsstörung (siehe auch S. 58 und S. 62), häufiger mit Übergang in sekundär generalisierte tonisch-klonische Anfälle (siehe auch S. 65).

82. Welche Rolle können so genannte kortikale Dysplasien spielen?

Als so genannte kortikale Dysplasien werden sehr verschiedenartige, erbliche oder erworbene Entwicklungsstorungen der Hirnrinde (des Kortex) bezeichnet, die von ausgedehnten, große Teile des Gehirns betreffenden Fehlbildungen bis zu nur umschriebenen und mit einer mikroskopischen Untersuchung fassbaren Störungen des normalen, schichtförmigen Aufbaus der Hirnrinde reichen (Tab. 45). Erst seit Einführung der Magnetresonanztomographie (siehe S. 237), und dabei parallel zur

Tab. 45: Formen kortikaler Dysplasien

diffus (beide Hirnhälften betroffen)	fokal/umschrieben
Lissenzephalie	fokale kortikale Dysplasie
Pachygyrie	fokale subkortikale Dysplasie
Polymikrogyrie	Tuber (bei Tuberöse-Sklerose-Komplex)
Hemimegalenzephalie	Schizenzephalie
subkortikale Bandheterotopie	fokale Mikrodysplasie
periventrikuläre noduläre Heterotopie	fokale Heterotopie

Verbesserung der Mess- und Auswertetechniken mit immer höherer Genauigkeit, können die meisten dieser Veränderungen auch ohne operative Eröffnung des Schädels und Gewebeentnahme diagnostiziert werden.

Epileptische Anfälle sind eines der häufigsten Krankheitszeichen von kortikalen Dysplasien. Daneben kann es u.a. auch zu Lähmungserscheinungen, Gefühlsstörungen oder neuropsychologischen Störungen einschließlich einer geistigen Behinderung kommen. Verschiedene Untersuchungen haben gezeigt, dass etwa 25 Prozent der Kinder und etwa 15 Prozent der Erwachsenen mit so genannten therapierefraktären, also allein mit Medikamenten nicht erfolgreich behandelbaren Epilepsien kortikale Dysplasien haben. Bei generalisierten oder diffusen Formen haben die Betroffenen überwiegend generalisierte oder »multifokale« Anfälle, meist in Verbindung mit einer mehr oder weniger starken geistigen Behinderung. Bei fokalen Dysplasien treten in aller Regel auch fokale Anfälle auf.

Entsprechend den drei Stadien der Entwicklung der Hirnrinde werden die kortikalen Dysplasien eingeteilt in:

- Bildungsstörungen (in der Fachsprache: Proliferationsstörungen) der entsprechenden Vorläuferzellen im Bereich der Hirnkammern oder Ventrikel,
- Wanderungsstörungen (in der Fachsprache: Migrationsstörungen) von noch unreifen Zellen der Hirnrinde auf ihrem normalen Weg von den Hirnkammern zur Hirnrinde,
- Organisationsstörungen in der Hirnrinde (des normalen schichtförmigen Aufbaus sowie der Verbindungen der Zellen untereinander), was sich beispielsweise in einem Verlust der normalen Abgrenzung zwischen grauer und weißer Substanz oder mikroskopisch in abnorm großen, u.U. ballonförmigen Nervenzellen zeigen kann.

Es würde den Rahmen dieses Buches sprengen, hier im Detail auf die einzelnen Formen einzugehen. Wichtig ist noch der Hinweis, dass bei einigen Formen heute zur Behandlung auch epilepsiechirurgische Maßnahmen infrage kommen.

83. Welche Rolle können Kopfverletzungen spielen?

Kopfverletzungen werden in der medizinischen Fachsprache als Schädel-Hirn-Traumen (SHT) bezeichnet. Sie sind im Alter von 15 bis 24 Jahren am häufigsten; danach sinkt die Häufigkeit bis zum 60. Lebensjahr ab, bevor sie wieder deutlich ansteigt und um das 80. Lebensjahr herum nahezu wieder die Werte von Jugendlichen und jungen Erwachsenen erreicht. Letzteres beruht auf der im höheren Lebensalter zunehmenden Häufigkeit von Stürzen aufgrund einer allgemeinen Gebrechlichkeit oder durch Leiden wie die Parkinson-Krankheit.

Nachdem lange Zeit Kriegsverletzungen die Hauptgruppe schwerer Kopfverletzungen darstellten, kam es durch eine erhebliche Zunahme der Industrialisierung und des motorisierten Straßenverkehrs auch im Zivilleben immer häufiger zu schweren Verletzungen mit Beteiligung des Gehirns. Dabei sind auch Sportverletzungen sowie häusliche Unfälle und schließlich neurochirurgische Eingriffe ohne vorangegangene Verletzung zu berücksichtigen. Außerdem ist es durch eine verbesserte medizinische Behandlung zu einer erhöhten Überlebenschance auch nach schweren Kopfverletzungen gekommen, was auch zu einer erhöhten Häufigkeit von Folgeproblemen führt. Die Angaben zur Häufigkeit so genannter posttraumatischer Anfälle (= durch Hirnverletzungen verursachte Anfälle) schwanken in Abhängigkeit von Art, Schweregrad und Ort der Verletzung deutlich.

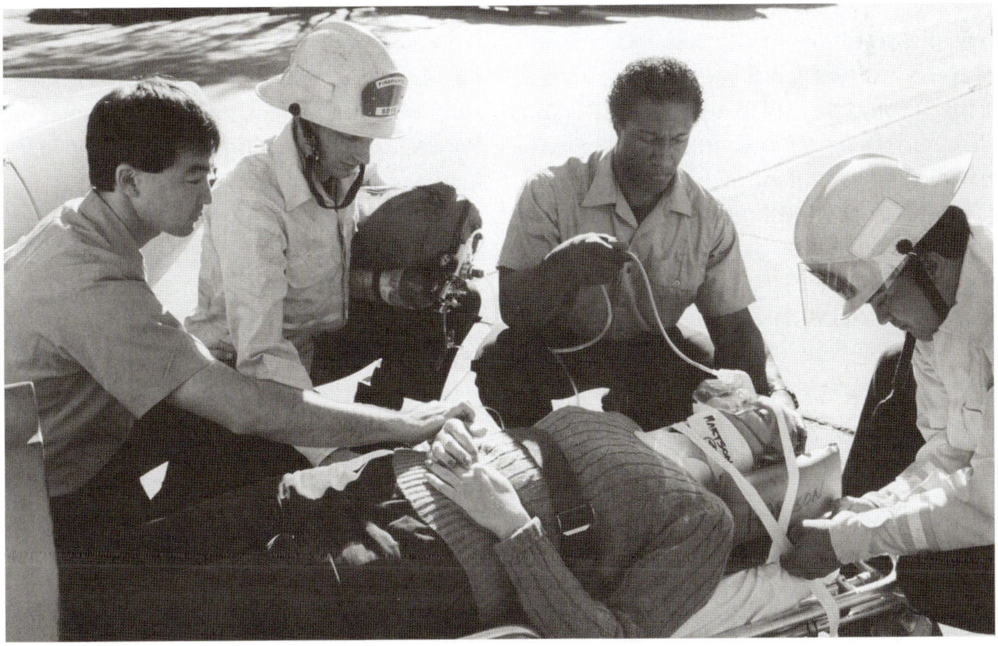

Oft führen Unfälle zu schweren Kopfverletzungen.

Im Zivilleben machen leichte Traumen mit einer Bewusstlosigkeit von weniger als einer halben Stunde etwa 80 Prozent aller Kopfverletzungen aus, ohne dass es danach eine erkennbare Risikoerhöhung für epileptische Anfälle gibt. Nach einer mittelschweren Kopfverletzung mit Bewusstseinsverlust und länger dauernder Erinnerungslücke oder Schädelbruch beträgt das absolute Risiko posttraumatischer Anfälle innerhalb von fünf Jahren knapp zwei Prozent, und das relative Risiko ist im Vergleich zur Durchschnittsbevölkerung fast auf das Vierfache erhöht. Bei länger dauernder Bewusstlosigkeit (Koma), einer Erinnerungslücke (= posttraumatische Amnesie oder kurz PTA) über 24 Stunden, einer Einblutung in das Gehirn oder einer Contusio cerebri (= Gehirnprellung mit Übergang zur Gehirnquetschung) ist dies im ersten Jahr sogar bei etwa sieben Prozent und innerhalb von fünf Jahren bei knapp zwölf Prozent der Fall. Hat sich innerhalb von fünf Jahren keine posttraumatische Epilepsie (PTE) eingestellt, kann man mit etwa 95-prozentiger Sicherheit davon ausgehen, dass dies auch im weiteren Verlauf nicht mehr der Fall sein wird.

Das Ausmaß der zerebralen Schädigung beziehungsweise des Verlustes von Hirngewebe steht in einer direkten Beziehung zum Risiko einer posttraumatischen Epilepsie. Die drei wichtigsten Risikofaktoren sind Einblutungen in das Gehirn, Frühanfälle in den ersten ein bis zwei Wochen sowie ein Schädelbruch mit nach innen gerichteten, auf die Gehirnoberfläche drückenden Bruchstücken (= Impressionsfraktur). Ein alleiniges langes Koma beziehungsweise eine lange posttraumatische Amnesie ist nur mit einem sehr geringen Risiko einer posttraumatischen Epilepsie von unter zwei Prozent verknüpft. Vom Ort der Verletzung her sind solche am Übergang zwischen Stirn- und Scheitellappen am risikoreichsten, gefolgt vom Schläfen- und Stirnlappen sowie schließlich dem Hinterhauptlappen.

Die meisten posttraumatischen Frühanfälle sind fokal, dabei drei Viertel fokal-motorisch. Spätanfälle sind etwas häufiger generalisiert als fokal; bei den fokalen überwiegen dann allerdings solche mit Bewusstseinsstörung gegenüber solchen ohne. Fokale Anfälle mit Bewusstseinsstörung werden frühestens in der zweiten Woche beobachtet. Das durchschnittliche Risiko epileptischer Anfälle nach neurochirurgischen Eingriffen mit Operationen am Gehirn liegt im Bereich von etwa fünf Prozent. Für Eingriffe am Großhirn ist es im Mittel mit fast 20 Prozent aber deutlich höher, wobei eine weite Streuung besteht.

84. Welche Rolle können so genannte degenerative Erkrankungen des Gehirns spielen?

Degenerativ heißt mit einem Abbau von Zellbestandteilen, Zellen oder Organen einhergehend, was zu Fehlfunktionen oder einem Funktionsverlust der Zellen oder Organe führt. Es handelt sich um einen Oberbegriff für einen teilweisen oder vollständigen Untergang, zum Beispiel von Körperzellen. Degenerative Erkrankungen des Gehirns gehen mit einem Verlust an Nervenzellen einher. Wichtigstes Beispiel ist die Alzheimer-Krankheit, eine ursächlich noch immer nicht geklärte Krankheit, die zu einem langsamen Nachlassen des Denkvermögens führt. Die Abnahme von Fähigkeiten wie zum Beispiel sich zu erinnern, sich zu entscheiden, etwas Neues zu lernen oder anderer geistiger Leistungen führt dabei dazu, dass sich die Betroffenen nicht mehr richtig um sich selbst kümmern und ihr eigenes Handeln nicht mehr sinnvoll steuern können.

Die Bedeutung degenerativer Hirnerkrankungen als Ursache von Epilepsien speziell im höheren Lebensalter wurde lange Zeit bezweifelt. Inzwischen konnte aber eindeutig belegt werden, dass sowohl die Alzheimer-Krankheit als auch andere Demenzen ein eindeutiger Risikofaktor für das Auftreten von nichtprovozierten Anfällen und Epilepsien im höheren Lebensalter sind. Die Alzheimer-Krankheit ist die häufigste Demenzursache, wobei in Deutschland zurzeit mit rund 800 000 Kranken gerechnet wird (also etwas mehr Betroffenen wie mit einer Epilepsie; siehe auch S. 28). Sie geht mit einem etwa auf das Zehnfache erhöhten Epilepsierisiko einher, und es kommt bei etwa zehn Prozent der Betroffenen im Verlauf der Krankheit zu Anfällen oder einer Epilepsie.

Meist kommt es erst in fortgeschrittenen Demenzstadien und in großen beziehungsweise mehrmonatigen Abständen zu epileptischen Anfällen. Es gibt aber auch Hinweise, wonach die Alzheimer-Krankheit bei Betroffenen mit Anfällen früher beginnt und nach denen es nach epileptischen Anfällen häufiger zu einer plötzlichen Zunahme der bestehenden sprachlichen und anderen Störungen mit beschleunigter Einweisung in ein Alters- oder Pflegeheim kommt.

Bei den Anfällen im Rahmen einer Alzheimer-Krankheit handelt es sich entweder um myoklonische Anfälle (siehe S. 70) oder um generalisierte tonisch-klonische Anfälle (siehe S. 65, 74). Dies ist zunächst insofern erstaunlich, als sich bei der bildgebenden Diagnostik gerade zu Beginn einer Alzheimer-Krankheit die ersten Veränderungen im Schläfenlappen und dort speziell an den so genannten Amygdala oder dem Hippokampus (siehe S. 37) zeigen und man daher eher mit fokalen Anfällen mit Bewusstseinsstörung und Ausgang vom Schläfenlappen rechnen würde. Man hat bei genaueren Untersuchungen aber nachweisen können, dass sich die histologischen (feingeweblichen) Veränderungen von denjenigen bei einer Temporallappenepilepsie deutlich unterscheiden. Die myoklonischen Anfälle selbst entsprechen abgesehen vom Alter der Betroffenen denjenigen bei der juvenilen myoklonischen Epilepsie (siehe S. 128), weshalb für ihre Benennung auch der Begriff »senile myoklonische Epilepsie« vorgeschlagen wurde.

Bei anderen mit einer Demenz einhergehenden Erkrankungen sind epileptische Anfälle deutlich seltener als bei der Alzheimer-Krankheit. Eine Ausnahme ist die Creutzfeldt-Jakob-Krankheit, bei der über 80 Prozent der Betroffenen Myoklonien entwickeln, die häufiger durch äußere Reize auslösbar sind.

85. Welche Rolle können mit einer körperlichen Behinderung einhergehende Erkrankungen spielen?

Sowohl körperliche oder geistige Behinderungen (siehe nächster Abschnitt) als auch Epilepsien gehören zu den vergleichsweise häufig vorkommenden gesundheitlichen Störungen. Schon von daher ist zu erwarten, dass es Menschen gibt, die sowohl eine Epilepsie haben als auch körperlich oder geistig behindert sind. Das Zusammentreffen von Behinderung und Anfällen ist auch deswegen nicht ganz zufällig, weil viele Gehirnschädigungen sowohl zu Epilepsien als auch zu anderen körperlichen oder geistigen Störungen führen können. Eine körperliche oder geistige Schwäche beruht dann aber nicht auf den epileptischen Anfällen, sondern auf einer Hirnschädigung, die sowohl die Behinderung als auch die Anfälle verursacht hat. Im Gegensatz zu weit verbreiteten Vorurteilen sind Epilepsien ansonsten weder regelmäßig mit körperlichen Behinderungen oder geistigen Minderbegabungen verknüpft, noch führen epileptische Anfälle zwangsläufig zu einem geistigen Abbau.

Eine klar erkennbare Behinderung bei einer Epilepsie ist meist ein direkter Ausdruck einer Hirnschädigung und nicht Folge der Anfälle (Abb. 24). Die häufigste Form einer körperlichen Behinderung, bei der überdurchschnittlich oft auch Epilepsien vorkommen, ist eine so genannte Zerebralparese (auch Cerebralparese oder kurz CP). Darunter versteht man eine Ungeschicklichkeit und körperliche Schwäche infolge einer Gehirnschädigung im Zusammenhang mit der Geburt, oft im Rahmen einer Frühgeburt (siehe S. 159). Den Hauptanteil der Zerebralparesen bilden die so genannten spastischen Tetraparesen, die oft auch mit dem unglücklichen Kürzel »Spastiker« belegt werden. Im Durchschnitt der Bevölkerung hat ungefähr jedes 500. Kind eine Zerebralparese und jedes tausendste eine

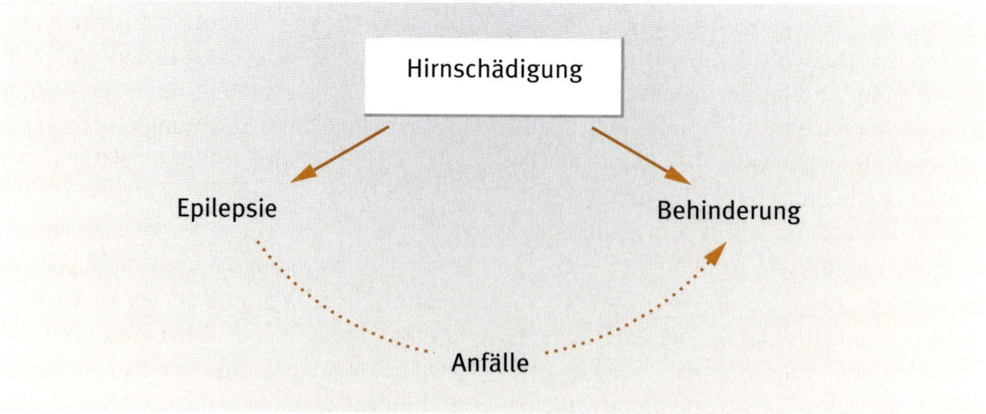

Abb. 24: Beziehung zwischen Epilepsie und Behinderung: Meist Folge einer für beides ursächlichen Schädigung des Gehirns, nur selten Folge von Anfällen.

spastische Tetraparese, womit beide Störungen deutlich seltener sind als eine Epilepsie. Von den Kindern mit einer Zerebralparese haben allerdings 15 bis 30 Prozent gleichzeitig eine Epilepsie, ein gleich hoher Prozentsatz auch epileptische Fieberanfälle (Fieberkrämpfe).

86. Welche Rolle können mit einer geistigen Behinderung einhergehende Erkrankungen spielen?

Als so genannte geistige Behinderung wird eine entweder angeborene oder in der Entwicklungsperiode (das heißt in der Kindheit oder Jugend) erworbene Beeinträchtigung der geistigen Leistungsfähigkeit beziehungsweise Intelligenzminderung bezeichnet, die mit einem Intelligenzquotienten (IQ) unter 70 sowie Lern- und Verhaltensstörungen einhergeht. Dies bedeutet auch eine Unfähigkeit, altersentsprechende intellektuelle und in der Folge auch körperliche Fähigkeiten zu entwickeln. Andere Bezeichnungen für geistige Behinderung sind Intelligenzminderung oder mentale (geistige) Retardierung. Die beiden häufigsten mit einer geistigen Behinderung einhergehenden Erkrankungen sind das Down-Syndrom und das Rett-Syndrom.

Fast alle Menschen (96 bis 98 Prozent) mit einer Trisomie 21 (Down-Syndrom, Mongolismus) entwickeln in ihren Gehirnzellen ab dem 40. Lebensjahr die histologischen Zeichen einer Alzheimer-Krankheit (siehe S. 173). Sie haben in ihren Körperzellen eine 50-prozentige »Überdosis« aller auf dem Chromosom 21 liegenden Gene, unter anderem desjenigen, das eine wesentliche Rolle bei der Bildung eines bei der Alzheimer-Krankheit wichtigen Eiweißstoffes spielt, der im Gehirn abgelagert wird. Auch ältere Menschen mit einer Trisomie 21 müssen aber trotz der histologischen Befunde nicht zwangsläufig die klinischen Zeichen einer Alzheimer-Krankheit entwickeln, sondern dies ist nur bei rund 10 Prozent der 40- bis 50-Jährigen, bei rund 35 Prozent der 50- bis 60-Jährigen und bei rund 75 Prozent der über 65-Jährigen der Fall. Insofern überrascht nicht, dass es bei einer Trisomie 21 wie bei der Alzheimer-Krankheit gehäuft zu epileptischen Anfällen kommt. Darüber hinaus haben Kinder mit einem Down-Syndrom u. a. ein erhöhtes Risiko, an einem symptomatischen West-Syndrom zu erkranken.

Das Rett-Syndrom ist eine fast ausschließlich Mädchen betreffende Hirnschädigung mit zunächst normaler Entwicklung im Säuglingsalter, ab dem dritten Lebensjahr beginnender Verlangsamung der körperlichen (z. B. Kopfumfang) und geistigen Entwicklung mit zunehmender Behinderung mit krankhaftem Lachen, gleichförmigen Bewegungen und typischer Einschränkung der normalen Gebrauchsfähigkeit der Hände. Drei von vier betroffenen Kindern haben meist schwer behandelbare epileptische Anfälle.

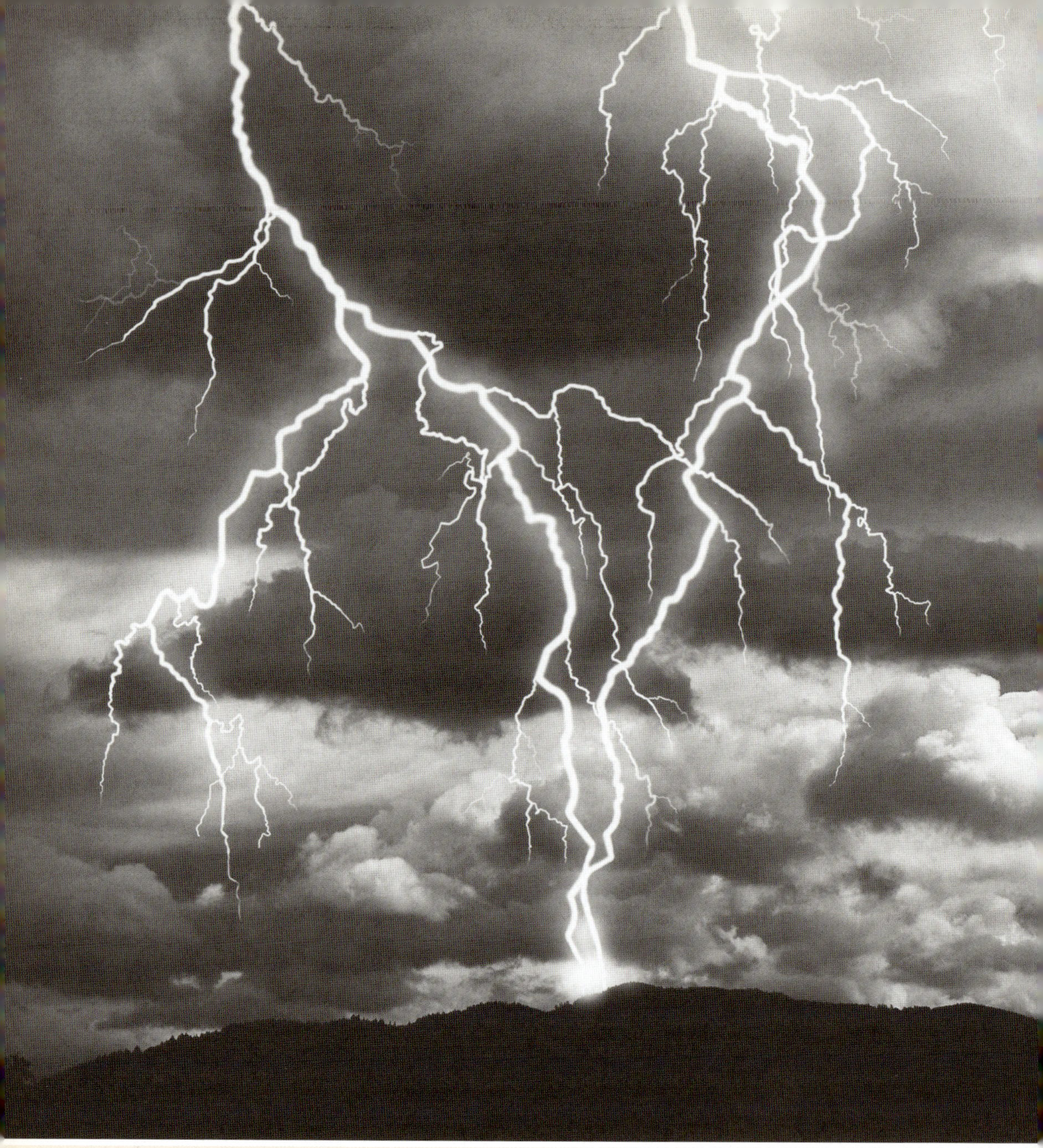

Anfallsauslöser

87. Was sind Gelegenheitsanfälle?

Gelegenheitsanfälle sind epileptische Anfälle, die nur bei bestimmten Gelegenheiten auftreten und deswegen keine Epilepsie sind. Die Anfälle werden durch besondere Bedingungen ausgelöst beziehungsweise verursacht, weshalb auch von akuten symptomatischen, durch besondere Umstände bedingten oder provozierten Anfällen gesprochen wird. Manche Fachleute reservieren den Ausdruck Gelegenheitsanfälle konsequenterweise für ansonsten gesunde Menschen, die keine Epilepsie und außerhalb der entsprechenden Gelegenheiten im Vergleich zur Durchschnittsbevölkerung auch kein – zum Beispiel im EEG erkennbares – erhöhtes Risiko haben, epileptische Anfälle zu erleiden. Oft werden allerdings auch provozierte Anfälle von Menschen mit einer Epilepsie, die zusätzlich auch unprovozierte, spontan auftretende Anfälle haben, als Gelegenheitsanfälle bezeichnet. Der Gebrauch dieses Begriffes ist also auch bei Fachleuten uneinheitlich und manchmal werden sogar fälschlicherweise auch ohne erkennbaren Anlass oder Grund – nur »gelegentlich« – auftretende Anfälle als Gelegenheitsanfälle bezeichnet.

Die verschiedenen Formen epileptischer Gelegenheitsanfälle sind etwa zehnmal häufiger als Epilepsien. Während nur etwa 0,8 Prozent der Bevölkerung oder knapp jeder hundertste Mensch eine Epilepsie hat, erleiden etwa acht Prozent und damit fast jeder Zehnte im Verlauf seines Lebens mindestens einen epileptischen Anfall (siehe auch S. 73). Bei rund einem Drittel bis zur Hälfte der Betroffenen handelt es sich dabei um epileptische Fieberanfälle (Fieberkrämpfe) in der frühen Kindheit (siehe S. 180). Mit zunehmendem Lebensalter treten dann bei den Gelegenheitsanfällen andere Ursachen wie Schlafentzug oder Alkoholentzug in den Vordergrund.

Gelegenheitsanfälle treten mit Abstand am häufigsten als generalisierte tonisch-klonische (Grand-Mal-)Anfälle auf (siehe S. 65, 74). Daneben kommen auch fokale Anfälle ohne und mit Bewusstseinsstörung (siehe S. 58 bzw. 62) und vereinzelt tonische Anfälle (siehe S. 71) vor, während Absencen und Myoklonien praktisch immer Ausdruck einer Epilepsie sind. Fokale Gelegenheitsanfälle zeigen häufiger einen raschen Übergang in sekundär generalisierte tonisch-klonische Anfälle.

Bei ausreichend starken Reizen kann jeder Mensch epileptische Anfälle bekommen. Käme es in einem Flugzeug in großer Höhe zu einem Druckabfall und würden die für solche Notfälle vorgesehenen Sauerstoffmasken nicht funktionieren, hätten innerhalb weniger Minuten unweigerlich alle Insassen epileptische Anfälle. Dies wäre aber nicht gleichzeitig der Fall, sondern bei manchen Menschen früher und bei anderen später, und auch die Schwere und Dauer der Anfälle wäre unterschiedlich. Menschen mit einer bekannten Epilepsie oder erniedrigten Krampfschwelle (Abb. 25) hätten als erste eher schwere sowie lang dauernde Anfälle, während die Anfälle bei den anderen Menschen etwas später auftreten würden. Auch starke elektrische Reize oder so genannte Krampfgifte

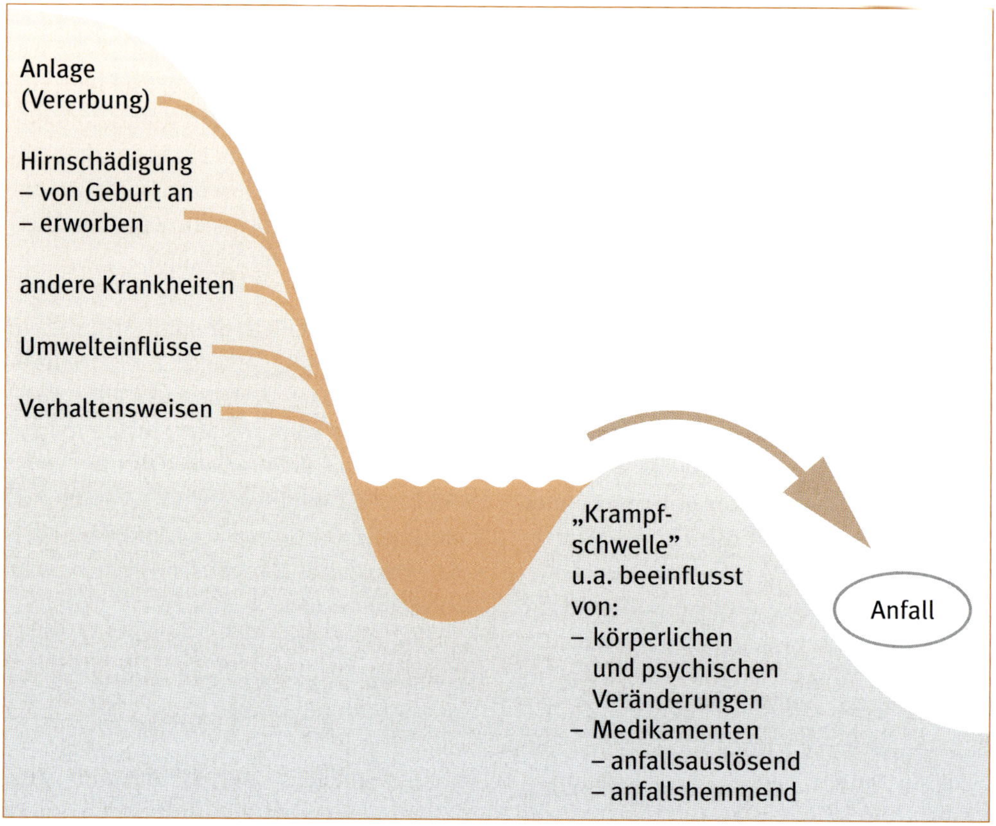

Abb. 25: Schematische Darstellung der Krampfschwelle, die normalerweise das Auftreten von Anfällen verhindert (nach Lennox).

wie Strychnin können bei jedem Menschen einen epileptischen Anfall auslösen. Demgegenüber wirken sich andere Einflüsse, wie zum Beispiel Fieber, besonders bei Kindern in den ersten fünf Lebensjahren und bei einer erblich bedingten erhöhten Anfallsbereitschaft beziehungsweise erniedrigten Krampfschwelle aus.

Bei den meisten Gelegenheitsanfällen lässt sich weder im EEG noch in der bildgebenden Diagnostik (siehe S. 237) ein Hinweis auf eine krankhafte Veränderung des Gehirns finden. Dies gilt zum Beispiel für fast alle Kleinkinder mit epileptischen Fieberanfällen oder Jugendliche mit Anfällen nach Schlafentzug. Demgegenüber werden akute symptomatische Gelegenheitsanfälle durch eine unmittelbar vor oder gleichzeitig mit den Anfällen aufgetretene Schädigung des Gehirns wie zum Beispiel eine Kopfverletzung, eine Durchblutungsstörung oder Entzündung des Gehirns ausgelöst. Solche Anfälle können bei einem Menschen auch wiederholt auftreten, wobei die auslösenden Bedingungen aber

Tab. 46: Häufige Auslöser von Gelegenheitsanfällen

Erkrankungen	Verhalten/Umwelt
Fieber (besonders bei Kleinkindern) Kopfverletzungen Hirntumore Hirnhaut- und Gehirnentzündungen Schlaganfälle – Hirninfarkte – Hirnblutungen Sauerstoffmangel des Gehirns Elektrolytstörungen Stoffwechselstörungen – angeboren – erworben (z. B. Diabetes) Nierenversagen Leberversagen Leberkrankheiten (z. B. Porphyrie)	Vergessen der Einnahme von Antiepileptika Flüssigkeitsmangel (besonders Säuglinge) Schlafmangel Alkohol- und Drogenexzess Alkohol- und Drogenentzug Einnahme bestimmter Medikamente Absetzen (Entzug) bestimmter Medikamente übermäßiger Stress bzw. nachfolgende Entspannung körperliche Erschöpfung bei dafür besonders empfindlichen Menschen: – Lichtreize, z. B. in Diskotheken, beim Fernsehen oder bei Videospielen – Musikhören, Lesen, Denken, Rechnen usw. Wetter?

jeweils dieselben sind. Die häufigsten erkennbaren Ursachen von Gelegenheitsanfällen sind in Tabelle 46 zusammengestellt.

Die mit Abstand häufigsten Gelegenheitsanfälle sind epileptische Fieberanfälle, die definitionsgemäß an die frühe Kindheit bis zum fünften Lebensjahr gekoppelt sind (siehe nächster Abschnitt). Ansonsten können Gelegenheitsanfälle aber in jedem Lebensalter auftreten, wobei in den verschiedenen Altersstufen unterschiedliche Auslöser vorherrschen. Bei Jugendlichen und jungen Erwachsenen ist es häufig die Kombination aus Schlafentzug (siehe S. 185) und übermäßigem Trinken von Alkohol (siehe S. 186), was besonders an Wochenenden zu beobachten ist und dann besonders am Montagmorgen mit einem erhöhten Anfallsrisiko verbunden ist. Bei älteren Menschen sind Schlaganfälle und andere Formen von Durchblutungsstörungen des Gehirns die wichtigsten Auslöser von Gelegenheitsanfällen.

Viele Gelegenheitsanfälle lassen sich dadurch verhindern, dass Auslöser wie Schlafentzug oder Trinken von zu viel Alkohol in Zukunft vermieden werden. Auch andere Gelegenheitsanfälle mit erkenn- und vermeidbaren Auslösern sind kein Grund für eine antiepileptische Behandlung. Selbst in den seltenen Fällen, in denen es sich nicht um einen einzelnen Anfall, sondern einen Status epilepticus handelt, ist oft keine Dauerbehandlung erforderlich.

Obwohl Gelegenheitsanfälle definitionsgemäß keine Epilepsie sind, kann sich manchmal daraus dennoch eine Epilepsie entwickeln. So haben zwei bis drei Prozent der Kinder mit epileptischen Fieberanfällen später eine »richtige« Epilepsie. Auch bei Erwachsenen kann es nach mehrmaliger Wiederholung von Gelegenheitsanfällen schließlich zu immer weniger an erkennbare auslösende Bedingungen geknüpften Anfällen kommen. Möglicherweise erklärt sich dieser Widerspruch aber dadurch, dass es sich bei den Gelegenheitsanfällen dieser Betroffenen nicht um Gelegenheitsanfälle im engeren Sinne, sondern um provozierte Anfälle bei anfangs noch nicht eindeutig erkennbarer Epilepsieneigung handelte.

88. Was sind epileptische Fieberanfälle (Fieberkrämpfe)?

So genannte epileptische Fieberanfälle (auch als Fieberkrämpfe bezeichnet) oder Infektanfälle sind bei Säuglingen und Kleinkindern im Alter zwischen drei Monaten und fünf Jahren bei rasch ansteigendem Fieber vorkommende Gelegenheitsanfälle, die nicht zu den Epilepsien zählen. Zwischen drei und vier Prozent aller Kinder haben im Verlauf ihrer ersten fünf Lebensjahre mindestens einen Fieberanfall. Kinder mit Fieberanfällen haben zwar rein rechnerisch gesehen ein erhöhtes Risiko, später eine »richtige« Epilepsie zu bekommen, dieses Risiko ist aber mit zwei bis drei Prozent immer noch sehr gering. Immerhin 97 bis 98 Prozent aller Kinder mit epileptischen Fieberanfällen entwickeln später keine Epilepsie. Eine familiäre Häufung von Fieberanfällen kommt vor (siehe auch Tab. 41, S. 158).

Epileptische Fieberanfälle sind in der Regel so genannte generalisierte tonisch-klonische (oder Grand-Mal-)Anfälle (siehe auch S. 65, 74, worauf auch die Bezeichnung als Fieberkrampf zurückgeht), daneben kommen auch kurze tonische (siehe S. 71), klonische (siehe S. 74), atonische (siehe S. 75) sowie fokale Anfälle (siehe S. 58) vor. Bei den generalisierten tonisch-klonischen Anfällen kommt es zu einem Bewusstseinsverlust, Atemanhalten und Blauwerden, zunächst Versteifen und dann rhythmischem Zucken von Armen und Beinen sowie anderen Zeichen wie Verdrehen der Augen, Zungenbiss oder Urinabgang. Nach wenigen Minuten erholen sich die Kinder von alleine, wobei die Dauer mit bis zu 15 Minuten aber über derjenigen von generalisierten tonisch-klonischen Anfällen ohne Fieber liegen kann.

Für das Auftreten von epileptischen Fieberanfällen werden insbesondere die folgenden drei Faktoren verantwortlich gemacht:

1. eine ererbte erhöhte Anfallsbereitschaft,
2. ein rasch ansteigendes, infektbedingtes Fieber über 38,5 °Celsius (wobei die Anfälle meist schon beim ersten Fieberanstieg zu beobachten sind),
3. ein Lebensalter zwischen einem Monat und fünf Jahren (Gipfel: sechs Monate bis drei Jahre mit einem Gipfel um 18 Monate herum) mit noch nicht abgeschlossener Hirnreifung.

Bei dem Fieber kommt es offensichtlich mehr auf das rasche Ansteigen als auf die absolute Höhe an. Das kritische Alter mit einem Häufigkeitsgipfel bei 18 Monaten spricht dafür, dass das kindliche Gehirn in dieser Zeit eine erhöhte Anfallsbereitschaft zeigt und gegenüber Fieber besonders empfindlich ist. Das Ausmaß einer möglichen erblichen Komponente ist noch nicht völlig klar.

Risikofaktoren (siehe S. 155) für das erstmalige Auftreten von epileptischen Fieberanfällen sind Verwandte ersten oder zweiten Grades (Eltern oder Geschwister beziehungsweise Großeltern, Tanten, Onkel), die selbst Fieberanfälle hatten, vorbestehende Hirnschädigungen (etwa im Rahmen einer Zerebralparese oder geistigen Behinderung; siehe S. 175) und eine verzögerte frühkindliche Entwicklung. Ohne diese Risikofaktoren beträgt die Wahrscheinlichkeit von Fieberanfällen nur gut zwei Prozent und damit die Hälfte des »normalen« Risikos in der Gesamtbevölkerung, während jedes dieser Merkmale für sich genommen zu einer Wahrscheinlichkeit zwischen sechs und elf Prozent und bei einem gemeinsamen Auftreten von zwei Merkmalen zu einer Wahrscheinlichkeit von fast 30 Prozent führt. Es sei aber betont, dass es selbst im ungünstigsten Fall von einer 30-prozentigen Wahrscheinlichkeit von Fieberanfällen bei den weitaus meisten der betroffenen Kinder später zu keiner Epilepsie kommt.

Epileptische Fieberanfälle führen verständlicherweise zu großer Angst und Aufregung der Eltern der betroffenen Kinder. Nach verschiedenen Umfragen befürchteten mehr als die Hälfte sogar, dass ihr Kind stirbt und führten deswegen in ihrer Verzweiflung häufiger eine Mund-zu-Mund-Beatmung oder Herzmassage durch. Meist wird notfallmäßig ein Arzt hinzugerufen und eine Krankenhauseinweisung veranlasst. Weil gerade bei Säuglingen mit Fieber stets an eine Hirnhautentzündung gedacht werden muss und andere Krankheitszeichen fehlen können, schlagen viele Kinderärzte zum sicheren Ausschluss eine Lumbalpunktion (Untersuchung des Nervenwassers, siehe S. 249) vor. Nach dem ersten Lebensjahr ist der Ausschluss einer Hirnhautentzündung meist auch ohne Lumbalpunktion mit ausreichender Sicherheit möglich.

Auch fast alle weiteren Untersuchungen wie Blutentnahmen, Computer- oder Magnetresonanztomographie (siehe S. 237, 240) des Gehirns sind bei unkomplizierten Fieberanfällen fast immer völlig regelrecht oder zeigen nur leichte und unspezifische Veränderungen. Dies gilt selbst für das EEG in den Tagen bis Wochen nach einem Anfall. Bei bis zur Hälfte der Kinder finden sich zwar besonders bei starker Müdigkeit so genannte Spike-Wave-Komplexe, meist ist dies aber erst ab dem dritten Lebensjahr und damit lange Zeit nach dem ersten Fieberkrampf der Fall. Selbst das Auftreten dieses EEG-Musters ist nicht mit einer nennenswert erhöhten Wahrscheinlichkeit verknüpft, später an einer Epilepsie zu erkranken.

Epileptische Fieberanfälle sind oft viel zu kurz, um eine spezielle Behandlung durchführen zu können. So früh wie möglich sollten die Kinder zur Erleichterung der Atmung auf die Seite gelegt werden. Weitere mögliche Maßnahmen bestehen in einer Fiebersenkung mit feuchten Wickeln oder einem kühlen Bad und der Gabe von Medikamenten wie etwa Paracetamol-Zäpfchen. Nach einem Anfall können die Kinder einige Zeit durcheinander sein, weshalb man bei ihnen bleiben und sie gegebenenfalls beruhigen sollte. Bei länger dauernden Anfällen ist eine Gabe von Diazepam zu empfehlen. Sofern ein Arzt nicht rasch genug für eine Spritze verfügbar ist, können Eltern dieses Medikament auch als kleine Einlaufspritzen oder Mikroklistier selbst in den Enddarm des Kindes verabreichen. Mehr als 80 Prozent noch ablaufender Fieberanfälle lassen sich damit unterbrechen.

Eine vorsorgliche Langzeitgabe von Medikamenten zur Vermeidung von unkomplizierten Fieberanfällen ist wegen der guten Prognose und den Nebenwirkungen der Medikamente nur sehr selten erforderlich. Die meisten Ärzte raten inzwischen auch nach mehreren unkomplizierten Anfällen nicht mehr dazu. Eine gute Alternative zur Dauereinnahme von Medikamenten besteht in einer vorübergehenden vorsorglichen Gabe von Diazepam-Zäpfchen beim Auftreten von Fieber. Außerdem kann versucht werden, rasche Fieberanstiege durch kühle Wadenwickel oder einen auf das Kind gerichteten Ventilator zu verhindern.

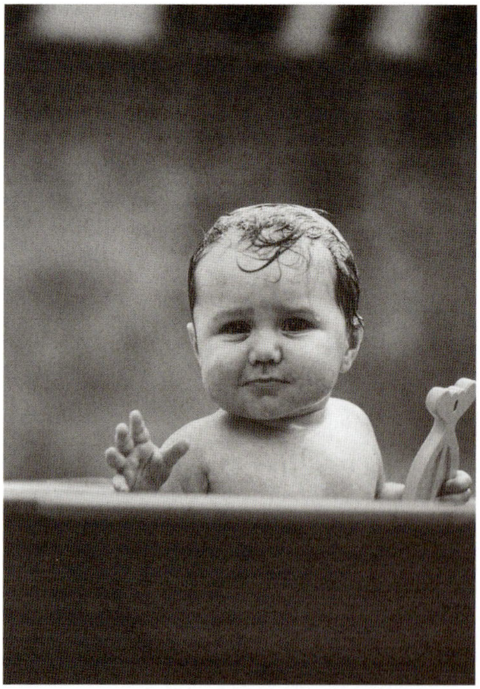

Mit einem kühlen Bad kann Fieber gesenkt werden.

Die weitaus meisten Kinder mit Fieberanfällen zeigen später eine völlig normale Entwicklung. Dies konnte unter anderem bei Geschwistern gezeigt werden, von denen eines Fieberanfälle hatte und das andere nicht. Wenn keine weiteren Auffälligkeiten vorlagen, zeigten die Kinder mit Fieberanfällen später im Vergleich zu ihren Geschwistern keinerlei Besonderheiten.

Bei 30 bis 40 Prozent der Kinder mit einem ersten Fieberkrampf tritt ein zweiter Anfall auf, und bei wiederum 30 bis 40 Prozent dieser Kinder kommt es zu einem dritten Ereignis. Da es sich dabei jeweils um durch das Fieber hervorgerufene Gelegenheitsanfälle handelt, wird auch nach drei Anfällen noch nicht von einer Epilepsie gesprochen. Risikofaktoren für mehrere Anfälle bestehen neben bekannten Fieberanfällen oder epileptischen Anfällen in der Familie in einem Auftreten in den ersten 18 Lebensmonaten, komplizierten Fieberanfällen (siehe nächster Absatz) und in einer Entwicklungsverzögerung. Bei vier von fünf Kindern mit all diesen Risikofaktoren kommt es zu wiederholten Anfällen. Außerdem kommt es besonders bei den Kindern zu wiederholten Anfällen, die sehr rasch und schon bei niedrigen Körpertemperaturen einen Anfall bekommen.

Komplizierte epileptische Fieberanfälle

Von den bisher besprochenen, relativ harmlosen und deswegen auch einfach oder unkompliziert genannten epileptischen Fieberanfällen müssen andere Fieberanfälle abgegrenzt werden, die als kompliziert, atypisch oder prolongiert bezeichnet werden und sich durch eines oder mehrere der folgenden Merkmale auszeichnen:

- Dauer über 15 Minuten,
- Auftreten von zwei oder mehr Anfällen innerhalb von 24 Stunden,
- fokale (herdförmige) Anfallsmerkmale,
- Lähmungen nach einem Anfall,
- EEG-Veränderungen nach einem Anfall, wie sie auch bei Epilepsien vorkommen.

Komplizierte epileptische Fieberanfälle gehen im Gegensatz zu unkomplizierten Fieberanfällen im weiteren Verlauf des Lebens mit einem deutlich erhöhten Epilepsierisiko einher. Dabei spielt zusätzlich eine Rolle, ob gleichzeitig neurologische oder Entwicklungsstörungen bestehen. Jedes dieser Merkmale verdoppelt das Epilepsierisiko von zwei bis drei Prozent auf vier bis sechs Prozent; bei gleichzeitig zwei oder drei Risikofaktoren steigt es auf über zehn Prozent an. Außerdem gibt es Hinweise, dass komplizierte Fieberanfälle später das Auftreten von medikamentös schwer zu kontrollierenden fokalen Anfällen ohne und mit Bewusstseinsstörung im Rahmen einer mesialen Temporallappenepilepsie (siehe S. 140) begünstigen. Bei komplizierten epileptischen Fieberanfällen empfehlen viele Ärzte im Gegensatz zu unkomplizierten Fieberanfällen auch eine vorbeugende Langzeitbehandlung mit Medikamenten.

Zur Frage von Schutzimpfungen bei Kindern mit Fieberanfällen in der Vorgeschichte siehe S. 377.

89. Welche Rolle kann Schlaf spielen?

Bei den Beschreibungen der verschiedenen Epilepsieformen wurde wiederholt darauf hingewiesen, dass die Anfälle eine Bindung an den Schlaf haben können. Dies gilt zum Beispiel für die tonischen Anfälle bei dem Lennox-Gastaut-Syndrom (siehe S. 111), das ESES-Syndrom (siehe S. 114), die Schlaf-Grand-Mal-Epilepsie (siehe S. 139) oder Frontallappenepilepsien (siehe S. 143).

Manche Menschen mit Epilepsie haben nur Anfälle im Wachzustand, andere nur im Schlaf, und bei manchen treten sie zu allen möglichen Tages- und Nachtzeiten auf. Bei dem so genannten Schlaf-Wach-Zyklus werden drei verschiedene Zustände unterschieden:

1. der Wachzustand, der auch als Schlafstadium »0« bezeichnet wird,
2. der so genannte REM-Schlaf (REM ist die Abkürzung von englisch: rapid eye movements = rasche Augenbewegungen), der auch als paradoxer oder desynchronisierter Schlaf bezeichnet wird, in dem man träumt,
3. der so genannte Non- oder Nicht-REM (kurz NREM) oder synchronisierte Schlaf, bei dem zusätzlich verschiedene Schlaftiefen (I bis IV) unterschieden werden.

Bei einem normalen, ungestörten Schlaf kommt es zu mehreren aufeinander folgenden Wechseln zwischen REM- und NREM-Schlaf. Die Dauer der einzelnen NREM-Phasen schwankt dabei zwischen 45 Minuten bei Kindern und 90 bis 110 Minuten bei Erwachsenen. Während man sich im NREM-Schlaf wenig bewegt und ruhig atmet, ist der REM-Schlaf außer durch die bereits erwähnten raschen Augenbewegungen auch durch sonstige Bewegungen im Gesicht sowie an Armen und Beinen und eine unregelmäßige Atmung gekennzeichnet. Die Ursache für diese Unterschiede besteht in einer Beteiligung verschiedener Abschnitte des Gehirns.

Primär generalisierte epileptische Anfälle (siehe auch S. 68, 70) wie Absencen, tonische Anfälle oder auch tonisch-klonische Anfälle treten im NREM-Schlaf vermehrt und im REM-Schlaf vermindert oder nicht auf. Auch fokale Anfälle können durch Schlaf begünstigt werden, wobei dies aber in erster Linie die Stadien I und II betrifft und im Schlafverlauf zwei unterschiedliche Häufigkeitsgipfel beobachtet werden: einerseits ein bis zwei Stunden nach dem Einschlafen und andererseits ein bis zwei Stunden vor dem Aufwachen oder etwa in der Zeit zwischen fünf und sechs Uhr nachts.

Tabelle 47 fasst die Beziehung zwischen den Schlafstadien und epileptischen Anfällen zusammen. Dabei muss stets auch an die Möglichkeit nichtepileptischer nächtlicher Störungen wie etwa Einschlafmyoklonien (siehe S. 90), Schlafwandeln, das so genannte Restless-legs-Syndrom (= Syn-

Tab. 47: Schlafstadien und ihre Beziehung zu epileptischen Anfällen

Stadium	Beschreibung	Beziehung zu epileptischen Anfällen bzw. Epilepsiesyndromen
0	Wachzustand	wechselnd
REM	rasche Augenbewegungen und Träume	primär generalisierte Anfälle seltener, CSWS schwächer, tonische Anfälle seltener, fokale Anfälle seltener
I	oberflächlich	Absencen häufiger, CSWS stärker, fokale Anfälle häufiger, Frontallappenanfälle häufiger
II	mitteltief	Absencen häufiger, CSWS stärker, fokale Anfälle häufiger, Frontallappenanfälle häufiger
III	tief	eher gleich häufig
IV	sehr tief	eher gleich häufig

CSWS = kontinuierliche Spike-Wave-Aktivität im Schlaf (siehe S. 114)

drom der unruhigen Beine) oder das so genannte Schlaf-Apnoe-Syndrom (siehe S. 92) gedacht werden. Im Zweifelsfall muss eine EEG-Ableitung im Schlaf beziehungsweise eine so genannte Polysomnographie durchgeführt werden.

90. Welche Rolle kann Schlafentzug spielen?

Unter Schlafentzug versteht man den Mangel an normalerweise üblichem und ausreichendem Schlaf. In irgendeiner Form wird dies jeder Leser schon einmal erlebt haben, sei es freiwillig (z. B. wegen einer Feier oder einem mitten in der Nacht im Fernsehen übertragenen Sport- oder sonstigen Ereignis) oder unfreiwillig (z. B. weil er krankheitsbedingt nicht oder nicht richtig schlafen konnte). In der Regel zwingt uns der Körper früher oder später dazu, den fehlenden Schlaf wieder nachzuholen.

Bei einer entsprechenden Empfindlichkeit (in der Fachsprache = Disposition) kann Schlafentzug epileptische Anfälle auslösen. Solche »Schlafentzugsanfälle« können als Gelegenheitsanfall ein einmaliges oder auch einige Male auftretendes Ereignis sein, was relativ häufig bei einem ersten epileptischen Anfall bei Jugendlichen oder jüngeren Erwachsenen der Fall ist. Besonders deutlich besteht diese Verbindung nach gleichzeitigem Trinken von Alkohol (siehe nächste Frage) und bei Betroffenen mit juvenilen myoklonischen Anfällen (siehe S. 128) oder Aufwach-Grand-Mal-Anfällen (siehe S. 138), wo generalisierten tonisch-klonischen (Grand-Mal-)Anfällen fast immer ein Schlafentzug vorausgeht.

Weshalb Schlafentzug bei manchen Epilepsien das Auftreten von Anfällen begünstigt, ist noch unklar. Möglicherweise spielen Veränderungen von Hormonen eine Rolle. So weiß man, dass im Schlaf eine vermehrte Bildung von Eiweißstoffen erfolgt, die unter anderem eine Rolle in Reparaturvorgängen an den Körperzellen spielen. Schlafentzug kann auch bewusst und geplant eingesetzt werden, um die Aussagekraft von EEG-Untersuchungen zu erhöhen (siehe Schlafentzugs-EEG, S. 236).

Jeder Mensch weiß aus Erfahrung, wie viele Stunden Schlaf er üblicherweise braucht, um am nächsten Morgen ausgeschlafen und leistungsfähig zu sein. Meistens sind dies sieben bis acht Stunden. Wer zu epileptischen Anfällen neigt, sollte sich angewöhnen, diese Zeit möglichst immer einzuhalten, sie also weder wesentlich zu unterschreiten noch zu überschreiten. Zu kurzes Schlafen löst durch Übermüdung Anfälle aus, zu langes Schlafen durch Verlängerung der besonders anfallsgefährdenden Übergangsphasen zwischen Schlafen und Wachen. In der Regel ist es auch sehr günstig, für das Zubettgehen und Aufstehen immer dieselben Zeiten einzuhalten und höchstens zwei Stunden davon abzuweichen. Dies gilt auch am Wochenende sowie an Feiertagen und im Urlaub.

Wer Schwierigkeiten hat, die genauen Zeiten einzuhalten, kann zur besseren Orientierung eine Art Schlafkalender führen, in dem er täglich die Zeiten des Schlafengehens und Aufstehens festhält.

91. Welche Rolle kann Alkohol spielen?

Alkohol spielt ab dem jüngeren Erwachsenenalter eine relativ wichtige Rolle als Auslöser von epileptischen Anfällen. Die Häufigkeit eines regelmäßigen Trinkens großer Alkoholmengen ist zwischen dem 20. und 30. Lebensjahr mit 30 bis 50 Prozent der Männer und 10 bis 20 Prozent der Frauen am höchsten und nimmt danach ab; selbst nach dem 60. Lebensjahr wird aber noch bei fünf bis zehn Prozent der Bevölkerung davon ausgegangen. Während bei einer bekannten Epilepsie das Trinken kleiner Alkoholmengen ungefährlich ist und daher nicht verboten werden muss (siehe S. 362 f.), ist Alkoholmissbrauch (Abusus) sowohl bei vorbestehenden Epilepsien ungünstig als auch ein Risikofaktor für das erstmalige Auftreten eines generalisierten tonisch-klonischen Anfalls überhaupt. Meistens ist dabei nicht die Phase des Alkoholtrinkens gefährlich, sondern die Stunden und Tage danach, in dem der Alkohol im Körper wieder abgebaut wird und die Konzentration im Körper zurückgeht.

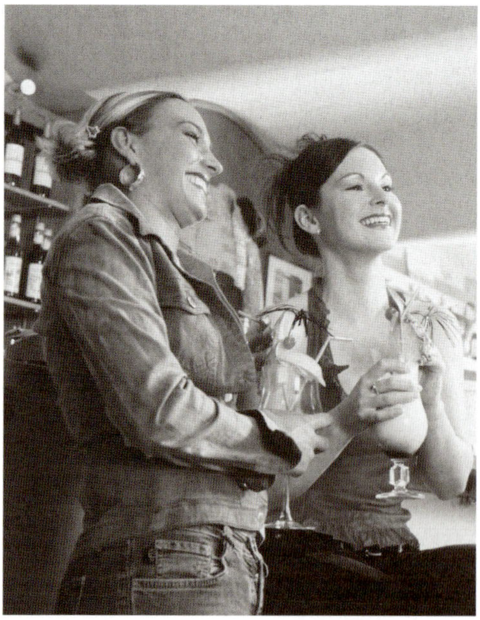

Kleine Alkoholmengen sind ungefährlich, größere stellen jedoch einen Risikofaktor dar.

Alkoholentzugsanfälle sind epileptische Anfälle nach Alkoholentzug und die häufigste Form von Gelegenheitsanfällen im Erwachsenenalter. Ein Alkoholentzug ist das plötzliche Weglassen von vorher regelmäßig getrunkenem Alkohol. Die Menge an Alkohol, die bei zuvor länger dauernder Aufnahme und plötzlichem Weglassen Entzugsanfälle auslösen kann, unterscheidet sich von Mensch zu Mensch erheblich. Oft treffen auch Alkoholentzug, Schlafmangel, eine verminderte Nahrungsaufnahme und Nichteinnahme von Tabletten zusammen. In einer amerikanischen neurologischen Klinik stand von über 500 anfallsbedingten stationären Einweisungen etwa die Hälfte in Zusammenhang mit einem Alkoholmissbrauch. In einer vergleichbaren Untersuchung aus Deutschland war der Anteil mit gut 30 Prozent ebenfalls sehr hoch.

Besonders gefährdet für Alkoholentzugsanfälle sind Männer zwischen dem 40. und 60. Lebensjahr mit einem langjährigen Alkoholabusus, die aus irgendwelchen Gründen plötzlich ihren durchschnittlichen Konsum stark vermindern oder einstellen. Die Zeit zwischen Beenden eines übermäßigen Trinkens von Alkohol und dem Auftreten von Anfällen liegt meist zwischen 12 und 48 Stunden, es kann aber auch schon nach sechs bis acht Stunden oder erst nach bis zu fünf Tagen dazu kommen.

Bei schwerem und lang dauerndem Missbrauch von Alkohol können die damit verbundenen Schädigungen des Gehirns zu einer symptomatischen Epilepsie führen, die manchmal auch als »Alkoholepilepsie« bezeichnet wird. Die Hirnschäden können dabei in direkten Auswirkungen des Alkohols und auch in indirekten Schädigungen wie alkoholbedingten Stürzen mit Hirnverletzungen bestehen. Schließlich gibt es die Möglichkeit, dass ein Mensch gleichzeitig und unabhängig voneinander Alkoholprobleme und eine Epilepsie hat. Dann muss jede Krankheit unabhängig von der anderen behandelt werden, was aber oft sehr schwierig und wenig erfolgreich ist. Im Zusammenhang mit einem Alkoholabusus ist auch die Möglichkeit eines kombinierten Alkohol- und Medikamentenentzugs von Bedeutung, insbesondere bei Missbrauch von Benzodiazepinen (z. B. Tavor oder Valium).

Insgesamt ist das Thema »Epilepsie und Alkohol« ein gutes Beispiel dafür, dass für Menschen mit einer Epilepsie dieselben Dinge gesund und ungesund sind wie für Menschen ohne Epilepsie. Zur Frage, wann und in welchen Mengen Menschen mit einer Epilepsie Alkohol trinken dürfen, sei auf ein gesondertes Kapitel (siehe S. 362 f.) verwiesen.

92. Welche Rolle können andere Drogen spielen?

Neben Alkohol werden in der heutigen Gesellschaft von vielen Menschen zahlreiche andere Drogen eingenommen, die teilweise legal beziehungsweise erlaubt, teilweise aber auch illegal sind, und deren Gebrauch beziehungsweise Handel unter Strafe steht. Nikotin gehört zu den legalen Drogen, und es gibt keine Hinweise, dass Rauchen von Zigaretten, Zigarillos oder Zigarren einen Einfluss auf den Verlauf einer Epilepsie hat. Rauchen ist trotz allgemein bekannter Gefahren für die Gesundheit in der Bevölkerung immer noch weit verbreitet und hat im täglichen Leben für viele Menschen einen hohen Stellenwert. Neben der Genussbefriedigung hat es oft noch immer eine gesellschaftliche Bedeutung, wenngleich es heute erfreulicherweise gerade bei Jugendlichen eine zunehmende Tendenz zum Nichtrauchen gibt. Viele Menschen fühlen sich aber ausgeschlossen, wenn sie als Einzige in einer geselligen Runde auf bisherige Gewohnheiten verzichten sollen. Insgesamt ist für Epilepsie-Betroffene keine nachteilige Wirkung des Rauchens auf den Verlauf ihrer Krankheit bekannt. Wenn jemand in Kenntnis der allgemein bekannten Gesundheitsrisiken nicht darauf verzichten will oder kann, braucht er dies wegen einer Epilepsie auch nicht zu tun.

Bei den anderen Drogen werden so genannte weiche und so genannte harte Drogen unterschieden. Zu den weichen Drogen zählen in erster Linie Marihuana (Cannabis, Haschisch) und Amphetamine (z. B. Ecstasy), als harte Drogen werden Heroin,

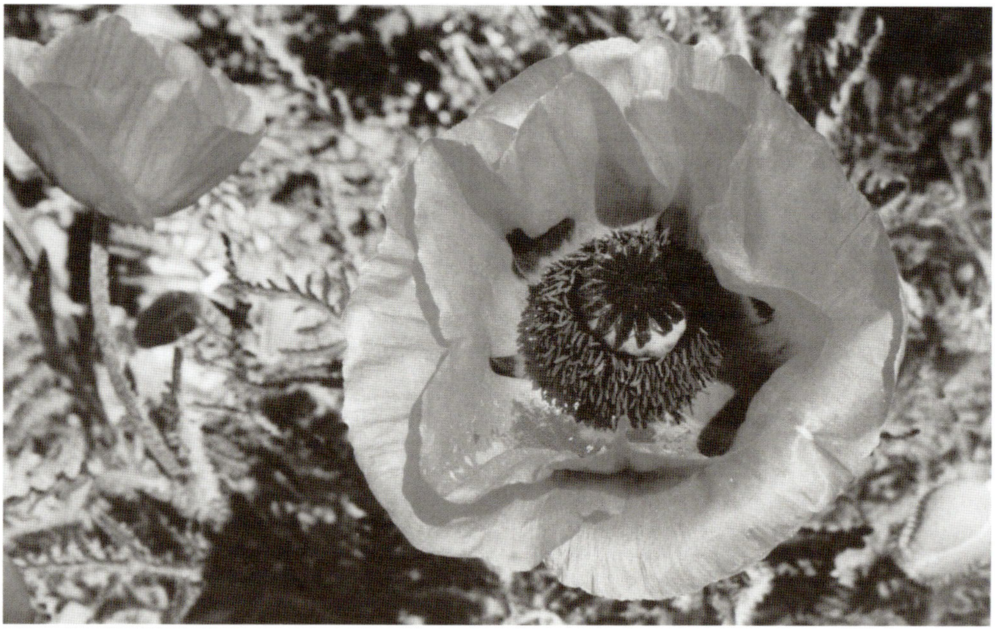

Eine Einnahme von Drogen ist bei einer Epilepsie nicht zu empfehlen.

Kokain und andere so genannte Opiate bezeichnet. Vom Marihuanarauchen ist sogar bekannt, dass es einen günstigen Einfluss auf Epilepsien haben kann (siehe auch Abb. 20, S. 154), wenngleich so genannte kontrollierte Studien (siehe S. 302) mit einem eindeutigen Wirksamkeitsnachweis fehlen. In Kanada hat ein Patient sich 1997 diese Behandlungsmöglichkeit (mit dem Recht, Marihuana anzupflanzen und zu rauchen) gerichtlich erstritten, was 2000 auch von einem Berufungsgericht bestätigt wurde. Möglicherweise kommt es deswegen aber noch zu einem Verfahren vor dem obersten Gerichtshof. Ohnehin wird Marihuana auch wegen der zumindest nach Ansicht mancher Fachleute gegebenen Gefahr eines Einstiegs in harte Drogen nicht zur Behandlung empfohlen. Zusätzlich ist zu bedenken, dass Marihuanarauchen häufig auch mit anderen, eindeutig anfallsfördernden Einflüssen wie Alkohol- und Schlafentzug kombiniert ist.

Amphetamine einschließlich des als Tanz- oder Partydroge der Techno-Szene bekannten Ecstasy (3,4-Methylendioxymethamphetamin, MDMA) sind besonders bei Jugendlichen weit verbreitet. Obwohl Amphetamine in Tierversuchen sogar anfallsverhütend sein können, stellt sich im Alltag oft das Gegenteil heraus. Dies dürfte in erster Linie auf der durch sie hervorgerufenen Anregung und Aktivierung mit dadurch begünstigtem Schlafentzug beruhen, der für viele auch den Reiz einer Einnahme ausmacht. Eine anfallsfördernde Wirkung von Amphetaminen ist besonders bei so genannten idiopathischen generalisierten Epilepsien (siehe S. 96) beobachtet worden, die bei Jugendlichen am häufigsten vorkommen. Wiederholt wurde auch über das erstmalige Auftreten von epileptischen Anfällen und sogar tödliche Komplikationen nach Ecstasy berichtet.

LSD (= Abkürzung für Lysergsäurediäthylamid) und andere Halluzinogene (= zu Halluzinationen bzw. Wahnwahrnehmungen führende Drogen) lassen Konsumenten in eine schillernde Fantasiewelt eintauchen, sämtliche Eindrücke werden farbenprächtig und intensiv. Während des Trips überschätzen die meisten ihre Fähigkeiten (glauben z.B. schwerelos zu sein oder fliegen zu können) und haben sich nicht unter Kontrolle; manche erleben so genannte Horrortrips mit schrecklichen Angstzuständen. Ob Halluzinogene anfallsfördernd sind oder nicht, ist nicht genau bekannt beziehungsweise untersucht.

Unter den harten Drogen scheint Kokain am stärksten anfallsfördernd zu sein. Kokain wird hauptsächlich in zwei Formen eingenommen: einerseits als oft unreines Pulver zum Schnupfen und andererseits als reine »freie Base« (auch als »Crack« bezeichnet), die angezündet und dann als heißer Rauch eingeatmet wird. Offenbar ist das Risiko einer Auslösung epileptischer Anfälle beim Schnupfen deutlicher geringer als beim Einatmen von Crack. Danach wurden nicht nur einzelne Anfälle, sondern auch das Auslösen eines lebensbedrohlichen Status epilepticus (siehe S. 79, 81) beobachtet. Frauen scheinen gefährdeter zu sein als Männer, und bei mit Süchtigen zusammen lebenden Kleinkindern ist auch an die Möglichkeit einer Anfallsauslösung durch passives Mitrauchen zu denken. Andere so genannte Opiate wie Morphium, Methadon oder das als Schmerzmittel im Handel befindliche Dextropropoxyphen (Handelsname Develin retard, in der Schweiz Depronal retard oder Distagesic) können ebenfalls epileptische Anfälle auslösen, besonders bei hoch dosierter und rascher Zufuhr mit Einspritzen in eine Vene.

93. Welche Rolle können Medikamente spielen?

Auch Medikamente können epileptische Anfälle auslösen. In Tabelle 48 sind die wichtigsten Medikamente zusammengestellt, von denen eine Anfallsauslösung bekannt ist. Epileptische Anfälle als Komplikation einer medikamentösen Behandlung sind insgesamt aber selten. In einer amerikanischen Studie zur Überprüfung unerwünschter Arzneimittelwirkungen bei über 30 000 Patienten traten nur bei 0,08 Prozent Anfälle auf, das heißt bei weniger als einem von tausend behandelten Menschen. Die Nennung von Psychopharmaka, Antibiotika oder anderen Medikamenten in dieser Tabelle sollte deswegen nicht dazu führen, dass ihre Einnahme bei begründeter Verordnung unterbleibt.

Tab. 48: Durch Medikamente ausgelöste epileptische Anfälle (kursiv = Wirkstoffgruppen)

Medikament (Freiname)	Handelsname(n), teilweise z. B.
Albendazol	Eskazole
Allopurinol	Bleminol, Jenapurinol, Zyloric
Aminoglykosid-Antibiotika	
Aminophenazole	
Amitriptylin	Amineurin, Amitryptilin Desitin, Saroten
Amphetaminhaltige Psychostimulanzien	
Analeptika	
Antibiotika	
Anticholinergika (antimuskarinische)	
Antidepressiva	
Anthelmintika	
Bupropion	Zyban
Cholinesterasehemmer	(Behandlung der Alzheimer-Krankheit)
Chlorpromazin	Prophenin
Clozapin	Leponex
Coffein	Coffeinum, Percoffedrinol
Desipramin	Pertofran, Petylyl
Ephedrin	Perdiphen, Tussipect Sirup, Vencipon
Epinephrin	Adrenalin, Fastjekt, Suprarenin
Ergotamin	ergo sanol, Ergotamin Medihaler, Migrexa
Ethambutol	EMB-Fatol, Myambutol
Fentanyl	Durogesic, Fentanyl-Janssen
Flumazenil	Anexate
Flupentixol	Fluanxol
Fluphenazin	Dapotum, Lyogen, Omca
Fluvoxamin	Fevarin
Fungizide und Fungostatika	
Haloperidol	Haldol, Haloperidol, Sigaperidol
Imipramin	Imipramin, Pryleugan, Tofranil
Insuline	
Isoniazid	Isozid, tebesium
Lithium	Hypnorex, Lithium, Quilonum
MAO-Hemmer (nicht selektiv)	
Maprotilin	Deprilept, Ludiomil, Psymion
Neuroleptika	
Opiate	
Perphenazin	Decentan, Perphenazin
Promazin	Protactyl, Sinophenin
Promethazin	Atosil, Eusedon, Promethazin
Röntgenkontrastmittel	
Streptomycin	Strepto-Fatol, Streptomycin
Sulfonamide	
Sulpirid	Dogmatil, Meresa, neogama
Theophyllin	Aminophyllin, Euphyllin, Phyllotemp
Thioxanthene	
trizyklische Antidepressiva	
Tuberkulostatika	
Vakzine	
Vinblastin	cellblastin, Velbe, Vinblastin
Vincristin	cellcristin, Vincristin, Vincristinsulfat

94. Welche Rolle kann die Ernährung spielen?

Menschen mit einer Epilepsie sollten sich normal ernähren. Eine ausgewogene Kost ist ebenso wie ein entsprechender Lebensstil günstig, um eine optimale Anfallskontrolle zu erreichen. Eine spezielle Diät ist nur in seltenen Einzelfällen erforderlich beziehungsweise sinnvoll, wenn zum Beispiel gleichzeitig eine Blutzuckerkrankheit vorliegt. Ausreichende Mengen an Folsäure sind beispielsweise in rohem oder nur leicht gekochtem Gemüse sowie Obst enthalten, und die beste Quelle für Kalzium und Magnesium sind Milchprodukte. Auch Vitamin B_{12} findet sich in Milchprodukten – daneben auch in Fleisch –, während Salat und Getreide reich an Vitamin K sind. Vitamin D findet sich in Fisch, und teilweise ist auch Trinkmilch damit angereichert.

Sehr hohe oder sehr niedrige Blutzuckerwerte können epileptische Anfälle auslösen. Daher ist es für Menschen mit Epilepsie günstig, wenn der Blutzucker nicht allzu stark schwankt. Sehr große Mengen an Süßigkeiten und Alkohol können zum Beispiel zu deutlichen Schwankungen führen und dadurch Anfälle begünstigen beziehungsweise auslösen. Demgegenüber ist beispielsweise von Vollkornbrot bekannt, dass es dazu beiträgt, stärkere Schwankungen zu verhindern. Es ist auch zu bedenken, dass die Medikamente zur Anfallsbehandlung die Fähigkeit des Körpers zur Verwertung von manchen Nährstoffen und Vitaminen wie zum Beispiel Kalzium, Magnesium, Folsäure, Vitamin D oder Vitamin K beeinträchtigen können. Besonders bei Kindern, Schwangeren, älteren Menschen und solchen, die nicht auf eine ausgewogene Ernährung achten sowie bei einer Behandlung mit sehr vielen Medikamenten in hohen Dosen kann dies von Bedeutung sein. So kann ein Folsäuremangel zu einer Anämie (Blutarmut) und ein Mangel an Vitamin D zu einer Entkalkung der Knochen mit einem erhöhten Risiko von Brüchen führen. Im Zweifelsfall kann der Verdacht auf einen Mangel an Vitaminen oder sonstigen Stoffen durch entsprechende Blutuntersuchungen abgeklärt werden. Es ist nicht sinnvoll, ohne nachgewiesenen Mangel »sicherheitshalber« sehr große Mengen der fraglichen Stoffe etwa in Form von Multivitaminpräparaten zu sich zu nehmen. Im Gegenteil kann zum Beispiel Folsäure in hohen Dosen auch Anfälle auslö-

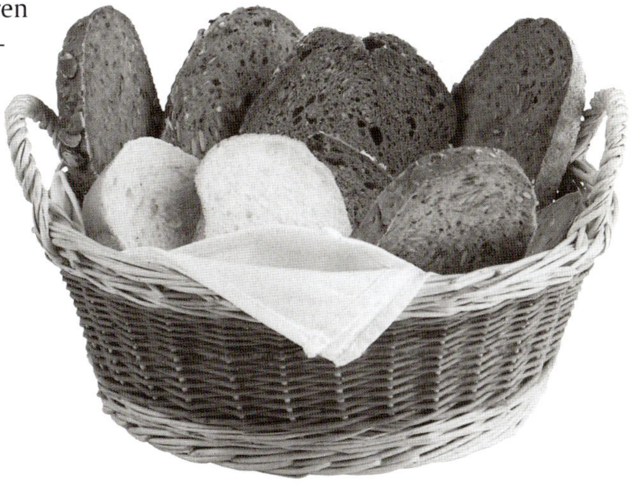

Vollkornbrot kann stärkere Schwankungen des Blutzuckers verhindern, was für Menschen mit Epilepsie günstig sein kann.

sen, und auch viele andere Vitamine (wie z. B. Vitamin D) sind in Überdosen schädlich.

Für manche Menschen mit einer Epilepsie ist es auch erforderlich, dass sie ihre Mahlzeiten möglichst regelmäßig einnehmen. Wenn sie Mahlzeiten vergessen oder zu spät zu sich nehmen, kann es zu vermehrten Anfällen kommen. Auch Allergien können eine Rolle spielen. Obwohl sie nicht als Ursache einer Epilepsie infrage kommen, wurden bei Betroffenen Verschlechterungen der Epilepsie parallel zu allergischen Symptomen beschrieben.

Bei Getränken kommen sehr große Mengen an Kaffee, Tee oder auch Cola als Anfallsauslöser infrage.

95. Welche Rolle kann bei Frauen die Periode spielen?

Manchen Frauen mit Epilepsie fällt auf, dass die Häufigkeit ihrer Anfälle mit ihrer Periode zusammenhängt. Bei manchen beginnen die Anfälle auch erst mit dem Einsetzen oder während der Pubertät und es gibt auch Frauen, bei denen die Anfälle mit dem Einsetzen der Wechseljahre aufhören. Wenn mindestens 75 Prozent aller Anfälle einer Frau in der Zeit von vier Tagen vor Beginn der Periodenblutung bis zehn Tagen danach auftreten, spricht man von einer so genannten katamenialen Epilepsie. Dabei kann der Zusammenhang der Anfälle mit der Periode unterschiedlicher Art sein:

- die Zahl der Anfälle nimmt an den Tagen vor Eintritt der Regelblutung, während der Periode und an den ersten Tagen danach zu,
- die Zahl der Anfälle nimmt in der Mitte des Zyklus, meist an den Tagen unmittelbar vor dem Eisprung, zu,
- die Zahl der Anfälle nimmt zwischen der Mitte des Zyklus und den ersten Tagen des nächsten Zyklus zu.

Man weiß bis heute nicht ganz genau, woran diese Bindung von Anfällen an die Periode liegt; neben Einflüssen der verschiedenen Geschlechtshormone mit einer Anfallsbegünstigung durch Östrogene und verbesserten Anfallskontrolle durch Gestagene (siehe auch S. 339) werden Flüssigkeitsverschiebungen im Körper und dadurch bedingt abfallende Blutspiegel der Antiepileptika verantwortlich gemacht.

Behandlungsversuche bestehen neben der vorübergehenden Gabe von Hormonen in erster Linie in der ebenfalls vorübergehenden Einnahme von Clobazam (Handelsname in Deutschland und Österreich Frisium, in der Schweiz Urbanyl). In jedem Fall sollten Frauen, denen eine Häufung ihrer Anfälle zu bestimmten Zeiten der Periode auffällt, dies mit ihrem behandelnden Neurologen besprechen.

Die Menopause, also das Aufhören der Bildung von Eizellen und der monatlichen Regelblutung bei Frauen in der zweiten Lebenshälfte, führt nicht zu einer regelhaften Beeinflussung einer Epilepsie. Bei jeweils etwa einem Drittel der Frauen mit Epilepsie kommt es mit der Menopause zu einer Verschlechterung oder Verbesserung (besonders bei katamenialen Epilepsien) der

Anfallskontrolle beziehungsweise zu keiner nennenswerten Veränderung, vereinzelt auch zum erstmaligen Auftreten einer Epilepsie. Es gibt Hinweise, dass schwer behandelbare Epilepsien mit einem früheren Auftreten der Menopause einhergehen. Außerdem ist zu bedenken, dass die hormonellen Veränderungen der Menopause an den Knochen zu einer Abnahme des Gehalts an Mineralstoffen (Osteopenie) und der Knochenmasse (Osteoporose) führen können, was bei häufigen Anfällen auch das Risiko von Knochenbrüchen erhöht.

96. Welche Rolle können Impfungen spielen?

Impfungen gehören ohne Zweifel zu den wichtigsten Fortschritten in der Medizin überhaupt. Pfarrer Friedrich von Bodelschwingh, der 1873 in dem Dorf Bethel bei Bielefeld ein Pflegeheim für Menschen mit Epilepsie gründete, aus dem das heute bekannte Epilepsie-Zentrum wurde, hatte 1869 innerhalb weniger Wochen seine vier Kinder durch Diphtherie verloren. Noch 1993 starben allein in den Nachfolgestaaten der ehemaligen Sowjetunion 5 000 Menschen an Diphtherie. Die ersten bakteriellen Totimpfstoffe wurden Ende des 19. Jahrhunderts gegen Typhus, Cholera und die Pest entwickelt. Seit Mitte des 20. Jahrhunderts wurden in rascher Folge Impfungen gegen Poliomyelitis, Masern, Röteln, Mumps, Hepatitis B oder Haemophilus influenzae möglich. Auch heute fordern viele Infektionskrankheiten jährlich immer noch viele Millionen Tote. So wäre beispielsweise ein Impfstoff gegen die Malaria ein Segen für die Menschheit.

Im Gegensatz zu passiven Schutzimpfungen, bei denen Geimpften der Schutz durch Gabe von fertigen Antikörpern nur »geliehen« wird, befähigen aktive Schutzimpfungen zur aktiven, eigenständigen Abwehr. Lebendimpfstoffe enthalten vermehrungsfähige Erreger, die man aber durch verschiedene Verfahren abgeschwächt hat (= so genannte Attenuierung). Ihr großer Vorteil ist, dass sie eine echte Krankheit sozusagen im Kleinen durchspielen, und daher oft eine gute und lang anhaltende Immunität erzeugen. Ihr Nachteil ist, dass es in sehr seltenen Fällen zu ernsthaften und

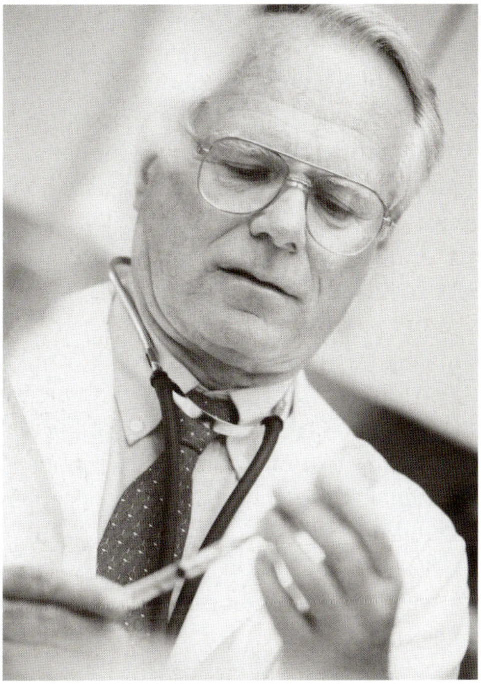

Impfungen sind nicht völlig ohne Risiko.

sogar schwer wiegenden Nebenwirkungen und Krankheitserscheinungen kommen kann. Beispiele für Lebendimpfstoffe sind Mumps, Masern, Röteln, Gelbfieber oder auch die BCG-Impfung gegen Tuberkulose.

Totimpfstoffe bestehen aus Erregern, die inaktiviert und nicht mehr vermehrungsfähig sind, oder aus Teilen von deren Bestandteilen. Ein Vorteil von Totimpfstoffen ist es, dass eine daraus folgende Erkrankung ausgeschlossen ist. Durch inaktivierte Erreger wirken vor allem die Impfstoffe gegen Keuchhusten, Grippe, Cholera, Fleckfieber, Tollwut, Ruhr, Pneumo- und Meningokokkeninfektionen. Totimpfstoffe kommen auch zum Einsatz, wenn nicht der Erreger selber, sondern sein Gift (Toxin) die hauptsächlichen Krankheitserscheinungen hervorruft, wie das zum Beispiel bei der Diphtherie oder dem Tetanus der Fall ist.

Bei der passiven Immunisierung führt man dem Organismus geeignete Konzentrate von Antikörpern von außen zu (in der Regel durch Injektion). Er ist dadurch für eine gewisse Zeit ähnlich geschützt, als ob er die Antikörper selber gebildet hätte. Der Schutz hält aber nur eine Weile, da die Antikörper abgebaut werden; auch ist er nur einmalig, da es natürlich keine Gedächtniszellen gibt. Man macht dies bei immungeschwächten Personen, in bedrohlichen Krankheitssituationen oder auch zur Prophylaxe, z. B. gegen Hepatitis A oder bei Fernreisen.

So segensreich Impfungen auch sind, so eindeutig muss auch gesagt werden, dass sie trotz stetiger Verbesserungen der Impfstoffe nach wie vor nicht völlig ohne Risiken sind. Auch wenn sich die Nebenwirkungen meist auf harmlose, vorübergehende Erscheinungen wie Rötungen, Schwellungen, Fieber und Störungen des Allgemeinbefindens beschränken, so gibt es in sehr seltenen Fällen auch schwere Folgen, die beispielsweise nach einer Hirnentzündung (Enzephalitis) bleibende Schäden mit einer symptomatischen Epilepsie hinterlassen können. So bitter eine solche Schädigung im Einzelfall sein mag, so ist doch das Risiko eines ungeimpften Kindes um ein Vielfaches höher. Bei Masern kommt es z. B. nach einer Infektion 500-mal (!) häufiger zu einer Enzephalitis als nach einer Impfung.

Es gibt einige Umstände, unter denen nicht geimpft werden darf. Diese sind dem Kinderarzt bekannt, und er wird sie im Bedarfsfall mit den Eltern besprechen. Kein Impfhindernis sind beispielsweise banale Infekte, auch wenn sie mit Fieber bis zu 38,5 °Celsius einhergehen. Auch eine Epilepsie in der Familie oder epileptische Fieberanfälle (Fieberkrämpfe) beim zu impfenden Kind sind keine Kontraindikation.

Obwohl Deutschland eines der fortgeschrittensten Industrieländer mit einem hoch entwickelten Gesundheitssystem ist, liegt es bei der Verhinderung und Ausmerzung von Infektionskrankheiten allenfalls im Mittelfeld. Dies liegt auch daran, dass es hier sehr viel ausgeprägter als in anderen Ländern eine Bevölkerungsgruppe gibt, die Impfungen kategorisch ablehnt. Die Spanne reicht dabei von verunsicherten Eltern bis zu fanatischen Ideologen, die in Impfungen fast schon eine Hauptursache von

Krankheit, Siechtum und Tod sehen. Andere machen sich ernsthaft Gedanken und wägen die Informationen ab, die gegen oder für eine Impfung sprechen.

97. Wann können Fernsehen oder Videospiele zu Anfällen führen?

Fernsehen oder Videospiele können bei einem kleinen Teil der Menschen mit Epilepsie zu Anfällen führen. Eine besondere Rolle spielt dabei »flickerndes« Licht und die so genannte Fotosensibilität. Als flickerndes oder flackerndes Licht wird in seiner Stärke rasch schwankendes Licht bezeichnet. Bei ungefähr 0,025 Prozent aller Menschen (= jedem Viertausendsten), aber fünf Prozent aller Menschen mit Epilepsie können solche Lichtreize epileptische Anfälle auslösen, was in der Fachsprache Fotosensibilität genannt wird. Mädchen beziehungsweise Frauen sind anderthalb- bis zweimal häufiger fotosensibel als Jungen beziehungsweise Männer.

Entsprechenden Lichtreizen ist man schon im täglichen Leben häufig ausgesetzt. Beispiele sind defekte Neonröhren oder seitlich zwischen Bäumen einfallendes Sonnenlicht beim Fahren durch eine Allee, Lichtreflexionen auf spiegelnden Wasserflächen oder großen Glasscheiben. Stroboskop-Blitze und andere Lichteffekte in Diskotheken sind besonders starke Reize, die besonders bei Jugendlichen häufiger eine Rolle spielen. Schließlich sind hier auch das Fernsehen und Videospiele mit entsprechenden Effekten zu nennen.

Eine Fotosensibilität äußert sich in Schwindelgefühl, Augenflimmern und Kopfschmerzen. Obwohl sie vererbt wird und somit von Geburt an vorhanden ist, gibt es ein bevorzugtes Lebensalter, in dem eine vermehrte Lichtempfindlichkeit ein Auftreten von Anfällen begünstigt. Dieser besonders gefährdete Altersbereich liegt zwischen der Kindheit und dem frühen Erwachsenenalter (etwa zwischen dem 8. und 20. Lebensjahr mit einem Gipfel im Alter von 12 bis 13 Jahren) und entspricht damit genau dem Alter, in dem oft besonders viel Zeit in Diskotheken, vor dem Fernsehen oder mit Videospielen verbracht

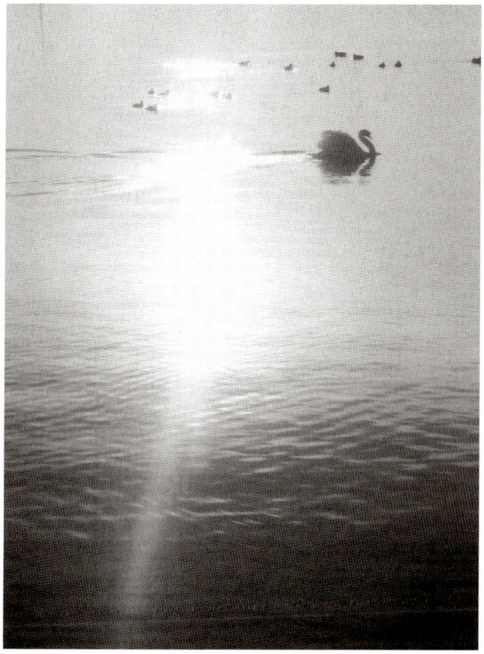

Lichtreflexionen können bei 5 Prozent aller Menschen mit Epilepsie Anfälle auslösen.

wird. Es ist also nicht so, dass die Lebensgewohnheiten in dieser Altersperiode direkt für die häufigeren Probleme wegen einer Fotosensibilität verantwortlich sind.

Der genaue Mechanismus, durch den rhythmische Lichtreize zu epileptischen Anfällen führen, ist noch nicht bekannt. Offenbar werden Nervenzellen in den an der Verarbeitung von Lichtreizen beteiligten Gehirnabschnitten dadurch angeregt, alle auf einmal zu »feuern«, was die Wahrscheinlichkeit von Anfällen begünstigt. Am ehesten werden dabei primär generalisierte Anfälle wie Absencen, Myoklonien oder primär generalisierte tonisch-klonische Anfälle ausgelöst, gelegentlich auch fokale, in der Regel vom Okzipital- oder Hinterkopflappen ausgehende Anfälle. Der Rückgang der Fotosensibilität mit zunehmendem Alter dürfte Ausdruck eines Rückgangs der Stärke der zugrunde liegenden Vorgänge im Nervensystem sein.

Oft wird beim EEG routinemäßig mit untersucht, ob eine erhöhte Empfindlichkeit gegenüber solchen Lichtreizen oder Fotosensibilität besteht (siehe S. 233). Bei begründetem Verdacht auf eine Fotosensibilität sollte bei der EEG-Ableitung unterschiedlich rasch flackerndes Licht (zwischen 2 und 60 Hertz; das heißt zwischen 2- und 60-mal pro Sekunde zwischen hell und dunkel wechselnd) eingesetzt werden, und die Betroffenen sollten sowohl mit geöffneten als auch mit geschlossenen Augen untersucht werden. Zur Frage, was Menschen mit einer Epilepsie beim Fernsehen und bei Videospielen beachten sollen, siehe S. 365.

Außer Flickerlicht können auch bestimmte kontrastreiche Muster epileptische Anfälle auslösen. Meist handelt es sich dabei um abwechselnd helle und dunkle Motive. Auch die Farbe spielt dabei eine Rolle; beispielsweise sind rot-grüne Streifen oder Muster meist ungefährlich. Oszillierende, in der Stärke rasch wechselnd zu- und abnehmende Reize wie abwechselnd helle und dunkle Streifen sind gefährlicher als gleich bleibende Muster, besonders dann, wenn der Wechsel mit einer Häufigkeit zwischen 15- und 20-mal in der Sekunde erfolgt. Am heftigsten anfallsprovozierend wirken entsprechende Muster in Art einer Dartscheibe oder mit ähnlichen Unterteilungen, die sich zusätzlich drehen und einen Großteil des Gesichtsfeldes ausmachen.

98. Wann kann Stress zu Anfällen führen?

In einer amerikanischen Erhebung bei über 800 Menschen mit Epilepsie gaben 60 Prozent an, dass Stress in irgendeiner Form zumindest bei einem Teil ihrer Anfälle als Auslöser verantwortlich sei. In den letzten Jahrzehnten ist Stress in unserer Gesellschaft allerdings zu einem arg »gestressten« Modewort geworden, das als vermeintliche Erklärung und Ausrede für so manches herhalten muss. Wahrscheinlich ist normaler Stress, der von Fachleuten auch als so genannter Eu-Stress bezeichnet wird, nicht nur kein Risikofaktor oder Auslöser von epileptischen Anfällen oder Epilepsien, sondern sogar gesundheitsförderlich. Wenn ein Mensch einer Gefahr oder

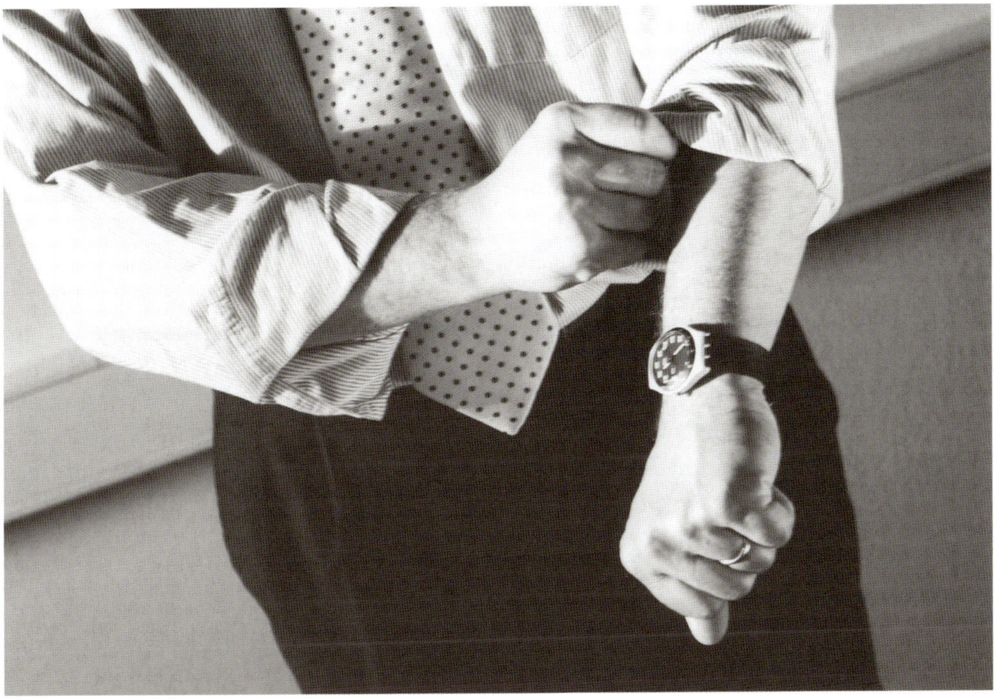

Körperlicher oder psychischer Stress kann zu vermehrten Anfällen führen.

besonderen Belastung ausgesetzt wird, reagiert sein Körper mit der vermehrten Freisetzung eines speziellen Hormons (des so genannten Adrenalins), das unter anderem zu einer erhöhten Aufmerksamkeit und Belastbarkeit einschließlich einer Zunahme der Muskelkraft führt. Diese in der Regel sehr nützliche Reaktion kann jedoch zu einem Problem werden, wenn gleichzeitig zu viele Stressfaktoren oder »Stressoren« vorliegen. Wie viel Stress nützlich und ab wann Stress schädlich ist, unterscheidet sich von Mensch zu Mensch erheblich. Anzeichen für eine beginnende Überlastung sind zum Beispiel das Vergessen von Mahlzeiten, ein übermäßiges Trinken von Alkohol oder auch das Unvermögen, sich auszuruhen und zu entspannen.

Stark belastender körperlicher oder psychischer Stress kann zu einer Anfallszunahme führen. Dies kann bei schweren körperlichen Erkrankungen mit und ohne Fieber in jedem Lebensalter und bei schwer wiegenden Prüfungssituationen (z.B. Abschlussexamen) oder Todesfällen nahe stehender Menschen der Fall sein. In dieselbe Richtung deuten Beobachtungen vieler Menschen mit Epilepsie, dass sie in Urlaubszeiten oder sonstigen Phasen von Ausgeglichenheit und Entspannung, in denen sie sich rundum wohl fühlen, weniger Anfälle als sonst üblich haben. Umgekehrt berichten andere Betroffene, dass ihre Anfälle nur ausnahmsweise in üblichen Stressphasen auftreten, demgegenüber aber gehäuft in Phasen der Entspannung oder Langeweile oder im Urlaub, wenn ihnen der Arbeitsrhythmus fehlt.

Insgesamt ist es weitgehend unbestritten, dass wir in einer zunehmend stressigen Zeit leben, und der nützliche Eu-Stress oft durch einen schädlichen Dis-Stress abgelöst wird. Die vielfältigen Belastungen zum Beispiel in der Schule oder am Arbeitsplatz und nicht zuletzt häufig auch in der Familie und Freizeit sind jedem Leser bestens vertraut. Menschen mit Epilepsie sind häufig noch zusätzlichem Stress ausgesetzt. Bei einer internationalen Umfrage gaben Betroffene eine Reihe entsprechender Belastungen, Sorgen und Ängste an, zu denen unter anderem die Unsicherheit hinsichtlich des Zeitpunktes und der Umstände ihres nächsten Anfalles, die Notwendigkeit einer regelmäßigen Einnahme von Medikamenten, die Schwierigkeiten bezüglich der Fahrtauglichkeit und die Abhängigkeit von Dritten gehörten. Bei einer Umfrage in Australien gaben 63 Prozent der Befragten an, dass ihres Erachtens eine Beziehung zwischen Anfallskontrolle und Stress vorhanden ist.

Dies bedeutet aber nicht, dass eine Kontrolle oder besser noch ein Vermeiden von schädlichem Stress ausreicht, um epileptische Anfälle sicher zu verhindern und damit die Einnahme von Medikamenten überflüssig machen könnte. In Verbindung mit Medikamenten kann dies aber sehr wirkungsvoll sein, um die Häufigkeit von Anfällen zu vermindern. Entsprechende Methoden bestehen zum Beispiel in Entspannungs- oder Atemübungen. Dabei konzentriert man sich auf seinen Körper, entspannt die Muskeln, atmet ruhig und tief und lässt seinen Gedanken freien Lauf. Meditationsübungen zielen auf eine Entspannung des Geistes und bedienen sich neben Techniken wie einer Beobachtung und Bewertung von Gedanken und Gefühlen unter anderem auch einer Konzentration auf die Atmung.

Auch eine regelmäßige körperliche Betätigung kann sich günstig auswirken. Dies wirkt sich nicht nur positiv auf den Appetit und Schlaf aus, sondern unterstützt allgemein das Wohlbefinden. Ein so genanntes Zeitmanagement hat zum Ziel, die verschiedenen persönlichen und beruflichen Anforderungen aufeinander abzustimmen und Prioritäten festzulegen. Was ist wichtig und muss sofort erledigt werden, was ist unwichtig und kann bedenkenlos eine Zeit lang unerledigt liegen bleiben? Am einfachsten legt man sich kurze entsprechende Listen an, die man regelmäßig überprüft und anpasst. Bei erfolgreich erledigten Dingen sollte man nicht vergessen, sich dafür auch selbst zum Beispiel durch einen Kinobesuch oder den Kauf einer netten Kleinigkeit zu belohnen.

Ein mangelndes Selbstvertrauen beziehungsweise eine fehlende Selbstsicherheit kann sich bei Stress vermehrt ungünstig bemerkbar machen. Inzwischen gibt es spezielle Übungsprogramme zur Verbesserung der Selbsthilfefähigkeiten von Menschen mit Epilepsie (siehe Wohlfahrt und Schneider 1999, Literaturverzeichnis S. 403), die den Betroffenen zeigen können, wie es ihnen durch ein vermehrtes Erkennen und Berücksichtigen ihrer eigenen Fähigkeiten und Fertigkeiten gelingt, das Leben besser zu meistern.

99. Was sind andere mögliche Auslöser?

Außer den bereits genannten Faktoren stellen manche Menschen mit Epilepsie fest, dass auch noch andere Umstände das Auftreten von Anfällen begünstigen können (siehe auch Abschnitt zu den so genannten Gelegenheitsanfällen, S. 177 ff.):

- mit Erbrechen und Durchfall einhergehende Erkrankungen (wahrscheinlich über einen Abfall der Blutspiegel oder Serumkonzentration der Antiepileptika),
- Infektionen mit und ohne Fieber,
- Allergien,
- starke Temperaturschwankungen,
- Hunger beziehungsweise unregelmäßige Ernährung mit Unterzuckerung (siehe auch S. 191 f.),
- Trinken von zu viel Kaffee, Tee oder Cola (siehe auch S. 192),
- Sehen, Hören, Riechen oder Fühlen bestimmter Reize (siehe Reflexepilepsien, S. 148).

In diesem Zusammenhang sei schließlich auch noch erwähnt, dass es bei manchen Anfallsformen die Möglichkeit einer Selbstauslösung gibt. Im weiteren Sinn gilt dies – zumindest bei einer bekannten »Empfindlichkeit« mit schon früher aufgetretenen Anfällen – natürlich auch für Anfälle nach Schlafentzug oder übermäßigem Trinken von Alkohol, im engeren Sinn ist hier aber gemeint, dass manche Betroffene ihre Anfälle relativ unmittelbar durch meist relativ einfache Reize hervorrufen können. Am besten ist dies bei einer bekannten Fotosensibilität für Absencen bekannt, die z. B. durch eine vor die Augen gehaltene Hand mit gespreizten Fingern, die beim Blick in die Sonne rasch hin und her bewegt wird, hervorgerufen werden können. Auf der anderen Seite empfinden die meisten Betroffenen ihre Anfälle nicht als angenehm, weshalb meist keine nennenswerte Tendenz besteht, selbst zusätzliche Anfälle zu provozieren.

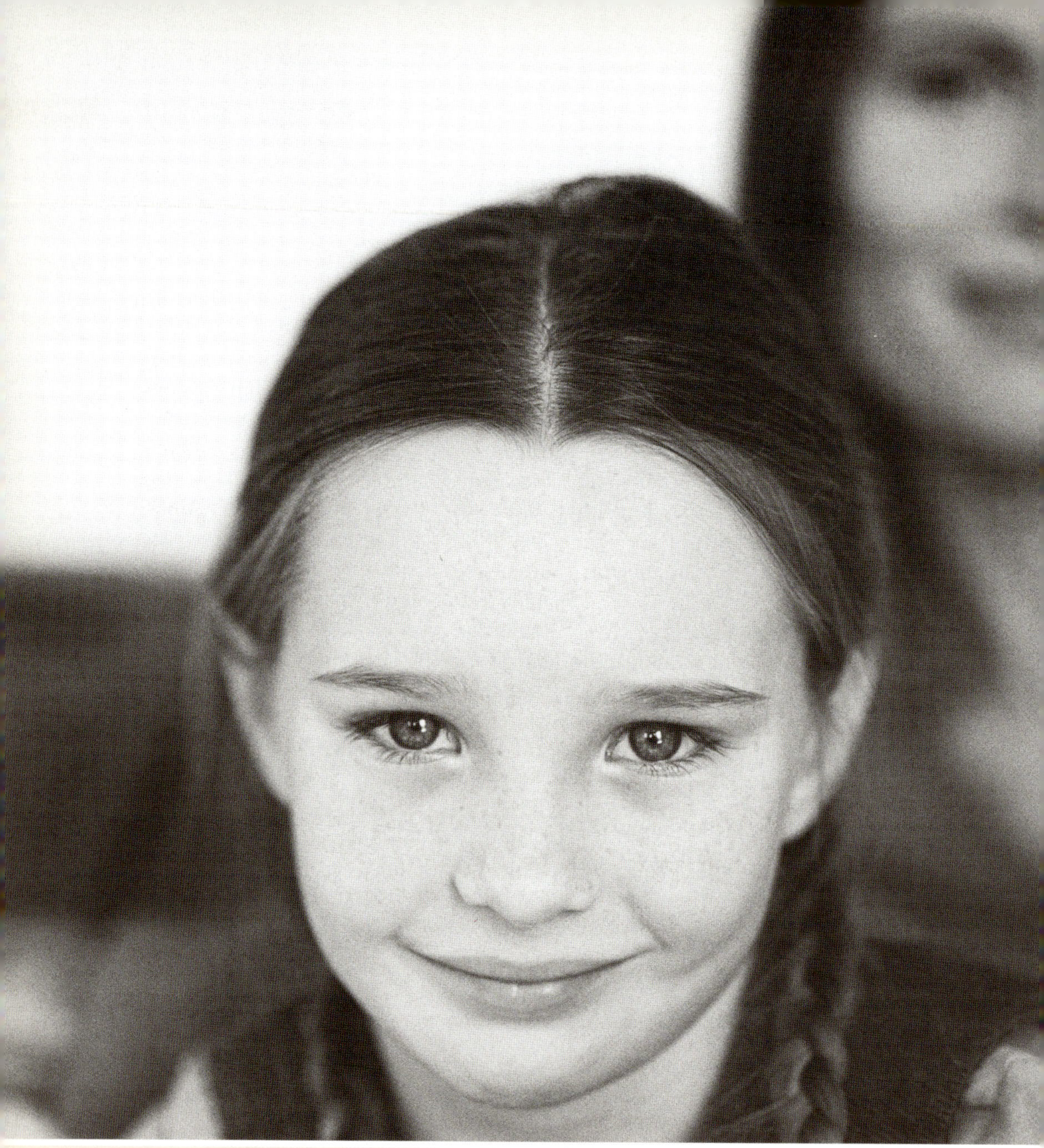

Folgen

100. Was sind die häufigsten Verletzungen durch Anfälle, und wie hoch ist das Unfallrisiko für Menschen mit einer Epilepsie?

Die meisten epileptischen Anfälle gehen erfreulicherweise ohne Verletzungen einher. Kommt es dennoch dazu, handelt es sich meist nur um harmlose Prellungen oder Schürfwunden, wie sie sich auch Menschen ohne eine Epilepsie beispielsweise beim Sport oder sonstigen Gelegenheiten zuziehen, ohne dass deswegen eine ärztliche Behandlung erforderlich ist. Besonders bei generalisierten tonisch-klonischen Anfällen (siehe S. 65, 74), Sturzanfällen (siehe S. 75) und fokalen Anfällen mit Bewusstseinsstörung (siehe S. 62) können aber auch ernsthafte Verletzungen wie Knochenbrüche, Verbrennungen oder auch Zahnverletzungen vorkommen.

Knochenbrüche (Frakturen) können sowohl Kopf, Arme und Beine als auch den Rumpf und die Wirbelsäule betreffen. Weitere, aber ebenfalls seltene Verletzungsmöglichkeiten sind ein Ausrenken eines Armes im Schultergelenk. Daneben kann es zu Verbrühungen (z. B. beim Duschen) oder Verbrennungen (z. B. beim Kochen) kommen. Ganz selten kann es durch Anfälle auch zu Verletzungen von anderen Menschen kommen, die von Betroffenen mit epileptischen Anfällen betreut werden (z. B. wenn eine Mutter wegen eines Anfalls ihr auf dem Arm getragenes Kleinkind fallen lässt).

Anfallsbedingte Zahnverletzungen sind meist Folge eines Hinstürzens und betreffen deswegen bevorzugt die oberen Schneidezähne. Eine möglichst baldige zahnärztliche Untersuchung ist sinnvoll. Ist ein größeres Stück oder ein ganzer Zahn abgebrochen und bestehen Atembeschwerden, so besteht die Gefahr, dass nicht aufzufindende Zähne in die Atemwege gelangt sind. In diesem Fall sollte man sofort zum Arzt gehen. Häufiger müssen auch die Zähne geröntgt werden, um das Ausmaß der Schädigung festzustellen. Ist zum Beispiel ein Stück des Zahnschmelzes abgebrochen, liegt das so genannte Zahnbein (Dentin) frei. Damit der Zahn am Leben bleibt, muss es dringend geschützt werden. Wurzelreste müssen möglichst bald entfernt werden, damit es nicht zu Entzündungen des Kieferknochens kommt. Ein vollständig herausgebrochener bleibender Zahn kann unter Umständen wieder eingepflanzt werden. Dies muss allerdings schnell erfolgen, und der herausgeschlagene Zahn muss in der Zwischenzeit in Speichel oder Milch aufbewahrt werden.

Insgesamt haben Menschen mit einer Epilepsie nur in Ausnahmefällen ein deutlich erhöhtes Unfallrisiko. Die weit überwiegende Mehrzahl kann in normaler Umgebung ohne spezielle Schutzvorrichtungen leben und arbeiten. Das anfallsbedingte Unfallrisiko am Arbeitsplatz wurde beispielsweise in mehreren Untersuchungen mit zwischen 0,01 und 0,02 pro Jahr oder ein bis zwei Unfällen pro 100 Arbeitsjahren angegeben, und schwer wiegende Kopfverletzungen wurden nur bei einem von rund 10 000 Anfällen beobachtet. Dies schließt natürlich nicht aus, dass bestimmte Situationen für Menschen mit einer Epilepsie mit einem erhöhten Verletzungsrisiko verbunden sind.

101. Wann können epileptische Anfälle zu einem Absterben von Nervenzellen führen?

Nachdem auch Fachleute über viele Jahre davon ausgingen, dass es nur ausnahmsweise bei generalisierten tonisch-klonischen (Grand-Mal-)Anfällen über einen Atemstillstand mit nachfolgendem Sauerstoffmangel des Gehirns zu einer Nervenzellschädigung kommt, haben neuere Untersuchungen gezeigt, dass dies doch häufiger der Fall ist, als bisher angenommen wurde. Neben generalisierten tonisch-klonischen Anfällen führen auch komplizierte Fieberanfälle oder gehäufte fokale Anfälle sehr wahrscheinlich im Gehirn zu einem Absterben von einigen Nervenzellen oder zumindest zu deren Schädigung. Am Temporal- oder Schläfenlappen zeigt sich dies besonders bei schwer behandelbaren Temporallappenepilepsien in der bildgebenden Diagnostik mit der Magnetresonanztomographie als so genannte Hippokampussklerose (siehe S. 141). Auf der anderen Seite stehen unserem Gehirn etwa 25 bis 50 Milliarden Nervenzellen zur Verfügung (siehe S. 42). Deshalb macht sich selbst der Verlust von zehntausenden Zellen nicht bemerkbar, und es dauert selbst bei sehr schweren Epilepsien in der Regel sehr lange Zeit, bis sich beispielsweise stärkere Gedächtnisstörungen bemerkbar machen.

Bei der Frage nach Schädigungen des Gehirns durch epileptische Anfälle ist auch stets zu bedenken, dass die zu den Anfällen führenden Erkrankungen oder schädlichen Einwirkungen auf das Gehirn sehr viel häufiger als die Anfälle selbst zu einer Hirnschädigung führen beziehungsweise geführt haben. Bei Menschen mit einer Epilepsie und unterdurchschnittlicher geistiger Leistungsfähigkeit oder Intelligenzverlust beruht dies also fast immer auf einer gemeinsamen Ursache oder Hirnschädigung, als deren Folge es sowohl zu den Anfällen als auch zu der geistigen Behinderung gekommen ist. Daneben gibt es Epilepsien, von denen man weiß oder mit gutem Grund annimmt, dass sie Ausdruck einer fortschreitenden und in ihren Auswirkungen zunehmenden Erkrankung des Gehirns sind. Wenn es nicht gelingt, diese ursächlichen Erkrankungen zu stoppen, erstaunt es nicht, dass die Betroffenen auf mittlere oder lange Sicht mit einer Abnahme ihrer geistigen Leistungsfähigkeit rechnen müssen. Beispiele für derartige symptomatische Epilepsien sind das West-Syndrom (siehe S. 108), das Lennox-Gastaut-Syndrom (siehe S. 111) oder progressive Myoklonus-Epilepsien (siehe S. 149).

Es sei aber nochmals ausdrücklich betont, dass die Anfälle bei den weitaus meisten Menschen mit einer Epilepsie auch über Jahrzehnte hinweg nicht zu einer Hirnschädigung mit Nachlassen der geistigen Leistungsfähigkeit führen. Dies konnte auch durch Verlaufskontrollen des so genannten Intelligenzquotienten (IQ) belegt werden.

102. Welche Störungen des Gedächtnisses können vorkommen?

Das Gedächtnis hat die Aufgabe, Informationen aufzunehmen, zu speichern und bei Bedarf wieder abzugeben. Es kann in mehrere verschiedene Bereiche unterteilt werden, die Ultrakurzzeitgedächtnis, Kurzzeitgedächtnis und Langzeitgedächtnis genannt werden. Jeder dieser Bereiche hat besondere Aufgaben und kann alleine oder gemeinsam mit den anderen gestört sein. Eine Grundregel für die Funktion des Gedächtnisses lautet: Was als Erstes gelernt wurde, bleibt am längsten gespeichert (»Zuerst rein, als Letztes raus«) oder umgekehrt: Was als Letztes gelernt wurde, verschwindet als Erstes wieder (»Zuletzt rein, als Erstes raus«).

Das Ultrakurzzeit- oder Sofortgedächtnis betrifft das momentane Geschehen. Bei einer Störung kommt es zu unaufmerksam erscheinendem Verhalten. Manchmal wird das Ultrakurzzeitgedächtnis auch nicht gesondert aufgeführt, sondern zum Kurzzeitgedächtnis gezählt. Dieses, auch als Frisch- oder Neugedächtnis bezeichnete Gedächtnis kann mit dem Arbeitsspeicher eines Computers verglichen werden, der die für die Durchführung laufender Aufgaben erforderlichen Informationen vorübergehend aufnimmt und nach deren Beendigung wieder löscht. Dies ist zum Beispiel beim vorübergehenden Behalten einer von der Auskunft erfragten Telefonnummer und dem Wählen dieser Nummer der Fall. Nachdem der Teilnehmer erreicht wurde, wird die Nummer meist rasch wieder vergessen. Manche Menschen verlassen sich auch mehr auf ihr sprachliches Gedächtnis beziehungsweise ein Erinnern von Worten oder Klängen, während andere sich bevorzugt auf ihr visuelles Gedächtnis in Form von Bildern oder räumlichen Beziehungen stützen.

Die Funktionsweise des Langzeit- oder Altgedächtnisses lässt sich in mehrere Schritte zerlegen. Einem Verschlüsseln der Informationen (um beim Bild des Computers zu bleiben: der Eingabe in einer bestimmten Programmiersprache) folgt das Abspeichern (auf einer Diskette oder Festplatte), wonach die Informationen bei Bedarf wieder abgerufen (von den Datenträgern gelesen) werden können. Fachleute unterscheiden dabei im Langzeitgedächtnis zusätzlich noch das »Was«-Wissen oder das deklarative Gedächtnis und das »Wie«-Wissen oder das prozedurale Gedächtnis.

Gedächtnisstörungen werden in der medizinischen Fachsprache auch amnestische Störungen oder Amnesien genannt. Ein Beispiel ist eine Bewusstlosigkeit und eine entsprechende Erinnerungslücke nach einer Kopfverletzung. Wenn Betroffene nach einer Gehirnerschütterung wieder zu sich kommen, wissen sie zunächst nicht, was passiert ist oder auch wo sie sind. Dann fällt ihnen aber rasch wieder ein, was sie als Letztes gemacht haben und wie es zu der Verletzung gekommen ist. Nach schwereren Kopfverletzungen kann demgegenüber eine Erinnerungslosigkeit für einen Zeitraum von Minuten oder Stunden vor der Verletzung bestehen bleiben, was als retrograde oder vom Unfallzeitpunkt gesehen »rückwärts gerichtete« Amnesie bezeichnet wird. Anterograde Amnesien beginnen demgegenüber mit dem Unfall und enden irgendwann danach. Für die Dauer einer unfallbedingten Bewusstlosigkeit besteht immer eine anterograde Amnesie, oft aber auch darüber hinaus.

In einer Umfrage bei Menschen mit Epilepsie wurden die nachfolgenden fünf Gedächtnisstörungen am häufigsten genannt:

1. Probleme beim Finden eines Wortes, das einem eigentlich auf der Zunge liegt.
2. Unsicherheit, ob man etwas getan hat oder nicht; beispielsweise einen Herd ausgestellt oder das Auto beziehungsweise die Haustür abgeschlossen.
3. Vergessen, wo man etwas hingetan hat.
4. Vergessen von Namen oder Bezeichnungen.
5. Vergessen, was besprochen oder einem gesagt wurde.

Auch ohne Kopfverletzungen kann es bei Menschen mit einer Epilepsie zu derartigen Gedächtnisstörungen kommen. Die Ursachen dafür können zunächst in der zugrunde liegenden Ursache der jeweiligen Epilepsieform sowie in der Art, Häufigkeit und Schwere der auftretenden Anfälle bestehen, wobei nach wie vor diskutiert wird, inwieweit auch so genannte subklinische, allenfalls im EEG sichtbare Anfälle über eine Beeinträchtigung der Aufmerksamkeit auch zu Gedächtnisstörungen führen können. Auch bei einem für die epileptischen Anfälle ursächlichen Tumor (siehe auch S. 166) kann es unter anderem zu einer Beeinträchtigung der für eine Gedächtnisbildung notwendigen Vorgänge im Gehirn kommen.

Anfälle führen über eine aufgehobene oder verminderte Aufmerksamkeit dazu, dass keine Gedächtnisinhalte aufgenommen oder gespeichert werden können. Auch in der auf manche Anfallsformen folgenden vorübergehenden Verwirrtheit oder »Umneblung« können neue Gedächtnisinhalte nicht normal aufgenommen werden. Nach einem generalisierten tonisch-klonischen Anfall mit Bewusstseinsverlust haben die Betroffenen eine Amnesie für den Anfall selbst und oft auch für einige Zeit davor, weil die entsprechenden Wahrnehmungen und Erlebnisse noch nicht völlig im Gedächtnisspeicher aufgenommen wurden. Manche Menschen benötigen einige Stunden oder sogar Tage, bis sich ihr Gedächtnis für die Zeit vor dem Anfall wieder einigermaßen erholt hat. Absencen gehen für die kurze Dauer der Anfälle mit einer Erinnerungslücke einher, und auch bei häufigeren fokalen Anfällen klagen die Betroffen über Gedächtnisstörungen. Dies hängt damit zusammen, dass der Anfallsursprung oft im Temporallappen beziehungsweise im Hippokampus und damit in einem Abschnitt des Gehirns liegt, der für das Gedächtnis von zentraler Bedeutung ist (siehe auch S. 37). Wenn ein Anfall sehr schwer oder lang dauernd ist (im Extremfall = Status epilepticus; siehe S. 79, 81), kann es auch zu einem Sauerstoffmangel des Gehirns kommen, der seinerseits zu einer zusätzlichen Schädigung der Gehirnzellen führt.

Daneben können Nebenwirkungen der eingenommenen Medikamente von Bedeutung sein. Im Prinzip kann dies – besonders bei höheren Dosen – bei allen Antiepileptika der Fall sein (siehe auch S. 288), besonders häufig sind von den älteren Medikamenten aber Phenobarbital und Primidon beteiligt. Auch bei den neueren Mitteln kann es über den Umweg von anderen Nebenwirkungen wie Müdigkeit und Konzentrationsstörungen zu Gedächtnisstörungen kommen. Im Zweifelsfall sollte man entsprechende Beobachtungen und Befürchtungen immer mit seinem behandelnden Arzt besprechen. Bei Bedarf kann auch eine neuropsychologische Untersuchung (siehe S. 245) weiterhelfen, um das Gedächtnis zu überprüfen und mögliche Ausfälle genauer zu bestimmen.

Schließlich können verschiedene psychosoziale, bei allen Menschen vorhandene Faktoren wie Übermüdung, eine ängstliche oder depressive Stimmungslage und verminderte Aufmerksamkeit eine Rolle spielen. Betroffene sollten sich auch immer wieder in Erinnerung rufen, dass auch viele Menschen ohne Epilepsie von Zeit zu Zeit über Gedächtnisstörungen klagen. Wenn man mit dem Gedächtnis Probleme hat, ist es meist besser, Freunden und auch Arbeitskollegen davon zu erzählen und beispielsweise zu sagen, dass man dazu neigt, Dinge zu vergessen und deswegen überhaupt nichts dagegen hat, bei Bedarf an etwas erinnert zu werden.

103. Welche psychischen Störungen können vorkommen?

Der Großteil der Menschen mit Epilepsie hat nicht mehr psychische Probleme und Störungen als ihre Mitmenschen ohne Epilepsie. Bei einigen kann es jedoch zu überdurchschnittlich stark ausgeprägten Störungen oder Verhaltensauffälligkeiten kommen. Psychische Störungen sind der Oberbegriff für störende psychische Empfindungen und Zustände wie zum Beispiel Angst, Wut oder gesteigerte Reizbarkeit, aber auch Antriebslosigkeit oder Vergesslichkeit. So wie jeder Mensch im Lauf seines Lebens mehr oder weniger häufig körperlich krank ist, gehören auch psychische Schwierigkeiten zum normalen Leben. Bei einer Epilepsie gibt es viele Gründe und Auslöser dafür, nicht zuletzt weil Änderungen des Lebensstiles einschließlich der Beziehungen zu Mitmenschen, der Berufsausbildung und -tätigkeit oder auch von Freizeitaktivitäten erforderlich sein können. All dies kann – verstärkt durch häufige Anfälle oder auch Nebenwirkungen von Medikamenten – durchaus zu Angst, Panik oder auch Depression führen.

Manche psychischen Probleme beruhen auf nach wie vor vorhandenen Vorurteilen gegenüber Epilepsien in der Gesellschaft. Bei anderen Störungen können die Ursachen bei Kindern zum Beispiel in Schwierigkeiten in der Schule oder mit den Eltern – manchmal auch durch eine allzu wohlmeinende »Überbehütung« – bestehen, bei Jugendlichen und Erwachsenen in privaten oder beruflichen Problemen. Oft ist es mehr die Möglichkeit und nicht einschätzbare Wahrscheinlichkeit eines Anfalls als der Anfall selbst, die als belastend empfunden wird und beispielsweise zu einem Rückzug führt. Auch die Angst vor Reaktionen Dritter, die einen Anfall miterleben,

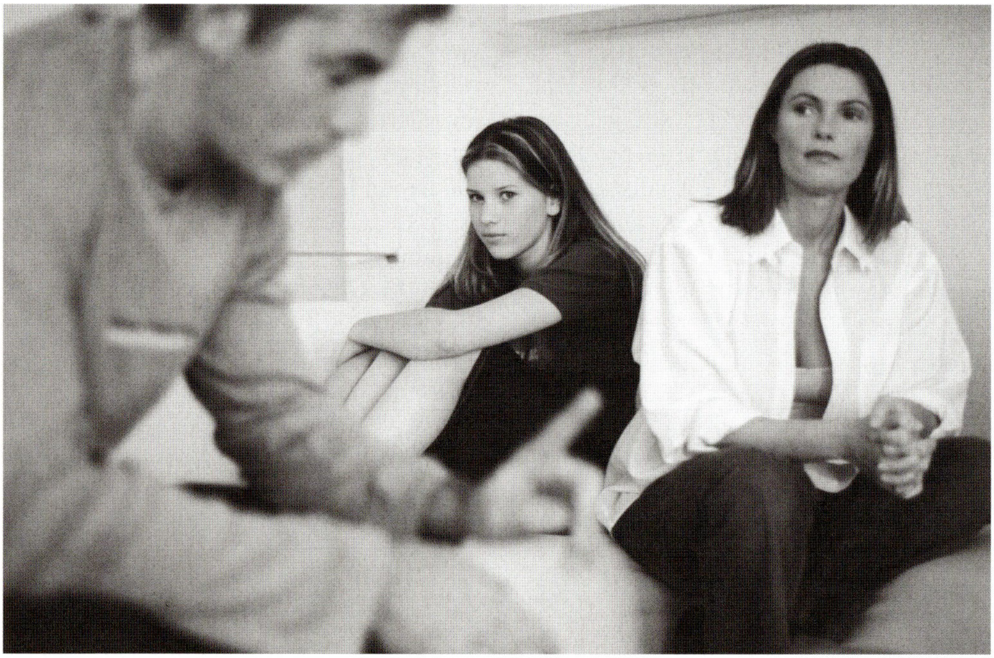

Ursache psychischer Störungen bei Kindern mit Epilepsie können z. B. auch Schwierigkeiten mit den Eltern sein.

kann eine Rolle spielen. Viele psychische Befindlichkeitsstörungen sind angemessene und normale Reaktionen, die meist nur von kurzer Dauer sind und keiner ärztlichen Betreuung bedürfen. Dies ist bei Depressionen und wahnhaften Psychosen anders, die immer Krankheitswert haben.

Wie bereits erwähnt, können auch die zur Epilepsiebehandlung eingesetzten Medikamente unerwünschte psychische Nebenwirkungen haben. Viele Antiepileptika können nicht nur in höheren Dosen zu Konzentrationsstörungen oder Müdigkeit führen, sondern es kann auch zu Depressionen oder wahnhaften Psychosen kommen. Dies wurde sowohl unter so genannten alten, bewährten Antiepileptika wie Phenobarbital oder Primidon als auch unter neuen Medikamenten wie Gabapentin, Topiramat oder Vigabatrin beobachtet. Neben der Art des Medikamentes ist auch die Dosis wichtig, und unter einer Kombinationstherapie mit mehreren Medikamenten ist das Risiko entsprechender Nebenwirkungen generell höher als unter einer Monotherapie (siehe auch S. 284). Oft bilden sich derartige Nebenwirkungen allerdings innerhalb von Wochen bis Monaten nach Beginn der Einnahme von alleine vollständig oder weitgehend zurück.

Bei einem kleinen Teil der Menschen mit Epilepsie bestehen schließlich dauerhafte psychische Störungen wie eine Verlangsamung oder ausgeprägte Störung des Gedächtnisses als Ausdruck einer geistigen Behinderung, die ebenso wie ihre Epilepsie auf eine meist schwer wiegende Schädigung des Gehirns zurückgeht. Wie bei den möglichen Einflüssen durch Medikamente lässt sich ein entsprechender Zusammenhang manchmal durch eine neuropsychologische Untersuchung klären.

Manche Menschen mit Epilepsie, besonders solche mit fokalen Anfällen (siehe S. 58 bzw. 62), erleben bei ihren Anfällen unter anderem auch psychische Störungen. Diese können angenehm und faszinierend sein wie zum Beispiel ein Glücksgefühl, aber auch unangenehm und erschreckend. Manche Betroffene sprechen nicht gerne über derartige Empfindungen, weil sie befürchten, dass man sie deswegen für gestört oder sogar verrückt halten könnte. Beispiele sind Angst oder Panik, aber auch Gefühle der Entfremdung, Wahrnehmungsstörungen (wie z. B. Sehen oder Hören nicht vorhandener Dinge bzw. Geräusche).

Fokale Anfälle mit psychischen Symptomen (siehe S. 66) gehen meist vom Schläfen- oder Temporallappen aus und können sich beispielsweise in einem plötzlichen Angstgefühl oder in Stimmungsschwankungen und Denkstörungen äußern. Weitere mögliche Zeichen bestehen in einem veränderten Zeit- und Körpergefühl. Der Schläfenlappen ist unter anderem auch für Gedächtnisfunktionen verantwortlich, was die Erklärung für die relativ häufigen so genannten Déjà-vu-(Schon-gesehen-) oder auch Jamais-vu-(Nie-gesehen-)Erlebnisse ist. Schließlich kann es zu Halluzinationen kommen, also zu Wahrnehmungen tatsächlich nicht vorhandener Dinge, Gerüche oder Geräusche, die für die Betroffenen aber sehr realistisch wirken können.

Jeder Mensch ist schon einmal ängstlich oder nervös gewesen. Eine zeitweise Ängstlichkeit ist zwar schon in der Durchschnittsbevölkerung weit verbreitet, findet sich aber bei Menschen mit Epilepsie noch häufiger. Zu einer krankhaften Störung wird dies dann, wenn diese Gefühle sehr oft auftreten oder lang dauernd sind, von alleine oder schon nach nichtigen Anlässen auftreten und ein normales Leben und Arbeiten behindern. Angststörungen gehen oft mit einem geringen Selbstvertrauen und Selbstunsicherheit einher. Bei so genannten Panikattacken kommt es plötzlich zu Störungen wie Atemnot, Herzrasen, Zittern, Schwitzen, Übelkeit, Schwindel, Hitzewallungen, Todesangst oder Angst, verrückt zu werden. Erfolgreiche Behandlungsmethoden bestehen sowohl in einer Psychotherapie als auch in der begleitenden Gabe von angstlösenden Medikamenten einschließlich Antidepressiva.

Wie bei der Ängstlichkeit ist auch jeder Mensch von Zeit zu Zeit reizbar oder sogar aggressiv. Die Auslöser und Ursachen sind dieselben wie bei Menschen mit Epilepsie, bei denen aber auch die Erkrankung selbst, Schädigungen von Hirnabschnitten, die für die Steuerung von Gefühlen verantwortlich sind, und schließlich auch die eingesetzten Medikamente dazu beitragen können. Entgegen weit verbreiteter Vorurteile spielt Aggressivität bei Epilepsien keine große Rolle. So sind Menschen mit Epilepsie auch nicht häufiger an entsprechenden Straftaten beteiligt als Menschen ohne Epilepsie. Dennoch kann es bei einer Epilepsie auch einmal zu aggressivem Verhalten kommen, wobei manche Medikamente (unter anderem die so genannten Barbiturate wie Phenobarbital oder Primidon) dies zu begünstigen scheinen.

Als Aufmerksamkeitsdefizit- und Hyperaktivitätsstörung (englisch: attention deficit disorder oder kurz ADD beziehungsweise attention deficit hyperactivity syndrome oder kurz ADHS, im Volksmund »Zappelphilipp«) wird eine lange Zeit zu wenig beachtetes und nicht nur bei Kindern vorkommendes Krankheitsbild bezeichnet. Betroffene mit einer Epilepsie sollten ebenfalls mit den bei Aufmerksamkeitsdefizit- und Hyperaktivitätsstörungen wirksamen Medikamenten (z. B. Methylphenidat; Handelsname z. B. Concerta oder Ritalin) behandelt werden.

Die häufigste Form länger dauernder psychischer Störungen bei Menschen mit Epilepsie sind Depressionen. Als Depression im engeren Sinn wird eine krankhafte Niedergeschlagenheit mit Freudlosigkeit bezeichnet, die lang anhaltend ist und oft auch mit körperlichen Beschwerden wie Appetitmangel und Schlafstörungen einhergeht. Depressionen bei Epilepsie treten bei mindestens jedem fünften Betroffenen (= 20 Prozent) und meist ohne direkten Bezug zu epileptischen Anfällen (= »interiktal«) auf. Sie können Folge von Ängsten oder sonstiger Ausgrenzung und Benachteiligung, aber auch von medikamentösen Nebenwirkungen sein. Schon das Annehmen der Diagnose einer Epilepsie führt bei manchen Betroffenen zumindest vorübergehend zu depressiven Beschwerden. Depressionen können auch Teil einer mehrere Tage dauernden so genannten postiktalen Phase im Anschluss an Anfälle sein.

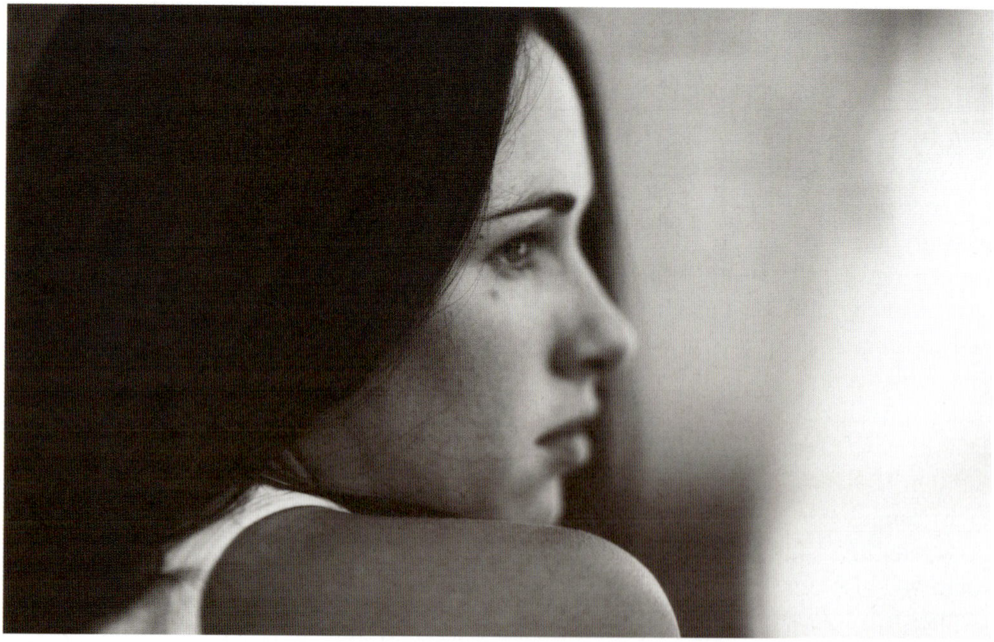

Depressionen bei Epilepsie können sowohl Folge der Erkrankung als auch der zur Behandlung eingesetzten Medikamente sein.

Depressionen können den ganzen Körper des Menschen einschließlich Gefühle, Gedanken und Verhalten ergreifen (Tabelle 49). Sie können die Arbeitsfähigkeit beeinträchtigen und zu einer Störung im Umgang mit Mitmenschen führen. Manche Betroffenen beschreiben ihre Depression so, als seien sie »in einem schwarzen Loch«, aus dem sie nicht herauskommen. Fast immer sind sie traurig und niedergeschlagen, was aber mit Ängstlichkeit und Reizbarkeit verknüpft sein kann. Die Betroffenen sind nicht mehr in der Lage, sich zu freuen und empfinden eine Lust- und Hoffnungslosigkeit. Nicht alle Betroffenen können ihre Gefühle auch entsprechend ausdrücken und verstecken ihre Beschwerden dann zum Beispiel hinter einem unangemessenen oder auch aggressiven Verhalten.

Erfreulicherweise sind Depressionen heute ebenso wie epileptische Anfälle in der Regel gut behandelbar. Bei etwa 80 Prozent kommt es innerhalb von drei bis vier Monaten durch eine Psychotherapie oder antidepressive Medikation zu einer deutlichen Besserung. Eine frühe Erkennung und konsequente Behandlung erhöhen dabei die Erfolgschancen. Manche Mitmenschen glauben allein durch gutes Zureden könne genug geholfen werden, und die Betroffenen sollten dann in der Lage sein, sich wieder »am Riemen zu reißen«. Dies ist aber in aller Regel nicht der Fall. Zunächst einmal ist Zuhören, Bestätigung und Verständnis wichtig. Man sollte auch nicht vergessen, dass die Selbsttötungsrate von Menschen mit Epilepsie etwa 5-mal höher liegt als im Bevölkerungsdurchschnitt.

Neben den häufigeren Depressionen kann es bei Menschen mit einer Epilepsie auch zu wahnhaften Psychosen kommen. Am häufigsten ist dies nach Anfallshäufungen der Fall (siehe Tab. 50), wobei allerdings meist ein beschwerdefreier Zeitraum von 24 bis 48 Stunden (gelegentlich auch bis zu zwei Wochen) dazwischen liegt. Die betroffenen Menschen sind während dieser Phasen in ihrer Persönlichkeit verändert, und fast immer finden sich so genannte Halluzinationen (Trugwahrnehmungen mit Sehen, Riechen oder Hören nicht vorhandener Dinge, Düfte oder Geräusche). Erfreulicherweise sind auch diese Psychosen meist gut behandelbar und nur von kurzer Dauer.

Tab. 49: Mögliche Beschwerden bei einer Depression

- Niedergeschlagenheit mit gedrückter Stimmung und Freudlosigkeit (bis hin zu Selbsttötungsgedanken)
- Verminderung von Antrieb (Interesselosigkeit), Energie und Entscheidungskraft
- Verminderte Konzentration und Aufmerksamkeit
- Vermindertes Selbstwertgefühl und Selbstvertrauen
- Gefühle der Wertlosigkeit oder Schuldgefühle
- Verminderter Appetit und Schlafstörungen
- Vernachlässigung der Körperpflege
- Rückzug mit gestörtem Kontakt zu Mitmenschen

Tab. 50: Einteilung der Psychosen bei Epilepsie

- **interiktal (in der beschwerdefreien Zeit zwischen Anfällen auftretend; etwa 20 Prozent)**
  - meist bei langjährig bestehenden Temporallappenepilepsien (5–10 Prozent)
  - kann durch Antiepileptika oder Epilepsiechirurgie ausgelöst werden
  - im Unterschied zur Schizophrenie normale vorbestehende Persönlichkeit, unauffällige Familienanamnese, weitgehend erhaltener Affekt
- **iktal (zusammen mit Anfällen auftretend; etwa 10 Prozent)** selten
- **postiktal (kurz nach Anfällen auftretend; etwa 60 Prozent)**
  - mit Abstand am häufigsten, oft nach einer Häufung generalisierter tonisch-klonischer oder fokaler Anfälle (meist mit Bewusstseinsstörung)
  - beschwerdefreies Intervall zwischen Anfällen und Psychose von bis zu 2 Wochen (!!)
  - meist in Form eines agitierten, deliranten Bildes mit paranoider Symptomatik oder Halluzinationen
  - Bewusstsein normal
  - im Elektroenzephalogramm meist Verschlechterung
  - Dauer meist 2–3 Tage, Behandlung mit Benzodiazepinen oder Neuroleptika
- **alternativ (anstelle von Anfällen auftretend; etwa 10 Prozent)** selten

104. Welche Störungen der Hormone und der Sexualität können bei Frauen mit Epilepsie vorkommen?

Bei Frauen mit Epilepsie kann es sehr häufig zu Hormonstörungen und damit zusammenhängenden Störungen der Sexualität kommen. Allerdings muss man immer bedenken, dass beides auch ohne Epilepsie – also in der so genannten Normal- oder Durchschnittsbevölkerung – keineswegs selten ist und deswegen keine vorschnellen Rückschlüsse auf einen Zusammenhang mit einer Epilepsie gezogen werden sollten.

Frauen mit Epilepsie haben häufiger als Frauen ohne Epilepsie Störungen ihrer Periode. Bis heute ist nicht ganz klar, inwieweit dafür die Epilepsie selbst, die zur Behandlung eingesetzten Medikamente oder eine Kombination beider Möglichkeiten verantwortlich ist. Es spricht einiges dafür, dass manche fokale Epilepsien besonders häufig mit Störungen der Periode einhergehen, speziell Temporallappenepilepsien (siehe S. 140).

Fast alle Medikamente zur Behandlung epileptischer Anfälle, insbesondere die älteren Wirkstoffe wie z.B. Carbamazepin, Phenobarbital, Phenytoin, Primidon oder Valproat können als Nebenwirkung zu einer Abnahme der Sexualität führen, wobei sowohl das Verlangen als auch die Erregungsfähigkeit und der Orgasmus betroffen sein können. Einige dieser Medikamente können darüber hinaus, z.B. über eine

Tab. 51: Merkmale des polyzystischen Ovariensyndroms (PCOS)

Zur Stellung der Diagnose unbedingt erforderlich (obligat)
- polyzystische Ovarien
- Zyklusstörungen (Amenorrhö, Oligomenorrhö)
- erhöhte Serumkonzentration von Androgenen

Zur Stellung der Diagnose nicht unbedingt erforderlich (fakultativ)
- Übergewicht
- Fertilitätsstörungen
- Hirsutismus und/oder Alopezie
- Akne
- erhöhte Serumkonzentration von Luteinisierungshormon (LH)
- erhöhter Quotient der Serumkonzentrationen von Luteinisierungshormon und Follikelstimulierungshormon (LH/FSH-Quotient)
- abnorme Blutfette
- Resistenz gegen Insulin, Hyperinsulinismus

vermehrte Müdigkeit, zu Problemen bei abendlichen Verabredungen oder Aktivitäten führen. Zusätzlich haben einige Medikamente Nebenwirkungen an der Haut. So kann Phenytoin zu einer Vergröberung der Gesichtszüge oder einem vermehrten Wachstum des Zahnfleisches führen. Besonders unter Valproat kann es im Rahmen eines so genannten polyzystischen Ovariensyndroms (kurz PCOS; Tab. 51) schließlich nicht nur zu einer massiven Gewichtszunahme, sondern auch zu hormonellen Störungen mit einer vermehrten Körperbehaarung und Zyklusunregelmäßigkeiten kommen.

Es ist wichtig, zwischen polyzystischen Ovarien (PCO) und PCOS zu unterscheiden. Als PCO werden Eierstöcke mit zahlreichen flüssigkeitsgefüllten Hohlräumen bezeichnet. Diese kommen – wahrscheinlich mit erblicher Beeinflussung – bei etwa 20 Prozent aller Frauen mit und ohne Epilepsie vor. Viele dieser Frauen haben Zyklusstörungen, aber nur ein kleiner Teil Hinweise auf ein PCOS. Ein PCOS liegt dann vor, wenn ein PCO von Zeichen einer Hormonstörung begleitet wird. Eine Häufung bei Epilepsie wurde erstmals in den achtziger Jahren des letzten Jahrhunderts beschrieben. Während die Häufigkeit eines PCOS bei Frauen ohne Epilepsie bei höchstens fünf Prozent liegt, steigt die Häufigkeit bei linksseitiger Temporallappenepilepsie (TLE) und unter Einnahme von Valproat auf bis zu 50 Prozent an.

105. Welche Störungen der Hormone und der Sexualität können bei Männern mit Epilepsie vorkommen?

Eine der häufigsten sexuellen Auswirkungen einer Epilepsie bei Männern besteht in der Abnahme des sexuellen Verlangens. Das Ausmaß hängt dabei unter anderem von der Art und Schwere der Epilepsie ab. Während insgesamt rund jeder zweite Mann mit einer Epilepsie darüber klagt, ist das Problem bei Epilepsien mit fokalen Anfällen mit etwa zwei Drittel der Betroffenen häufiger als bei Epilepsien mit ausschließlich generalisierten tonisch-klonischen Anfällen, wo nur etwa jeder zehnte Mann betroffen ist. Auch Erektionsstörungen sind für Männer mit einer Epilepsie ein häufiges Problem.

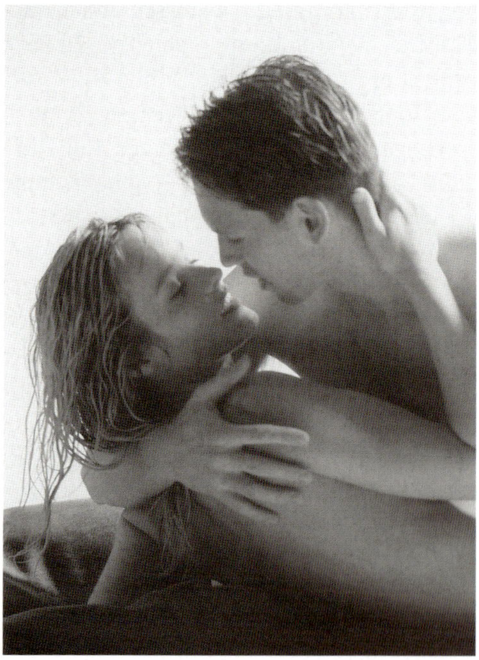

Sexuelle Probleme finden sich hauptsächlich bei Männern, bei denen die Epilepsie schon vor der Pubertät auftrat.

Im Allgemeinen haben diejenigen Männer mit einer Epilepsie häufiger sexuelle Probleme, bei denen die Erkrankung schon vor der Pubertät begonnen hat. Dies könnte zwar auch etwas mit der Schwere ihrer Epilepsie zu tun haben, eine andere Erklärungsmöglichkeit besteht aber darin, dass diese Menschen schon in der für die Entwicklung ihrer Sexualität entscheidenden Phase ihres Lebens mehr Probleme hatten als andere. Dies führt dann häufig zu einem verminderten Selbstvertrauen mit Störungen des so genannten Körperschemas (der Vorstellung, die man von seinem eigenen Körper hat) und auch ganz allgemein zu einer Abnahme der Zufriedenheit.

Es konnte eindeutig nachgewiesen werden, dass eine Epilepsie zu Störungen der männlichen Geschlechtshormone führen kann. Deren Bildung und Ausschüttung wird von bestimmten Abschnitten des Gehirns, insbesondere dem Hypothalamus und der Hypophyse (Hirnanhangsdrüse) kontrolliert. Diese unterliegen wiederum Einflüssen von verschiedenen anderen Abschnitten des Gehirns, u.a. auch aus dem Temporal- oder Schläfenlappen. Dabei ist zusätzlich bekannt, dass zum Beispiel eine rechtsseitige Temporallappenepilepsie andere Auswirkungen hat als eine linksseitige Temporallappenepilepsie. Die von der Hypophyse in den Blutkreislauf freigesetzten männlichen Hormone kontrollieren in den Hoden sowohl die Bildung des Testosterons, des wichtigsten männlichen Geschlechtshormons, als auch der Spermien beziehungsweise männlichen Samenzellen.

Viele Antiepileptika, insbesondere die älteren Wirkstoffe wie z.B. Carbamazepin, Phenobarbital, Phenytoin, Primidon oder Valproat können als Nebenwirkung zu hormonellen Störungen führen. Dies hängt unter anderem auch damit zusammen, dass diese Medikamente zu einer vermehrten Bildung des so genannten Sexualhormone-bindenden Globulins (kurz SHBG) führen, an das die Hormone gebunden und damit wirkungslos gemacht werden. Einige Antiepileptika können auch unabhängig von einem Einfluss auf die Geschlechtshormone zu Störungen der Sexualität führen, z.B. über eine vermehrte Müdigkeit zu Problemen bei abendlichen Verabredungen oder Aktivitäten.

Untersuchungen des Samens von Männern mit Epilepsie haben sehr häufig Störungen nachgewiesen, die neben einer Abnahme der Menge an Samenflüssigkeit insbesondere auch in einer Abnahme der Zahl und Funktionsfähigkeit der Spermien bestehen können. Die Spermien zeigen teilweise Veränderungen ihres normalen Aufbaus, was wiederum zu einer verminderten Beweglichkeit und damit zur Abnahme der Befruchtungsfähigkeit einer weiblichen Eizelle führt. Allerdings muss bei diesen Befunden ebenso wie bei den sonstigen Störungen im Bereich der Sexualität bedacht werden, dass sie auch ohne Epilepsie keineswegs selten sind. Deshalb ist es nicht ohne weiteres möglich, im Einzelfall auf die Ursache zurückzuschließen. Eine neue Untersuchung hat schließlich in Übereinstimmung mit tierexperimentellen Befunden zeigen können, dass Valproat und möglicherweise auch andere ältere Antiepileptika bei Männern mit Epilepsie zu einer Abnahme der Hodengröße führen können. Diese Befunde bedürfen noch der Bestätigung durch weitere Studien.

106. Welche anderen körperlichen Störungen und Begleitkrankheiten können bei einer Epilepsie auftreten?

Menschen mit einer Epilepsie können dieselben sonstigen körperlichen Begleitkrankheiten bekommen wie Menschen ohne Epilepsie. Dies gilt für harmlose und meist rasch vorübergehende Störungen wie grippale Infekte, Durchfall, Kopfschmerzen oder Entzündungen ebenso wie für schwer wiegende Tumor- oder Krebserkrankungen. Darüber hinaus besteht ein Risiko anfallsbedingter Verletzungen, und es muss auch berücksichtigt werden, dass sowohl die Epilepsie selbst als auch unerwünschte Nebenwirkungen der zu ihrer Behandlung eingesetzten Medikamente zu körperlichen Begleitkrankheiten führen können. Dies gilt bei Frauen zum Beispiel für Störungen der Menstruation mit unregelmäßiger oder sogar ausbleibender Periode, verstärkter Behaarung und eine Gewichtszunahme als Hinweis auf das bei der vorletzten Frage besprochene so genannte polyzystische Ovariensyndrom (PCOS) als Ausdruck einer Störung der Geschlechtshormone.

Gewichtsänderungen in Form von Über- oder auch Untergewicht können sowohl bei Frauen als auch Männern mit Epilepsie

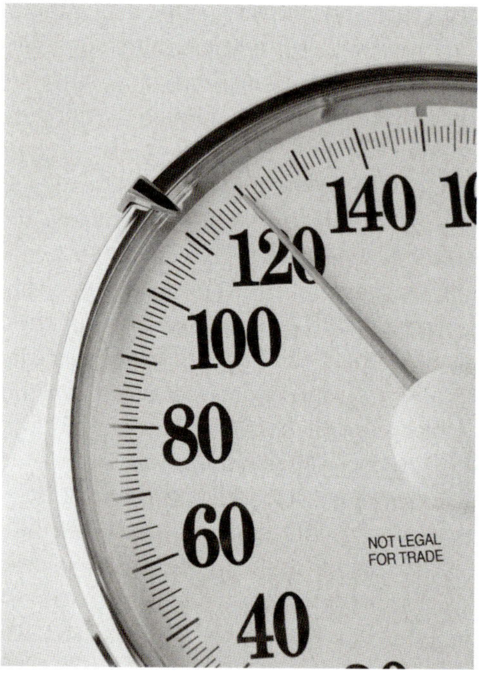

Antiepileptika führen zum Teil zu Gewichtsänderungen.

auch unabhängig von Veränderungen der Geschlechtshormone auftreten; meist als Nebenwirkung der Antiepileptika (siehe auch S. 277). Beispiele für Antiepileptika, die häufiger zu Übergewicht führen, sind insbesondere Valproat/Valproinsäure, Vigabatrin, Gabapentin und Carbamazepin; eine gelegentlich auch erwünschte Gewichtsabnahme wird am ehesten unter Einnahme von Felbamat oder Topiramat beobachtet.

Viele Betroffene befürchten, dass die oft jahre- oder sogar jahrzehntelange Einnahme von Antiepileptika ihre Organe schädigen könnte, insbesondere die Leber oder Niere als diejenigen, die in erster Linie für die Verstoffwechslung und Ausscheidung von Medikamenten verantwortlich sind. Obwohl man festhalten kann, dass Leber- oder Nierenerkrankungen durch Einnahme von Antiepileptika insgesamt mit Sicherheit sehr selten sind, lässt sich diese Möglichkeit besonders für die meisten der so genannten älteren oder etablierten Antiepileptika nicht völlig ausschließen.

Auf das erhöhte Risiko von Menschen mit Epilepsie, sich im Rahmen von auftretenden Anfällen Knochenbrüche zuzuziehen, wurde bereits hingewiesen (siehe S. 201). Inzwischen hat sich herausgestellt, dass die Einnahme von Antiepileptika zumindest im höheren Lebensalter auch unabhängig von Anfällen mit einem erhöhten Sturz- und Knochenbruchrisiko verbunden ist. Dies beruht auf der erhöhten Nebenwirkungsempfindlichkeit älterer Menschen, bei denen Schwindel und eine Gangunsicherheit schon bei vergleichsweise geringen Dosen vorkommen und zu Komplikationen führen können.

Es gab immer wieder Vermutungen, dass Menschen mit Epilepsie auf der anderen Seite zumindest statistisch gesehen vor manchen Krankheiten wie etwa dem Parkinson-Syndrom (»Schüttellähmung«) oder auch Krebsleiden einen gewissen Schutz haben könnten. Eindeutige wissenschaftliche Forschungsergebnisse zu derartigen Vermutungen liegen aber nicht vor und es ist eher davon auszugehen, dass derartige Eindrücke einer sorgfältigen Nachprüfung nicht standhalten.

107. Wieso haben Menschen mit Epilepsie eine leicht verkürzte Lebenserwartung, und woran sterben sie?

Besonders Familienangehörige und Freunde befürchten oft, dass Menschen mit einer Epilepsie ein hohes Risiko haben, an einem Anfall zu sterben (ganz besonders beim ersten Anfall; siehe auch S. 328) und man deswegen von einer deutlich verkürzten Lebenserwartung ausgehen müsse. Rein rechnerisch gesehen ist die Lebenserwartung bei einer Epilepsie aber nur geringfügig verkürzt und Menschen mit einer Epilepsie sterben nur selten direkt oder indirekt an einem Anfall oder an seinen Folgen wie zum Beispiel einer Kopfverletzung. In einer neueren Untersuchung aus Schweden waren Herz-Kreislauf-Erkrankungen wie Herzinfarkt oder Schlaganfall und Krebserkrankungen bei Menschen mit Epilepsie ebenso wie in der »Normalbevölkerung« die häufigsten Todesursachen.

Bei der Untersuchung der Sterblichkeit von Menschen mit Epilepsie werden im Wesentlichen vier verschiedene Methoden angewendet:

- Die Sterblichkeitsrate pro Krankheitsfall gibt an, wie viele von 100 Menschen mit dieser Krankheit daran sterben. Bei manchen Krebsleiden sind dies beispielsweise leider immer noch praktisch 100 Prozent oder bei einem üblichen Schlaganfall etwa 20 Prozent. Bei Epilepsien liegt die Sterblichkeitsrate pro Erkrankung bei unter fünf Prozent.
- Die Sterblichkeitsrate einer speziellen Gruppe von Menschen oder Form von Epilepsie informiert über die Wahrscheinlichkeit, mit der es in dieser Gruppe oder bei dieser Epilepsieform zu epilepsiebedingten Todesfällen kommt. Während zum Beispiel weder Kinder mit Fieberanfällen (siehe S. 180) noch Menschen mit einem erstmaligen nichtprovozierten Anfall ohne erkennbare Ursache eine erhöhte Sterblichkeitsrate haben, liegt diese für Menschen mit einem ersten symptomatischen Anfall (siehe S.328) in Abhängigkeit von der Ursache innerhalb des ersten Monats bei bis zu 20 Prozent.
- Die so genannte proportionale Sterblichkeitsrate gibt den Anteil von Todesfällen in einer Bevölkerungsgruppe an, der mit einer bestimmten Krankheit in Zusammenhang steht. Die proportionale Sterblichkeitsrate für Epilepsie beträgt etwa 0,25 Prozent.
- Die so genannte standardisierte Sterblichkeitsrate gibt schließlich die Sterblichkeit für Menschen mit einer Epilepsie im Vergleich zu Menschen ohne Epilepsie an, die ansonsten bei Merkmalen wie Alter und Geschlecht vergleichbar sind. Die standardisierte Sterblichkeitsrate bei Epilepsie ist etwa auf das Zwei- bis Dreifache erhöht, besonders in den ersten Jahren nach Stellung der Diagnose und in jüngeren Lebensjahren.

In einer englischen Untersuchung wurden mehr als 1000 Menschen mit einer Epilepsie hinsichtlich ihrer Sterblichkeit mit Menschen ohne Epilepsien verglichen. Dabei wurde zwischen gesicherten Epilepsien und Verdachtsfällen sowie epileptischen Fieberanfällen (»Fieberkrämpfen«) bei Kindern unterschieden. Über durchschnittlich sieben Jahre war die Sterblichkeit der überwiegend erwachsenen Menschen mit gesicherter oder fraglicher Epilepsie auf das Zwei- bis Dreifache erhöht. Dieses Risiko war im ersten Jahr nach der Diagnosestellung am höchsten und unterschied sich nach fünf Jahren nicht mehr sicher von demjenigen bei Menschen ohne Epilepsie. Die häufigsten Todesursachen bestanden in Lungenentzündungen, Krebserkrankungen und Schlaganfällen. In dieser auf den ersten Blick sehr beunruhigenden Untersuchung waren viele ältere Menschen mit epileptischen Anfällen aufgrund von Erkrankungen wie zum Beispiel Krebs oder Schlaganfällen eingeschlossen, deren Lebenserwartung dadurch ohnehin verkürzt war. Todesursache waren also nicht die Anfälle, sondern die Grundkrankheit, die ihrerseits die Anfälle verursacht hatte. Bei Epilepsien im eigentlichen Sinne, also chronisch wiederkehrenden Anfällen ohne erkennbare Ursache, war die Sterblichkeit auch in dieser Untersuchung nur geringfügig erhöht.

Schließlich sei nochmals erwähnt, dass bei Menschen mit Epilepsie Selbsttötungsversuche überdurchschnittlich häufig sind (siehe auch S. 209). Im Vergleich zur Durchschnittsbevölkerung ist die Häufigkeit bei Menschen mit einer Epilepsie und begleitenden Depressionen auf das Fünffache erhöht, bei einer Temporallappenepilepsie (siehe S. 143) sogar auf das Fünfundzwanzigfache. Der Anteil von Selbsttötungen an der Gesamtsterblichkeit liegt bei Menschen mit einer Epilepsie mit etwa acht Prozent sehr viel höher als in der Durchschnittsbevölkerung. Ursächlich sind sowohl in direktem Zusammenhang mit Anfällen stehende Einflüsse wie depressive Verstimmungen, Angst oder Panik als auch – und wahrscheinlich in erster Linie – die vielfältigen sozialmedizinischen Probleme.

108. Was ist ein so genanntes SUDEP-Syndrom?

Bei einer Epilepsie kann es auch aus letztlich bis heute unklaren Gründen zu plötzlichen Todesfällen ohne Anhalt für eine schwere Verletzung oder Ertrinken mit oder ohne Anhalt für einen vorangehenden Anfall (aber ohne Hinweise auf einen Status epilepticus; siehe S. 79, 81) kommen, die also nicht ohne weiteres durch Anfälle oder deren Folgen erklärt werden können. Dafür wird im Englischen die Abkürzung SUDEP (sudden unexpected death in epilepsy oder sudden unexplained death in epilepsy; plötzlicher unerwarteter Tod bei Epilepsie oder plötzlicher ungeklärter Tod bei Epilepsie) verwendet. Als mögliche Todesursachen werden durch epileptische Anfälle ausgelöste Herzrhythmusstörungen oder auch Atemstörungen diskutiert. In aller Regel ergeben Obduktionen der Verstorbenen aber keine Auffälligkeiten an diesen Organen.

Bis zu jeder sechste Todesfall bei Epilepsien wird mit einem SUDEP in Verbindung gebracht und bei schwer behandelbaren Epilepsien wurde das entsprechende Risiko mit bis zu 1 : 300 pro Jahr berechnet. Die meisten Todesfälle treten nachts mit oder auch ohne Hinweise auf einen stattgehabten Anfall auf, und in der Regel gibt es keine Augenzeugen des Ereignisses, sondern die Betroffenen werden zum Beispiel morgens leblos in ihrem Bett aufgefunden. Sofern es zu einem Anfall gekommen ist, fehlen wie bereits erwähnt Hinweise auf anfallsbedingte schwer wiegende Verletzungen oder andere Komplikationen wie Ersticken oder Ertrinken. Als Risikofaktoren für ein SUDEP gelten:

- jüngeres Lebensalter (15–40 Jahre; Gipfel: 30–32 Jahre),
- männliches Geschlecht,
- symptomatische Epilepsien mit nachweisbarer Gehirnveränderung (siehe S. 96),
- häufige (meist sekundär) generalisierte tonisch-klonische (Grand-Mal-)Anfälle (siehe S. 65; bei anderen Anfallsformen ist die Frequenz ohne Bedeutung) besonders in der Nacht,
- Kombinationstherapie, rasches Umstellen der Medikation, plötzliches Absetzen von Antiepileptika, Therapie mit Carbamazepin (?),
- Alkoholmissbrauch,
- Einnahme von Psychopharmaka,
- niedrige Blutspiegel der eingenommenen Antiepileptika (schlechte Compliance: siehe S. 253).

Zumindest ein Teil dieser Risikofaktoren trifft auf viele Menschen mit Epilepsie zu und diese schließen auch nicht aus, dass es bei Frauen, erst im mittleren oder höheren Lebensalter, bei idiopathischen Epilepsien oder fokalen Anfällen sowie ausreichend hohen Blutspiegeln zu einem SUDEP kommt. Einen Teil dieser Risikofaktoren wie Alter und Geschlecht, aber auch den für jeden Menschen lebensnotwendigen Schlaf kann man nicht beeinflussen oder verhindern. Zumindest zu einer regelmäßig eingenommenen und ausreichend hoch dosierten Medikation kann man aber selbst etwas beitragen.

Leider kann ein SUDEP bislang nicht vorhergesagt werden, und es kann beispielsweise auch nicht damit verhindert werden, dass epilepsiekranke Kinder im Zimmer der Eltern schlafen. Der bestmögliche Schutz besteht in einer möglichst guten Behandlung mit möglichst wenigen Anfällen.

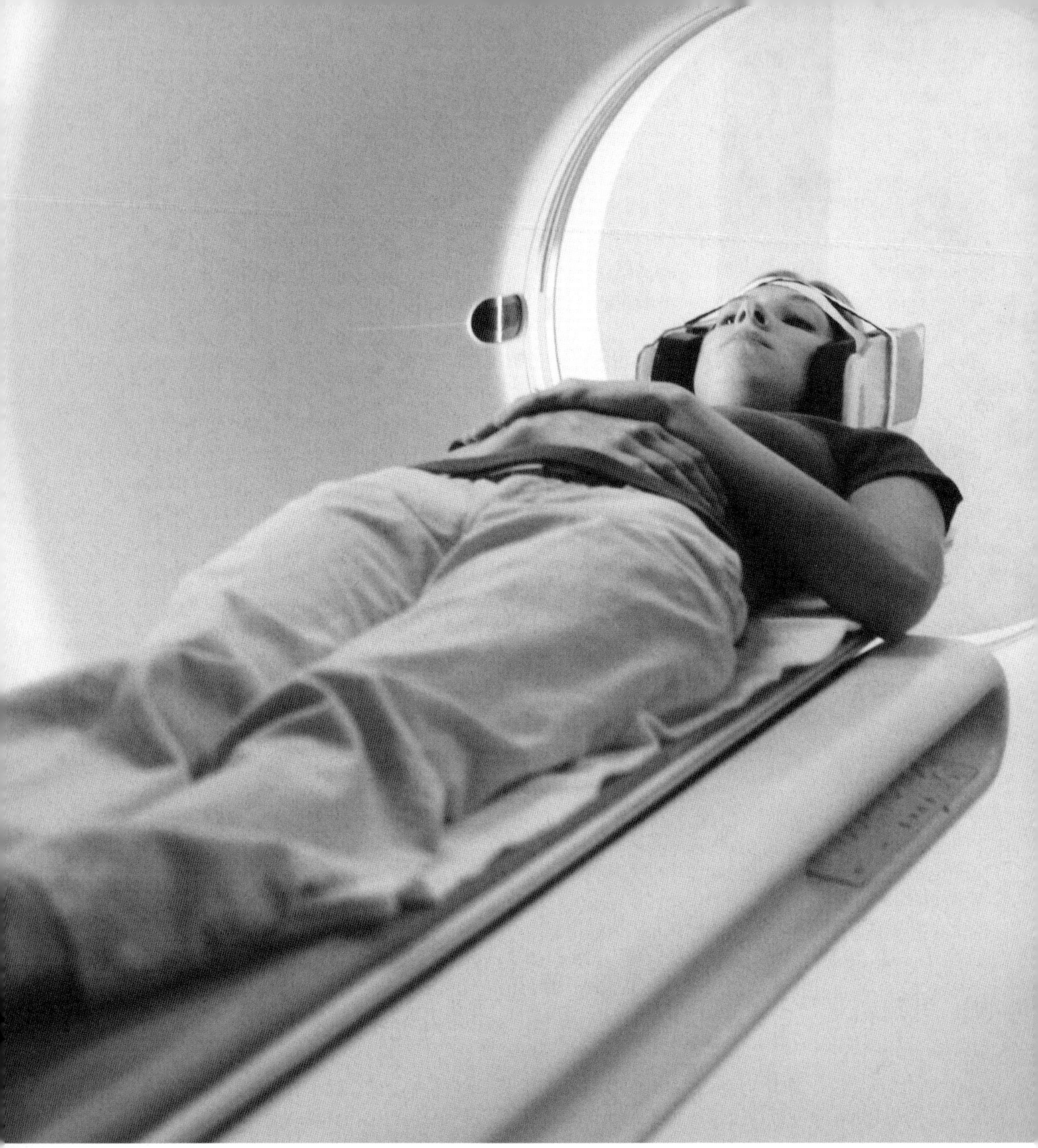

Untersuchungen

109. Was sind wichtige Merkmale für die Beschreibung von Anfällen?

Nur ausnahmsweise können epileptische Anfälle direkt vom behandelnden Arzt beobachtet werden. Daher ist er wie bei kaum einer anderen Krankheit auf eine möglichst genaue Anfallsbeschreibung durch die Betroffenen oder Dritte angewiesen (siehe S. 220 und S. 224). Besonders wichtig sind Augenzeugen bei Anfällen mit einer Bewusstseinsstörung, für die Betroffene selbst überhaupt keine oder nur eine Beschreibung des Beginns geben können. Die entsprechenden Angaben sind für die Diagnose oft wichtiger als die körperliche Untersuchung oder das Elektroenzephalogramm (EEG; siehe S. 229) und sonstige Untersuchungen wie zum Beispiel die Magnetresonanztomographie (MRT; siehe S. 237), weil alle diese genannten Untersuchungen häufig normal sind.

Viele Menschen, die noch nie einen Anfall gesehen haben, erschrecken besonders bei einem generalisierten tonisch-klonischen (Grand-Mal-)Anfall und sind meist durch das Ereignis so beeindruckt, dass sie es hinterher nicht genau beschreiben können. In ihren Schilderungen werden die Abläufe oft dramatischer und länger dargestellt als sie wirklich waren (»Es war schrecklich«, »Ich dachte, er kommt überhaupt nicht mehr zu sich«, »Ich habe befürchtet, dass sie stirbt«), worin sich auch ihre eigene Angst und Besorgnis widerspiegeln.

Bei einem Teil der Menschen mit Epilepsie treten die Anfälle ohne jede Ankündigung wie ein Blitz aus heiterem Himmel auf. Bei anderen kündigen sie sich manchmal schon Tage vorher durch unterschiedliche Beschwerden wie Kopfschmerzen, Schwindel oder eine vermehrte Reizbarkeit oder Anspannung an. Einige Betroffene merken einen beginnenden Anfall schließlich an ihnen vertrauten Zeichen wie einem von der Magengrube aufsteigenden Kribbeln oder Übelkeitsgefühl (= Aura, siehe S. 60).

Auch bei Menschen mit sehr vielen Anfällen sind diese nicht immer gleich. Veränderungen können sowohl die Dauer und Schwere als auch neue, zusätzliche oder auch im Vergleich zu früher fehlende Zeichen betreffen. Außerdem kann es zu einem Wechsel der Anfallsart oder zu einem Auftreten zusätzlicher Anfallstypen kommen. Insgesamt ist es daher erforderlich, sich nicht mit der Aussage »Aha, wieder ein Anfall!« zufrieden zu geben, sondern jeden Anfall immer wieder genau zu beobachten.

Bei den beiden nächsten Fragen wird besprochen, welche Angaben der Betroffenen selbst oder Dritter, die Anfälle beobachtet haben, von besonderem Interesse sind (siehe auch Tab. 52 bis 55). Häufig werden diese Beobachtungen noch durch Angaben zu Erkrankungen in der Familie ergänzt (siehe S. 225 bzw. Tab. 56). In der ersten Zeit nach einem Anfall ist es wichtig, darauf zu achten, ob die Betroffenen sofort wieder richtig bei sich sind oder ob sie noch einige Zeit durcheinander und benommen wirken. Ersteres ist beispielsweise typisch für Absencen (siehe S. 68), Letzteres für fokale Anfälle mit Bewusstseinsstörung oder generalisierte tonisch-klonische Anfälle (siehe S.65 und 74). Eine nach einem Anfall auftretende Verwirrung betrifft neben dem Denken und Sprechen oft auch das Handeln und kann zum Beispiel bei älteren Menschen bis zu einigen Tagen andauern.

110. Welche Angaben aus der Vorgeschichte sind wichtig?

Bei einer Epilepsie können viele Angaben aus der Vorgeschichte (in der medizinischen Fachsprache: Anamnese) von Interesse sein, auf die nachfolgend jeweils noch etwas ausführlicher eingegangen wird:

- Entwicklung der jetzigen und früheren Beschwerden sowie der erfolgten Untersuchungen und Behandlungen durch Betroffene (Eigenanamnese),
- Entwicklung der jetzigen und früheren Beschwerden sowie der erfolgten Untersuchungen und Behandlungen durch Angehörige beziehungsweise Dritte (Fremdanamnese; siehe S.224),
- allgemeine medizinische Vorgeschichte ohne erkennbaren Bezug zur Epilepsie (allgemeine Anamnese),
- spezielle medizinische Vorgeschichte im Hinblick auf die Epilepsie (spezielle Anamnese),
- Vorgeschichte im Hinblick auf mögliche Ursachen (Ursachen- oder Ätiologieanamnese),
- bereits früher erfolgte Untersuchungen (Untersuchungs- oder Diagnostikanamnese),
- bislang erfolgte Behandlungen (Behandlungs- oder Therapieanamnese),
- weitere Epilepsien oder sonstige gesundheitliche Besonderheiten in der Familie (Familienanamnese, siehe S.225),
- persönliche Lebensgeschichte (biographische oder lebensgeschichtliche Anamnese) und
- berufliche und soziale Anamnese (incl. der Situation am Arbeitsplatz, Hobbys und Freizeitaktivitäten).

Bei der **Eigenanamnese** werden die Betroffenen gebeten zu beschreiben, wie sich ihre Beschwerden entwickelt haben. Wann gab es erstmals anfallsverdächtige Ereignisse, worin bestanden diese, wie lange dauerten sie und was waren ihre Besonderheiten? Zu wie vielen Ereignissen ist es bislang insgesamt gekommen, blieben sie im Verlauf gleich oder veränderten sie sich; wenn ja, in welcher Beziehung? Gab es in den Stunden oder Tagen vor dem letzten Anfall und auch früheren Anfällen irgendwelche Besonderheiten (Tab. 52)? Wann wurden die Medikamente gegen Anfälle zuletzt eingenommen und war die Einnahme auch in den Tagen und Wochen zuvor regelmäßig? Wurden andere Medikamente eingenommen, speziell in der letzten Zeit? Wie war der Schlaf-Wach-Rhythmus in den letzten Wochen? Wann hatten Frauen ihre letzte Periode? Gab es Besonderheiten beim Essen und Trinken, zum Beispiel sehr lange Pausen und dann eine übermäßige Zufuhr? Gab es sonst irgendwelche Besonderheiten einschließlich ungewohnter Stress-Situationen (siehe S.196)?

Bei der **allgemeinen Anamnese** werden Dinge erfragt, die ohne oder zumindest ohne direkten Bezug zu der Epilepsie sind,

Tab. 52: Wichtige Anfallsmerkmale, auf die Betroffene achten sollten

- Wie hat der Anfall begonnen?
- War das Bewusstsein zu Beginn oder während des ganzen Anfalls erhalten oder besteht überhaupt keine Erinnerung an Beginn und Ablauf des Anfalls?
- Gab es mögliche Anfallsauslöser (Schlafmangel, Alkoholentzug, andere Krankheiten, ungewöhnlicher Stress, sonstige Besonderheiten)?
- Was war das erste selbst wahrgenommene Anfallszeichen (eigenartige Gedanken, komisches Gefühl, Geruch, Geräusch, Geschmack, Kribbeln, Sehen eigenartiger Dinge, unwillkürliche Bewegung)?
- Sofern dabei noch keine Bewusstseinsstörung bestand, wie entwickelte sich der Anfall danach weiter (andere Wahrnehmungen oder Ausbreitung auf andere Körperteile, zeitlicher Ablauf)?
- Wie lange dauerte die Phase der Wiederbesinnung nach dem Anfall?
- Gab es Beschwerden nach dem Anfall (Harndrang, Kopfschmerzen, Lähmungen, Müdigkeit, Sprachstörungen, Stuhldrang, Verwirrtheit)?

aber dennoch von Interesse sein können. Dazu zählen insbesondere Kinderkrankheiten sowie sonstige Erkrankungen und Störungen. Wie sind Appetit und Stuhlgang, hat sich das Gewicht in der letzten Zeit geändert, werden regelmäßig irgendwelche Medikamente (nicht gegen epileptische Anfälle; diese werden in der speziellen Anamnese beziehungsweise Therapieanamnese erfasst) eingenommen?

Die **spezielle Anamnese** richtet sich auf besondere, zur Epilepsie gehörende Informationen aus der Vorgeschichte; bei einer Epilepsie neben den Anfällen sowie ihrer Art und Häufigkeit zum Beispiel zu einer tageszeitlichen Bindung, anfallsauslösenden beziehungsweise provozierenden Bedingungen (siehe S. 177 ff.). Auch die körperliche und psychische Entwicklung oder eventuelle Besonderheiten in der Schule gehören in diesen Bereich. Zur speziellen Anamnese gehören auch die Ursachen- oder Ätiologieanamnese, Untersuchungs- oder Diagnostikanamnese und Behandlungs- oder Therapieanamnese, die nachfolgend besprochen werden (Tab. 53).

Die **Ursachen- oder Ätiologieanamnese** zielt auf eine Erfassung möglicher Ursachen einer Krankheit oder Störung, beinhaltet bei einer Epilepsie zum Beispiel eventuelle Besonderheiten oder Komplikationen im Schwangerschaftsverlauf und bei der Geburt, während der Entwicklung als Säugling und Kleinkind sowie später als Schulkind und bei der Berufsausbildung sowie -ausübung. Auch Fieberanfälle als Kleinkind, eventuelle Impfkomplikationen, Kopfverletzungen und Operationen am Kopf, erlittene Schlaganfälle oder sonstige Erkrankungen mit Beteiligung des Gehirns gehören dazu.

Die **Untersuchungs- oder Diagnostikanamnese** befasst sich mit der Vorgeschichte im Hinblick auf bereits erfolgte Untersuchungen und deren Ergebnis. Welche bildgebende Diagnostik (siehe S. 237) wurde wann und wo mit welchem Befund

Tab. 53: Wichtige Angaben aus der Vorgeschichte

- Wann trat erstmals ein Anfall auf?
- Welche Form(en) von Anfällen kommen vor?
- Wie ist deren Häufigkeit und Stärke?
- Gibt es Auslöser oder provozierende Bedingungen für die Anfälle?
- Gibt es eine wahrscheinliche oder nachgewiesene Ursache für die Anfälle oder Epilepsie?
- Gab es irgendwelche Besonderheiten während der Schwangerschaft und Geburt?
  - Dauer und Verlauf?
  - Komplikationen während der Geburt?
  - Geburtsgewicht?
- Gab es Besonderheiten als Neugeborenes oder als Säugling (wie starke Gelbsucht, Trinkschwäche, Atem- oder Gedeihstörungen, Infektionskrankheiten)?
- Verlief die körperliche und psychische Entwicklung als Kleinkind normal?
- Gab es Fieberanfälle oder sonstige Komplikationen bei fieberhaften Infekten?
- Wurden Impfungen gut vertragen?
- Welche Kinderkrankheiten wurden in welchem Alter durchgemacht?
- Gab es Probleme in der Schule bzw. wie war die schulische Entwicklung?
- Gab es Probleme bei der Berufsausbildung oder -ausübung?
- Gab es Krankenhausaufenthalte und Operationen?
- Gab es Unfälle und Kopfverletzungen mit Bewusstseinsstörungen?
- Gab es Operationen am Kopf?
- Gab es Erkrankungen des Gehirns oder mit Beteiligung des Gehirns?
- Wann, weshalb und wie lange mussten welche Medikamente eingenommen werden?
- Traten früher schon einmal Abwesenheitszustände, morgendliche Muskelzuckungen oder sonstige eigenartige Störungen auf?

bereits durchgeführt? Was waren die Ergebnisse früherer EEG-Ableitungen, gab es Anfallsregistrierungen im EEG? Wie waren die Blutspiegel der eingesetzten Antiepileptika? Waren die Untersuchungstechniken der Fragestellung angemessen? Erfolgte zum Beispiel bei einer Temporallappenepilepsie eine Magnetresonanztomographie (MRT) mit Darstellung der Schläfenlappen auch in der so genannten koronaren Schnittführung, möglichst in dünnen Schichten und mit zusätzlicher so genannter FLAIR-Technik? (siehe S. 239).

Die **Behandlungs- oder Therapieanamnese** ist die Behandlungsvorgeschichte. Sie beinhaltet alle bisher durchgeführten Behandlungen mit ihren Erfolgen und Misserfolgen, wozu außer Medikamenten (S. 271) gegebenenfalls auch andere Verfahren wie epilepsiechirurgische Eingriffe (S. 306), Selbstkontrolle (S. 310) oder auch so genannte alternative oder komplementäre Verfahren (S. 319) zählen. Bei den Medikamenten ist es sehr wichtig, jeweils die maximal vertragene Tagesdosis (sofern möglich mit zugehörigem Blutspiegel) und den Grund für einen Wechsel in Erfahrung zu bringen. Oft berichten Betroffene beispielsweise, dass sie ein bestimmtes Medikament in der Vergangenheit überhaupt nicht vertragen haben. Fragt man genauer nach, stellt sich dann aber heraus, dass dies wahrscheinlich nicht an dem Medikament lag, sondern an einer falschen Anwendung (z. B. zu rasches Aufdosieren oder zu niedrige Dosierung insbesondere bei einer Kombinationsbehandlung).

Die **biographische Anamnese** erfasst Besonderheiten der Lebensgeschichte. Dazu gehören auch Fragen wie der subjektive Stellenwert der Epilepsie für die Betroffenen und ihr Einfluss auf Partner- und Berufswahl.

Die **soziale Anamnese** umfasst die Vorgeschichte zu Problemen im Alltag. Bei Kindern ist dies beispielsweise ihr Verhalten im Kindergarten oder in der Schule, der Erziehungsstil und -schwierigkeiten der Eltern oder das Verhältnis zu Geschwistern. Bei Erwachsenen gehören dazu Bereiche wie Partnerschaft, Beruf, Hobbys oder Führerschein. Die Erhebung einer sozialen Anamnese ist sowohl für die Behandlung als auch sonstige Beratung von Menschen mit einer Epilepsie oft sehr wichtig.

Als Beispiel dafür, wie allein durch eine genaue Anfallsbeobachtung eine Einordnung der Anfallsformen möglich ist, sei auf die Unterscheidung von Absencen und fokalen Anfällen mit Bewusstseinsstörung eingegangen (Tab. 54). Fokale Anfälle mit Bewusstseinsstörung dauern unter anderem meist länger und werden von einer länger dauernden so genannten Reorientierungsphase begleitet, in der die Betroffenen erst langsam wieder zu sich kommen.

Tab. 54: Unterscheidung von Absencen und komplexen fokalen Anfällen

Merkmal	Absence	fokaler Anfall mit Bewusstseinsstörung
Alter bei Beginn	Kindheit und Jugend	jedes, bei Kindern seltener
Aura	keine	häufig
Auslösung durch		
– Hyperventilation?	oft	selten
– Fotostimulation?	manchmal	sehr selten
Anfallsmerkmale		
– Dauer	Sekunden	Minuten
– Bewusstsein	gestört	gestört
– Gesichtsausdruck	abwesend, stets ohne Gefühlsausdruck	oft ängstlich bzw. mit Gefühlsausdruck
– Automatismen	möglich	häufig
– »Starren«	ja	ja
– Sprache	nie verständlich, allenfalls Brummen/Summen	kann verständlich sein, aber unzusammenhängend; auch Sprachstörung möglich
Verwirrung nach Anfall?	nie	oft
Erinnerungslücke?	ja	ja, aber »Erinnerungsinseln« möglich

111. Warum sind Angaben Dritter oft so wichtig?

Weil es bei epileptischen Anfällen sehr oft zu einer Bewusstseinsstörung kommt (siehe S. 56), sind Betroffene selbst meist nicht in der Lage, ihre Anfälle zu beschreiben.

Tab. 55: Wichtige Anfallsmerkmale, auf die Beobachter achten sollten

- Wodurch auf Anfall aufmerksam geworden (Schrei, Sturz, komische Bewegung usw.)?
- Womit begann der Anfall?
- Wann trat der Anfall auf (Datum, Uhrzeit) und wie lange dauerte er?
- Trat der Anfall im Wach- oder Schlafzustand auf?
- Worin bestand die Tätigkeit des Betroffenen beim Beginn des Anfalls?
- Gab es irgendwelche besonderen Umstände?
- Wie und wie rasch entwickelte sich der Anfall weiter?
- Wie lange dauerte jede Phase, und wie lange dauerte der ganze Anfall?
- Kam es zu einem Umfallen und wenn ja wie (langsames Hinsinken oder »stocksteifes« Umfallen wie ein Baum)?
- Wie war der Gesichtsausdruck?
- War der Betroffene stets ansprechbar und reagierte normal?
- Wenn nicht, wirkte er benommen oder war er ohne Bewusstsein?
- Sprach oder tat der Betroffene während des Anfalls etwas?
- War der Blick »starr« oder »abwesend«?
- Zuckten die Augenlider oder der Mund?
- Kam es zu einem »Schmatzen«, »Kauen«, »Lippenlecken« oder ähnlichen Bewegungen im Mundbereich?
- Welche anderen Körperteile waren am Anfall beteiligt?
- Ruckten oder drehten sich die Augen, der Kopf oder der ganze Körper zu einer bestimmten Seite?
- Kam es zu »nestelnden« Bewegungen der Hände mit Reibe-, Streichel-, Klopf- oder Wischbewegungen?
- Kam es zu einem Zungenbiss?
- War die Hautfarbe verändert, wenn ja wie (rötlich, blau)
- War eine Seite des Körpers mehr betroffen als die andere?
- Kam es zu einer Versteifung von Körperteilen oder des ganzen Körpers?
- Kam es zu Muskelzuckungen bzw. Krampfen von Körperteilen oder des ganzen Körpers?
- Kam es zu Erbrechen?
- Kam es zu Verletzungen?
- War die Atmung verändert?
- Kam es zu einem unwillkürlichen Urin- oder Stuhlabgang?
- Wie lange dauerte es, bis der Betroffene wieder richtig bei sich war (wusste, wo er ist) und weitgehend unauffällig war?
- Konnte er sich an irgendwelche Empfindungen oder Besonderheiten zu Beginn des Anfalls erinnern?
- Laufen alle beobachteten Anfälle gleich ab oder gibt es unterschiedliche Formen?
- Gab es sonstige Besonderheiten?

Deswegen sind die Angaben von Dritten beziehungsweise Augenzeugen, die bei den Betroffenen einen oder mehrere Anfälle beobachtet haben oder sonstige Beobachtungen im Zusammenhang mit den Anfällen gemacht haben, oft von großer Bedeutung. Augenzeugen können Angehörige, Mitschüler, Kindergärtnerinnen, Lehrer, Arbeitskollegen oder fremde Menschen sein, die einen Anfall nur zufällig gesehen haben.

Die Schilderung der Krankheitsvorgeschichte mit Entwicklung der jetzigen und früheren Beschwerden sowie der erfolgten Untersuchungen und Behandlungen durch Angehörige beziehungsweise Dritte wird in der medizinischen Fachsprache als Fremdanamnese bezeichnet.

Sofern möglich, sollten Augenzeugen sich den Beginn und Ablauf eines Anfalls möglichst genau einprägen, wobei die in Tabelle 55 genannten Punkte von Bedeutung sind.

112. Welche Angaben aus der Familie sind wichtig?

Obwohl es sich bei den weitaus meisten Epilepsien nicht um eine Erbkrankheit im üblichen Sinn handelt (siehe S. 156), wird besonders bei den so genannten idiopathischen Formen (siehe S. 96) eine mehr oder weniger starke erbliche Komponente angenommen. In den letzten Jahren ist es auch gelungen, eine Reihe von Chromosomen zu identifizieren, die bei der Vererbung mancher Epilepsien eine Rolle spielen, und vereinzelt ist auch schon die Veränderung der genetischen Information, also das oder die Gene bekannt, die für die epileptischen Anfälle verantwortlich sind (siehe Tab. 41, S. 158).

Bei der in der medizinischen Fachsprache als Familienanamnese bezeichneten Befragung zur Krankheitsvorgeschichte in der Familie wird besonders darauf geachtet, ob es weitere Betroffene mit einer Epilepsie oder epileptischen Fieberanfällen (Fieberkrämpfen) gibt. Diese Informationen sind oft nicht ohne weiteres erhältlich und wurden besonders in früheren Zeiten oft auch in der eigenen Familie aus Sorge vor Vorur-

Tab. 56: Wichtige Angaben zur Familienanamnese

- Gibt es in der engeren oder weiteren Familie Menschen mit epileptischen Anfällen (einschließlich Fieberanfällen) bzw. einer Epilepsie?
- Wenn ja, in welchem Verwandtschaftsverhältnis stehen diese zu dem Betroffenen?
- Wenn ja, um welche Formen von epileptischen Anfällen bzw. um welche Form(en) von Epilepsie handelte es sich?
- Wie war der Verlauf dieser Erkrankungen?
- Gibt es in der engeren oder weiteren Familie sonst irgendwelche Besonderheiten, insbesondere Erkrankungen mit Beteiligung des Gehirns?
- Wenn ja, in welchem Verwandtschaftsverhältnis stehen diese zu dem Betroffenen?

teilen zurückgehalten. Es lohnt sich daher durchaus, nicht nur die eigenen Eltern, sondern auch Tanten und Onkel sowie die Großeltern nochmals gezielt zu befragen.

Wenn weitere Epilepsien oder epileptische Anfälle in der Familie bekannt sind oder erfragt werden können, sollte man möglichst genau herausfinden, um welche Anfalls- und Epilepsieformen es sich handelt und wie der Verlauf der Erkrankung war. In Tabelle 56 sind die wichtigsten Angaben zur Familienanamnese zusammengestellt.

113. Was kann bei der körperlichen Untersuchung festgestellt werden?

Bei den weitaus meisten Menschen mit Epilepsie zeigt die körperliche Untersuchung in der beschwerdefreien Zeit zwischen den Anfällen keine Auffälligkeiten oder zumindest keine, die in einem Zusammenhang mit der Epilepsie stehen. Dies gilt insbesondere für praktisch alle idiopathischen Epilepsien (siehe auch S. 96), daneben aber auch für den Großteil der symptomatischen und wahrscheinlich symptomatischen (kryptogenen) Epilepsien (siehe auch S. 96). Dennoch gehört es zum sinnvollen Vorgehen bei der Betreuung von Menschen mit Epilepsie, dass nicht nur nach dem erstmaligen Auftreten von Anfällen, sondern auch von Zeit zu Zeit danach eine körperliche Untersuchung erfolgt. Deren Ziel besteht sowohl darin, Hinweise auf eventuelle Grundkrankheiten als Ursache der Anfälle beziehungsweise Epilepsie als auch auf eventuelle Nebenwirkungen der Behandlung zu finden. Als so genannter neurologischer Status oder kurz Neurostatus wird der das Nervensystem betreffende körperliche Untersuchungsbefund bezeichnet. Er beinhaltet auch eine zumindest grobe Beurteilung des psychischen Befundes.

Während eines epileptischen Anfalls und in der ersten Zeit danach können körperliche Veränderungen beziehungsweise ihre Untersuchung wichtige Hinweise sowohl zur Art des Anfalls als auch – zumindest gelegentlich – zu möglichen Ursachen geben. Während eines generalisierten tonisch-klonischen Anfalls (siehe auch S. 65, 74) befinden sich Großteile des Gehirns in einem Zustand vermehrter Erregung, der sich auf alle Organe des Körpers überträgt, die vom Gehirn kontrolliert werden. Deswegen steigen Herzschlag und Puls sowie Blutdruck an, die Speichelbildung nimmt zu, die Pupillen erweitern sich, und es kommt zu einer vermehrten Ausschüttung mancher Hormone wie zum Beispiel von Prolaktin (siehe auch S. 196 ff.). Die Atmung setzt in der tonischen Phase des Anfalls aus und ist in der klonischen Phase meist unregelmäßig. Durch den Sauerstoffmangel kommt es zu einer Blauverfärbung der Haut besonders im Gesicht (in der Fachsprache: Zyanose), wozu auch der gestörte Rückfluss venösen Blutes zum Herzen beiträgt.

Unmittelbar nach dem Anfall ist der Puls meist immer noch rasch und kräftig, wobei

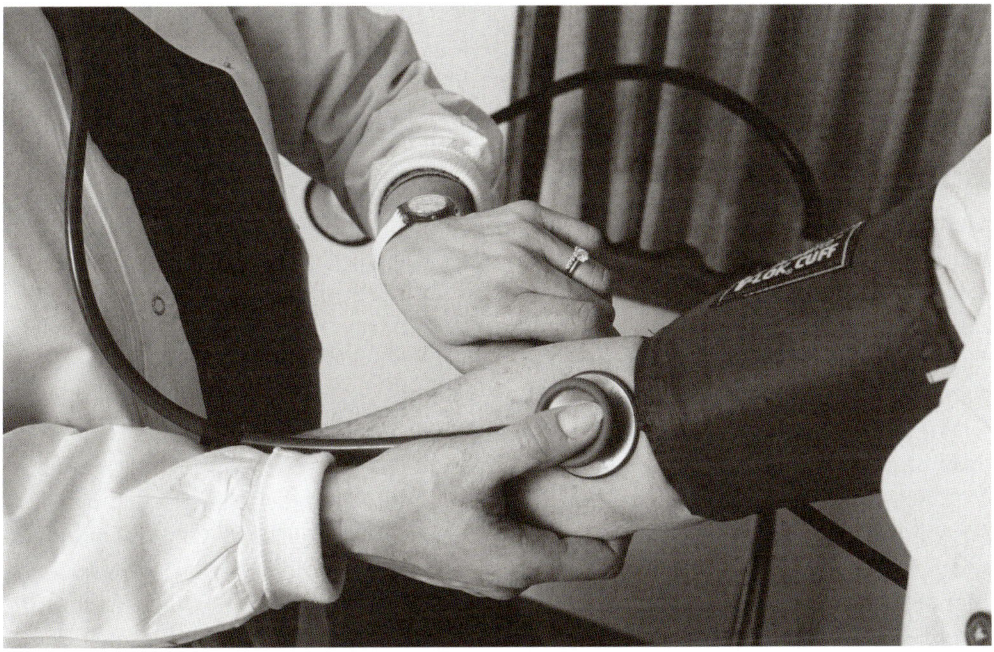

Während eines generalisierten tonisch-klonischen Anfalls steigt der Blutdruck.

der abnorm rasche Herzschlag und erhöhte Blutdruck noch für einige Minuten anhalten kann. Auch die Atmung ist in der ersten Zeit nach einem generalisierten tonisch-klonischen Anfall meist abnorm tief und beschleunigt. Die meisten Betroffenen sind auch noch einige Minuten lang bewusstlos oder zumindest schläfrig oder benommen; viele möchten auch danach noch für eine Weile in Ruhe gelassen werden oder schlafen. Ausnahmsweise ist auch eine vermehrte Erregbarkeit oder Unruhe möglich.

Ein körperliches Zeichen eines abgelaufenen generalisierten tonisch-klonischen Anfalls kann in einem Zungenbiss bestehen. Meist findet sich ein solcher Zungenbiss auf einer Seite der Zunge, während eine Bissverletzung an der Zungenspitze an die Möglichkeit eines nichtepileptischen psychogenen Anfalls denken lässt (siehe S. 83). Derartige Bisswunden sind aber meist nur sehr schwach und bluten nicht so heftig wie die unwillkürlichen Bissverletzungen bei epileptischen Anfällen. Eine vermehrte Speichelbildung führt in Verbindung mit den Verkrampfungen der Kaumuskulatur und Schluckstörungen sowie der tiefen und raschen Atmung nach dem Anfall häufiger zu einer Schaumbildung vor dem Mund. Bei einem gleichzeitigen Zungenbiss ist der Schaum entsprechend rötlich verfärbt. Gelegentlich kommt es zusätzlich durch Stürze auch zu Zahnverletzungen mit Abbrüchen oder Einstauchungen der oberen Schneidezähne in den Oberkiefer (siehe auch S. 201).

Die Untersuchung und Beurteilung der so genannten Hirnnerven zielt in erster Linie auf eine Feststellung von Sehstörungen (wie Verschwommensehen, Doppelbilder oder auch Gesichtsfeldausfälle) oder von Störungen einer Funktion des Kleinhirns (siehe S. 37), die sich zum Beispiel in einem krankhaften Nystagmus (»Augenzittern« schon in Ruhe oder bei Blickbewegungen) oder einer Stand-, Gang- oder Zeigeunsicherheit zeigen können. Häufiger wird während oder kurz nach einem epileptischen Anfall oft die so genannte Pupillenreaktion überprüft. Damit ist die Reaktion der Pupillen auf einfallendes Licht gemeint, die ähnlich der Blende eines Fotoapparates oder einer Filmkamera in einem Öffnen oder Erweitern bei Dunkelwerden und einem Schließen oder Verengen bei Hellwerden besteht. Diese Reaktion erfolgt normalerweise sowohl im Wach- als auch Schlafzustand sehr rasch beziehungsweise prompt, während sie bei einem epileptischen Anfall häufiger verlangsamt ist oder sogar fehlt (im letzteren Fall spricht man entsprechend von einer fehlenden Lichtreaktion).

Bei den Reflexen wird zwischen so genannten Eigen- und Fremdreflexen unterschieden. Die Eigenreflexe werden so genannt, weil bei ihnen direkt die Sehne des jeweiligen Muskels gereizt wird, bei den Fremdreflexen sind Reiz- und Erfolgsorgan verschieden (z. B. Hautreiz, der zu einer Muskelanspannung führt). Die so genannten Muskel-Eigen-Reflexe (MER) sind üblicherweise an Armen und Beinen seitengleich und mittellebhaft auslösbar. Seitenungleiche Reflexe mit auf einer Seite abnorm lebhafter Auslösbarkeit können ein Hinweis auf eine Schädigung der gegenüberliegenden Großhirnhälfte sein (siehe auch S. 37), besonders wenn sich gleichzeitig andere so genannte Pyramidenbahnzeichen wie zum Beispiel ein positives Babinski-Zeichen (»Großzehenzeichen« mit Strecken nach oben beziehungsweise zum Kopf hin anstelle normalerweise nach unten bei Bestreichen der seitlichen Fußsohle) finden.

Weitere mögliche Hinweise auf abgelaufene Anfälle sind vorübergehende Lähmungen (nach einem der ersten Beschreiber auch als Todd'sche Parese bezeichnet) oder das so genannte Forellenphänomen. Damit werden kleine, punktförmige Blutungen um die Augen herum, am Hals sowie am Oberkörper bezeichnet, die an die Haut einer Forelle erinnern.

114. Welche Bedeutung können Kopfschmerzen im Zusammenhang mit Anfällen haben?

Kopfschmerzen sind bei Menschen mit und ohne Epilepsie ein häufiges Problem. Auch bei einer bekannten Epilepsie haben die Kopfschmerzattacken keine Beziehung zu den Anfällen, sondern entsprechen einem so genannten Spannungskopfschmerz (der häufigsten, oft belastungsabhängigen Kopfschmerzform). Migräne und Epilepsie treten überzufällig oft gemeinsam auf; das Bestehen einer dieser beiden Erkrankungen erhöht also für Betroffene das Risiko, auch an der zweiten zu erkranken. Gleichzeitig ist zu bedenken, dass manche Migräneformen häufiger als Epilepsie fehldiagnostiziert werden.

Gelegentlich besteht auch eine Beziehung von Kopfschmerzen zu einer Epilepsie beziehungsweise den Anfällen einer bestehenden Epilepsie. Je nach der zeitlichen Beziehung zu den Anfällen unterscheidet man zwischen

- präiktalen, (kurz) vor epileptischen Anfällen auftretenden Kopfschmerzen,
- iktalen oder periiktalen, gemeinsam mit epileptischen Anfällen auftretenden Kopfschmerzen, und
- postiktalen, (kurz) nach epileptischen Anfällen auftretenden Kopfschmerzen.

Am häufigsten sind über bis zu zehn Stunden anhaltende postiktale Kopfschmerzen, die von bis zur Hälfte aller Epilepsiebetroffenen mit fokalen Anfällen angegeben werden. Bei etwa der Hälfte davon handelt es sich um migräneartige Kopfschmerzen (insbesondere auch bei unabhängig von der Epilepsie bestehender Migräne), die bevorzugt bei einem Anfallsursprung im Schläfen- oder Hinterkopflappen (siehe S. 37) zu beobachten sind. Dabei ist auch interessant, dass bei Temporallappenepilepsien (siehe S. 140) etwa 80 bis 90 Prozent der Kopfschmerzen auf der Seite des Anfallsursprungs auftreten.

115. Was ist ein EEG, und was kann damit festgestellt werden?

Ein Elektroenzephalogramm (EEG) zeichnet die von der Kopfhaut abgeleitete elektrische Aktivität von vielen Milliarden Nervenzellen an der Oberfläche des Gehirns auf. Die Aktivität dieser Zellen besteht in winzigen elektrischen Entladungen, bei denen an der Nervenzellwand ein Spannungsunterschied zwischen Innen- und Außenseite in Höhe von 60 bis 100 mV (1 mV = 1 tausendstel Volt) zunächst auf- und dann abgebaut wird (siehe S. 42). Der Spannungsabbau wird auch als elektrische Entladung der Nervenzelle bezeichnet. Die untereinander jeweils mit hunderten anderer Zellen verbundenen Nervenzellen bilden im Gehirn ein sehr kompliziertes Netzwerk, dessen Aktivität trotz der Vielzahl elektrischer Impulse normalerweise dennoch mit einem weitgehend ausgewogenen Rhythmus einhergeht. Dabei schwächen sich die vielen elektrischen Impulse der einzelnen Nervenzellen gegenseitig ab oder verstärken sich. Insgesamt entstehen ausreichend starke elektrische Felder, die auch in einigen Zentimetern Entfernung an der Kopfhaut noch gemessen werden können. Allerdings sind die Spannungen hier deutlich niedriger und bewegen sich in einem Bereich zwischen 10 und 200 µV (1 µV = 1 millionstel Volt).

Das EEG gleicht dem EKG oder Elektrokardiogramm. Während die Muskelzellen des Herzens aber etwa zehnfach stärker elektrisch geladen sind und das Herzschlagen mit vom Brustkorb leicht ableitbaren Spannungsschwankungen einhergeht, ist die nicht sicht- und hörbare Tätigkeit der Ner-

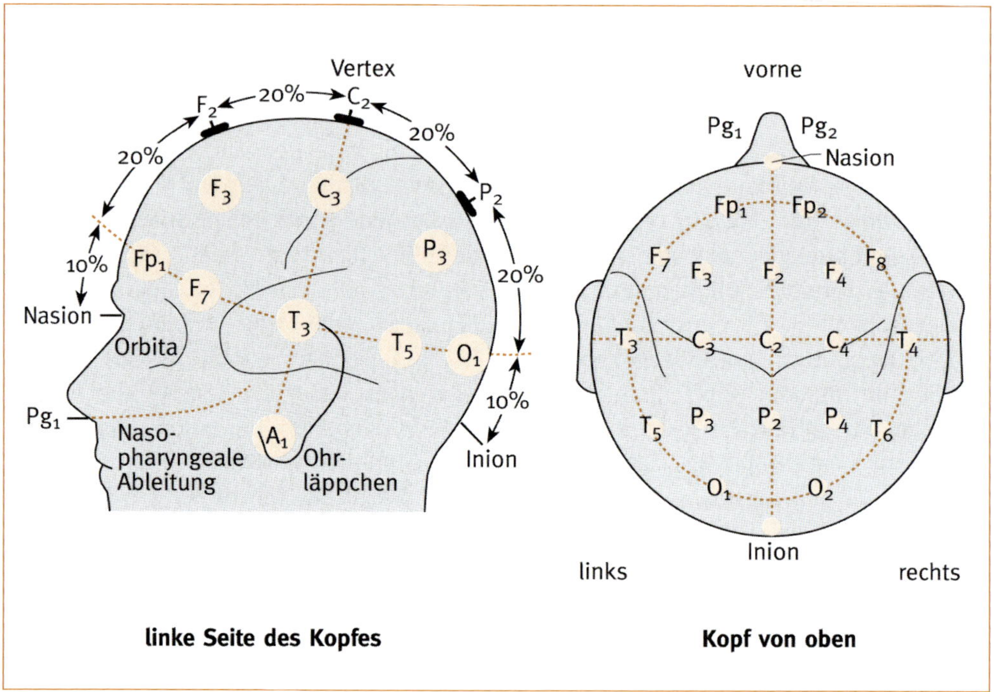

Abb. 26: Schematische Darstellung des Zehn-Zwanzig-Systems der Platzierung von Elektroden für das Elektroenzephalogramm.

venzellen innerhalb des Schädelknochens viel schwerer zu erfassen. Die Ableitung eines EEGs ist daher auch aufwändiger als ein EKG, und es sind viel mehr Kanäle erforderlich, um aus den Kurven einen Rückschluss auf den Ursprungsort von Anfällen im Gehirn ziehen zu können. Die Spannungsschwankungen werden mit bis zu 20 nach einem bestimmten Schema (Abb. 26) über den Kopf verteilten Elektroden aufgenommen. Die Elektroden sind kleine, mit Mullgewebe überzogene und mit Kochsalzlösung befeuchtete Pilze beziehungsweise Bällchen oder silberne Plättchen, die mit Gummi- oder sonstigen Haltebändern beziehungsweise einem speziellen Klebstoff am Kopf befestigt werden. Die Haare werden dazu gegebenenfalls gescheitelt, brauchen aber nie entfernt zu werden.

Die gemessenen Spannungsunterschiede zwischen den einzelnen Elektroden auf der Kopfoberfläche werden im Zeitverlauf als Kurven auf Papier oder mit einem Computer aufgezeichnet. Bis vor wenigen Jahren wurden dazu meist Papierstreifen von bis zu 50 Metern Länge beschrieben und ausgedruckt. Inzwischen sind aber immer mehr papierlose oder so genannte digitale EEG-Geräte im Gebrauch, bei denen die Kurven auf einem Computerbildschirm betrachtet und ausgewertet werden. Die Speicherung und Archivierung der Ableitungen erfolgt bei solchen Geräten wie bei Computern üblich elektronisch; bei Bedarf können interessante Kurvenausschnitte nach wie vor zusätzlich ausgedruckt werden.

Ein EEG ist völlig harmlos und schmerzfrei. Es dauert mit Anlegen der Elektroden und Aufzeichnung etwa eine Stunde, wobei die eigentliche Ableitedauer etwa 30 Minuten beträgt. Da Fett die Ableitung erschwert, ist es zur Verbesserung der Kurvenqualität günstig, sich am Morgen des Ableitetages die Haare zu waschen. Manchmal muss die Kopfhaut zur Erleichterung der Ableitung dennoch etwas aufgeraut oder »angekratzt« werden, damit der so genannte Übergangswiderstand zwischen Elektrode und Kopfhaut möglichst gering ist. Die Ableitung erfolgt sitzend in bequemen Untersuchungsstühlen oder im Liegen.

Viele Menschen sind besonders bei einer erstmaligen EEG-Ableitung sehr verspannt. Dazu trägt sicher die allgemeine Ungewissheit bei; manche Menschen befürchten aber darüber hinaus noch, dass ein Gedankenlesen oder sogar ein »Entziehen« von Gedanken oder Beeinflussen des eigenen Denkens möglich sei. Dies äußert sich dann beispielsweise in Muskelverspannungen und Augenbewegungen, die ebenfalls zu Veränderungen in der EEG-Kurve führen. Die EEG-Assistentin wird dann versuchen, durch Erklären und gutes Zureden eine Entspannung zu erreichen. Manchmal muss sie auch zu Hilfsmitteln wie einem leichten Öffnen des Mundes oder Zu- und Festhalten der Augen mit den Fingern oder einem Sandsäckchen greifen. Am besten lehnt man sich während einer EEG-Ableitung etwa so wie beim Friseur einfach entspannt zurück.

Die Aussagekraft eines EEGs wird häufiger auch insofern überschätzt, als Betroffene glauben, der Arzt könne der Kurve alle wesentlichen Informationen entnehmen, die zur Behandlung der Epilepsie notwendig seien, insbesondere zu Art und Ursprungsort der Epilepsie und zum Risiko weiterer Anfälle. Es gibt aber Menschen mit über viele Jahre zweifellos bestehender Epilepsie, deren EEG stets normal ist oder nur unspezifische Veränderungen zeigt. Außerdem können neben den im nächsten Absatz besprochenen epilepsietypischen EEG-Veränderungen auch noch andere Auffälligkeiten vorkommen, die ohne spezifische Beziehung zu einer Epilepsie sind (so genannte Allgemeinveränderung der Grund- oder Hintergrundaktivität oder unspezifische Herdbefunde) und schließlich können als Artefakte bezeichnete Störungen aufgrund von Muskelverspannungen, Augenbewegungen oder auch schlecht angebrachter Elektroden auftreten.

Weil sich die meisten Nervenzellen regelmäßig elektrisch entladen, zeigt das EEG als die gemittelte Aktivitätskurve auch eine mehr oder weniger regelmäßige Wellenfolge. Im normalen, entspannten Wachzustand besteht diese bei den meisten Menschen in acht- bis zwölfmal pro Sekunde auftretenden so genannten Alphawellen. Die schnelleren, so genannten Betawellen sind meist Zeichen einer Medikamenteneinnahme, die langsameren, so genannten Theta- und Deltawellen kommen zumindest bei Erwachsenen üblicherweise nur bei starker Müdigkeit und im Schlaf vor. Bei Menschen mit Epilepsie können sich neben dieser so genannten Hintergrundaktivität zusätzliche kurze EEG-Zacken zei-

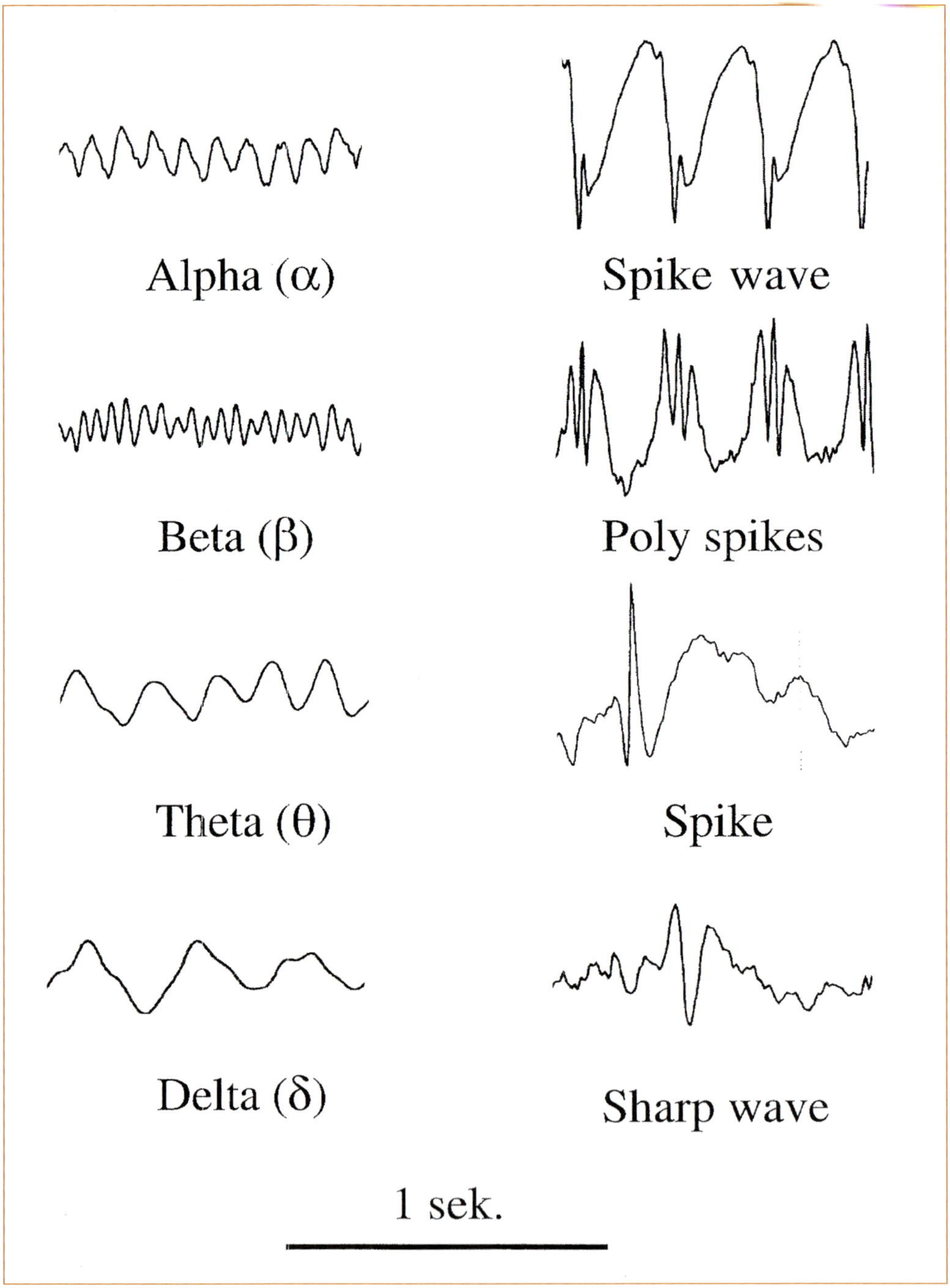

Abb. 27: Typische Potenziale und Muster im Elektroenzephalogramm (EEG) mit Alpha-, Beta-, Theta- und Delta-Wellen sowie mit Spike-waves, Polyspikes, Spikes und Sharp waves.

gen, die als epilepsietypische (manchmal auch als epileptiforme, epileptogene oder auch epilepsiespezifische) Potenziale oder EEG-Veränderungen bezeichnet werden (Abb. 27). Die beiden letzteren Bezeichnungen sind jedoch deswegen irreführend, weil diese EEG-Veränderungen gelegentlich auch bei Gesunden vorkommen beziehungsweise bei Menschen beobachtet werden können, bei denen ein EEG aus ganz anderen Gründen abgeleitet wurde.

Bei der Ableitung eines EEGs können die Nervenzellen des Gehirns auf verschiedene Arten angeregt oder stimuliert werden, um die Aussagekraft der Untersuchung zu erhöhen. Bereits das Öffnen und Schließen der Augen ruft besondere Reaktionen hervor, weshalb man während der Ableitung wiederholt dazu aufgefordert wird. Außerdem wird man gebeten, für einige Minuten verstärkt ein- und auszuatmen (zu hyperventilieren), und am Ende der Ableitung erfolgt schließlich in den meisten Fällen mit unterschiedlich raschen Lichtblitzen (Flickerlicht) noch eine Überprüfung der so genannten Fotosensibilität. Ziel all dieser Provokationsmethoden ist nicht das Auslösen eines Anfalls, sondern der Nachweis epilepsietypischer EEG-Veränderungen. Bei bekannter Empfindlichkeit gegenüber diesen zusätzlichen Reizen können sie bei Verlaufskontrollen abgeschwächt durchgeführt werden oder unterbleiben.

Bei bestimmten Anfalls- beziehungsweise Epilepsieformen kommen jeweils bestimmte EEG-Veränderungen besonders häufig vor (Tab. 57). Auf der anderen Seite kann das EEG auch bei zweifelsfrei bestehenden epileptischen Anfällen normal sein, weil die Anfälle hervorrufende elektrische Tätigkeit in tiefen Hirnabschnitten abläuft, die vom EEG nicht erfasst werden.

Ein während eines Anfalls abgeleitetes EEG kann fast immer klären, ob ein epileptisches Geschehen vorgelegen hat. Sehr oft können unklare Störungen durch die Ableitung eines Anfalls genauer erkannt und eingeordnet werden, was einen gezielteren und wirkungsvolleren Einsatz der zur Verfügung stehenden Medikamente ermöglicht. Auch zwischen Anfällen abgeleitete EEGs können wichtige Hinweise geben, wenngleich diese weniger eindeutig sind. Weil EEG-Ableitungen eines Anfalls nur selten gelingen beziehungsweise möglich sind, stützt sich die Diagnose einer Epilepsie meist überwiegend auf die Beschreibungen der Anfälle durch die Betroffenen oder Augenzeugen. EEGs zwischen Anfällen können bei der Sicherung der Diagnose helfen und eine genauere Einordnung der Anfallsart ermöglichen.

Bei so genannten primär generalisierten Epilepsien mit Absencen (siehe S. 70) besteht eine gute Beziehung zwischen Anfallsfreiheit und Verschwinden von Spike-Wave- (Spitze-Wellen-) Komplexen im EEG. Daher eignet sich das EEG bei solchen Epilepsien neben der Diagnosestellung auch zur Behandlungskontrolle. Bei vielen anderen Epilepsieformen ist das EEG weniger zur Kontrolle des Behandlungserfolges geeignet, und es ist eher Glückssache, ob sich in den Ableitungen zwischen den Anfällen etwas Auffälliges nachweisen lässt oder nicht. Außerdem gibt es bewährte und gut wirksame Medikamente wie zum Beispiel Carbamazepin, die das EEG von

Tab. 57: Typische EEG-Veränderungen bei verschiedenen Anfallsformen bzw. Epilepsien

Merkmal	EEG zwischen Anfällen (interiktal)	EEG während eines Anfalls (iktal)
Anfallsformen		
Absence	meist normal	3- bis 4-fach pro Sekunde auftretende feste Abfolge von Spitze und Welle (Spike-Waves)
atonischer Anfall		allgemeine Abflachung, Polyspikes oder Polyspike-Wave-Komplexe
fokaler Anfall ohne Bewusstseinsstörung	oft normal	umschriebene Spitzen (Spikes) oder scharfe Wellen (Sharp Waves)
fokaler Anfall mit Bewusstseinsstörung	oft normal	je nach Lokalisation umschriebene Spitzen (Spikes), Abflachung oder rhythmische (Theta-) Aktivität
generalisierter tonisch-klonischer Anfall	oft normal	generalisierte Spikes und Spike-Waves zunehmender Amplitude und abnehmender Frequenz
myoklonischer Anfall	oft normal	Spitzen und Wellen (Spike-Waves) oder Vielfachspitzen-Wellen (Poly-Spike-Waves)
tonischer Anfall	oft normal	entweder nur Abflachung, hochamplitudige 10/sec-Aktivität, rekrutierende 20/sec-Aktivität oder langsame Spike-Wave-Komplexe
Epilepsien		
West-Syndrom	multifokale epilepsietypische Potenziale und so genannte Hypsarrhythmie	generalisierte, irreguläre Spike-Wave-Ausbrüche, Serien von Spikes oder Desynchronisation
Lennox-Gastaut-Syndrom	fokale oder generalisierte Slow-Spike-Waves, daneben auch fokale Veränderungen	Paroxysmen langsamer Spike-Wave-Komplexe oder beidseitige rhythmische 10–20/sec Spikes (bei tonischen Anfällen)
Rolando-Epilepsie	Sharp-Wave-Fokus zentrotemporal; gelegentlich auch bilaterale 3/sec Spike-Wave-Komplexe	fokale, halbseitige oder generalisierte rhythmische Aktivität (Spikes oder Spike-Waves)
Landau-Kleffner-Syndrom	fokale epilepsietypische Potenziale mit wechselnder Lokalisation, z.T. auch generalisierte Slow-Spike-Waves, besonders im Schlaf	umschriebene Abflachung oder rhythmische Spikes oder Thetawellen; selten mit Generalisierung

Fortsetzung Tabelle 57

Merkmal	EEG zwischen Anfällen (interiktal)	EEG während eines Anfalls (iktal)
Epilepsie mit okzipitalen Paroxysmen	bei normaler Grundaktivität rhythmische hochgespannte Spike-Wave-Komplexe beidseits okzipito-postero-temporal ohne Aktivierung durch Fotostimulation oder Schlaf	Abflachung und/oder rhythmische Spikes oder Theta-Aktivität
Frühkindliche Absencen-Epilepsie	»paroxysmale Dysrhythmie«, Spike-Wave-Variant-Muster, generalisierte Theta-Rhythmen	variable Spike-Wave-Paroxysmen und irreguläre Polyspike-Wave-Aktivität
Kindliche Absencen-Epilepsie	meist normal	regelmäßige 2,5–4/sec Spike-Wave-Aktivität
Juvenile Absencen-Epilepsie	meist normal	schnelle (> 3/sec) Spike-Wave-Komplexe
Juvenile myoklonische Epilepsie	schnelle (≥ 3/sec), unregelmäßige Polyspike-Wave- und Spike-Wave-Komplexe	generalisierte (Poly-) Spike-Wave-Komplexe mit frontaler Betonung
Aufwach-Grand-Mal-Epilepsie	meist normal	generalisierte Spikes und Spike-Waves zunehmender Amplitude und abnehmender Frequenz
Schlaf-Grand-Mal-Epilepsie	oft normal	wie bei Aufwach-Grand-Mal
Temporallappenepilepsie	Theta-Verlangsamung und fokale Spikes (ein- oder beidseitig temporal)	rhythmische Theta-Wellen oder Spikes ein- oder beidseitig temporal
Frontallappenepilepsie	umschriebene Verlangsamung und fokale frontale Spikes, oft so genannte sekundär bilaterale Synchronie	umschriebene Abflachung, u. U. ohne Nachweis epilepsietypischer Potenziale
Okzipitallappenepilepsie	umschriebene Verlangsamung; z. T. Spikes okzipital, nicht selten auch temporal	umschriebene Abflachung, z.T. gefolgt von temporalen oder frontalen rhythmischen Spikes oder Theta-Wellen

Menschen mit einer Epilepsie deutlich verschlechtern können.

EEG-Kontrollen sind sinnvoll, wenn eine eingeleitete Behandlung nicht zu dem erwarteten Erfolg führt, wenn es zu einer Anfallszunahme kommt, wenn neue Anfallsarten auftreten und wenn eine Beendigung der Behandlung in Erwägung gezogen wird. Bei problemlosem Verlauf ist es nicht unbedingt erforderlich, bei jeder Kontrolluntersuchung oder beispielsweise alle drei Monate ein EEG abzuleiten. Eine rein »routinemäßige« EEG-Kontrolle ist wie jede ohne gezielte Fragestellung durchgeführte andere apparative Untersuchung wenig sinnvoll. Menschen mit Epilepsie sollten mit ihrem behandelnden Arzt über die Notwendigkeit beziehungsweise Häufigkeit von EEG-Kontrollen sprechen, wenn sie das Gefühl haben, es könne möglicherweise darauf verzichtet werden.

116. Was sind spezielle EEG-Ableitungen, und was kann damit festgestellt werden?

Das bisher besprochene EEG ist das Standard- oder Routine-EEG. Häufiger sind bei Epilepsien darüber hinaus weitere, unter besonderen Umständen durchgeführte oder länger dauernde EEG-Ableitungen erforderlich, weil zum Beispiel die für Epilepsie charakteristischen EEG-Veränderungen bevorzugt während des Schlafs auftreten. Dann kann eine EEG-Ableitung während des Schlafs erforderlich sein. Es kann mehrere Tage oder auch Nächte dauern, bis es gelingt, das gesuchte Anfallsereignis abzuleiten und aufzuzeichnen.

Viele Ärzte führen dazu nach einer teilweise oder völlig durchwachten Nacht so genannte Schlafentzugs-EEGs durch. Dabei führt die durch den Schlafmangel bedingte Übermüdung besonders bei Kindern recht zuverlässig dazu, dass sie in ausreichend ruhiger Umgebung bald nach Beginn der Ableitung einschlafen. Allerdings sind die mit einem Schlafentzug verbundenen Belastungen sowohl für die Betroffenen als auch ihre Angehörigen oft unangenehm. Eine meist sowohl angenehmere als auch ergiebigere Methode ist eine EEG-Ableitung während des normalen Nachtschlafs. Allerdings ist diese Möglichkeit wegen des dazu erforderlichen Aufwandes auch während der Nachtstunden nur in wenigen Spezialkliniken gegeben.

Bei unklaren Anfallszuständen und bei bislang möglicherweise aufgrund einer falschen Einordnung ungenügend behandelten Anfällen können darüber hinaus auch tagsüber so genannte Langzeitableitungen (englisch: Longterm-Monitoring) sinnvoll sein. Bei dem so genannten ambulanten Kassetten-EEG tragen die Betroffenen ein kleines Kassettengerät bei sich, auf dem die EEG-Kurven gespeichert und später ausgewertet werden. Der Vorteil dieser Untersuchungsmethode besteht vor allem darin, dass sie auch ambulant beziehungsweise zu Hause durchführbar ist.

Bei EEG-Langzeitableitungen über Stunden bis Tage mit gleichzeitiger Videoaufzeichnung des EEGs und des Verhaltens einschließlich von Anfällen wird von einer Simultan-Doppelbildaufzeichnung (SDA) gesprochen. Dabei stehen wiederum verschiedene Methoden zur Verfügung:

- Bei der Kabeltelemetrie sind die Betroffenen durch ein längeres Kabel mit dem EEG-Gerät verbunden und können sich nur in einem relativ kleinen Bereich – meist auf einer Liege oder im Bett – bewegen.

- Bei der Radiotelemetrie tragen sie einen kleinen Sender am Körper, der die an der Kopfhaut aufgenommenen EEG-Signale drahtlos an einen Empfänger weitergibt, wo sie aufgezeichnet werden. Der Vorteil besteht darin, dass man sich frei bewegen kann. Die Videoaufzeichnung erfolgt ähnlich wie bei der Kabeltelemetrie, allerdings muss die Kameraführung viel beweglicher sein.

Bei einer Abklärung vor einem eventuellen epilepsiechirurgischen Eingriff sind manchmal noch weitere spezielle EEG-Ableitungen erforderlich (siehe S. 123).

117. Was ist eine bildgebende Diagnostik?

Als bildgebende Diagnostik werden alle diejenigen Untersuchungsverfahren zusammengefasst, deren Ergebnis in einer möglichst genauen Abbildung besteht. Bei einer bildgebenden Diagnostik des Gehirns besteht das Ziel also in einer möglichst genauen Abbildung des Gehirns und seiner verschiedenen Teile. In Tabelle 58 sind die wichtigsten derzeit zur Verfügung stehenden Methoden zusammengefasst, die in den nächsten Anschnitten jeweils noch ausführlicher besprochen werden.

Heute ist das beste Verfahren der bildgebenden Grund- oder Basisdiagnostik des Gehirns die Magnetresonanztomographie (MRT; s. u.), die das ältere Verfahren der Computertomographie (CT; S. 240) weitgehend verdrängt hat. Allerdings hat die Computertomographie nach wie vor bei ausgewählten Fragestellungen noch eine Berechtigung. Die Einzel-(englisch: single) Photonen-Emissions-Computer-Tomographie (SPECT, S. 249) und das noch aufwändigere Verfahren der Positronen-Emissions-Tomographie (PET, S. 248) zählen nicht zur Standarddiagnostik, sondern kommen nur wahlweise zur Anwendung.

118. Was ist die Magnetresonanztomographie, und was kann mit ihr festgestellt werden?

Die Magnetresonanztomographie (MRT; englisch: magnetic resonance imaging oder MRI, im Deutschen manchmal auch als Kernspintomographie = KST oder Nukleare Magnetische Resonanztomographie = NMR bezeichnet) steht erst seit Anfang der 80er-Jahre zur Verfügung und bildet das Gehirn mit sehr hoher Genauigkeit und Detailauflösung ab. Obwohl das Gerät einschließlich der Untersuchungsöffnung in der Mitte weitgehend einem Computertomographen (siehe nächster Abschnitt) ähnelt, ist der technische Aufwand unverhältnismäßig komplizierter. Anstelle mit Röntgenstrahlen erfolgt eine Messung des Verhaltens von Gehirngewebe (genauer von Wasserstoffprotonen, einem Bestandteil vieler Atome) in einem starken elektro-

Tab. 58: Die wichtigsten Methoden der bildgebenden Diagnostik: Gründe für ihre Durchführung und ihre Prinzipien (nach Steinhoff und Stefan)

	Gründe für Durchführung	Prinzip
MRT	Basisdiagnostik Nachweis von Dysplasien, Läsionen, Malformationen, Sklerosen, Tumoren; Präoperative Diagnostik	Induktion eines höherenergetischen Zustands des magnetischen Moments der Atomkerne durch äußeres Magnetfeld hoher Stärke; nach dessen Abschalten Messung der gewebsspezifisch unterschiedlich abgestrahlten elektromagnetischen Energie als Maß für die räumliche Protonenverteilung; computerberechnete Darstellung in Grauwerten
CT	Notfalldiagnostik Nachweis von Verkalkungen, Blutungen, größeren Tumoren; MRT nicht möglich	Unterschiedliche Abschwächung von Röntgenstrahlen in Geweben; Darstellung der computerberechneten Absorptionswerte in Graustufen
SPECT	Zusatzdiagnostik, besonders präoperativ (fakultativ, optional)	Injektion eines radioaktiven Tracers, der die Blut-Hirn-Schranke überwindet; Messung der Strahlung in Abhängigkeit von der Perfusion des Gewebes; computerberechnete Darstellung in Farbe (interiktal: Hypoperfusion, iktal: Hyperperfusion)
PET	Zusatzdiagnostik, besonders präoperativ (fakultativ, optional)	Injektion eines radioaktiven Tracers; Verbindung des Positrons mit einem Elektron nach Zerfall des Atomkerns; Freisetzung von Strahlungsenergie; Messung dieser Energie als Ausdruck des Stoffwechsels; computerberechnete Darstellung in Farbe (interiktal: Hypometabolismus, iktal: Hypermetabolismus)

magnetischen Feld, das die schwach elektrisch geladenen Teilchen in den Körperzellen für kurze Momente in bestimmte Richtungen zwingt und dann wieder zurückschwingen lässt. Die Messergebnisse werden durch Computer in Bildpunkte umgesetzt. Dies geschieht schicht- oder scheibchenweise (tomos = griechisch: Schicht).

Während der Untersuchung muss man etwa eine viertel Stunde ruhig auf dem Rücken liegen bleiben. Die Geräte werden parallel zur Weiterentwicklung der Computertechnik immer schneller, wodurch sich die Untersuchungszeiten immer mehr verkürzen. Man wird auf einer Liege in die Untersuchungsöffnung des Gerätes geschoben. Dabei ruht der Kopf in einer ge-

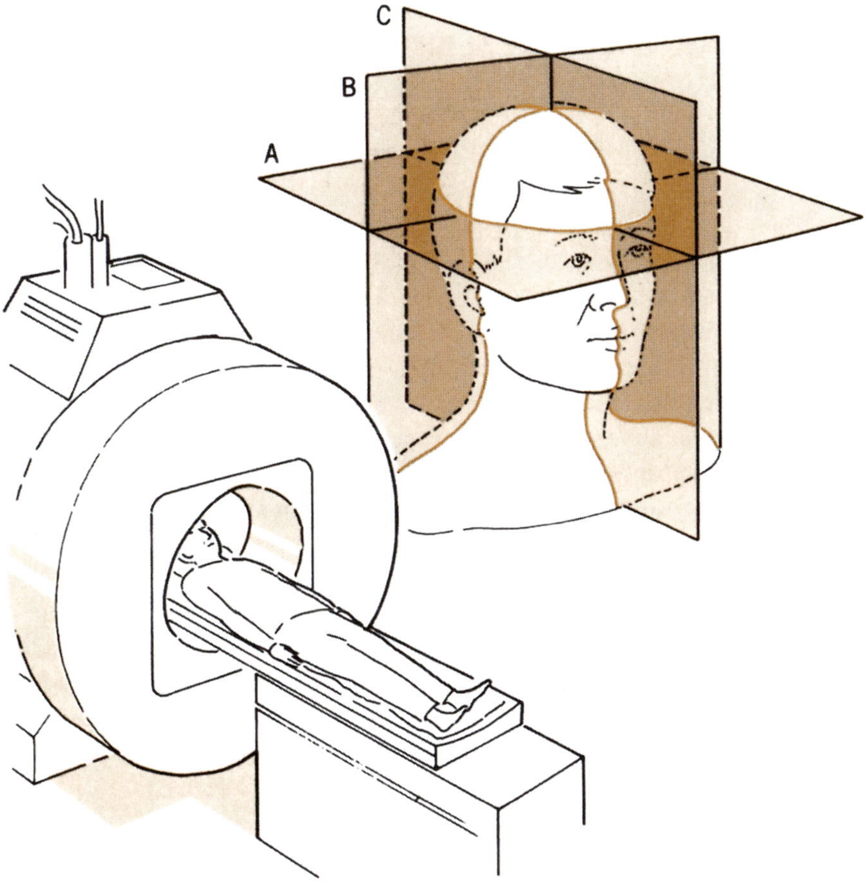

Abb. 28: Schematische Darstellung der Magnetresonanztomographie mit den Schnittebenen axial (A), koronar (B) und sagittal (C).

polsterten Schale und wird mit einem weichen Band festgehalten. Um die Aussagekraft der Untersuchungsmethode zu erhöhen, kann zusätzlich Kontrastmittel in die Armvenen gegeben werden. Die Darstellungs- oder Schnittebene kann dabei auch nach der Untersuchung frei gewählt werden. In der Regel erfolgt eine Darstellung in drei Ebenen, nämlich axial (von vorne; wie bei der CT), koronar (von vorne) und sagittal (von der Seite; Abb. 28). Bei der Bildgewinnung und -auswertung kommen verschiedene Techniken zur Anwendung. Bei Temporallappenepilepsien ist die so genannte FLAIR-Technik (Abkürzung für englisch: fluid attenuated inversion recovery) sehr nützlich, weil damit eine ursächliche Hippokampussklerose (siehe S. 141) besonders gut zu erkennen ist.

Besonders Menschen, die davor Angst haben, sich in geschlossenen Räumen aufzuhalten, fühlen sich in der mehr oder weniger engen Untersuchungsröhre eines MRT-Gerätes unwohl und beengt. Sie können mit zunehmender Untersuchungsdauer immer unruhiger werden, wodurch es zu Bewegungen und damit einer schlechten Bildqualität kommen kann. Bei einer derartigen, in der medizinischen Fachsprache als Klaustrophobie bezeichneten Störung erleichtert die vorherige Gabe eines leichten Beruhigungsmittels den Untersuchungsablauf. Auch ein durch das An- und Abschalten der Magnetfelder verursachtes typisches hämmerndes Geräusch während der Untersuchung kann beunruhigend sein.

Mit der MRT lassen sich bei Epilepsien auch Gefäßfehlbildungen und kleinere Veränderungen sehr zuverlässig nachweisen. Die intravenöse Gabe einer dem Kontrastmittel bei Röntgenuntersuchungen vergleichbaren Substanz (z.B. Gadolinium, Handelsname Magnevist) kann die Aussagekraft weiter erhöhen. Insgesamt zeigt die MRT bei über der Hälfte der symptomatischen und wahrscheinlich symptomatischen (kryptogenen) Epilepsien (siehe auch S. 96) Auffälligkeiten, während dies bei idiopathischen Epilepsien praktisch nie der Fall ist.

Zurzeit wird die Aussagekraft zusätzlicher Untersuchungstechniken überprüft, die mit einem MRT-Gerät möglich sind. Bei der einen Technik handelt es sich um die so genannte Magnetresonanzspektroskopie (MRS), bei der anderen um eine auf den Ergebnissen dieser Methode beruhenden Bildgebung (englisch: magnetic resonance spectroscopy imaging [MRSI]; Magnetresonanzspektroskopie-Bildgebung). Bei beiden Verfahren muss noch abgewartet werden, ob und gegebenenfalls welchen Stellenwert sie für die Untersuchung von Epilepsien erlangen werden.

119. Was ist die Computertomographie, und was kann mit ihr festgestellt werden?

Obwohl auch die Computertomographie (CT) erst seit etwa 30 Jahren zur Verfügung steht und eine bahnbrechende Weiterentwicklung der früheren Röntgentechnik ist, mit der es erstmals möglich wurde, außer Knochen auch Weichteilgewebe und damit das Gehirn abzubilden, ist diese Untersuchungsmethode für die Epilepsien inzwischen weitgehend durch die im letzten Abschnitt besprochene, noch genauere Magnetresonanztomographie (MRT) abgelöst worden. Es zeigte sich nämlich, dass ein Nachweis vieler Veränderungen im CT erst ab einer gewissen Größe möglich ist, und insbesondere sehr kleine Fehlbildungen oder Tumore sich dem Nachweis mit dieser Methode entziehen können. Heute dient eine CT dem Nachweis oder Ausschluss von größeren Tumoren, daneben – in Notfallsituationen – von Blutungen und Hirninfarkten: Ein gelegentlich bedeutsamer Vorteil gegenüber der MRT besteht bei verkalkten Veränderungen im Gehirn, die sich im MRT im Gegensatz zur CT nicht darstellen lassen.

Die Strahlenbelastung einer CT entspricht in etwa derjenigen von zwei normalen Röntgenaufnahmen des Schädels in zwei Ebenen (von vorne und der Seite), die vor Einführung der CT sehr häufig durchgeführt wurden. Ist die Gabe von Kontrastmittel erforderlich, entspricht das damit verbundene Risiko demjenigen beim Röntgen anderer Organe wie zum Beispiel der Gallenblase.

120. Was ist der so genannte Blutspiegel, und was kann damit festgestellt werden?

Der so genannte Blutspiegel von Medikamenten ist ihre Konzentration im Vollblut, Plasma (noch gerinnbare Blutflüssigkeit ohne Zellen) oder Serum (nicht mehr gerinnbarer Anteil der Blutflüssigkeit). Anstelle von Blutspiegeln wird auch von Plasma- oder Serumspiegeln beziehungsweise Plasma- oder Serumkonzentrationen gesprochen. Die Medikamentenkonzentration kann auch im Urin, Speichel, Tränenflüssigkeit, Liquor (Nervenwasser) oder in Organgeweben gemessen werden. Meist beschränkt man sich aber auf Blutspiegel beziehungsweise Plasma- oder Serumspiegel, die mit der Konzentration im Gehirn in einem engen Zusammenhang stehen.

Für die Wirkung eines Medikamentes ist nicht seine Gesamtkonzentration wichtig, sondern nur der so genannte freie Anteil, der im Blut nicht an Transporteiweiße gebunden ist. Er schwankt zwischen 100 Prozent für Medikamente wie Gabapentin (Handelsname z. B. Neurontin) oder Levetiracetam (Handelsname Keppra) und Vigabatrin (Handelsname Sabril) bis zu etwa zehn Prozent für Phenytoin (Handelsname z. B. Phenhydan), Valproat/Valproinsäure (Handelsnamen z. B. Ergenyl oder Orfiril) oder Tiagabin (Handelsname Gabitril). Bei Antiepileptika mit niedrigem freien Anteil kann es bei manchen Erkrankungen oder gleichzeitiger Einnahme anderer Medikamente und gegenseitiger Verdrängung aus der Eiweißbindung erforderlich sein, zusätzlich zur Gesamtkonzentration den freien Anteil zu bestimmen.

Die Angabe der Konzentration des Medikaments erfolgt entweder in Gewichtseinheiten (meist Milligramm [tausendstel Gramm] pro Liter oder Mikrogramm pro Milliliter) oder in tatsächlichen Mengeneinheiten. Diese Mengeneinheiten werden in der Fachsprache mit Mol für Molekulargewicht abgekürzt; entsprechende Angaben erfolgen meist als Mikromol oder Millionstel Mol pro Liter. Um die verschiedenen Konzentrationsangaben ineinander umrechnen zu können, muss man das Molekulargewicht der jeweiligen Wirkstoffe kennen. Die Umrechnungsfaktoren zwischen Milligramm pro Liter (= mg/l) und Mikromol pro Liter (= µmol/l) schwanken für die meisten Medikamente in einem Bereich von etwa vier bis sieben.

Die durchschnittliche Menge an Körperflüssigkeit beträgt bei einem Erwachsenen ungefähr 50 Liter. Wenn er 500 mg (= ein halbes Gramm) eines Medikamentes einnimmt und sich das Medikament in der gesamten Körperflüssigkeit gleichmäßig verteilt, führt dies zu einem Blutspiegel von 10 mg/l oder (bei einem Umrechnungsfaktor von 4) zu 40 µmol/l.

Zur Bestimmung der Blutspiegel stehen verschiedene Verfahren zur Verfügung, von denen manche nur von Speziallabors durchgeführt werden. Am weitesten verbreitet sind so genannte Enzym- oder Immunoassays. Deren Durchführung ist relativ einfach, sie stehen aber nicht für alle Antiepileptika zur Verfügung und ihre Ergebnisse sind nicht immer verlässlich. Aufwändigere Verfahren bestehen in der so genannten Gas- oder Flüssigkeitschromatographie. Bei allen Bestimmungsmethoden muss bedacht werden, dass es Fehlerquellen und Ungenauigkeiten gibt. Die Genauigkeit eines Messwertes von beispielsweise 36,8 µmol/l (oder z. B. 8,2 mg/l) liegt bei kritischer Wertung in einem Bereich von etwa 32 bis 42 µmol/l (oder 7 bis 9 mg/l); das heißt bei wiederholter Bestimmung derselben Blutprobe mit verschiedenen Methoden oder in verschiedenen Labors schwanken die Ergebnisse in diesem Bereich.

Stabile und verlässliche Werte setzen eine regelmäßige Einnahme voraus. Unerwartet tiefe Werte können auch durch Magen-Darm-Krankheiten, eine gestörte Tätigkeit der Leber oder Nieren, andere Erkrankungen und Begleitmedikamente mit der Möglichkeit von so genannten Interaktionen (= Wechselwirkungen; siehe S. 288) oder durch Besonderheiten des Medikamentes selbst zu Stande kommen. Die so genannte Halbwertszeit eines Medikaments gibt an, in welcher Zeit der Blutspiegel ohne weitere Einnahme auf die Hälfte abfällt. Manche Antiepileptika wie etwa Phenobarbital haben eine sehr lange Halbwertszeit von mehreren Tagen, bei anderen wie etwa Gabapentin, Tiagabin oder Valproat/Valproinsäure liegt sie bei wenigen Stunden. Bei solchen Medikamenten hängt der Blutspiegel also unter anderem stark davon ab, wann die letzte Einnahme erfolgte.

Der so genannte therapeutische Bereich ist derjenige Blutspiegelbereich, in dem in der Regel eine ausreichende Anfallskontrolle ohne nennenswerte Nebenwirkungen zu beobachten ist, oberhalb dessen gehäuft mit dem Auftreten von Nebenwirkungen gerechnet werden muss und unterhalb dessen eine Anfallsreduktion unwahrscheinlich ist (Tab. 59). Das heißt aber nicht, dass unterhalb davon generell keine Wirkung zu erwarten ist und oberhalb davon zwangsläufig die Gefahr von Nebenwirkungen besteht. Therapeutische Bereiche geben immer nur eine gewisse Orientierung, die im günstigsten Fall für die Mehrzahl von mit einem bestimmten Medikament behandelten Menschen gilt, für jeden einzelnen Betroffenen aber stets überprüft werden muss. Eine ausreichende Wirkung kann schon mit vermeintlich zu niedrigen, »subtherapeutischen« Blutspiegeln erzielt werden, und vermeintlich zu hohe, »toxische« Blutspiegel können ohne Nebenwirkungen vertragen werden. Die therapeutischen Bereiche als Normbereiche oder Normwerte zu bezeichnen, ist nicht nur missverständlich, sondern ganz einfach falsch, weil der Normalwert jedes Medikaments im Blut immer nur »0« sein kann.

Tab. 59: Üblicher (orientierender) therapeutischer Bereich der wichtigsten Antiepileptika

Medikament	Handelsname (teilweise z. B.)	üblicher »therapeutischer« Bereich Mikromol/Liter	Milligramm/Liter
Carbamazepin	Tegretal, Timonil	15–50	4–12
Clobazam	Frisium	0,3–1,3	0,1–0,4
Desmethylclobazam		1–15	0,3–4
Clonazepam	Rivotril	0,06–0,25	0,02–0,07
Ethosuximid	Petnidan, Suxinutin	300–700	40–100
Felbamat	Taloxa	130–420	30–100
Gabapentin	Neurontin	20–100	4–20
Kaliumbromid	DIBRO-BE mono	20–30	1,7–2,5
Lamotrigin	Lamictal	8–65	2–16
Levetiracetam	Keppra	65–350	10–60
Mesuximid	Petinutin		
N-Desmethylmesuximid		50–250	10–50
Oxcarbazepin	Timox, Trileptal		
10-Hydroxy-Carbazepin		40–120	10–30
Phenobarbital	Luminal	40–130	10–32
Phenytoin	Zentropil	20–80	5–20
Pregabalin	Lyrica	10–60	2–12
Primidon	Mylepsinum	23–55	5–12
Sulthiam	Ospolot	7–35	2–10
Tiagabin	Gabitril	50–250	20–100
Topiramat	Topamax	15–40	5–13
Valproat/Valproinsäure	Ergenyl	280–850	40–120
Vigabatrin	Sabril	Bestimmung in der Regel nicht sinnvoll	
Zonisamid	Zonegran	50–190	10–40

Für Vigabatrin (Sabril) gibt es keinen therapeutischen Bereich, weil dieses Medikament über die Hemmung eines Enzyms im Gehirn wirkt. Diese ist sehr lang dauernd und ohne Zusammenhang mit dem Blutspiegel.

Der Blutspiegel allein ist ohne Bedeutung; er muss stets in Abhängigkeit davon bewertet werden, ob ein Medikament vertragen wird und noch Anfälle auftreten. Behandlungsempfehlungen von Laborärzten ohne Kenntnis der gesamten Krankengeschichte sind unsinnig und gefährlich. Es kommt aber leider immer wieder vor, dass Ärzte einem längere Zeit anfallsfreien Betroffenen mit sehr niedrigem, vermeintlich »subtherapeutischen« oder wirkungslosen Blutspiegel ein Medikament in dem Glauben einer nicht mehr vorhandenen Wirkung absetzen oder bei einem ebenfalls anfalls- und auch nebenwirkungsfreien Patienten mit einem »toxischen« Blutspiegel die Dosis verringern. Beides führt oft zu einem vermeidbaren erneuten Auftreten von

Anfällen. Es ist auch nicht richtig, beim Auftreten eines Anfalls und einem Blutspiegel im üblichen therapeutischen Bereich anzunehmen, mit dem betreffenden Medikament nichts mehr erreichen zu können und deshalb vorschnell ein anderes Medikament zu geben. Noch weniger begründet ist es, das Medikament in der Dosis unverändert zu belassen, weil sich der Blutspiegel ja im therapeutischen Bereich befindet.

Weitere häufige Fehler bestehen außer einer unkritischen Anwendung und Bewertung in der fehlenden Berücksichtigung des Zeitpunktes der letzten Einnahme (soweit möglich, so genannte Nüchternspiegel vor Einnahme der ersten Tagesdosis oder zumindest Abnahme zu in etwa gleichen Zeiten) und darin, dass nach erfolgten Dosisänderungen kein Abwarten des neuen so genannten Fließgleichgewichtes erfolgt. Dies ist bei Phenobarbital zum Beispiel erst nach mehreren Wochen und bei Ethosuximid und Phenytoin erst nach ein bis zwei Wochen der Fall. Es kommt immer wieder vor, dass Dosiserhöhungen vorgenommen werden und deren Auswirkung auf den Blutspiegel schon wenige Tage später kontrolliert wird. Dies ist aber bei Medikamenten mit langer Halbwertszeit zu früh, und die behandelnden Ärzte glauben dann fälschlicherweise, die richtige Dosis gefunden zu haben. Kurze Zeit später kommt es dann bei gleich bleibender Einnahme mit Erreichen des Fließgleichgewichts zu noch deutlich höheren und manchmal mit schweren Nebenwirkungen einhergehenden Blutspiegeln.

Die Bestimmung eines Blutspiegels sollte mit einer sinnvollen Frage verbunden sein. Eine Bestimmung allein aus »Routine« ist meist wenig sinnvoll. In folgenden Situationen kann die Kenntnis des Blutspiegels die Behandlung erleichtern:

- Beim Auftreten von Nebenwirkungen kann überprüft werden, ob diese mit einer ungewöhnlich hohen Konzentration zusammenhängen. Dies ist besonders dann auf andere Art kaum möglich, wenn gleichzeitig mehrere Medikamente mit ähnlichen Nebenwirkungen eingenommen werden.
- Bei Anfällen nach längerer Beschwerdefreiheit kann überprüft werden, ob dies durch einen Abfall des Blutspiegels erklärt werden kann. Für einen solchen Abfall kann es neben einer unregelmäßigen Einnahme viele andere Gründe wie zum Beispiel Wechselwirkungen mit anderen Medikamenten geben.
- Während einer Schwangerschaft zur Einstellung auf eine möglichst niedrige, aber erfahrungsgemäß noch wirksame Dosis.
- Beim Auftreten von Anfällen mit so genannten »iktalen« oder »Anfallsspiegeln« mit Blutentnahme möglichst rasch nach einem Anfall.

121. Was ist eine neuropsychologische Untersuchung, und was kann mit ihr festgestellt werden?

Die Neuropsychologie befasst sich mit den Zusammenhängen zwischen Gehirn und Denkleistungen wie Wahrnehmen, Lernfähigkeit, Sprachverarbeitung und Gedächtnis. Bei einer neuropsychologischen Testung werden die verschiedenen, so genannten kognitiven Hirnfunktionen überprüft und Aussagen über Stärken und Schwächen gemacht. Wenn bei insgesamt normaler Intelligenz und Leistungsfähigkeit des Gehirns einzelne Funktionen beeinträchtigt sind, spricht man von Teilleistungsschwächen. Diese bedingen sehr häufig Schwierigkeiten in der Schule, in der Ausbildung, im Beruf oder im Alltag. Ursache ist häufig eine Funktionsstörung in einem Teilbereich des Gehirns, und eine eigentliche Schädigung ist mit allen zur Verfügung stehenden Untersuchungsverfahren meist nicht nachweisbar. Davon ist eine allgemein verminderte Hirnleistungsfähigkeit mit Beeinträchtigung sämtlicher Hirnfunktionen (eine so genannte Intelligenzminderung oder geistige Behinderung) klar zu trennen.

Störungen oder Schädigungen im Gehirn können sowohl die Ursache von Teilleistungsstörungen als auch von epileptischen Anfällen sein. Das heißt, dass Menschen mit einer Hirnschädigung häufiger eine Epilepsie haben als Menschen ohne Hirnschädigung, und deshalb ist auch die Wahrscheinlichkeit größer, dass Menschen mit einer Epilepsie neuropsychologische Teilleistungsschwächen haben.

Obwohl sie sich äußerlich wie Spiegelbilder gleichen, erfüllen die rechte und linke Hirnhälfte (in der Fachsprache: Hemisphäre; siehe auch S. 40) mit ihren vielen Milliarden Nervenzellen verschiedene Aufgaben. Die linke Hälfte ist verantwortlich für sprachliche Inhalte, sie verarbeitet logisch-analytisch; die rechte Hälfte ist verantwortlich für das Visuell-Räumliche, sie verarbeitet ganzheitlich-synthetisch. In jeder Hirnhälfte lassen sich noch Abschnitte (Hirnlappen) unterscheiden, von denen die hinteren Hirnregionen zum Beispiel für die Wahrnehmung, die Schläfenlappen für Lernen und Gedächtnis und die vorderen Hirnstrukturen für übergeordnete Denkabläufe zuständig sind. In der Regel arbeiten die rechte und die linke Hemisphäre

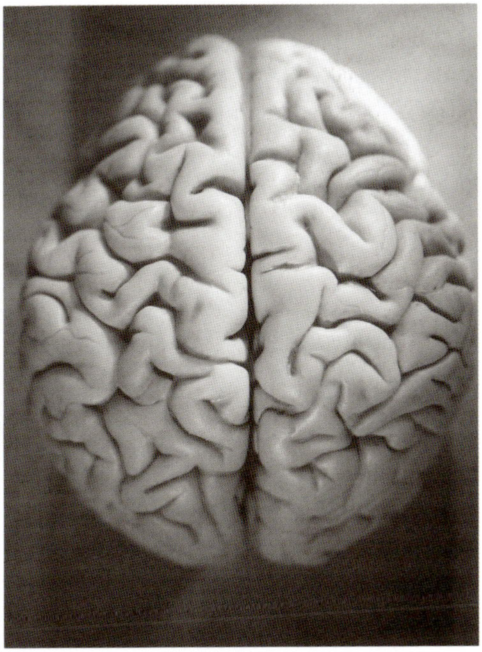

Die linke und die rechte Hirnhälfte erfüllen unterschiedliche Aufgaben.

zusammen, wobei eine der beiden dominierend oder »federführend« ist.

Die Zuordnung der Aufgaben zu den Hirnhälften und innerhalb dieser ist schon bei der Geburt angelegt, aber noch nicht vollständig ausgebildet. Sie ist erst um das 12. Lebensjahr mehr oder weniger abgeschlossen. Das kindliche Gehirn ist anfänglich plastisch oder formbar und spezialisiert sich zunehmend. Dies bedeutet zum Beispiel, dass Sprachfunktionen bei Schädigungen der linken Hirnhälfte bis zum 10. Lebensjahr zumindest teilweise noch von der rechten Seite übernommen werden können.

Das Grundprinzip einer neuropsychologischen Untersuchung besteht darin, verschiedene sprachliche beziehungsweise linkshemisphärische und visuell-räumliche beziehungsweise rechtshemisphärische Hirnfunktionen mit speziellen Tests (Fragen beantworten, Figuren abzeichnen, Formen zusammensetzen, Logik-Aufgaben lösen, ...) zu überprüfen. Die Abklärung dauert etwa drei bis vier Stunden und umfasst in erster Linie den sprachlichen und den visuell-räumlichen Bereich (Tab. 60).

Die häufigsten Teilleistungsschwächen betreffen einerseits die Einstellungs- und Umstellungsfähigkeit, das (sofortige) Erfassen des Wesentlichen und Überblicken von Zusammenhängen und andererseits die Sprachaufnahme und Sprachverarbeitung. Eine Einstellungs- und Umstellungsfähigkeit ist sozusagen in allen Bereichen erforderlich, zum Beispiel beim Lösen von in Sätzen vorgegebenen Rechenaufgaben, beim Entwerfen eines Aufsatzes oder Berichtes, beim Planen einer Urlaubsreise und bei vielen beruflichen Aufgaben. Teilleistungsschwächen wirken sich dabei so aus, dass Aufgabenstellungen unzureichend analysiert und überblickt werden können, Lösungswege wenig geplant werden und eine Aufgabe an einem unwesentlichen Zipfel angepackt wird. Deswegen gerät man wiederholt in eine Sackgasse, verliert das Wesentliche aus den Augen, macht gehäuft so genannte Flüchtigkeits-

Tab. 60: Bei einer neuropsychologischen Untersuchung erfasste Bereiche

Sprachlicher Bereich	Visuell-räumlicher Bereich
Merkfähigkeit	Merkfähigkeit
Lernfähigkeit	Lernfähigkeit
Kurzzeitgedächtnis	Kurzzeitgedächtnis
Sprachverarbeitung	Formerfassung
Sprachlicher Ausdruck, Wortgeläufigkeit	Formverarbeitung
Erfassen von Zusammenhängen	Formvorstellung
Abstrakt-logisches Denken	Erfassen räumlicher Beziehungen
Umstellungsfähigkeit	Planungsfähigkeit

fehler und muss immer wieder korrigiert werden.

Bei Teilleistungsschwächen der Sprachaufnahme und -verarbeitung wird Gehörtes ungenau oder unvollständig aufgenommen. Anweisungen können nicht korrekt ausgeführt werden, telefonische Mitteilungen werden unpräzise oder falsch verstanden. Bei Diskussionen, Vorträgen oder Radiosendungen kommt man nicht mehr mit, oder es wird behauptet, man habe etwas nie gesagt bekommen. Weil die Stoffvermittlung in der Schule vorwiegend mündlich erfolgt, sind Schulschwierigkeiten und Probleme in der Berufsausbildung sehr häufig auf eine beeinträchtigte Sprachaufnahme und -verarbeitung zurückzuführen. Auch Gedächtnisprobleme haben ihre Ursache meistens in Aufnahme- und Verarbeitungsschwächen. Informationen, die nicht oder ungenau aufgenommen wurden, können später nicht richtig abgerufen werden.

Hirnfunktionsstörungen können auch die Ursache von Aufmerksamkeits- und Konzentrationsstörungen, von Leistungsschwankungen, Ablenkbarkeit oder erhöhter Ermüdbarkeit sein. Die Erscheinungsformen sind sehr vielfältig; die unterschiedlichsten Störungen können durch Teilleistungsschwächen bedingt sein. Neben direkten Auswirkungen von Hirnfunktionsstörungen auf die Leistungsfähigkeit zeigen sich sehr oft auch indirekte, reaktive Folgen. Menschen mit Teilleistungsschwächen sind sich ihrer übrigen guten Fähigkeiten bewusst, sie strengen sich an, sind vielleicht ehrgeizig bei hohem Anspruchsniveau und erzielen trotzdem in gewissen Bereichen oder Fächern nicht die erwarteten Ergebnisse. Misserfolge sind für sie selber unerklärlich, sie sind enttäuscht und erleben sich als Versager. Seitens der Umgebung (Eltern, Lehrkraft, Vorgesetzte) wird ihnen aus Unkenntnis oft Unrecht getan, indem schlechte Ergebnisse auf mangelnden Einsatz, Faulheit, Unaufmerksamkeit, mangelndes Interesse oder Ähnliches zurückgeführt werden.

Psychische Verunsicherung und Verhaltensauffälligkeiten können die Folge sein. Diese reichen von clownartigem Benehmen oder Protzen über Aggressivität, Passivität oder depressiven Rückzug bis hin zur Ablehnung von Korrektur oder Verweigerung gewisser Tätigkeiten. Die psychische Verunsicherung und das herabgesetzte Selbstvertrauen schwächen ihrerseits im Sinne eines Teufelskreises die Leistungsmotivation und das Leistungsvermögen nochmals ab.

Bereits das Wissen, dass Probleme im Lern- oder Leistungsbereich durch Hirnfunktionsstörungen bedingt sind, kann zu einer anderen Beurteilung des konkreten Problems führen, Fehlinterpretationen und Fehlreaktionen verhindern und Betroffene entlasten:

- den direkt Betroffenen wird nun Verständnis entgegengebracht, und sie werden nicht mehr für etwas verantwortlich gemacht, für das sie nichts können;
- die indirekt Betroffenen (Eltern, Lehrer, Vorgesetzte) wissen, dass die Probleme nicht auf Unzulänglichkeiten ihrerseits zurückzuführen sind (schlechte Erziehung, falsche Methoden).

Ein frühzeitiges Erkennen und Erfassen von Hirnfunktionsstörungen ist sowohl wichtig, um rechtzeitig Behandlungsmaßnahmen durchführen zu können als auch um reaktive Folgen möglichst zu vermeiden. Ein bloßes Üben, Durchführen standardisierter, allgemein gültiger Lern- und Therapieprogramme, Nachhilfestunden oder Ermahnungen nützen kaum etwas: Meist führen sie ganz im Gegenteil zu noch größerer Verunsicherung, da sich der erhoffte Erfolg trotz aller Bemühungen nicht einstellt und der Erwartungsdruck zunimmt.

Je nach Art und Ausprägung von Teilleistungsschwächen können diese behandelt werden. Das Grundprinzip besteht im Erarbeiten und Vermitteln von Strategien zum Ausgleichen beeinträchtigter Funktionen durch ungestörte andere. Beispielsweise kann eine Schwäche im Bereich der Sprachaufnahme und -verarbeitung durch ein Übertragen der sprachlichen Information in bildliche Vorstellungen vermindert oder behoben werden.

122. Welche anderen Untersuchungen können sinnvoll sein?

Blutuntersuchungen sind bei der Untersuchung von epileptischen Anfällen und Epilepsien nur ausnahmsweise erforderlich. So können epileptische Anfälle auf einer Unterzuckerung (Hypoglykämie) oder einem Abfall des Natriums im Blut (Hyponatriämie) beruhen. Gelegentlich können Blutwerte wie etwa die so genannte Kreatinkinase (CK) oder das so genannte Prolaktin den Verdacht auf einen abgelaufenen epileptischen Anfall erhärten. Die größte Bedeutung haben Blutuntersuchungen allerdings im Verlauf einer Epilepsie zur Messung der so genannten Blutspiegel von Medikamenten (siehe S. 241) und zur Überprüfung ihrer Verträglichkeit (z. B. Blutbild und Leberwerte; siehe S. 282). Bei Verdacht auf vererbte Epilepsieformen kann es durch Blutuntersuchungen der Betroffenen und ihrer Angehörigen gelingen, eine genaue Einordnung vorzunehmen.

Untersuchungen auf Stoffwechselstörungen können besonders bei Kleinkindern mit Epilepsie zur Erkennung ursächlicher Krankheiten erforderlich sein (siehe auch S. 153). Dazu genügt in der Regel eine Blut- oder Urinprobe. Manchmal sind aber auch Spezialuntersuchungen erforderlich.

Die **Positronen-Emissions-Tomographie** oder kurz **PET** ist eine sehr aufwändige Untersuchungsmethode des Gehirns, bei der eine vorübergehende Anreicherung kurzlebiger Radioisotopen (radioaktiv markierter Elementarteilchen) zur Messung von Durchblutung, Sauerstoffverbrauch und Zuckerumsatz im Gehirn benutzt wird. Im PET lassen sich zum Beispiel zunächst noch funktionelle Störungen des Hirngewebes nachweisen, bevor sich im MRT oder CT Gewebsschäden zeigen. Insgesamt ist die Methode wissenschaftlich sehr interessant, für die praktische Betreuung von Menschen mit einer Epilepsie aber schon wegen ihrer begrenzten Verfügbarkeit (zurzeit dürfte es in Deutschland weniger als 30 Geräte geben) und der sehr hohen Kosten in der Regel unbedeutend.

Die **Einzel-(englisch: single)Photonen-Emissions-Computer-Tomographie** oder kurz **SPECT**-Methode ist mit der PET insofern vergleichbar, als auch sie mit radioaktiv markierten Stoffen die Hirndurchblutung und den Hirnstoffwechsel messen kann. Sie ist technisch weniger aufwändig und wird von vielen Kliniken und niedergelassenen Ärzten angeboten. Allerdings ist die SPECT im Vergleich zur PET wesentlich ungenauer. Zurzeit spielt sie für die routinemäßige Untersuchung von Epilepsien ebenfalls noch keine Rolle.

Eine **Angiographie** ist eine Darstellung von Blutgefäßen, in erster Linie der Arterien. Bei Epilepsien kann eine Angiographie zum Beispiel bei einem Verdacht auf Gefäßfehlbildungen (siehe S. 164) oder bei manchen Hirntumoren (siehe S. 166) erforderlich sein. Zur Sichtbarmachung der Blutgefäße wird meist ein jodhaltiges, wasserlösliches aber »röntgendichtes« und auf den Bildern nachher schwarz erscheinendes Kontrastmittel in den Blutkreislauf gegeben. Dies erfolgt meist über einen von der Leiste über eine Beinarterie zunächst retrograd (rückwärts) zum Herz und von dort in die hirnversorgenden Arterien vorgeschobenen dünnen Katheter (Schlauch). Das Einstechen in die Beinarterie erfolgt in lokaler Betäubung und ist bei normalen Gefäßverhältnissen völlig unproblematisch. Dennoch ist eine Angiographie eine invasive (eingreifende) Untersuchung und nicht völlig ohne Risiko. Die Magnetresonanzangiographie (MRA) als nichtinvasive Alternative hat sie in manchen Fällen entbehrlich gemacht.

Eine **Lumbalpunktion** oder kurz **LP** ist bei epileptischen Anfällen und Epilepsien nur ausnahmsweise einmal erforderlich. Durch Einstechen mit einer im Vergleich zu Blutentnahmen etwas längeren Hohlnadel in Höhe der mittleren Lendenwirbelsäule unterhalb des Endes des Rückenmarkes nach örtlicher Betäubung erfolgt die Entnahme von Liquor oder Nervenwasser. Die Liquoruntersuchung ermöglicht den Nachweis einer Entzündung des Zentralnervensystems, was mit einer Blutuntersuchung nicht möglich ist. Ein entsprechender Verdacht kann sich bei Fieberanfällen (siehe S. 180) oder andersartigen Hinweisen auf Entzündungen des Nervensystems auch bei Erwachsenen (siehe S. 161) ergeben.

Eine **Haut- oder Muskelbiopsie** ist bei Epilepsien nur bei Verdacht auf seltene Erkrankungen wie so genannte mitochondriale Zytopathien erforderlich. Dabei handelt es sich um eine Gruppe von Krankheiten mit besonderer Beteiligung der Muskulatur und des Gehirns, die oft mit epileptischen Anfällen einhergehen und denen als Gemeinsamkeit eine Störung des Energiestoffwechsels in als Mitochondrien bezeichneten Strukturen des Zellkerns zugrunde liegt. Gelegentlich werden dabei auch so genannte Zellkulturen angelegt.

123. Was ist eine prächirurgische Abklärung?

Eine präoperative Abklärung ist eine Abklärung vor einer Operation, bei Epilepsien vor einer Gehirnoperation. Die Abklärung überprüft die medizinisch-ärztlichen Voraussetzungen einer operativen Behandlung (siehe auch S. 297): Ein wesentliches Ziel besteht dabei darin, den genauen Ort des Anfallsursprungs herauszufinden und eine sichere Vorhersage darüber zu ermöglichen, ob das betreffende Gewebe ohne nennenswerte Nachteile entfernt werden kann.

Der erste Schritt einer präoperativen Abklärung besteht in der Regel in der Ableitung mehrerer typischer Anfälle im Rahmen einer Telemetrie mit gleichzeitiger EEG- und Videoaufzeichnung (siehe S. 236). Meist ist schon zuvor eine bildgebende Diagnostik mit einer Magnetresonanztomographie (MRT, siehe S. 237) erfolgt, die aber häufiger mit verbesserten oder veränderten Techniken wie zum Beispiel einer Magnetresonanzspektroskopie (MRS; siehe S. 240) nochmals wiederholt werden muss. Oft ist auch eine Ergänzung durch andere Verfahren wie SPECT oder PET (siehe vorangegangener Abschnitt) sinnvoll, und stets sollte vor einer eventuellen Operation auch eine ausführliche neuropsychologische Untersuchung zur Feststellung eventueller Ausfälle und der so genannten Sprachdominanz (siehe S. 246) erfolgen.

Passen alle Befunde zusammen und sprechen beispielsweise für eine mesiale Temporallappenepilepsie (siehe S. 140) mit Ausgang von der rechten Seite, sind in der Regel keine weiteren Abklärungen nötig. Während noch bis vor wenigen Jahren im Anschluss an diese so genannten nichtinvasiven (nicht eingreifenden) Untersuchungen weitere »invasive« Abklärungen mit Einlegen von speziellen EEG-Elektroden entweder durch knöcherne Schädelöffnungen an die Oberfläche des Gehirns oder sogar operativer Eröffnung der Hirnhäute als erforderlich angesehen wurden, können inzwischen etwa 90 Prozent der Betroffenen ohne diese zusätzlichen und nicht gänzlich ungefährlichen Methoden, die unter anderem eine zusätzliche Narkose erforderlich machen und mit Entzündungen oder anderen Komplikationen einhergehen können, operiert werden.

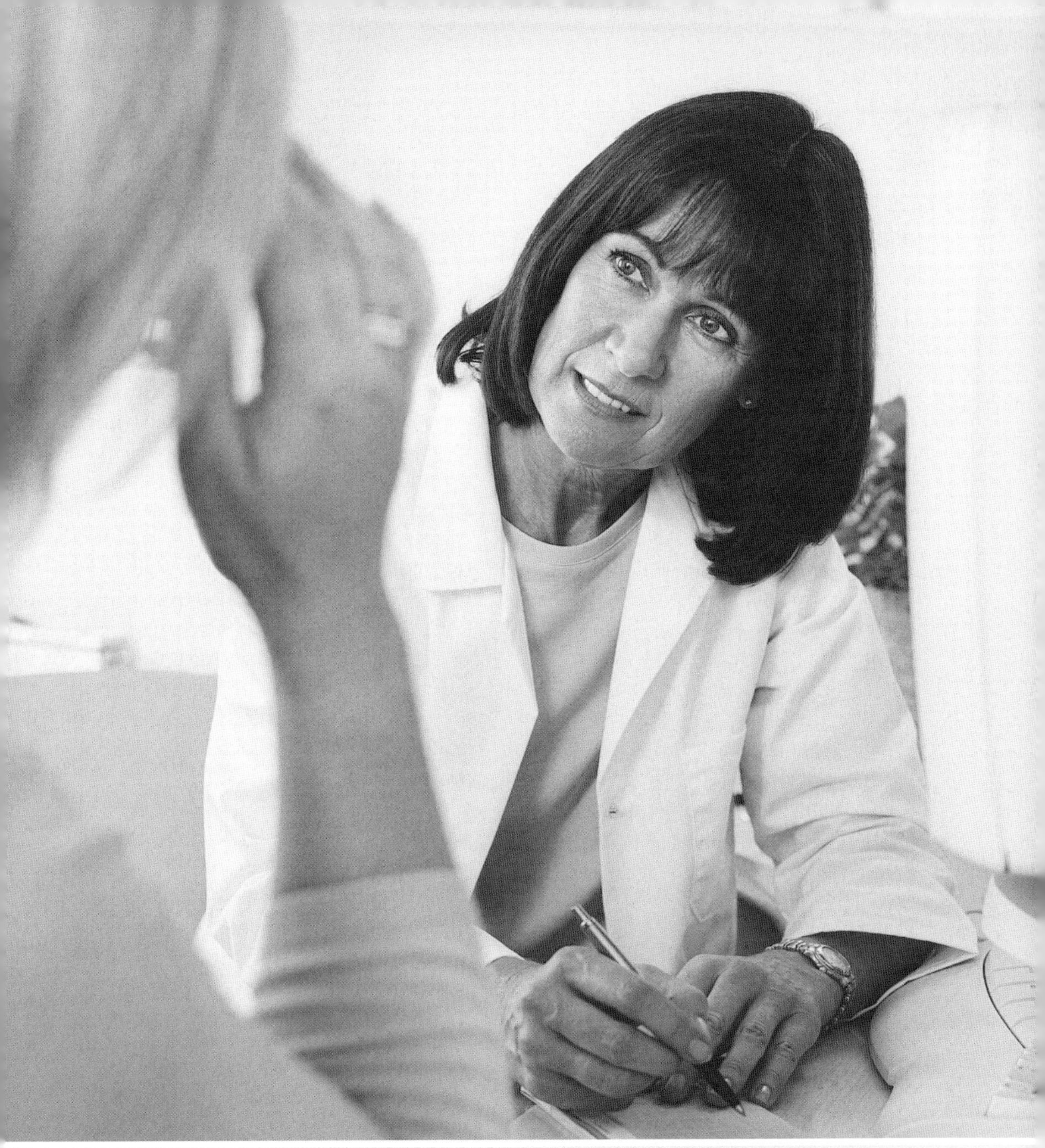

Behandlung und Verlauf

124. Was sind die Grundlagen einer wirksamen Epilepsiebehandlung?

Nicht jeder epileptische Anfall und auch nicht jede Epilepsie muss medikamentös behandelt werden. Es gibt sehr viele so genannte Gelegenheitsanfälle (siehe S. 177 ff.), die bei den meisten Menschen ohnehin nur einmal oder aber nur selten im Verlauf ihres Lebens auftreten. Wenn man erkennt, dass es bei gleich bleibenden Gelegenheiten zu wiederkehrenden Anfällen kommt, besteht die einzig vernünftige Behandlung im Meiden der anfallsauslösenden Umstände, sofern dies möglich ist.

Auch bei manchen Epilepsieformen wie etwa der kindlichen Rolando-Epilepsie mit zwar häufigeren, aber meist harmlosen Anfällen, die sich innerhalb weniger Jahre zudem von alleine verlieren (siehe auch S. 117), raten viele Fachleute nicht unbedingt zu einer medikamentösen Behandlung. Dies in erster Linie deshalb, weil nach wie vor unklar ist, ob die Vorteile einer medikamentös erreichten Anfallsfreiheit bei solchen gutartigen Epilepsien größer sind als die Nachteile der mit der Einnahme von Medikamenten verknüpften Nebenwirkungen.

Bei Fieberanfällen (siehe S. 180) hat eine große Vergleichsuntersuchung beispielsweise ergeben, dass die behandelten Kinder nicht nur keinen Nutzen von einer vorsorglichen Behandlung mit Phenobarbital hatten, sondern aufgrund der Nebenwirkungen des Medikaments selbst längere Zeit nach seinem Absetzen noch schlechtere Schulleistungen und einen niedrigeren Intelligenzquotienten aufwiesen als die Kinder, die keine Medikamente zur Vorsorge erhalten hatten. Im Erwachsenenalter liegen ähnlich enttäuschende Erfahrungen für immer wieder vorgeschlagene vorsorgliche Behandlungen nach Kopfverletzungen oder Hirntumoroperationen vor.

Natürlich gibt es bei der Frage einer medikamentösen Behandlung auch Ausnahmen wie etwa einen Status epilepticus generalisierter tonisch-klonischer Anfälle (siehe S. 79, 81), bei denen keine langen Überlegungen und Diskussionen erlaubt sind, sondern eine umgehende medikamentöse Behandlung erforderlich ist.

125. Wie sollte die Zusammenarbeit mit dem Arzt aussehen?

Wie bei anderen Erkrankungen auch sollte die Zusammenarbeit von Menschen mit einer Epilepsie und ihrem Arzt in einer Atmosphäre gegenseitigen Vertrauens und Respektierens erfolgen. Besonders Kinder, Jugendliche und junge Erwachsene empfinden gut gemeinte ärztliche Empfehlungen und Ratschläge häufig als Bevormundung oder unzulässige Einmischung in ihre persönlichen Angelegenheiten. Dies gilt nicht nur für die Auswahl und Dosierung der verordneten Medikamente, sondern insbesondere für Ratschläge zur Lebensweise wie frühes Zubettgehen mit möglichst regelmäßigem Schlaf-Wach-Rhythmus, Meiden von zu viel Alkohol oder Verneinen der Kraftfahrtauglichkeit.

Das Ausmaß beziehungsweise die Genauigkeit, mit der Betroffene ärztliche Ratschläge und Empfehlungen befolgen, wird in der medizinischen Fachsprache auch als Compliance bezeichnet. Steht es damit nicht zum Besten, wird auch von Noncompliance, mangelnder oder sogar fehlender Compliance gesprochen. Manchmal wird allerdings übersehen, dass die Compliance oder »Behandlungstreue« keine »Entweder-oder«-Verhaltensweise ist, sondern ein vielschichtiges Problem darstellt. Mit entscheidend ist dabei das Ausmaß und die Verständlichkeit der ärztlichen Information. Bei der Medikamenteneinnahme ist außerdem zwischen einer dauerhaften und zeitweiligen Mindereinnahme (oder auch Mehreinnahme »zur Sicherheit«), einem einmaligen Vergessen bis zum Extremfall der Selbstauslösung von Anfällen durch völliges Weglassen der Medikamente und Herbeiführen sonstiger anfallsauslösender Bedingungen zu unterscheiden. Schließlich gibt es Situationen einer nachvollziehbaren oder verständlichen Noncompliance (z. B. bei Frauen zu Beginn einer Schwangerschaft aus Angst vor kindlichen Fehlbildungen durch die Medikamente) oder sogar Situationen einer sinnvollen Noncompliance (z. B. Weglassen einer ärztlicherseits verordneten Dosis bei Feststellen von Überdosierungserscheinungen durch die Betroffenen).

Manche Betroffene fühlen sich gerade in der Beratung zur medikamentösen Behandlung von ihren Ärzten gelegentlich nicht ausreichend ernst genommen und bevormundet. Manchmal gewinnen sie sogar im Verlauf einer Behandlung den Eindruck, dass nicht nur das erforderliche Verständnis, sondern auch das Fachwissen fehlt. Sollte dies der Fall sein und ein Arzt auf berechtigte kritische Fragen ungehalten reagieren, ist es sicherlich am besten, sich nach einem anderen Facharzt umzusehen. Allerdings sollte man sich als Betroffener auch selbst fragen, inwieweit man seine Unzufriedenheit über seine Krankheit und deren Folgen mit zum Beispiel trotz Einnahme von Medikamenten fortbestehenden Anfällen nicht einfach auf den Arzt überträgt und diesem damit die Schuld für die eigene missliche Situation gibt. Es ist natürlich sehr viel bequemer, dem Arzt die

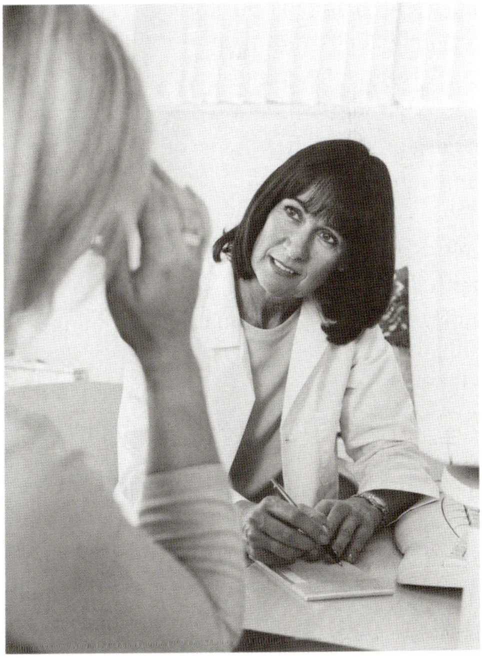

Ein offenes und ehrliches Gespräch zwischen Arzt und Patient ist eine gute Basis für die Behandlung.

ganze Verantwortung für seine eigene Gesundheit zu geben als sich darüber klar zu werden, dass auch die Medizin ihre Grenzen hat.

Wichtig ist auch, dem Arzt offen und ehrlich über die Wirksamkeit und Verträglichkeit der verordneten Medikamente zu berichten. Wenn man auf die Frage »Wie geht's?« nur mit einem kurzen »gut« antwortet, darf man sich hinterher nicht ärgern, dass man immer noch häufig so müde ist oder andere mögliche Nebenwirkungen hat. Es ist sehr wichtig, dem Arzt alle Beobachtungen mitzuteilen, die möglicherweise mit der Medikamenteneinnahme zusammenhängen können. Auch Meinungsunterschiede zwischen Arzt und Patient über die Behandlungsziele (Anfallsfreiheit um jeden Preis oder bestverträgliche Behandlung unter Inkaufnahme gelegentlicher Anfälle?) sollten offen angesprochen werden, damit eine gemeinsame Basis für die Behandlung geschaffen werden kann.

In einem vertrauensvollen Arzt-Patienten-Verhältnis ist es auch möglich, dass Betroffene oder ihre Angehörigen über so genannte alternative oder besser komplementäre Behandlungsverfahren (siehe S. 319) sprechen. Mit diesem Ausdruck werden verschiedenartige Methoden außerhalb der so genannten Schulmedizin bezeichnet, die an den Universitäten gelehrt wird. Diese beinhalten unter anderem Verfahren wie Homöopathie, Akupunktur, Osteopathie, Pendeln, Biomagnetismus und anderes mehr. Obwohl ein Wirksamkeitsnachweis all dieser Methoden für die Behandlung von Epilepsien bislang nicht vorliegt, kann eine begleitende Behandlung für manche Menschen mit einer Epilepsie dennoch günstig sein.

Im Zweifelsfall kann es sinnvoll sein, sich entweder im Bekannten- und Verwandtenkreis einmal nach einem anderen Arzt zu erkundigen oder sich Adressen von Spezialisten in der Epilepsiebehandlung zu besorgen. Bei berechtigtem Unbehagen sollte man mit seinem behandelnden Arzt den Wunsch besprechen, die Meinung eines anderen Arztes beziehungsweise Spezialisten einzuholen. Die meisten Ärzte werden sich über einen solchen Wunsch zwar nicht unbedingt freuen, ihn aber dennoch nicht ablehnen, auch weil es für sie selbst durchaus eine Bestätigung und Rückversicherung sein kann, wenn ein anderer Arzt zu demselben Ergebnis kommt. Eine Möglichkeit dazu besteht in Deutschland in einer Liste von Ärzten mit einem von der Deutschen Sektion der Internationalen Liga gegen Epilepsie erteilten speziellen Zertifikat. Diese Liste kann für den Bereich der niedergelassenen Ärzte von der Deutschen Epilepsievereinigung (Adresse siehe S. 396) angefordert werden. Eine andere Möglichkeit sind die meist an Kinderkliniken oder Neurologischen Kliniken geführten so genannten Anfallsambulanzen. Ein entsprechendes Adressverzeichnis kann u.a. von der Stiftung Michael (Adresse siehe S. 396) angefordert oder im Internet eingesehen werden (www.stiftung-michael.de).

126. Wann ist das Führen eines Anfalls-, Behandlungs- oder Therapiekalenders sinnvoll?

Bei vielen chronischen Erkrankungen mit nur von Zeit zu Zeit auftretenden Beschwerden hat es sich bewährt, dass die Betroffenen die Anzahl und Art auftretender Störungen notieren, sodass man auch Jahre später noch problemlos feststellen kann, wie aktiv die Krankheit zu einer bestimmten Zeit war. Dies gilt bei Krankheiten des Nervensystems beispielsweise auch für Migräne- oder andere Kopfschmerzen, wo sich entsprechende Kalender oder Tagebücher sehr bewährt haben.

Ein Hauptnutzen von Anfallskalendern besteht darin, dass zusammen mit der jeweils erfolgten medikamentösen oder sonstigen Behandlung eine Aufzeichnung des Behandlungsverlaufs mit seinen Erfolgen und leider manchmal auch Rückschlägen über viele Jahr beziehungsweise Jahrzehnte hinweg erfolgt. Dies ist besonders bei schwer behandelbaren Epilepsien von Vorteil, damit man auch nach vielen Jahren immer nachvollziehen kann, welche Medikamente in welchen Dosen nützlich waren oder auch nicht. Erfreulicherweise können Anfallskalender von vielen Ärzten dank der Unterstützung durch verschiedene Pharmafirmen kostenlos abgegeben werden.

Bei einer unkomplizierten Epilepsie, bei der unter der Einnahme des ersten oder zweiten Medikaments Anfallsfreiheit erreicht wird, ist das Führen eines Anfallskalenders weniger wichtig. Auch dann kann es aber beispielsweise sinnvoll sein, Aufzeichnungen über die Dosis des oder der Medikamente und die darunter gemessenen Blutspiegel (siehe S. 241) zu machen. Es ist auch nicht unbedingt erforderlich, für die Aufzeichnungen einen speziellen Anfallskalender zu benutzen. Man kann die Daten auch in seinem normalen Terminplaner oder in einem einfachen Heft eintragen. Allerdings erleichtern die Anfallskalender die Auswertung und den längerfristigen Überblick, weil sie zum Beispiel schon vorgefertigte Spalten für die Tageszeiten oder – bei Frauen – auch der Periode haben und weil sie meist leicht fotokopiert werden können, damit Arzt und Betroffene über dieselben Unterlagen verfügen.

Meist ist es günstig, wenn sowohl Arzt als auch Betroffene die entsprechenden Informationen sammeln. Solange man immer bei ein- und demselben Arzt in Behandlung ist, reicht es im Prinzip natürlich, wenn dieser die Kalender aus den verschiedenen Jahren in seinen Unterlagen ablegt. Manchmal vereinbart der Arzt auch mit den Betroffenen, dass diese die Kalender behalten und überträgt daraus nur von Zeit zu Zeit die wichtigsten Angaben. Am einfachsten ist eine Information aller Beteiligten durch ein Fotokopieren der Anfallskalender möglich, was besonders bei solchen Kalendern praktisch ist, auf denen die Angaben für jeweils ein Jahr auf der Vorder- und Rückseite eines leicht kopierbaren DIN-A4-Formates gespeichert sind.

Für besonders Engagierte wurden vor einigen Jahren sogar spezielle Tagebücher entwickelt, die unter anderem zusätzlichen Raum für die wichtigsten sonstigen Befunde im Verlauf einer Epilepsiebehandlung wie zum Beispiel EEG (siehe S. 229) oder bildgebende Diagnostik (siehe S. 237) bieten. Diese haben sich aber insgesamt nicht durchgesetzt, auch weil das exakte Führen vielen Betroffenen und nicht zuletzt auch ihren betreuenden Ärzten zu aufwändig ist. Dies gilt auch für elektronische Anfallskalender, die bei exaktem Führen unter anderem auch grafische Übersichten sowohl zur Anfallshäufigkeit als auch zu den Blutspiegeln der verschiedenen Medikamente erlauben (»Epivista«; kostenlos in elektronischer Form bei der Firma Desitin Arzneimittel GmbH, Weg beim Jäger 214, 22335 Hamburg, erhältlich oder – noch einfacher – von der Homepage dieser Firma im Internet [www.desitin.de] herunterzuladen).

Ein Anfallskalender kann auch einmal dazu verleiten, sich allzu sehr mit seiner Epilepsie zu beschäftigen. Es ist nicht sinnvoll, am Tag mehr als einige wenige Minuten mit den entsprechenden Eintragungen zu verbringen. Bei manchen Betroffenen ist es erfahrungsgemäß sogar besser, ihnen vom Führen eines Anfallskalenders abzuraten.

127. Wie bereitet man sich am besten auf Arztbesuche vor?

Vor einem Arztbesuch sollte man sich immer überlegen, welche Fragen man selbst hat (Warum gehe ich zum Arzt?, Was habe ich ihm zu berichten?, Was erwarte ich von ihm?, Welche konkreten Fragen habe ich?) und wonach einen der Arzt wahrscheinlich fragen wird. So will der Arzt meist wissen, ob seit der letzten Vorstellung weitere Anfälle aufgetreten sind (wenn ja, wie viele, welche Anfallsform, und ob es irgendwelche Auslöser gab), wie die verordneten Antiepileptika vertragen werden und ob es sonstige Besonderheiten gab. Wenn man nicht anfallsfrei ist oder zumindest nur sehr seltene Anfälle hat, bei denen man sich das Datum und die jeweiligen Umstände einfach merken kann, ist es günstig, einen bei der letzten Frage besprochenen so genannten Anfallskalender zu führen. Sofern man mehrere Anfallsformen hat, sollten sie im Anfallskalender unterschiedlich gekennzeichnet werden. Meist ist dort auch ausreichend Platz zum Eintragen von besonderen Umständen, die einen Zusammenhang mit dem Auftreten von Anfällen haben können (bei Frauen z. B. die Periode). Es hat sich für viele Betroffene bewährt, für jeden Arztbesuch einen kleinen Merkzettel mit den Fragen anzufertigen, die man gerne mit dem Arzt besprechen möchte. Dies stellt auch sicher, dass man sich später zu Hause nicht darüber ärgert, etwas nicht gefragt und mit dem Arzt besprochen zu haben, was einem eigentlich auf dem Herzen lag.

Besonders bei einem erstmaligen Arztkontakt sollte man versuchen, wichtige Unterlagen mitzubringen, die die Beurteilung erleichtern können. Dazu gehören insbesondere:

- Kopien von Arztberichten (über die Epilepsie seit deren Beginn, darüber hinaus aber auch über mögliche weitere Er-

krankungen oder Krankenhausaufenthalte),
- Kopien von EEG-Befunden,
- Kopien von Befunden bildgebender Untersuchungen des Gehirns (speziell Magnetresonanztomographie; manche Fachärzte sehen sich am liebsten zusätzlich selbst die entsprechenden Filme an),
- eine Liste der bisher eingenommenen Medikamente gegen Epilepsie (sofern möglich, in der richtigen Reihenfolge mit Angabe der Wirksamkeit und Verträglichkeit sowie der Einnahmedauer, maximalen Dosen und erreichten Blutspiegel),
- Augenzeugenberichte von Anfällen (besonders dann, wenn man selbst seine Anfälle beziehungsweise deren Beginn nicht mitbekommt).

Man muss als Betroffener keine Scheu haben, die Ärzte nach den entsprechenden Unterlagen zu fragen. Man hat als Patient ein Recht darauf, diese Kopien zu erhalten, im Zweifelsfall sogar eine vollständige und lückenlose Kopie aller Unterlagen (z. B. der kompletten Krankengeschichte). Ist man seit vielen Jahren bei demselben Haus- oder Kinderarzt, verfügt dieser meist über die genannten Unterlagen. Bei einem Arztwechsel ist es günstig, wenn man sich Kopien der bisherigen Untersuchungsberichte (entweder vom jeweiligen Facharzt oder vom Hausarzt, der diese Briefe ja jeweils erhält) aushändigen lässt oder den Arzt bittet, diese an den zukünftig zuständigen Kollegen zu schicken. Ohne Einverständnis der Betroffenen dürfen Ärzte untereinander keine Berichte austauschen.

Wenn eine EEG-Ableitung vorgesehen ist, ist es günstig, wenn man sich möglichst kurz vorher die Haare wäscht. Ist eine Blutentnahme mit Bestimmung des Blutspiegels von Antiepileptika geplant, sollte man mit dem Arzt besprechen, dass diese sinnvollerweise entweder immer frühmorgens noch vor der Einnahme der (dann um ein bis zwei Stunden verschobenen) Morgendosis oder aber im Verlauf möglichst immer etwa um dieselbe Uhrzeit (also z. B. immer am späten Vormittag vor Einnahme einer eventuellen Mittagsdosis) erfolgt. Dies erleichtert die Vergleichbarkeit und Bewertung von wiederholten Messwerten.

128. Wann kann ein Notfallausweis sinnvoll sein?

Der Nutzen von Notfallausweisen, SOS-Karten oder entsprechenden Amuletten und Anhängern für Halsketten und Armreifen wird insgesamt eher überschätzt. In der Regel sind Fremde und Passanten viel zu aufgeregt und haben auch Hemmungen, darauf zu achten, und selbst Sanitäter oder Notärzte suchen zunächst nur selten danach. Bei einer Einlieferung in eine Klinik kann ein ausführlicher Notfallausweis aber dennoch nützlich sein, und schaden können solche Informationsquellen ohnehin nicht.

Ein als besonders gekennzeichnetes Medaillon am Hals, ein spezielles Armband oder ein als Einlage zum Personalausweis getragener Notfallausweis kann besonders

Erste Hilfe beim epileptischen Anfall für den Laienhelfer!
First Aid for Laymen in case of a seizure!
Premiers secours en cas de crise d'épilepsie!

- **Ruhe bewahren / nicht überstürzt handeln**
  Stay calm / do not act hastily
  Garder son calme / Ne pas agir à la hâte
- **Gegenstände die eine Gefahr bedeuten entfernen**
  Remove objects that could be dangerous
  Eloigner tous les objecs pouvant être dangereux
- **stabile Seitenlage / freie Atemwege**
  Lateral position / clear airways
  Mettre la personne en position latérale / Libérer les voies respiratoires

Ein einzelner Anfall ist in der Regel nicht gefährlich!

Er hört meist von selbst auf. Wenn er länger als 5 Minuten dauert, den Arzt rufen.

A single seizure is usually not dangerous!
It will normally cease of ist own accord.
If it lasts for more than 5 minutes, call a doctor.

Une crise isolée n'est pas dangereuse!
Généralement elle s'arrête d'elle-même.
Si elle dure plus de 5 minutes, appeler le médecin.

© Alle Rechte vorbehalten / All rights reserved / 7 98 / 20.000 / Porschen / Stefan

INTERNATIONALER EPILEPSIE NOTFALLAUSWEIS

★

INTERNATIONAL EPILEPSY EMERGENCY CARD

★

CARTE SANITAIRE INTERNATIONALE D'URGENCE EPILEPSIE

◆Interessenvereinigung für Anfallskranke in Köln◆
◆Verein zur Hilfe Epilepsiekranker Erlangen◆

Nur zur Information des Arztes und des medizinischen Rettungspersonals
For information of the doctor and the medical rescue staff only
Réservé à l'information du médecin et des services de secours médicaux

Abb. 29: Internationaler Epilepsie-Notfallausweis.

für Menschen mit schweren und weitgehend therapieresistenten Epilepsien sinnvoll sein, die in Städten mit vielen verschiedenen Krankenhäusern leben und damit rechnen müssen, häufiger in Betreuung von unterschiedlichen Ärzten zu kommen. Andererseits sind auch sie nach oft überflüssigen Einweisungen ins Krankenhaus fast immer in der Lage, selbst Angaben über ihre Epilepsie und deren Behandlung zu machen.

Ein internationaler, dreisprachiger Notfallausweis (Deutsch, Englisch und Französisch) der Interessenvereinigung für Anfallskranke in Köln (Adresse siehe S. 397) ist in Abb. 29 dargestellt. Er kann dort gegen eine geringe Gebühr angefordert werden, auch per elektronischer Post (E-Mail) über das Internet (info@epilepsie-online.de; Internet: www.epilepsie-online.de).

129. Was sind die wichtigsten Erste-Hilfe-Maßnahmen bei epileptischen Anfällen?

Die Antwort auf diese Frage hängt in erster Linie von der Anfallsart ab, weshalb sie für die drei wichtigsten Formen gesondert erfolgt.

Generalisierte tonisch-klonische (Grand-Mal-) Anfälle

Das Wichtigste für alle Angehörigen oder sonstigen Menschen, die einen generalisierten tonisch-klonischen oder großen (Grand-Mal-) Anfall beobachten, ist, trotz aller verständlichen Aufregung und Sorge möglichst nicht in Panik zu geraten und sich besonnen zu verhalten. Wohlmeinende, aber übermäßig aufgeregte Zuschauer oder Passanten können durch unüberlegte vermeintliche Hilfestellungen sogar noch zusätzlichen Schaden anrichten. So bedrohlich ein generalisierter tonisch-klonischer Anfall auch aussieht, er ist für die Betroffenen bis auf wenige Ausnahmen nicht lebensgefährlich. Außerdem ist es praktisch unmöglich, einen Anfall zu unterbrechen, der einmal begonnen hat. Ein häufig zu Beginn eines Anfalls ausgestoßener Schrei der Betroffenen ist kein Ausdruck anfallsbedingter Schmerzen, sondern beruht auf dem Herauspressen von Luft durch die verkrampfte Luftröhre und Stimmritze.

Alle Hilfsmaßnahmen haben zum Ziel, mögliche Komplikationen und insbesondere Verletzungen zu verhindern (Tab. 61). Sofern möglich, kann man versuchen, einen im Anfall Stürzenden aufzufangen oder hinzulegen. Nur ganz zu Beginn eines Anfalls kann man bei älteren Menschen auch versuchen, noch rasch Zahnprothesen zu entfernen. Sobald die Kiefer in der so genannten tonischen Phase zusammengepresst werden, ist es dafür zu spät. Wenn man den Körper der Betroffenen aus einer Gefahrenzone wegziehen oder sonst bewegen will, sollte man am Oberkörper und nicht an den Extremitäten anfassen. Bei einem Zerren an den Armen kann es während eines Anfalls leicht zu einem Ausrenken im Schultergelenk kommen.

Oft wird immer noch versucht, den Krampfenden einen Gegenstand wie beispielsweise einen Gummikeil oder ersatzweise zum Beispiel einen Löffel zwischen die Zähne zu schieben, um einen Zungenbiss zu verhindern. Dies gelingt aber fast nie und richtet mehr Schaden an den Zähnen und andere Verletzungen an als es nutzt. In aller Regel gilt also, dass derartige Maßnahmen entgegen der Empfehlung in manchen »Doktorbüchern« unterbleiben sollten. Lediglich in seltenen Ausnahmefällen können Angehörige oder Fachleute bei genauer Kenntnis der Anfallsart (die z.B. fokal beginnen und sich erfahrungsgemäß innerhalb von Minuten zu einem generalisierten tonisch-klonischen Anfall ausweiten) ganz zu Beginn versuchen, ein geeignetes Material wie einen speziellen Hartgummikeil zwischen die Zähne zu schieben.

Früher wurde empfohlen, Menschen mit einem Anfall möglichst früh, das heißt also auch schon zu Beginn des Anfalls, zum besseren Offenhalten der Atemwege und Er-

Tab. 61: Erste-Hilfe-Maßnahmen bei generalisierten tonisch-klonischen Anfällen

Tun	Unterlassen
Ruhe bewahren (besonders in der Öffentlichkeit und bei Unruhe anderer Anwesender), auf die Uhr schauen (Anfallsbeginn?)	Unruhe, Panik und Hektik
Bei bekannten ersten Anzeichen eines Anfalls (z. B. Ankündigung der Betroffenen, starrer Blick) Hilfe beim Hinlegen auf ein Sofa, Bett oder den Boden	Versuche, einen beginnenden Anfall durch Einreden auf die Betroffenen oder Anschreien, Schütteln, Klopfen oder Vorhalten von »Riechmitteln« zu verhindern
Versuch, gefährliche Gegenstände zu entfernen ▪ z. B. kleinere Möbelstücke oder andere spitze, scharfe, harte oder heiße Gegenstände ▪ ggf. Betroffenen auch vorsichtig aus der Hand nehmen (Messer, Schere usw.) ▪ ggf. Brille abnehmen	Während eines Anfalls versuchen, die Betroffenen auf einen Stuhl zu setzen oder ins Bett zu bringen Versuche, Arme und Beine festzuhalten, die verkrampften Hände zu öffnen oder die Betroffenen wiederzubeleben
Sofern möglich, Betroffene aus Gefahrenzonen (z. B. Feuerstelle oder Treppenabsatz) wegziehen (am Rumpf bzw. Oberkörper)	Versuche, die Betroffenen an den Armen wegzuziehen (Gefahr des Ausrenkens im Schultergelenk)
Möglichst bald in stabile Seitenlage bringen; hält Atemwege frei und verhindert Laufen von Speichel und Erbrochenem in die Luftröhre und Lunge	Versuche, den Betroffenen ihre Medikamente oder etwas zum Trinken zu geben (Gefahr des Verschluckens)
Sofern vorhanden, weichen Gegenstand (z. B. Kissen, zusammengerollten Pullover o. Ä.) unter den Kopf schieben	Festhalten der Betroffenen während und insbesondere nach dem Anfall (erhöhte Verletzungsgefahr)
Kleidung lockern, um Atmung zu erleichtern ▪ z. B. Krawatte lockern ▪ Hemdkragen öffnen	Versuche, die Zähne auseinander zu halten oder Gegenstände zwischen Ober- und Unterkiefer zu schieben (Verletzungsgefahr für Zähne und Finger)
Rufen eines Arztes oder Krankenwagens, wenn mehrere Anfälle hintereinander auftreten, ohne dass die Betroffenen zwischendurch wieder zu sich kommen, der Anfall länger als zehn Minuten dauert oder Verletzungen auftreten	Bei bekannter Epilepsie und unkompliziertem Anfall stets Arzt oder Krankenwagen rufen
Bei den Betroffenen bleiben, bis der Anfall vorbei ist und sie wieder normal ansprechbar sind, wissen, wo sie sind und wohin sie wollen	Die Betroffenen während eines Anfalls alleine lassen
Nach dem Anfall Hilfe anbieten: ▪ z. B. zu einer Sitzgelegenheit bringen ▪ z. B. für Heimfahrt ▪ fragen, ob jemand angerufen werden soll ▪ fragen, ob Krankenwagen gerufen werden soll ▪ Betroffenen Anfallsablauf und -dauer schildern ▪ ggf. Name und Adresse geben	Die Betroffenen nach einem Anfall in der Nachschlafphase wecken oder sonst zu »aktivieren« versuchen bzw. ihnen sofort nach einem Anfall etwas zu trinken geben (Gefahr des Verschluckens)

leichtern des Abfließens von Speichel oder auch Erbrochenem mit Übereinanderschlagen der Beine auf eine Seite beziehungsweise Hüfte zu legen (= so genannte stabile Seitenlage mit Ausstrecken des unten liegenden Armes und Beines). Dies dient in erster Linie der Verhütung von Lungenentzündungen aufgrund von beim Einatmen in die Lunge gelangtem bakterienhaltigen Schleim oder Speiseresten (in der Fachsprache: Aspirationspneumonie). Nachdem neuere Untersuchungen zeigen konnten, dass damit offenbar die Gefahr eines – wenngleich seltenen – Ausrenkens (in der Fachsprache: Luxation) des unten liegenden Schultergelenks erhöht wird, wird die stabile Seitenlagerung jetzt erst nach Beendigung der konvulsiven Phase (siehe S. 65) empfohlen. Dies auch deswegen, weil die Atmung in der konvulsiven Phase meist ohnehin vorübergehend unterbrochen ist und auch eine vermehrte Speichelbildung in der Regel erst nach dem Anfall einsetzt.

Für die Betroffenen sind bei Wiedererlangung des Bewusstseins die um sie herumstehenden »Gaffer« oft mit das Unangenehmste an einem Anfall, der für sie häufig nichts Besonderes mehr ist. Sollten Sie als Angehöriger mit einem Betroffenen unterwegs sein oder auch als Passant zufälliger Zeuge eines Anfalls werden, können Sie den Betroffenen sehr damit helfen, wenn Sie die nutzlos Herumstehenden zum Beispiel mit der Bemerkung wegschicken, sie würden sich mit der Situation auskennen, es sei nur ein Anfall und nichts Besonderes.

Fokale Anfälle mit Bewusstseinsstörung

Das Wichtigste ist, wie bei generalisierten tonisch-klonischen Anfällen, die Ruhe und

Tab. 62: Erste-Hilfe-Maßnahmen bei fokalen Anfällen mit Bewusstseinsstörung

Tun	Unterlassen
Ruhe bewahren (besonders in der Öffentlichkeit und bei Hektik anderer Anwesender)	Unnötige Hektik
Betroffene bei Bedarf aus Gefahrenzonen leiten ▪ von Straße, heißem Herd oder Treppenhaus Versuch, gefährliche Gegenstände zu entfernen ▪ z. B. kleinere Möbelstücke oder andere spitze, scharfe, harte oder heiße Gegenstände ▪ ggf. Betroffenen auch vorsichtig aus der Hand nehmen	Festhalten der Betroffenen während und insbesondere auch nach dem Anfall
Bei den Betroffenen bleiben, bis der Anfall vorbei ist und sie wieder wissen, wo sie sind und wohin sie wollen	Die Betroffenen während eines Anfalls alleine lassen
Nach dem Anfall Hilfe anbieten: ▪ z. B. zu einer Sitzgelegenheit bringen ▪ z. B. für Heimfahrt ▪ fragen, ob jemand angerufen werden soll ▪ fragen, ob Krankenwagen gerufen werden soll	Während eines Anfalls versuchen, Betroffene auf einen Stuhl zu setzen oder ins Bett zu bringen Versuch, die Betroffenen nach einem Anfall rasch wieder zu »aktivieren«

Übersicht zu bewahren (Tab. 62). Die verwirrt erscheinenden Betroffenen verletzen sich erstaunlich selten, selbst wenn sie zum Beispiel zu Beginn eines Anfalls ein Messer in der Hand halten. Auch bei den als »Automatismen« bezeichneten, unbewusst ablaufenden Bewegungen und Handlungen passiert erstaunlich wenig.

Ein einmal begonnener Anfall kann in der Regel nicht mehr aufgehalten oder unterbrochen werden. Man kann vorsichtig versuchen, gefährliche Dinge aus der Hand zu nehmen oder die Betroffenen von Gefahrenpunkten wegzuführen. Bei Unmutsäußerungen oder Abwehrbewegungen sollte man aber rasch nachgeben, weil es sonst sehr leicht zu einem Raufen und Kampfen kommen kann (an das die Betroffenen hinterher keinerlei Erinnerung haben).

Absencen

Absencen dauern meist nur wenige Sekunden (höchstens eine halbe Minute) und sind so harmlos, dass sich Erste-Hilfe-Maßnahmen schon deswegen erübrigen. Es kommt auch praktisch nie zu verletzungsträchtigen oder gefährlichen Bewegungen, Handlungen oder Stürzen. Da die Betroffenen selbst von ihren Anfällen überhaupt nichts mitbekommen, sollte man sie hinterher darauf aufmerksam machen, dass sie einen Anfall hatten.

130. Welche Notfallmedikamente können auch Laien verabreichen?

Es gibt Situationen, in denen es für Angehörige beziehungsweise medizinische Laien sinnvoll ist, einen epileptischen Anfall möglichst rasch zu behandeln und nicht abzuwarten, bis ein Arzt eintrifft. Dies ist zum Beispiel der Fall, wenn es sich um einen besonders schweren, lang dauernden Anfall handelt oder man aus Erfahrung weiß, dass einem solchen Anfall in aller Regel weitere folgen. Unabhängig davon kann eine solche Maßnahme auch zur Beruhigung von Eltern oder Bezugspersonen beitragen.

Von manchen Wirkstoffen gibt es Zäpfchen oder so genannte Rektaltuben (Rektiolen), die in den After eingeführt werden müssen. Dies ist bei kleineren Kindern und zu Hause meist kein Problem, sieht bei älteren Betroffenen und in der Öffentlichkeit aber anders aus. Die übliche Dosierungsempfehlung für den Wirkstoff Diazepam (Handelsnamen u. a. Diazepam rectal, Stesolid oder Valium; verfügbar in Rektaltuben bzw. Rektiolen zu 5 mg und 10 mg) beträgt für Säuglinge ab dem vierten Monat 5 mg, für Kleinkinder mit einem Körpergewicht über 15 kg 10 mg, für Schulkinder 10–20 mg und für Erwachsene 20–30 mg. Der Wirkungseintritt ist meist nach zwei bis drei Minuten zu beobachten. Eine nochmalige Gabe ist bei Wirkungslosigkeit, d. h. bei Fortdauer des Anfalls oder einem erneuten Anfall nach vorübergehender Unterbrechung, frühestens nach fünf bis zehn Minuten möglich. Sofern noch nicht geschehen, muss dann auch stets der Notarzt gerufen werden.

Dem Diazepam verwandte, ähnliche Wirkstoffe aus der Gruppe der so genannten Benzodiazepine sind das Lorazepam (Handelsnamen z.B. Tavor oder Temesta [Schweiz]) oder Midazolam (Handelsname Dormicum). Von Lorazepam gibt es auch spezielle, dünne Tabletten bzw. Täfelchen, die unter die Zunge gelegt werden können (Tavor bzw. Temesta expidet): Allerdings gelangt der Wirkstoff daraus nicht rascher ins Blut als aus üblichen Tabletten. Von Midazolam gibt es Ampullen (die normalerweise vom Arzt gespritzt werden), deren Inhalt man als Laie aber einfach in den Mund oder die Nase träufeln kann. Allerdings ist die chemische Zusammensetzung der Ampullen ungünstig für den Zahnschmelz, weshalb andere, speziell für die Gabe in Mund und Nase gedachte Zubereitungen vorzuziehen sind. Leider stehen diese in den deutschsprachigen Ländern nicht zur Verfügung, weshalb sie entweder aus anderen Ländern (z.B. England) importiert oder in der Apotheke angefertigt werden müssen. Am besten ist es, wenn Sie mit Ihrem Arzt das für Sie beziehungsweise Ihr Kind optimale Notfallmedikament und dessen Dosierung besprechen und sich rezeptieren lassen. Von Zeit zu Zeit müssen Sie dann überprüfen, ob das Haltbarkeitsdatum abgelaufen ist und sich gegebenenfalls Ersatz besorgen.

131. Wann sollte nach einem Anfall ein Arzt gerufen werden?

Ob und wann nach einem Anfall ein Arzt hinzugerufen werden sollte, hängt zunächst einmal von der jeweiligen Epilepsie jedes einzelnen Betroffenen ab. Manche Anfälle wie zum Beispiel Absencen (siehe S. 68) sind harmlos, hören nach wenigen Sekunden von alleine auf und gehen in aller Regel mit keiner Verletzungsgefahr einher. Das andere Extrem ist ein motorischer (konvulsiver) Status epilepticus (siehe S. 79), der ausnahmslos möglichst rasch behandelt und in ein Krankenhaus eingewiesen werden muss (siehe nächste Frage).

Wenn ein einzelner Anfall in gewohnter Umgebung – das heißt also zu Hause, in der Schule oder in Anwesenheit von über die Epilepsie informierten Menschen – auftritt, kann man sich zunächst einmal abwartend verhalten und überprüfen, ob es sich um einen »üblichen« Anfall mit gewohntem Verlauf handelt. Wenn dies aber nicht der Fall ist, sollte ein Arzt gerufen werden. Mögliche Gründe dafür sind,

- wenn unklar ist, ob es sich um einen Anfall im Rahmen einer bekannten Epilepsie handelt oder nicht,
- wenn der Anfall ungewöhnlich lange dauert (das »Krampfen« dauert länger als fünf Minuten),
- wenn der Anfall Besorgnis erregende Besonderheiten aufweist (beispielsweise lassen sich Knochenbrüche oder andere Verletzungen nicht ausschließen),
- wenn schwere Anfälle sich im Abstand von weniger als einer Stunde wiederholen.

Auch wenn man selbst unsicher ist im Umgang mit Menschen, die einen Anfall haben, ist es im Zweifelsfall besser, einen Arzt oder Krankenwagen zu rufen als zu lange zu warten. Man kann Arzt oder Krankenwagen ja auch noch abbestellen, wenn es nach dem Anruf zu einer raschen Besserung kommt.

Viele Betroffene leiden eher darunter, wenn nach beispielsweise unterwegs auftretenden Anfällen von gut meinenden Umstehenden immer ein Arzt oder Krankenwagen gerufen wird. Sanitäter wollen meist kein Risiko eingehen und bringen die Betroffenen sicherheitshalber in ein Krankenhaus. In vielen Krankenhäusern gibt es aber keine Neurologen, weshalb man sich dort meist darauf beschränkt, die Herz-Kreislauf-Funktionen zu überprüfen, eventuell Blut für Laboruntersuchungen abzunehmen und ansonsten eine Zeit lang abzuwarten. Selbst wenn im Krankenhaus ein Kinderarzt oder Neurologe hinzugerufen wird, werden bei einer bekannten Epilepsie oft keine weiteren Untersuchungen veranlasst und die Betroffenen werden nach einigen Stunden entlassen.

132. Wann sollte eine notfallmäßige Einweisung in ein Krankenhaus erfolgen?

Eine notfallmäßige Krankenhauseinweisung ist bei einem »üblichen« Anfall bei einer bekannten Epilepsie in der Regel nicht erforderlich. Demgegenüber ist nach einem ersten, zumindest einem ersten »schweren« epileptischen Anfall – also beispielsweise einem fokalen Anfall mit Bewusstseinsstörung (siehe S. 62) oder einem generalisierten tonisch-klonischen (Grand-Mal-)Anfall (siehe S. 65 und S. 74) einschließlich einem so genannten Fieberkrampf (epileptischer Fieberanfall; siehe S. 180) – die Aufnahme in eine Kinderklinik oder Neurologische Klinik in aller Regel sinnvoll. Dies beispielsweise deshalb, damit unter stationären Bedingungen möglichst rasch alle erforderlichen Abklärungen durchgeführt werden können, um sicherzustellen, dass es sich nicht um einen symptomatischen Anfall bei einer behandlungsbedürftigen Grundkrankheit wie einem Hirntumor handelt. Unabhängig von der Frage eines ersten Anfalls oder einer bekannten Epilepsie sollte auch jeder Status epilepticus (siehe S. 79, 81) möglichst rasch in eine Spezialklinik gebracht werden.

Andere mögliche Gründe für eine Krankenhauseinweisung sind eine Unkenntnis der Umstehenden von der Epilepsie mit entsprechender Unsicherheit im Umgang bei einer länger dauernden Bewusstlosigkeit oder »Umdämmerung« der Betroffenen oder bei ungewöhnlichen Anfällen mit heftigeren, längeren, schwereren oder sonstigen ungewöhnlichen Anfallszeichen einschließlich anfallsbedingter Verletzungen.

133. Wann ist eine stationäre Untersuchung oder Behandlung erforderlich?

Eine stationäre Untersuchung und Behandlung ist bei einer Epilepsie nur ausnahmsweise beziehungsweise in bestimmten Situationen erforderlich. Fast alle Untersuchungen sind prinzipiell ambulant durchführbar und auch die meisten Entscheidungen im Rahmen der Behandlung können ohne stationäre Aufnahme getroffen werden. Es gibt aber einige Ausnahmen von dieser Regel. Letztlich gibt es kaum Menschen mit Epilepsie, die im Verlauf ihrer Erkrankung nicht mindestens einmal in einem Krankenhaus waren.

Auf die meist erfolgende Krankenhauseinweisung nach einem ersten epileptischen Anfall wurde bereits bei der letzten Frage hingewiesen. Jeder Status epilepticus (siehe S. 79, 81) ist ein medizinischer Notfall und muss so schnell wie möglich in ein Krankenhaus gebracht werden, in dem eine entsprechende fachärztliche (neurologische oder neuropädiatrische) Betreuung gewährleistet ist. Darüber hinaus kann auch bei einer chronischen, bekannten Epilepsie eine stationäre Untersuchung oder Behandlung erforderlich werden. Beispielsweise kann es sinnvoll sein, die Art der auftretenden Anfälle durch so genannte Langzeitableitungen (siehe S. 236) genauer zu erfassen, besonders dann, wenn die bisher eingesetzten Medikamente nicht zu dem erwarteten Erfolg geführt haben. Es kommt immer wieder vor, dass aufgrund der zur Verfügung stehenden Informationen unter der Annahme einer bestimmten Epilepsieform eine entsprechende Behandlung beziehungsweise Medikation begonnen wird, deren fehlendes Ansprechen sich dann bei genauerer Untersuchung dadurch erklärt, dass eben eine andere Epilepsieform oder auch nichtepileptische anstelle epileptischer Anfälle vorliegen. Auch bei eindeutiger Diagnose lassen sich manche Umstellungen einer medikamentösen Epilepsiebehandlung besser oder zumindest rascher unter »geschützten« stationären Bedingungen durchführen. Dies kann zum Beispiel für komplizierte Umstellungen von Kombinationsbehandlungen mit mehreren Medikamenten gelten.

Auch nichtmedizinische, psychologische oder soziale Aspekte können eine stationäre Behandlung erforderlich machen. In diesem Zusammenhang bieten manche Epilepsiezentren beispielsweise auch berufliche Rehabilitationsabteilungen an. Nicht zuletzt gehört zu den möglichen Gründen einer stationären Betreuung die prächirurgische Diagnostik (siehe S. 250) und natürlich auch chirurgische Therapie (siehe S. 304) einer allein durch Medikamente nicht erfolgreich behandelbaren Epilepsie. Ob im Anschluss an eine epilepsiechirurgische Operation auch eine stationäre Rehabilitationsbehandlung erforderlich ist, hängt von den jeweiligen Besonderheiten der Betroffenen ab.

134. Wann sollte eine medikamentöse Behandlung begonnen werden?

Bei vielen Erkrankungen besteht das Ziel einer meist vorübergehenden medikamentösen Behandlung darin, dem Körper bei der Abwehr gegen krank machende Einflüsse wie etwa Bakterien oder andere Krankheitserreger zu helfen. Eine mehrjährige oder sogar lebenslange Einnahme ist nicht erforderlich, weil es zu einer mehr oder weniger raschen und folgenlosen Ausheilung kommt. Leider ist dies bei den meisten Epilepsien anders. Manche hören zwar auch wieder von alleine auf, was aber meist frühestens nach einigen Jahren der Fall ist. Ein Teil der Epilepsien begleitet die Betroffenen aber lebenslang.

Viele Menschen haben eine grundlegende Abneigung gegen eine länger dauernde Einnahme von Medikamenten, weil sie zum Beispiel befürchten, dass Organe wie Leber oder Niere dadurch geschädigt werden. Erfreulicherweise sind die heute zur Verfügung stehenden Medikamente insgesamt gesehen zwar sehr gut verträglich, dennoch müssen solche Sorgen ernst genommen werden. Ärzte und Betroffene sowie bei Kindern auch deren Eltern sollten sich in aller Ruhe über die Gründe unterhalten, die für und gegen eine medikamentöse Behandlung sprechen. Worin besteht die Gefahr einer Nichtbehandlung beziehungsweise wie hoch ist die Wahrscheinlichkeit weiterer Anfälle und einer dadurch möglichen Schädigung? Wie wirksam ist eine in Betracht gezogene Behandlung, und welche Nebenwirkungen sind möglich? Erst wenn alle Beteiligten vom Sinn überzeugt sind, kann eine medikamentöse Behandlung Erfolg versprechend durchgeführt werden. Das erforderliche sorgfältige Abwägen von Nutzen und Risiken kann auch bildlich verdeutlicht werden (Abb. 30).

Das Ziel einer medikamentösen Behandlung besteht darin, durch andere Maßnahmen nicht besser beherrschbare und schädliche oder sogar gefährliche epileptische Anfälle zu kontrollieren, ohne dass es durch die Medikamente zu einer nennenswerten Beeinträchtigung der Betroffenen kommt. Ein Schweizer Kollege hat dies einmal so formuliert: »Mit einem Minimum an Medikamenten ein Maximum an Anfallsfreiheit sowie ein Optimum an Lebensqualität erreichen«. Niemand hat etwas davon, wenn er zwar anfallsfrei ist, aber wegen schwerer Nebenwirkungen wie ausgeprägter Müdigkeit oder Doppelbilder keiner normalen Tätigkeit mehr nachgehen kann. Eine unüberlegt rasche Einleitung und Durchführung einer medikamentösen Behandlung ist ebenso falsch wie eine unüberlegte Ablehnung.

Hat man sich zu einer Behandlung entschlossen, sollte aus den zur Verfügung stehenden Medikamenten dasjenige ausgewählt werden, von dem bekannt ist, dass es bei der jeweiligen Anfallsform am besten wirkt und verträglich ist (siehe auch Abb. 32 und 33, S. 276 und 278). Oft spielen bei dieser Auswahl auch noch andere Fragen wie etwa das Alter der Betroffenen oder ihr Geschlecht eine Rolle. So gelten etwa für Frauen im gebärfähigen Alter oder

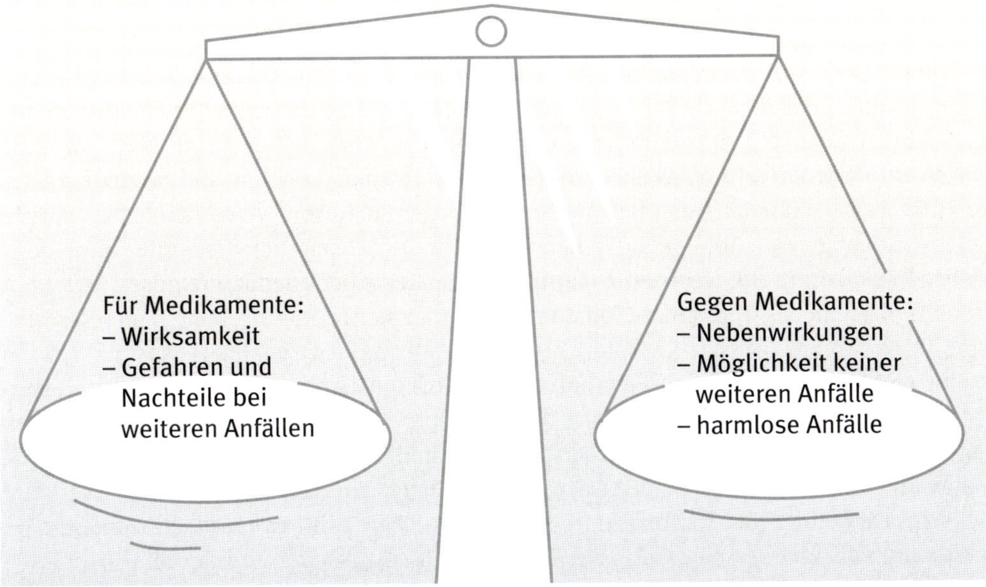

Abb. 30: Waage als Symbol für die Bewertung von Vor- und Nachteilen einer Behandlung mit Medikamenten.

in der Schwangerschaft für manche Wirkstoffe besondere Empfehlungen. Im Wesentlichen richtet sich die Auswahl des Medikamentes aber nach der Art der Anfälle, wobei alle generalisierten Anfälle und alle fokalen Anfälle mehr oder weniger gleich behandelt werden. Es kann hier nicht auf alle Besonderheiten der Auswahl des richtigen Medikamentes eingegangen werden. Viele Kinderärzte und Neurologen haben im Verlauf der Jahre mit bestimmten Medikamenten ihre eigenen guten oder schlechten Erfahrungen gesammelt, von denen sie sich leiten lassen.

Bei idiopathischen Epilepsien mit primär generalisierten Anfällen (siehe S. 96) werden bevorzugt Valproat/Valproinsäure (Handelsnamen z. B. Convulex, Ergenyl, Orfiril) und von den neuen Medikamenten mit gewissen Einschränkungen Lamotrigin (z. B. Lamictal) sowie Topiramat (Topamax) eingesetzt, bei Absencen (siehe S. 68) auch Ethosuximid (z. B. Petnidan, Suxinutin). Auch Levetiracetam ist bei primär generalisierten Anfällen wirksam, hat aber bislang keine entsprechende Zulassung. Benzodiazepine wie etwa Clonazepam (z. B. Rivotril) oder Nitrazepam (z. B. Mogadan) werden wegen ihrer Nebenwirkungen immer weniger verwendet.

Bei fokalen Anfällen ohne und mit Bewusstseinsstörung (siehe S. 58 bzw. 62) galt Carbamazepin (Handelsnamen z. B. Tegretal oder Timonil; in der Schweiz Tegretol) über viele Jahre als Mittel der ersten Wahl, daneben konnten Phenytoin (z. B. Phenhydan) und bei gegebener Verträglichkeit auch Phenobarbital (Luminal) oder Primidon (z.B. Mylepsinum) eingesetzt werden. Während diese Medikamente bei primär generalisierten Anfällen meist unwirksam sind oder sogar deren Auftreten begünstigen, wirkt Valproat/Valproinsäure auch gegen fokale und sekundär generalisierte Anfälle. Von den neueren Antiepileptika haben bisher Gabapentin (z.B. Neurontin), Lamotrigin (z.B. Lamictal), Topiramat (Topamax) und Oxcarbazepin (Timox, Trileptal) eine Zulassung auch zur alleinigen Behandlung (Monotherapie), während Levetiracetam (Keppra), Pregabalin (Lyrica) und Tiagabin (Gabitril) zumindest bislang nur zusätzlich bei Versagen einer Behandlung mit den Standardmedikamenten eingesetzt werden. Felbamat (Taloxa) hat darüber hinaus nur ein begrenztes Anwendungsgebiet im Rahmen des so genannten Lennox-Gastaut-Syndroms (siehe S. 111). Bei Vigabatrin (Sabril) besteht wegen einer besonders guten Wirksamkeit bei dem so genannten West-Syndrom von Kleinkindern (siehe S. 108) insofern eine besondere Situation, als bei Kleinkindern mit diesem Epilepsiesyndrom eine Monotherapie möglich ist, bei Erwachsenen aber nur eine Behandlung als Zusatzmittel bei Versagen aller anderen infrage kommenden Medikamente. Aufgrund einer bei gleicher Wirksamkeit teilweise besseren Verträglichkeit setzen viele Ärzte heute bevorzugt neuere Antiepileptika ein.

Eine noch immer zu wenig beachtete Grundregel der medikamentösen Epilepsiebehandlung besteht darin, dass jedes Medikament sorgfältig ausdosiert werden muss, bevor wegen einer damit nachgewiesenen nicht ausreichenden Wirkung auf ein anderes umgestellt oder ein zweites hinzugegeben werden soll. Nach wie vor erfolgt häufiger schon bei niedrigen oder mittleren Dosen eines zunächst ausgewählten Mittels, das ohne oder ohne nennenswerte Nebenwirkungen vertragen wird, eine Umstellung auf ein anderes Mittel oder dessen Zugabe. Dies ist jedoch aus mehreren Gründen ungünstig. Am wichtigsten ist dabei, dass der falsche Eindruck entstehen kann, dieses Mittel sei nicht ausreichend wirksam. Nach einigen weiteren Versuchen kann es rasch geschehen, dass alle Medikamente »durchprobiert« wurden und entweder zu Kombinationen geraten wird oder eine so genannte Therapieresistenz gegenüber Medikamenten angenommen wird. Die Dosis eines Medikamentes muss bei gegebener Verträglichkeit und weiterbestehenden Anfällen in angemessenen Schritten so lange erhöht werden, bis entweder eine Anfallsfreiheit erreicht wird oder nicht zumutbare Nebenwirkungen auftreten.

Unter der Behandlung sollten regelmäßige Kontrolluntersuchungen erfolgen. Wie oft außer dem Hausarzt ein Facharzt oder sogar eine Spezialsprechstunde eines Krankenhauses aufgesucht werden sollte, ist von den Besonderheiten jeder einzelnen Epilepsie abhängig.

135. Was sind die Grundlagen und Mechanismen der Wirkung von Medikamenten gegen Anfälle?

Bei Medikamenten gegen Anfälle oder Antiepileptika unterscheidet man wie bei allen anderen Medikamenten zwei Wirkungsarten:

1. Als spezifische Wirkung wird die Wirkung am Erfolgsorgan, bei Epilepsien dem Gehirn, verstanden. Sie besteht letztlich in einer Art Dämpfung übererregbarer Nervenzellen, die durch überschießende Entladungen Anfälle verursachen. Es kommt im Wesentlichen zu einer Stabilisierung der Nervenzellmembranen. Worin genau die spezifische Wirkung der Antiepileptika im Gehirn besteht, ist für die meisten Medikamente noch unbekannt (Tab. 63). Man weiß letztlich nur, dass sie anfallshemmend wirken, und hat teilweise auch einzelne Aspekte ihres Wirkungsmechanismus klären können. Sehr viele Fragen sind aber noch immer unklar und bedürfen der weiteren Forschung.
2. Die so genannte systemische Wirkung beruht auf der Aufnahme und Verteilung des Medikamentes im ganzen Körper einschließlich seiner Verarbeitung und Ausscheidung durch verschiedene Stoffwechselvorgänge. Bei der systemischen Wirkung ist deren Kenntnis unter anderem für die richtige Dosierung wichtig.

Tab. 63: Hauptsächliche, bislang bekannte Wirkungsmechanismen von Antiepileptika

- Spannungsabhängige (d. h. von der Tätigkeit der Nervenzellen abhängige) Hemmung des Natriumeinwärtsstroms (siehe S. 42; gilt für sehr viele Medikamente)
- Im Wesentlichen dadurch bedingte verminderte Freisetzung des erregenden Neurotransmitters Glutamat (siehe S. 46; gilt für sehr viele Medikamente)
- Hemmung einer bestimmten Form von Kalziumeinwärtsströmen in Nervenzellen (siehe S. 42; gilt z. B. für Ethosuximid und – für eine andere Stromform – für Levetiracetam)
- Verstärkung der Wirkung des wichtigsten hemmenden Neurotransmitters Gamma(γ)-Aminobuttersäure (GABA; siehe S. 46; gilt insbesondere für Tiagabin und Vigabatrin)
- Bindung an bestimmte postsynaptische Rezeptoren (siehe S. 45) oder sonstige Stellen

136. Was ist die Pharmazeutik, Pharmakokinetik und Pharmakodynamik von Medikamenten?

Unter der so genannten Pharmazeutik versteht man die Arzneimittellehre, die die Herstellung der Wirkstoffe und ihre verschiedenen Zubereitungs- und Darreichungsformen beinhaltet. Medikamente werden in sehr aufwändigen Vorgängen industriell hergestellt, bei der Zubereitung werden neben den eigentlichen Wirksubstanzen verschiedene andere Stoffe zugesetzt, die zum Beispiel für das Herstellen haltbarer Tabletten erforderlich sind. Diese Stoffe haben zwar nichts mit den erwünschten Wirkungen von Medikamenten zu tun, können aber durchaus einmal für Nebenwirkungen verantwortlich sein (u. a. auch Farb- oder Geschmacksstoffe).

Unter der so genannten Pharmakokinetik versteht man zusammenfassend die Vorgänge, die das Verhalten eines Medikaments im Körper betreffen. Hier sind mehrere Prozesse von Bedeutung, die von der so genannten Resorption oder Aufnahme aus dem Magen-Darm-Kanal über die so genannte Distribution oder Verteilung im Körper und die so genannte Metabolisierung oder Verstoffwechslung bis hin zur so genannten Clearance, Elimination oder Ausscheidung reichen (Abb. 31). Pharmakokinetische Veränderungen können durch Bestimmungen der Blutspiegel überprüft werden (siehe auch S. 241).

Durch den Mund eingenommene Medikamente werden aus dem Magen-Darm-Kanal in den Blutkreislauf aufgenommen (resorbiert). Dieser Vorgang ist bereits recht störanfällig, und Erkrankungen wie etwa Durchfall oder veränderte Ess- und Trinkgewohnheiten können die Aufnahme eines Medikamentes ungünstig beeinflussen. Nach erfolgter Aufnahme aus dem Darm in

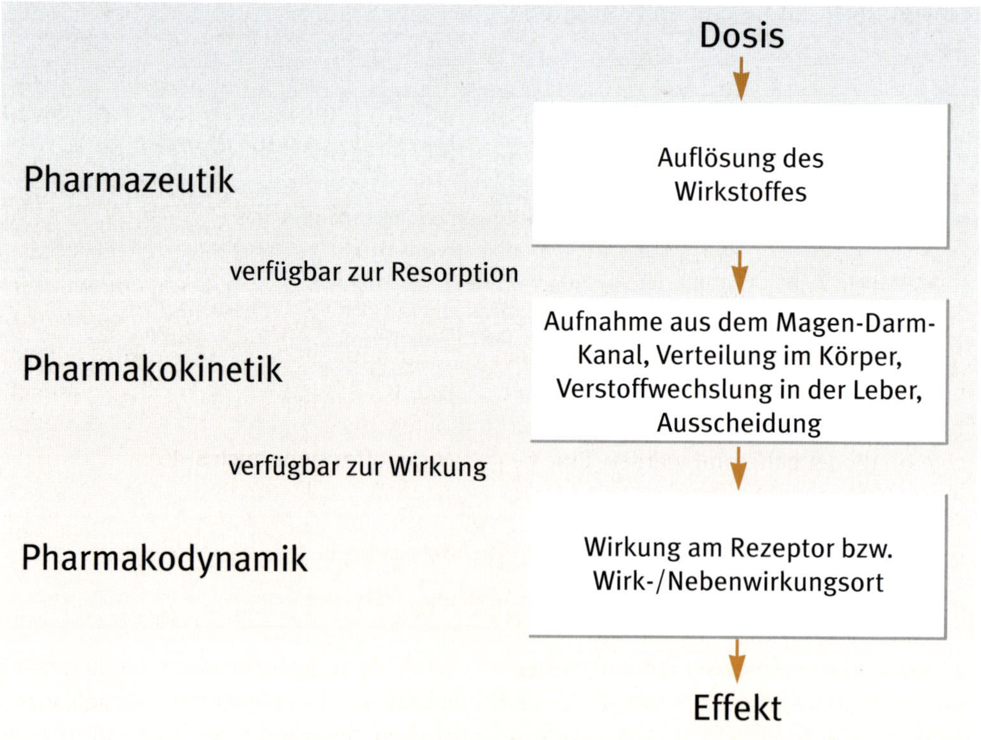

Abb. 31: Schematische Darstellung der wichtigsten pharmakokinetischen Vorgänge.

das Blut wird das Medikament im ganzen Körper verteilt. Dazu sind die meisten Antiepileptika in unterschiedlichem Ausmaß an Eiweißkörper gebunden. Nur der nicht eiweißgebundene, so genannte freie Anteil kann aber aus dem Blut in das Gehirn und andere Gewebe eindringen und dort seine gewünschte Wirkung entfalten. Unter anderem können Änderungen in der Zusammensetzung des Blutes bei verschiedenen Erkrankungen und gleichzeitig eingenommenen anderen Medikamenten die Eiweißbindung von Antiepileptika verändern und so ihre Wirkung beeinträchtigen.

Schließlich werden die meisten Antiepileptika im Körper auch durch Vorgänge in der Leber – einer Art chemischer Fabrik des Körpers – umgewandelt, und nur wenige werden unverändert mit dem Urin oder Stuhlgang ausgeschieden. Diese Stoffwechselvorgänge werden als Metabolisierung und Biotransformation bezeichnet und führen dazu, dass von den meisten Antiepileptika in der Leber Stoffwechselprodukte oder Metaboliten entstehen, die zum Teil wie das ursprüngliche Medikament selbst ebenfalls pharmakologisch aktiv und antiepileptisch wirksam sein können. Die entsprechenden Vorgänge in der Leber können durch verschiedene Einflüsse beschleunigt oder gehemmt werden. Eine beschleunigte Metabolisierung führt zu rascherem Abbau und Ausscheidung mit entsprechend geringerer Konzentration und Wirkung im Körper, während es bei einer Hemmung der Metabolisierung zu einem langsameren Medikamentenabbau mit längerem Verbleib und höherer Konzentration kommt, unter Umständen sogar zu so hoch ansteigenden Medikamentenkonzentrationen, dass Überdosierungserscheinungen auftreten. Unter anderem können andere Medikamente die Metabolisierung von Antiepileptika beeinflussen.

Die Ausscheidung von Antiepileptika erfolgt überwiegend über die Nieren mit dem Urin. Dieser Vorgang ist zwar gleichmäßiger und weniger störanfällig als die Verstoffwechslung in der Leber, bei schweren Nierenerkrankungen oder auch durch andere Medikamente ist aber auch eine Beeinflussung der Ausscheidung von Antiepileptika über die Niere möglich.

Unter der so genannten Pharmakodynamik werden schließlich diejenigen Vorgänge bezeichnet, die das Medikament im Körper in Gang setzt. Diese Vorgänge werden von Antiepileptika an den Nervenzellen vermittelt, teilweise an speziellen Bindungsstellen (Rezeptoren) für die jeweiligen Wirkstoffe (siehe auch S. 46).

137. Was sind die wichtigsten Medikamente gegen Anfälle?

In der Tabelle 64 sind die wichtigsten zurzeit in Deutschland, Österreich und der Schweiz erhältlichen Medikamente zur Epilepsiebehandlung einschließlich der üblichen Abkürzungen zusammengestellt. Es gibt noch einige weitere Mittel, die aber nur sehr selten zum Einsatz kommen und deswegen hier nicht berücksichtigt wurden.

Tab. 64: Die wichtigsten Epilepsie-Medikamente in Deutschland, Österreich und der Schweiz mit den so genannten generischen, international üblichen Bezeichnungen und den jeweiligen Handelsnamen (Stand: 2004)

Generischer Name (Wirkstoff)	Handelsname(n) (teilweise z. B.) Deutschland	Österreich	Schweiz
Acetazolamid (AZM)	Diamox	Diamox	Diamox
Carbamazepin (CBZ)	Carba AbZ Carba von ct Carbabeta carbadura Carbaflux Carbagamma Carbamazepin 1A pharma Carbamazepin AL Carbamazepin-biomo Carbamazepin neuraxpharm Carbamazepin ratiopharm Carbamazepin RPh Carbamazepin Sandoz Carbamazepin STADA Carbium espa-lepsin Finlepsin Fokalepsin Sirtal Tegretal Timonil	Neurotop Tegretol	Tegretol Timonil
Clobazam (CLB)	Frisium	Frisium	Urbanyl
Clonazepam (CZP)	Antelepsin Rivotril	Rivotril	Rivotril
Diazepam (DZP)	Diazep AbZ diazep von ct Diazepam Desitin Diazepam-Lipuro Diazepam-ratiopharm Diazepam Sandoz Diazepam STADA Faustan Lamra Stesolid Valiquid Valium Valocordin	Gewacalm Psychopax Stesolid Umbrium Valium	Paceum Psychopax Stesolid Valium

Fortsetzung Tabelle 64

Generischer Name (Wirkstoff)	Handelsname(n) (teilweise z. B.) Deutschland	Österreich	Schweiz
Ethosuximid (ESM)	Petnidan Suxilep Suxinutin	Petinimid Simatin Suxinutin	Petinimid Suxinutin
Felbamat (FBM)	Taloxa	Taloxa	Taloxa
Gabapentin (GBP)	gabapentin-biomo Gabapentin Hexal Gapapentin-ratiopharm Neurontin	Neurontin	Neurontin
Kaliumbromid (KBR)	DIBRO-BE mono		
Lamotrigin (LTG)	Lamictal	Lamictal	Lamictal
Levetiracetam (LEV)	Keppra	Keppra	Keppra
Lorazepam (LZP)	duralozam Laubeel Lorazepam-neuraxphram Lorazepam-ratiopharm Somagerol Tavor Tolid	Temesta	Temesta
Mesuximid (MSM)	Petinutin	Petinutin	Petinutin
Midazolam (MDZ)	Dormicum Midazulam Curamed Midazolam curasan Midazolam Hexal Midazolam-ratiopharm	Dormicum	Dormicum
Oxcarbazepin (OXC)	Timox Trileptal	Trileptal	Trileptal
Phenobarbital (PB)	Luminaletten Luminal	Aphenylbarbit	Luminal
Phenytoin (PHT)	Phenhydan Phenytoin AWD Phenytoin-Gerot	Epilan-D-Gerot Phenhydan	Epilantin Phenhydan
Pregabalin	Lyrica	Lyrica	Lyrica
Primidon (PRM)	Liskantin Mylepsinum Primidon Holsten Resimatil	Cyral Lepsiral	Mysoline Mysoline

Fortsetzung Tabelle 64

Generischer Name (Wirkstoff)	Handelsname(n) (teilweise z. B.) Deutschland	Österreich	Schweiz
Sultiam (STM)	Ospolot	Ospolot	
Tetracosactid (ACTH)	Synacthen		
Tiagabin (TGB)	Gabitril	Gabitril	Gabitril
Topiramat (TPM)	Topamax	Topamax	Topamax
Valproat/ Valproinsäure (VPA)	Convulex Convulsofin Ergenyl espa-valept Leptilan Orfiril Valpro beta Valpro TAD Valproat-neuraxpharm Valproat RPh Valproat Sandoz valprodura Valproflux valproinsäure von ct Valproinsäure-ratiopharm Valprolept	Convulex Depakine Leptilanil	Convulex Depakine Orfiril
Vigabatrin (VGB)	Sabril	Sabril	Sabril
(Zonisamid [ZNS]	Zonegran [eine baldige Zulassung ist zu erwarten])		

138. Was sind Originalpräparate, und was ist von so genannten Generika zu halten?

Als Originalpräparate werden die Handelsnamen eines Medikaments beziehungsweise eines Wirkstoffs von derjenigen Firma bezeichnet, die es in einem Land erstmals entwickelt oder zur Zulassung gebracht hat. Weil kleinere Firmen die mit der Entwicklung, Zulassung beziehungsweise Registrierung und Vermarktung eines Medikaments verbundenen Kosten inzwischen kaum noch aufbringen können, handelt es sich dabei überwiegend um große und oft multinationale Konzerne.

Als Generika oder »Nachahmerpräparate« werden nach Ablauf einer gesetzlichen Schutzfrist auf den Markt gebrachte Medikamente mit dem gleichen Wirkstoff und der gleichen Dosierung, aber einem meist niedrigeren Preis bezeichnet. Obwohl der Wirkstoff derselbe wie in den Originalpräparaten ist, unterscheidet sich die Zusammensetzung und Aufbereitung der Tabletten, Kapseln oder sonstigen Zubereitungen, was zu Unterschieden bei der Pharmakokinetik (siehe S. 269) und damit auch bei der Wirksamkeit und Verträglichkeit führen kann. Der niedrigere Preis der Generika hat seinen Grund in erster Linie darin, dass keine hohen Entwicklungskosten anfallen. Voraussetzung einer Zulassung von Generika ist der Nachweis, dass ihre so genannte Bioverfügbarkeit in einem Bereich von 80 bis 120 Prozent des entsprechenden Originalpräparates liegt. Nachweise der Wirksamkeit und Verträglichkeit werden von den Generika im Gegensatz zu den Originalpräparaten nicht gefordert, weil diese ja bereits vorliegen.

Die weitaus meisten Generika sind qualitativ unbedenklich und können nicht zuletzt unter Kostengesichtspunkten zumindest bei Neueinstellungen problemlos eingesetzt werden. Manche Hersteller von Originalpräparaten stellen übrigens den Wirkstoff gleichzeitig auch für Generika zur Verfügung, die dann unter einem anderen Handelsnamen verkauft werden. Eine Umstellung von einem Originalpräparat auf ein Generikum (und auch umgekehrt) kann allerdings zu Problemen sowohl hinsichtlich vermehrter Anfälle als auch vermehrter Nebenwirkungen führen und sollte bei Anfallsfreiheit in der Regel unterbleiben. In jedem Fall ist der verschreibende Arzt verpflichtet, bei einer geplanten Umstellung über diese Risiken zu informieren.

139. Wie werden die wichtigsten Medikamente zur Epilepsiebehandlung eingesetzt?

Alle Medikamente haben Vor- und Nachteile beziehungsweise Stärken und Schwächen. Es gibt kein ideales Medikament zur Behandlung aller Epilepsien, und ein Mittel, das für viele Menschen sehr gut sein kann, kann bei anderen unwirksam sein oder schwere Nebenwirkungen haben. Um so erfreulicher ist es, dass viele Jahre nach Einführung von Valproat/Valproinsäure als letztem der »bewährten« Antiepileptika seit Beginn der 90er-Jahre eine Vielzahl neuer Mittel auf den Markt gekommen ist, die die medikamentösen Behandlungsmöglichkeiten der Epilepsien erheblich erweitert und verbessert haben (Tab. 65). Das bedeutet aber nicht, dass die bewährten (»alten«) Mittel ihren Stellenwert verloren hätten. Nach wie vor und wahrscheinlich auch noch auf absehbare Zeit können etwa drei Viertel aller Menschen mit einer Epilepsie erfolgreich mit den beiden bewährten Wirkstoffen Carbamazepin und Valproat/Valproinsäure behandelt werden, wobei Carbamazepin in der Regel bei fokalen Anfällen und Valproat bei generalisierten Anfällen bevorzugt wird. Zu den möglichen Einsatzgebieten der bewährten sowie in den letzten Jahren eingeführten neuen Antiepileptika bei den verschiedenen Anfallsformen siehe Abbildung 32 und 33. Wie daraus zu ersehen ist, wirken sowohl von den bewährten als auch von den neuen Antiepileptika ein Großteil eigentlich nur bei fokalen oder fokal eingeleiteten generalisierten tonisch-klonischen (Grand-Mal-) Anfällen, während Valproat/Valproinsäure und Lamotrigin, mit gewissen Einschränkungen auch Topiramat und möglicherweise Levetiracetam, bei allen oder zumindest fast allen Anfallsformen wirksam sind und insofern in Analogie zu Antibiotika als »Breitspektrum«- oder »Breitband«-Antiepileptika bezeichnet werden können.

Fast alle Antiepileptika sollten zu Beginn einer Behandlung langsam ein- und aufdosiert werden; besonders wichtig ist dies bei Primidon, Lamotrigin (speziell in Kombination mit Valproat/Valproinsäure) und Topiramat. Auch bei den anderen Medikamenten ist eine langsame Steigerung der Tagesdosis alle ein bis zwei Wochen aber fast immer vorteilhaft. Wenn ein »Sofortschutz« erforderlich ist, kann dieser zum Beispiel durch die vorübergehende Einnahme von Clobazam (Handelsname Frisium, in der Schweiz Urbanyl; z. B. morgens 5 und abends 10 mg) erreicht werden, eine weitere Möglichkeit besteht in der vorübergehenden zusätzlichen Einnahme des rasch wirksamen und innerhalb von wenigen Tagen aufdosierbaren Levetiracetams.

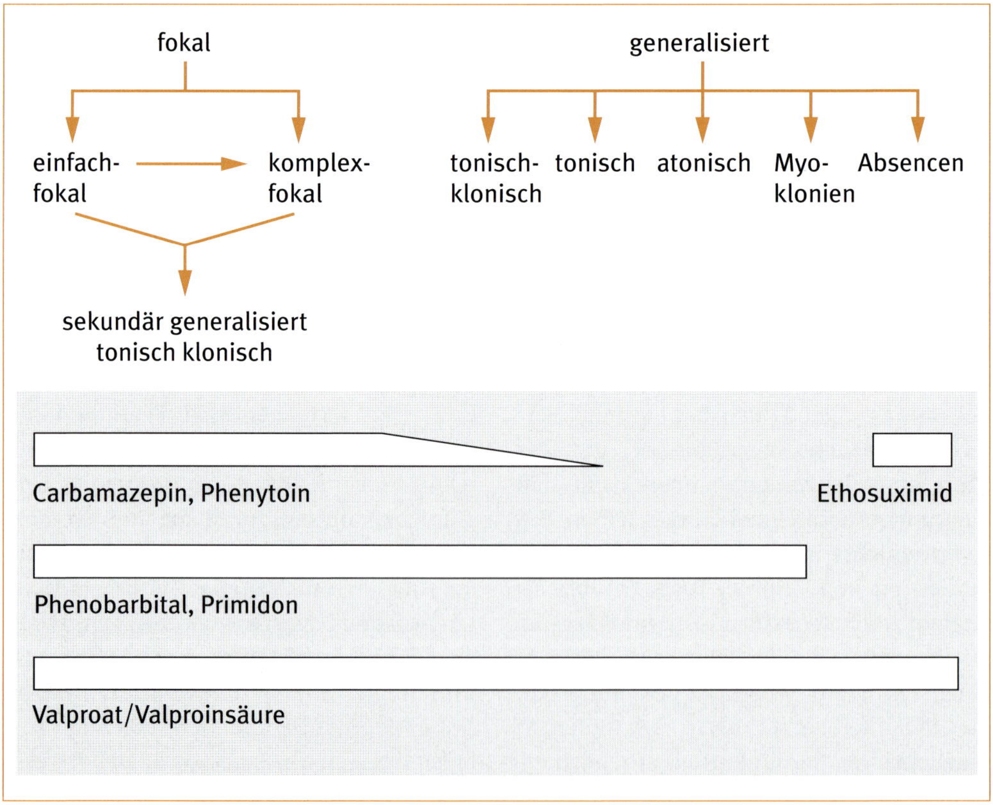

Abb. 32: Wirksamkeit der bewährten (»alten«) Antiepileptika bei den verschiedenen Anfallsformen.

Tab. 65: Einführung neuer Antiepileptika in Deutschland, Österreich und der Schweiz

Wirkstoff (Handelsname)	Deutschland	Österreich	Schweiz
Vigabatrin (Sabril)	1991	1991	1993
Lamotrigin (z B. Lamictal)	1993	1995	1995
Gabapentin (z. B. Gabapentin)	1995	1995	1995
Felbamat (Taloxa)	1995	1996	1997
Tiagabin (Gabitril)	1997	1997	1997
Topiramat (Topamax)	1998	1998	1998
Oxcarbazepin (Timox, Trileptal)	2000	1996	1996
Levetiracetam (Keppra)	2000	2000	2000
Pregabalin (Lyrica)	2004	2004	2005
Zonisamid (Zonegran)	?	?	?

140. Was sind die häufigsten Nebenwirkungen der wichtigsten Medikamente zur Epilepsiebehandlung?

Alle wirksamen Medikamente haben auch unerwünschte Wirkungen oder kurz Nebenwirkungen. Dies beruht zum größten Teil darauf, dass sie neben ihrer erwünschten spezifischen Wirkung aufgrund ihrer Verteilung im ganzen Körper auch eine Vielzahl nicht erwünschter systemischer Wirkungen haben (siehe auch S. 278). Die in einer amerikanischen Erhebung bei über 800 Menschen mit Epilepsie als schwer wiegend eingestuften Nebenwirkungen sind – unabhängig von der Art und Dosierung bei der jeweiligen Behandlung – aus Tabelle 66 ersichtlich.

Es würde den Rahmen dieses Buches sprengen, im Einzelnen auf die Nebenwirkungen der verschiedenen Antiepileptika einzugehen. Wer sich diesbezüglich über sein Medikament genauer informieren möchte, kann dazu in den so genannten Beipackzetteln oder Patienteninformationen nachlesen, die jeder Arzneimittelpackung beiliegen. Allerdings sollte man sich durch oft lange Listen von beschriebenen möglichen Nebenwirkungen nicht allzu sehr verunsichern lassen. Die Herstellerfirmen sind nämlich auch ohne Nachweis eines eindeutigen Zusammenhangs verpflichtet, alle beobachteten Erscheinungen beziehungsweise möglichen Nebenwirkungen ab einer gewissen, sehr niedrigen Häufigkeit in diese Texte aufzunehmen. Bei diesen Angaben wird zwischen

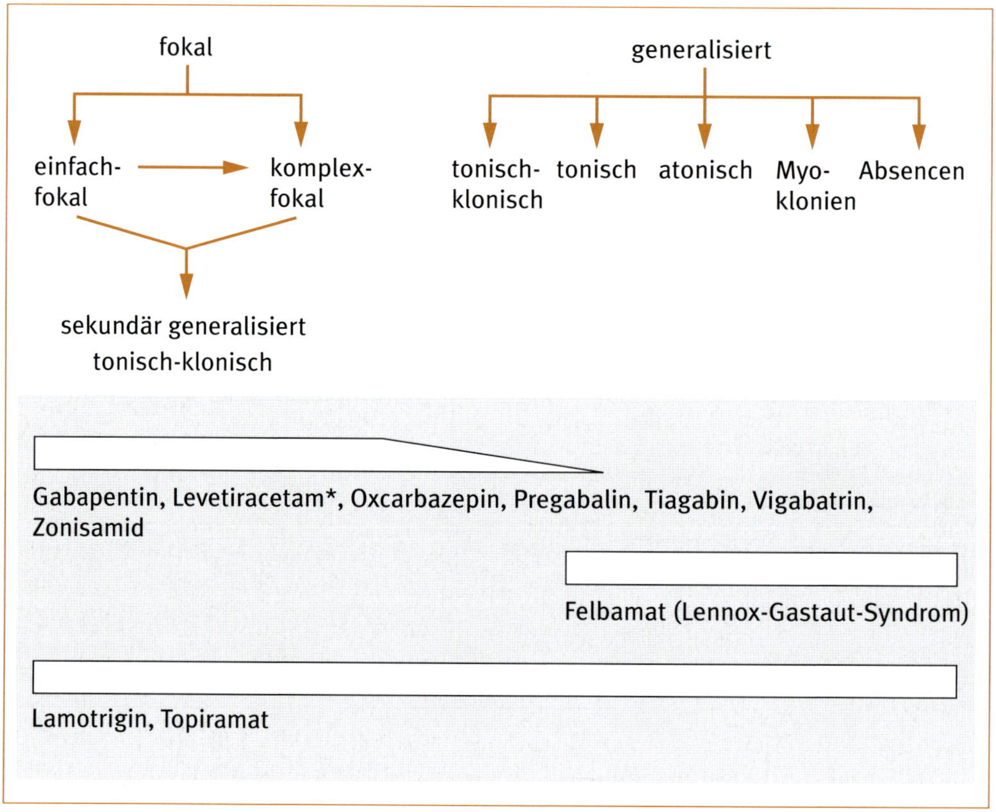

Abb. 33: Wirksamkeit der »neuen« Antiepileptika bei den verschiedenen Anfallsformen (* Levetiracetam ist bisher nur für fokale Anfälle zugelassen).

sehr häufig (bei über 10 Prozent), häufig (bei zwischen 1 und 10 Prozent), gelegentlich (0,1 bis 1 Prozent) und selten (weniger als 0,1 Prozent) unterschieden, was ebenfalls einen Anhaltspunkt zum möglichen Risiko geben kann.

Neben möglichen Nebenwirkungen am Nervensystem wie zum Beispiel einer vermehrten Müdigkeit, Schwindel oder Doppelbildern sind Nebenwirkungen an der Haut mit am häufigsten. Rund fünf Prozent aller mit Antiepileptika behandelten Menschen reagieren innerhalb von ein bis zwei Wochen nach Behandlungsbeginn mit einem Hautausschlag, der dem bei einer Masernerkrankung sehr ähnlich ist. Es handelt sich dabei meist um leicht erhabene rote Flecken in der Größe von kleinen Geldmünzen. Nach einem Absetzen oder einer Dosisverringerung des Medikamentes verschwindet der Ausschlag rasch wieder, und schwer wiegende, zum Beispiel mit einer Blasenbildung einhergehende Nebenwirkungen an der Haut sind selten. Allerdings sollte man nur ausnahmsweise selbst die Diagnose einer Hautallergie stellen; auch Menschen mit Epilepsie können an Masern

Tab. 66: Häufig genannte schwer wiegende Nebenwirkungen von Antiepileptika

Art der Nebenwirkung	Häufigkeit
Verminderung der allgemeinen »Energie«	40 %
Verminderung von Schulleistungen	38 %
Sorgen im Hinblick auf das Bekommen eigener Kinder	35 %
Verminderung der Lebensqualität	32 %
Gedächtnisstörungen	32 %
Konzentrationsstörungen	32 %
Denkstörungen	28 %
Gefühlsmäßiges und geistiges Wohlbefinden	27 %
Koordinations- und Gleichgewichtsstörungen	25 %
Einschränkung der Fahrtauglichkeit	23 %
Beeinträchtigung der Sexualität	19 %
Beeinträchtigung der Leistungsfähigkeit am Arbeitsplatz	12 %

erkranken, und zahlreiche andere Hauterkrankungen können ähnlich aussehen.

In der Regel wird vom Hautarzt zur Sicherung eines Zusammenhangs mit einem Medikament eine Allergietestung durchgeführt. Diese beinhaltet meist einen so genannten Epikutantest und manchmal auch einen so genannten Lymphozytentransformationstest. Beim Epikutantest wird das verdächtige Medikament zermörsert und danach unter einem Pflaster für zwei Tage auf die Haut aufgetragen. Nach Entfernung des Pflasters und nochmals am darauf folgenden Tag wird beurteilt, ob es infolge einer Allergie zu einer Rötung, Erhabenheit oder Blaschenbildung gekommen ist. Beim Lymphozytentransformationstest wird eine Blutprobe in einem Reagenzglas mit dem verdächtigen Medikament vermischt und überprüft, ob es zu einer Vermehrung der Lymphozyten kommt.

Hat man den Verdacht, dass irgendwelche Störungen auf die Einnahme von Medikamenten zurückzuführen sein könnten, sollte man dies in jedem Fall mit seinem behandelnden Arzt besprechen. Manche Nebenwirkungen treten auch nur zu Beginn der Einnahme eines Medikamentes auf und bilden sich dann innerhalb von wenigen Wochen vollständig oder zumindest teilweise zurück, ohne dass die Einnahme beendet wird. Ein plötzliches Absetzen von Medikamenten wegen Nebenwirkungen sollte nur in Absprache mit dem Arzt erfolgen, weil es ansonsten zu Entzugsanfällen bis hin zu einem lebensgefährlichen Status epilepticus (siehe S. 79, 81) kommen kann.

In Tabelle 67 sind die wichtigsten Nebenwirkungen von Antiepileptika alphabetisch und mit einer Zuordnung der am häufigsten beteiligten Wirkstoffe zusammengestellt.

Tab. 67: Mögliche Nebenwirkungen (in alphabetischer Reihenfolge) von Antiepileptika

Nebenwirkung	Medikamente, bei denen dies häufiger möglich ist
Akne	besonders Kaliumbromid
Blutbildveränderungen	besonders Carbamazepin, Felbamat, Phenytoin, Primidon, Valproat/Valproinsäure
Brechreiz, Erbrechen	besonders Felbamat, Sukzinimide und Valproat/Valproinsäure
Doppelbilder	praktisch alle Antiepileptika
Fehlbildung (ungeborenes Kind)	von den bewährten Antiepileptika besonders für Valproat/Valproinsäure bekannt; für die neueren Antiepileptika meist noch keine verlässliche Aussage möglich
Gangunsicherheit	praktisch alle Antiepileptika
Gesichtsfeldausfälle	Vigabatrin
Gewichtsabnahme	Felbamat, Topiramat
Gewichtszunahme	Gabapentin, Valproat/Valproinsäure, weniger auch Carbamazepin
Gleichgewichtsstörungen	praktisch alle Medikamente
Haarausfall	Valproat/Valproinsäure
Hautausschlag, Juckreiz	besonders Carbamazepin, Kaliumbromid und Lamotrigin, daneben auch Oxcarbazepin, Phenobarbital, Primidon und Phenytoin
Knochenschädigung	Carbamazepin, Phenobarbital, Phenytoin, Primidon, Valproat/Valproinsäure
Konzentrationsstörungen	praktisch alle Antiepileptika
Kopfschmerzen	praktisch alle Antiepileptika, besonders bei Carbamazepin und Oxcarbazepin
Kribbelgefühle, z. B. in Armen und Beinen (»Ameisenlaufen«)	Topiramat

Fortsetzung Tabelle 67

Nebenwirkung	Medikamente, bei denen dies häufiger möglich ist
Leberschäden	Carbamazepin, Felbamat, Valproat/Valproinsäure
Lymphknotenschwellung	besonders Phenytoin, aber auch Carbamazepin
Müdigkeit	alle Antiepileptika (Felbamat und Lamotrigin weniger oder nicht; Primidon und Phenobarbital besonders)
Nierensteine	Topiramat, Zonisamid
psychische Störungen (u. a. Reizbarkeit)	besonders Ethosuximid, Gabapentin, Mesuximid, Phenobarbital, Primidon, Tiagabin, Topiramat, Vigabatrin
Schläfrigkeit	praktisch alle Antiepileptika
Schlaflosigkeit	besonders Felbamat und Lamotrigin
Schluckauf	besonders Ethosuximid
Schwindel	praktisch alle Antiepileptika
Sprachstörungen	besonders Sultiam und Topiramat
Vergröberung der Gesichtszüge	besonders Phenytoin
vermindertes Schwitzen	Topiramat, Zonisamid
Zahnfleischwucherung	Phenytoin
Zittern (Tremor)	besonders Valproat/Valproinsäure

141. Worin bestehen Vorteile »neuer« im Vergleich zu »alten« Antiepileptika?

Die wichtigsten Vorteile der meisten der seit Beginn der 90er-Jahre des letzten Jahrhunderts bislang eingeführten neun neuen Antiepileptika bestehen in einer verbesserten Pharmakokinetik (siehe S. 269) und in einer verbesserten Verträglichkeit. Die verbesserte Pharmakokinetik zeigt sich daran, dass sie keine oder nur vergleichsweise geringe Auswirkungen auf die Leber haben, entsprechend nicht oder nur schwach verstoffwechselt und vorwiegend über die Nieren ausgeschieden werden. Die verbesserte Verträglichkeit zeigt sich insbesondere an schwächeren oder fehlenden sedierenden Nebenwirkungen und – soweit bislang bekannt – für einige Wirkstoffe wie zum Beispiel Lamotrigin auch an einem im Vergleich zu Valproat bzw. Valproinsäure geringeren Risiko kindlicher Fehlbildungen bei Einnahme in der Schwangerschaft.

Grundsätzlich muss man sich auch vergegenwärtigen, dass neue Antiepileptika naturgemäß hinsichtlich möglicher Langzeitnebenwirkungen und seltener, aber schwer wiegender Nebenwirkungen noch mit Vorsicht zu beurteilen sind. So hat die Einführung der neuen Antiepileptika auch gezeigt, dass manchmal vorschnell von einer guten Verträglichkeit ausgegangen wurde. Bei Vigabatrin (Sabril) hat es nach der Zulassung noch viele Jahre gedauert, bis das Risiko von dauerhaften Gesichtsfeldausfällen bei etwa 30 bis 40 Prozent der Behandelten erkannt wurde und bei Felbamat (Taloxa) zeigte sich ebenfalls erst nach der Zulassung, dass ein vergleichsweise hohes Risiko schwerer Schädigungen der Blutbildung oder der Leber besteht.

Es muss auch betont werden, dass sich im Hinblick auf die antiepileptische Wirksamkeit noch für kein neues Antiepileptikum im Vergleich zu älteren oder bewährten Substanzen wie Carbamazepin oder Valproat bzw. Valproinsäre Vorteile gezeigt haben. Bei gleicher Wirksamkeit wird man sich also umso mehr an der Verträglichkeit orientieren. Insgesamt haben die neuen Antiepileptika vermehrt dazu beigetragen, dass man individuellen Besonderheiten und Bedürfnissen von Menschen mit Epilepsie besser gerecht werden kann. Manche von ihnen bieten Vorteile, die dazu führen sollten, sie älteren Antiepileptika zumindest in bestimmten Situationen vorzuziehen.

Ist eine Epilepsie gut eingestellt, und das Antiepileptikum wird bei Nebenwirkungsfreiheit gut vertragen, sollte man mit Umstellungen sehr zurückhaltend sein, auch wenn es sich um ein älteres Medikament handelt.

142. Wann sind Kontrollen des Blutbilds und anderer Laborwerte erforderlich?

Ob und wie häufig Kontrollen des Blutbilds (der Art und Zahl von roten und weißen Blutkörperchen) und anderer Laborwerte wie der so genannten Leberwerte, Nierenwerte oder Elektrolyte erforderlich sind, hängt nicht nur von dem zur Epilepsiebehandlung eingesetzten Medikament ab, sondern auch davon, wie alt man ist, ob noch andere Krankheiten bestehen beziehungsweise Medikamente eingenommen werden und ob es Hinweise auf unabhängig von der Epilepsie bestehende Funktionsstörungen oder Krankheiten von Organen gibt. So werden manche neue Antiepileptika (zum Beispiel Gabapentin und Levetiracetam) im Körper nicht verstoffwechselt und von der Niere unverändert ausgeschieden. Dies bedeutet, dass kein Einfluss auf das blutbildende System oder die Leber zu erwarten ist und an Laborkontrollen allenfalls die Nierenwerte von Interesse sind. Im Gegensatz dazu werden die meisten alten Antiepileptika in der Leber von Enzymen abgebaut, die auch für den körpereigenen Stoffwechsel verantwortlich sind, was zum Beispiel Rückwirkungen auf Sexual- und Schilddrüsenhormone oder Vitamine haben kann.

Nach einem ersten Anfall oder zu Beginn einer Epilepsie können Laboruntersuchungen wichtige Hinweise zu möglichen Ursachen oder Auslösern von Anfällen und zur Differenzialdiagnose liefern. Die infrage kommenden Untersuchungen richten sich nach der individuellen Vorgeschichte einschließlich Vorerkrankungen beziehungsweise nach bereits bestehenden Beschwerden und medikamentösen Behandlungen, der Anfallshäufigkeit und den Lebensgewohnheiten der Betroffenen. Grundsätzlich sind in einer solchen Situation häufiger solche Laboruntersuchungen sinnvoll, die später – nach Einleitung einer Behandlung mit Antiepileptika – auch Gelegenheit bieten, Einflüsse der antiepileptischen Medikation unter Verträglichkeitsgesichtspunkten zu überprüfen. Dies gilt insbesondere für die folgenden Laboruntersuchungen:

- das bereits erwähnte Blutbild (einschließlich Differenzialblutbild und Thrombozyten),
- die so genannten Leberwerte, zu denen die Transaminasen, die alkalische Phosphatase sowie die Gamma(γ)-Glutamyltransferase (kurz Gamma[γ]-GT) zählen,
- den so genannten Gerinnungsstatus (besonders unter Valproat/Valproinsäure),
- Gesamteiweiß und Elektrophorese,
- das Bilirubin (einen Gallenfarbstoff),
- die so genannten Nierenwerte wie Harnstoff, Harnsäure, Kreatinin und bei Bedarf Kreatininclearance,
- Elektrolyte wie Natrium, Kalium und Chlorid (siehe auch S. 42).

In besonderen Situationen sollte zusätzlich an mögliche Stoffwechselstörungen (besonders bei Kleinkindern mit anderweitig nicht zu erklärenden Anfällen), toxikologische Untersuchungen (z. B. bei Verdacht auf Alkohol- oder sonstigen Drogenmissbrauch) oder entzündliche Erkrankungen mit Beteiligung des Gehirns gedacht werden. Letzteres ist zum Beispiel bei Hinweisen auf eine Hirnhaut- oder Gehirnentzündung (= Meningitis bzw. Enzephalitis) der Fall; dann ist auch Lumbalpunktion erforderlich (siehe S. 249). Zur Unterscheidung von generalisierten tonisch-klonischen (Grand-Mal-)Anfällen von nichtepileptischen Anfällen oder Synkopen können Bestimmungen der Creatinkinase (CK) oder des Prolaktins (eines von der Hypophyse oder Hirnanhangsdrüse ausgeschütteten Hormons) nützlich sein.

Unter einer Dauerbehandlung mit Antiepileptika empfehlen Fachleute insbesondere in einer frühen Behandlungsphase und im Kindesalter unter Einnahme von Valproat eine engmaschigere Überprüfung der Verträglichkeit anhand von verschiedenen Laborparametern einschließlich der Blutgerinnung. Kürzere Abstände für Laborkontrollen nach Behandlungsbeginn und längere Intervalle unter stabiler Dauertherapie tragen der unterschiedlichen Wahrscheinlichkeit für das Auftreten laborchemisch erkennbarer Verträglichkeitsprobleme Rechnung, sind aber keine Garantie dafür, Nebenwirkungen zwischen den Kontrolluntersuchungen vermeiden zu können.

Bedauerlicherweise treten gerade schwere und unter Umständen sogar lebensbedrohliche Nebenwirkungen von Antiepileptika manchmal so rasch auf, dass eine Früherkennung selbst durch wöchentliche Laborkontrollen nicht gewährleistet werden kann. Bald nach der Einführung des neuen Antiepileptikums Felbamat stellte sich heraus, dass darunter gehäuft so genannte aplastische Anämien und schwere Leberschäden auftreten können. Zumindest der Beginn aplastischer Anämien kann unter Umständen durch regelmäßige Blutbildkontrollen vor entsprechenden klinischen Symptomen erkannt werden. Für fast alle anderen durch Laborkontrollen erkennbaren Komplikationen durch Antiepileptika gilt hingegen, dass die typischen klinischen Symptome zusammen mit den Veränderungen der Laborwerte auftreten, eindeutig erkennbar und damit auch rechtzeitig behandelbar sind. Laboruntersuchungen haben dann nur noch bestätigenden Charakter.

Die meisten Neurologen oder Pädiater führen die entsprechenden Laborkontrollen sicherheitshalber zumindest in größeren Abständen – zum Beispiel einmal jährlich – entweder selbst durch oder bitten den Hausarzt darum. Es ist auch wichtig, dass es eine Reihe von grenzwertigen oder auch leicht außerhalb des üblichen Normalbereichs liegende Laborwerte gibt, die dennoch in der Regel kein Grund für eine Änderung der antiepileptischen Medikation sind. Wichtigstes Beispiel ist die so genannte Gamma(γ)-Glutamyltransferase (kurz Gamma[γ]-GT). Die Werte für dieses Leberenzym sind nämlich unter Einnahme von so genannten enzyminduzierenden Antiepileptika (Carbamazepin, Phenobarbital, Phenytoin, Primidon, schwächer auch Oxcarbazepin; siehe auch S. 286) durch deren Abbau in der Leber häufig erhöht, ohne dass dies Zeichen einer pathologischen Leberschädigung ist, solange die anderen Leberwerte normal sind. Leider gibt es immer wieder Betroffene, die darüber berichten, dass ihnen der Haus- oder sogar Facharzt einen unangemessenen Alkoholkonsum unterstellt, nur weil die Gamma-GT erhöht ist und sie offenbar nicht wissen oder daran denken, dass dies allein durch die Einnahme des Antiepileptikums ausreichend erklärt ist.

143. Was ist eine Monotherapie, und was ist eine Kombinationstherapie?

Eine Monotherapie ist eine medikamentöse Behandlung mit nur einem Medikament, und eine Kombinationstherapie ist eine gleichzeitige Behandlung mit mehreren Medikamenten. Kombinationsbehandlungen können in einer Zweifachkombination (Zweier- oder Bitherapie), Dreifach- oder sogar in einer noch darüber hinausgehenden Mehrfachkombination bestehen. Bei mehreren Medikamenten (meist ab 3) wird auch von einer Polytherapie (poly = griechisch: viel) gesprochen. Es gibt zwar Epilepsien, die mit einem Medikament alleine nicht erfolgreich behandelt werden können; dies ist aber die Ausnahme, weshalb – wann immer möglich – eine Monotherapie angestrebt werden sollte. In Tabelle 68 sind die Vor- und Nachteile einer Monotherapie und Kombinationstherapie zusammengestellt.

Ein Problem einer Behandlung mit mehreren Antiepileptika kann darin bestehen, dass sich diese sowohl in ihrer Wirksamkeit und auch in ihren Nebenwirkungen gegenseitig beeinflussen können. Darauf wird im nächsten Abschnitt noch ausführlicher eingegangen. Von manchen Ärzten wird nach einem vermeintlichen Versagen einer Monotherapie zu rasch eine Zweiertherapie und bei weiteren Anfällen eine Dreiertherapie eingeleitet, ohne dass das erste (und auch zweite) Medikament wirklich »ausgereizt« wurde. Eine Monotherapie ist bei mindestens zwei Drittel aller Menschen mit Epilepsie möglich (Abb. 34). Auf der anderen Seite gibt es schwer behandelbare Epilepsien, die eine Kombinationsbehandlung benötigen. Für diese Menschen stehen auch die in den letzten Jahren entwickelten neuen Medikamente zur Verfügung, die bis auf Gabapentin, Lamotrigin, Oxcarbazepin und Topiramat bislang ohnehin nur eine

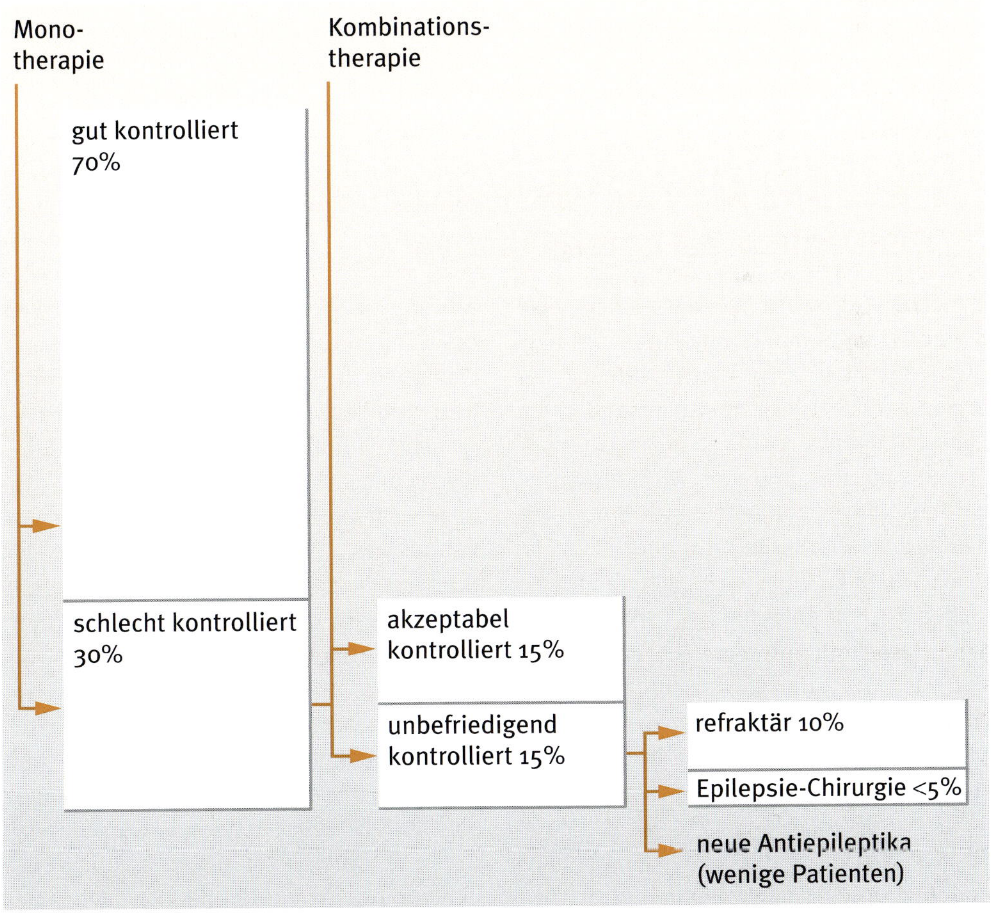

Abb. 34: Erfolgsaussichten einer Monotherapie bei bislang unbehandelten Epilepsien (nach Mattson).

Tab. 68: Vor und Nachteile einer Monotherapie und Kombinationstherapie

	Vorteile	Nachteile
Monotherapie	klare Zuordnung von Wirkungen und Nebenwirkungen	manchmal nicht ausreichende Wirksamkeit
Kombinationstherapie	manchmal überlegene Wirksamkeit	oft erhöhtes Risiko von Nebenwirkungen erschwerte Zuordnung von Wirkungen und Nebenwirkungen erhöhtes Risiko von Wechselwirkungen

Zulassung als Kombinationstherapie haben. Man sollte aber nicht vergessen, dass es auch eine ganze Reihe bewährter und Erfolg versprechender Kombinationen von »alten« Antiepileptika gibt.

144. Was sind wichtige Wechselwirkungen der Antiepileptika untereinander?

Antiepileptika werden meist über viele Jahre oder sogar Jahrzehnte eingenommen. Dies erfolgt bei fast allen Betroffenen zumindest vorübergehend und besonders im höheren Lebensalter meist sogar dauerhaft gemeinsam mit anderen Medikamenten und bei schwer behandelbaren Epilepsien häufiger als Kombination mehrerer Wirkstoffe. Durch Wechselwirkungen der Medikamente untereinander (in der Fachsprache: Interaktionen) kann es sowohl zu Veränderungen der erwünschten und unerwünschten Wirkungen der Antiepileptika als auch derjenigen anderer Pharmaka kommen.

Bei der überwiegenden Zahl der medikamentösen Interaktionen handelt es sich um pharmakokinetische Interaktionen (Tab. 69), die zu Veränderungen des Blutspiegels führen. Sie beruhen bei den etablierten bzw. »alten« Wirkstoffen meist auf einer Anregung (in der Fachsprache: Induktion) beziehungsweise Hemmung (in der Fachsprache: Inhibition) der für die Verstoffwechslung zuständigen Leberenzyme, daneben auf Wechselwirkungen bei der Aufnahme aus dem Magen-Darm-Kanal, der Bindung an Transporteiweiße im Blut, der Verteilung in den verschiedenen Organen oder der Ausscheidung über die Niere.

So wirken die »alten« Wirkstoffe Carbamazepin, Phenobarbital, Phenytoin und Primidon in der Leber relativ stark anregend auf die Leberenzyme, was dazu führt, dass der Blutspiegel anderer, gleichzeitig eingenommener Antiepileptika mehr oder weniger deutlich niedriger ist, als man bei alleiniger Einnahme erwarten würde.

Tab. 69: Pharmakokinetische Interaktionen von Antiepileptika untereinander

Zugabe von	Effekt auf ... (vorbestehendes Antiepileptikum)														
	CBZ	ESM	FBM	GBP	LTG	LEV	MSM	OXC	PB	PHT	PRM	TGB	TPM	VPA	VGB
Carbamazepin	↓	↓	**↓**	(↑)/0	**↓**	(↓)		↓/0	(↑)/↓	↑/↓	↓ (PB ↑)	**↓**	**↓**	**↓**	0
Ethosuximid	0/(↓)	0			0	0			↑	(↑)/0	(PB ↑)/0	0	0	**↓**/0	
Felbamat	↓ (E ↑)		0		0	0		0	**↑**	**↑**	PB↑			**↑**	↑/0
Gabapentin	0	0	↑/0	0	0	0			0	(↑)/0	0	0	0	0	
Lamotrigin	↓ (E↑/0)	0		↑/0	(↓)	0			0	0	0			0/↓	0
Levetiracetam	0	0		0	0	0			0	0	0	0	0	0	0
Mesuximid	↓/**↓**				**↓**		0		↑	↑	PB ↑			**↓**	
Oxcarbazepin	0/(↓)				↓/**↓**			0	↑/0	↑/0	0			0/↓	
Phenobarbital	**↓** (E ↑)	↓	↓/0	(↓)/0	**↓**	(↓)	↑	↓/0	(↓)	↑/↓	↓ (PB ↑)	**↓**	**↓**	**↓**	0
Phenytoin	**↓** (E ↑)	↓/↑	**↓**	(↓)/0	**↓**	(↓)	↑	↓/0	**↑**	(↑)	↓ (PB ↑)	**↓**	**↓**	**↓**	0
Primidon	**↓** (E ↑)	↓	**↓**	(↓)/0	**↓**	(↓)			↑/0	↑/↓	(↓)	**↓**	**↓**	**↓**	0
Tiagabin	0			0		0			0	0	0	0		(↓)/0	
Topiramat	0	0		0	(↑)	0			0	**↑**	0		0	**↓**	
Valproat	(↑)/↓ (E **↑**)	↑/↓	↑	(↓)/0	**↑**	(↑)		0	**↑**	↑/↓ (fA ↑)	↑/↓ (PB ↑)	0	↓/0	↓	0
Vigabatrin	↑/0	0	0		0	0			0/↓	↓	0/↓			0	0

CBZ = Carbamazepin; ESM = Ethosuximid; FBM = Felbamat; GBP = Gabapentin; LTG = Lamotrigin; LEV = Levetiracetam; MSM = Me(tho)suximid; OXC = Oxcarbazepin; PB = Phenobarbital; PHT = Phenytoin; PRM = Primidon; TGB = Tiagabin; VPA = Valproinsäure; VGB = Vigabatrin; ZNS = Zonisamid

0	keine Beeinflussung der Serumkonzentration
0/(↑) bzw. 0/(↓)	sowohl keine Beeinflussung als auch leichte Erhöhung bzw. Erniedrigung möglich
0/↑ bzw. 0/↓	sowohl keine Beeinflussung als auch Erhöhung bzw. Erniedrigung möglich
(↑) bzw. (↓)	leichte Erhöhung bzw. Senkung der Serumkonzentration
↑ bzw. ↓	mittelmäßige Erhöhung bzw. Senkung der Serumkonzentration
↑/↓	sowohl Erhöhung als auch Senkung der Serumkonzentration möglich
↑ bzw. **↓**	starke Erhöhung bzw. Senkung der Serumkonzentration
INI	Initialen von anderen Medikamenten (Nicht-Antiepileptika)
XXX ↑ oder XXX ↓	Erhöhung bzw. Senkung der Serumkonzentration anderer Medikamente
E bei CBZ	CBZ-Epoxid
fA	freier Anteil
OXC	Oxcarbazepin; Serumkonzentration bezieht sich auf den Metaboliten Hydroxymethylcarbamazepin
TOX	toxische Symptome ohne Änderung der Serumkonzentration

Demgegenüber wirkt Valproat/Valproinsäure hemmend auf die Leberenzyme, wodurch der Blutspiegel anderer, gleichzeitig eingenommener Antiepileptika höher sein kann als bei einer Einnahme ohne Valproat/Valproinsäure.

Einige der »neuen« Antiepileptika haben überhaupt keinen Einfluss auf die Leberenzyme (Gabapentin, Levetiracetam und Vigabatrin). Dies bedeutet, dass bei einer gleichzeitigen Einnahme mit anderen Antiepileptika keine Veränderungen der Blutspiegel zu erwarten sind. Die meisten anderen Wirkstoffe haben selbst keinen Einfluss auf die Leberenzyme, ihr Blutspiegel kann aber durch andere Medikamente beeinflusst werden (Lamotrigin, Tiagabin). Schließlich gibt es einige neue Wirkstoffe (Felbamat, Oxcarbazepin und Topiramat), deren Einfluss im Vergleich zu den »alten« Wirkstoffen zwar deutlich schwächer ist, die allerdings gleichzeitig auf den Stoffwechsel mancher anderer Medikamente anregend und auf denjenigen anderer hemmend wirken können.

145. Was sind wichtige Wechselwirkungen der Antiepileptika mit anderen Medikamenten?

Es gibt Hunderte von Wechselwirkungen zwischen Antiepileptika und anderen Medikamenten, denen ganze Bücher gewidmet sind und die nicht kurz zusammengefasst werden können. Die meisten dieser Wechselwirkungen sind aber mehr oder weniger unbedeutend, und nur bei wenigen kann es zu ernsthaften Problemen kommen. Antiepileptika können bei gleichzeitiger Einnahme untereinander zu einer gegenseitigen Wirkungsabschwächung oder auch Wirkungsverstärkung führen, je nachdem, ob eines der Mittel den Stoffwechsel des anderen beschleunigt oder hemmt (siehe auch S. 286). So kommt es nach Zugabe der so genannten enzyminduzierenden (den Abbau von Medikamenten in der Leber beschleunigenden) Medikamenten untereinander zu einer Wirkungsabschwächung. Bei diesen Medikamenten handelt es sich um Carbamazepin, Phenobarbital, Phenytoin und Primidon sowie mit Einschränkungen auch Oxcarbazepin.

Valproat, Felbamat und Lamotrigin sind Beispiele für so genannte Enzymhemmer, weshalb es bei ihrer Zugabe zu anderen Medikamenten zu einem Ansteigen der Blutspiegel und damit auch der Wirkung und Nebenwirkungen bis hin zu Überdosierungserscheinungen kommen kann. Die anderen neuen Antiepileptika sind zwar selbst nicht enzyminduzierend, können aber durch deren Zugabe in ihrer Wirkung abgeschwächt werden. Dies gilt zum Beispiel für Tiagabin und Topiramat. Vigabatrin und Gabapentin haben als einzige Antiepileptika den Vorteil, dass sie von der Leber nicht verstoffwechselt und unverändert mit dem Urin ausgeschieden werden. Insofern besteht für diese Mittel auch kein nennenswertes Risiko von Wechselwirkungen.

Beispiele für wichtige Wechselwirkungen von Antiepileptika mit anderen Medikamenten sind für fast alle Medikamenten-

Tab. 70: Einige Wechselwirkungen von Antibiotika mit Antiepileptika

Antibiotikum	Handelsname (D)	Wechselwirkung mit Antiepileptika
Clarithromycin	z. B. Klacid	erhöhte Spiegel von PHT, u.U. auch CBZ
Doxycylin	z. B. Vibramycin	erniedrigte Spiegel (mit Gefahr eines Wirkungsverlustes durch CBZ, PB, PHT, PRM)
Erythromycin	z. B. Paediathrocin	erhöhte Spiegel von CBZ und VPA, PB senkt Spiegel von Erythromycin mit der Gefahr eines Wirkungsverlustes
Fluconazol	z. B. Diflucan	erhöhte Spiegel von PHT
Isoniazid	z. B. Isozid	erhöhte Spiegel von CBZ, ESM, PB, PHT, PRM, VPA
Ketoconazol	z. B. Nizoral	erhöhte Spiegel von CBZ
Miconazol	z. B. Daktar	erhöhte Spiegel von CBZ und PB
Trimethoprim	z. B. Uretrim	erhöhte Spiegel von PHT

CBZ = Carbamazepin, ESM = Ethosuximid, PHT = Phenytoin, PB = Phenobarbital, PRM = Primidon, VPA = Valproat

gruppen bekannt, so für die Antibabypille (siehe dazu auch S. 338), Antibiotika, Herz-Kreislaufmittel, Medikamente zur Beeinflussung der Blutgerinnung oder Psychopharmaka. Die Wirkung der Antibabypille kann beispielsweise durch alle enzyminduzierenden Antiepileptika aufgehoben werden, weshalb es trotz zuverlässiger Einnahme zu ungewollten Schwangerschaften kommen kann. Bei Antibiotika ist bei einer gleichzeitigen Einnahme sowohl ein Wirkungsverlust mancher Antibiotika als auch eine Überdosierung mancher Antiepileptika möglich, und Gleiches gilt auch für manche Psychopharmaka. Wie bei den Nebenwirkungen der Medikamente kann man sich auch zur Frage möglicher Wechselwirkungen anhand der so genannten Beipackzettel oder Patienteninformationen in jeder Packung orientieren.

Einige wichtige Wechselwirkungen von Antiepileptika mit Antibiotika sind in Tabelle 70 zusammengestellt. »Erhöhte Spiegel« bedeutet dabei, dass es bei einer gleichzeitigen Einnahme der jeweiligen Antibiotika mit den angegebenen Antiepileptika in der Regel zu einem erhöhten Blutspiegel (siehe S. 241) kommt, was besonders bei höheren Dosen und speziell bei Phenytoin (PHT) oft mit vermehrten und unter Umständen gefährlichen Nebenwirkungen einhergeht. Bei entsprechender Überwachung ist eine gleichzeitige Einnahme auf der anderen Seite aber gegebenenfalls möglich.

Einige in der Regel problemlos einzunehmende Schmerzmittel sind in Tabelle 71 zusammengefasst, wobei auf Besonderheiten einzelner Antiepileptika hingewiesen wird.

Tab. 71: Meist unproblematische Schmerzmittel für Menschen mit Epilepsie

Wirkstoff	Handelsname (D; z. B.)	Kommentar
Acetylsalicylsäure	z. B. ASS, Aspirin	Vorsicht bei höheren Dosen unter PHT, TGB und VPA
Ibuprofen	z. B. Dolgit, ratioDolor	Vorsicht bei PHT
Mefenaminsäure	z. B. Parkemed, Ponalar	Vorsicht bei PHT und VPA
Paracetamol	z. B. ben-u-ron, Enelfa	Vorsicht bei LTG
Phenylbutazon	z. B. Ambene, exrheudon	Vorsicht bei PHT

LTG = Lamotrigin, PHT = Phenytoin, TGB = Tiagabin, VPA = Valproat

146. Warum kann man die Medikamente nicht nach Bedarf einnehmen?

Es wäre natürlich schön, wenn man Medikamente gegen epileptische Anfälle nur nach Bedarf beziehungsweise bei drohenden Anfällen einnehmen müsste. Gegen diese im Prinzip ausgezeichnete Idee spricht aber derzeit noch die Tatsache, dass die meisten Anfälle für die Betroffenen ohne Vorboten beziehungsweise »aus heiterem Himmel« auftreten und der Bedarf für eine Medikamenteneinnahme deshalb nicht erkennbar ist. Ein weiteres wichtiges Argument gegen diesen Ansatz ist, dass es viel zu lange dauert, bis der Wirkstoff eines Medikaments nach der Einnahme durch den Mund über den Magen und Darm in die Blutbahn und von dort in das Gehirn kommt, um einen sich ankündigenden Anfall verhindern zu können. Zur Sicherstellung einer dauerhaften und verlässlichen antiepileptischen Wirkung ist es daher erforderlich, dass immer eine gewisse Konzentration des Wirkstoffs in dem für die Entstehung der epileptischen Anfälle verantwortlichen Gewebe des Gehirns vorhanden ist.

Es gibt aber durchaus einige Situationen, bei denen man über eine bedarfsorientierte Medikamenteneinnahme nachdenken kann:

- Bei einer so genannten katamenialen Epilepsie, bei der es bei Frauen zu einer Anfallshäufung in Abhängigkeit von ihrer Periode kommt (siehe S. 192), kann es sinnvoll sein, die Dosierung der Antiepileptika vorübergehend zu erhöhen oder auch zusätzliche Medikamente einzunehmen.
- Bei vorhersehbaren, außergewöhnlichen Stressphasen kann ebenfalls überlegt werden, die Dosis von Antiepileptika vorübergehend zu erhöhen, zumindest wenn ein entsprechender Spielraum besteht beziehungsweise das entsprechende Medikament noch nicht bis zur maximalen Wirksamkeit und Verträglichkeit ausdosiert wurde.
- Eine weitere derartige Situation sind besondere Ereignisse oder Tage, an denen die Betroffenen möglichst sicher sein

wollen, dass sie zumindest während dieser Zeit anfallsfrei sind. Dies können zum Beispiel Prüfungen sein, daneben auch Fest- oder Feiertage oder sonstige wichtige Daten. Durch die vorübergehende zusätzliche Einnahme von Benzodiazepinen wie Clobazam (in Deutschland und Österreich = Frisium, in der Schweiz = Urbanyl) oder Lorazepam (in Deutschland und Österreich = Tavor, in der Schweiz = Temesta) kann ziemlich sichergestellt werden, dass zumindest vorübergehend ein deutlich verringertes Anfallsrisiko besteht. Allerdings wirken diese Medikamente nur vorübergehend und allen Beteiligten muss bewusst sein, dass es nach ihrem Absetzen in den darauf folgenden Tagen zu einer Anfallshäufung kommen kann.

Abschließend sei erwähnt, dass es in Zukunft vielleicht tatsächlich einmal möglich sein wird, Antiepileptika mehr dem Bedarf entsprechend einzunehmen oder wirken zu lassen als dies heute der Fall ist. So hat sich gezeigt, dass drohende Anfälle sich mit sehr komplizierten Computerprogrammen im EEG schon viele Minuten vorher erkennen lassen, lange bevor die Betroffenen etwas merken oder sich in üblichen EEG-Ableitungen epilepsietypische Veränderungen finden. Wenn es technisch machbar wäre, mit eingepflanzten Elektroden gewissermaßen ein Dauer-EEG abzuleiten und bei entsprechenden Anzeichen zum Beispiel über Pumpen und Schläuche im Gehirn an den gefährdeten Stellen vermehrt Antiepileptika auszuschütten, wäre dies natürlich sehr elegant. Eine weitere Möglichkeit bestünde darin, Medikamente zu entwickeln, die als zunächst unwirksame Vorstufe eingenommen werden und im Gehirn erst bei epileptischer Aktivität durch die damit einhergehenden chemischen Veränderungen aktiviert werden.

147. Was kann man tun, um das Vergessen der Einnahme von Medikamenten zu verhindern?

Neben den Patienten sollten – bei älteren Jugendlichen und Erwachsenen selbstverständlich nur mit deren Zustimmung – auch Angehörige sowie gegebenenfalls Betreuer über eine neu aufgetretene Epilepsie und damit im Zusammenhang stehende Fragen informiert werden. Dabei hat sich bewährt, wenn der behandelnde Arzt eine tabellarische Zusammenstellung mit der empfohlenen Einnahme der verordneten Medikamente einschließlich der Einnahmezeitpunkte mitgibt, wozu unter anderem von vielen pharmazeutischen Firmen entsprechende Vordrucke zur Verfügung gestellt werden. Ist eine zuverlässige Medikamenteneinnahme durch die Betroffenen selbst nicht möglich, muss für eine ausreichende Kontrolle durch Bezugspersonen gesorgt werden.

Das Ausmaß einer verständlichen und angemessenen Information der Betroffenen sowie gegebenenfalls auch ihrer Angehörigen und die so genannte Compliance oder Einnahmezuverlässigkeit der verordneten Medikamente sind unmittelbar miteinander verknüpft. Viele Ärzte machen es sich zu leicht, wenn sie bei mangelhafter oder gar fehlender Zuverlässigkeit stets den Patienten die Schuld geben. Oft ist es nämlich so, dass sie selbst sich nur nicht die erforderliche Zeit nehmen und sich die Mühe machen, um die notwendigen Informationen verständlich zu vermitteln. Ein sehr wichtiger Faktor dabei ist auch die Einnahmehäufigkeit von Medikamenten, wobei besonders eine mittägliche Einnahme zum Beispiel in der Schule oder am Arbeitsplatz von vielen Betroffenen gerne vermieden wird.

Viele Menschen haben eine generelle Abneigung gegen die dauerhafte Einnahme von Medikamenten und sind auch zumindest anfangs nicht sicher, ob die ärztliche Feststellung einer Epilepsie bei ihnen auch tatsächlich richtig ist. Sie »testen« dann diese Diagnose, indem sie die Dosierung der Medikamente verringern oder diese ganz weglassen. Besonders bei ohnehin seltenen Anfällen bleibt ein gelegentliches Vergessen der Medikation meist ohne unmittelbare Folgen. Daraus ziehen manche Betroffene den trügerischen Schluss, dass sie die Medikamente nicht unbedingt benötigen, was zu einer weiteren Abnahme der Einnahmezuverlässigkeit führt.

Eine unregelmäßige oder sogar fehlende Einnahme der Medikamente muss auch nicht unbedingt beabsichtigt sein, sondern

Tab. 72: Zehn Möglichkeiten zur Verbesserung der Einnahmezuverlässigkeit von Medikamenten

1. Verständliche und ausreichende Information der Betroffenen und bei Bedarf auch ihrer Angehörigen über die Epilepsie einschließlich des voraussichtlichen Verlaufs, der Risiken und Behandlungsmöglichkeiten
2. Information der Betroffenen und bei Bedarf auch ihrer Angehörigen über die einzelnen Medikamente sowie ihre Vor- und Nachteile
3. Verordnung von möglichst wenigen unterschiedlichen Medikamenten mit möglichst einfachem Einnahmeplan (nur ein- bis zweimal am Tag, möglichst keine geteilten oder geviertelten Tabletten usw.)
4. Erfragen und evtl. Erproben von Methoden zum Verhindern von vergessenen Einnahmen (einschließlich Platzieren der Medikamente auf dem Frühstücks- und Nachttisch)
5. Benutzen eines Anfallskalenders sowie von Tages- oder Wochenbehältern für die Medikamente (Medikamentendosierer oder Dispenser)
6. Benutzen von modernen Armbanduhren mit einstellbaren Alarm- oder Erinnerungsfunktionen
7. Regelmäßige Gelegenheit für die Betroffenen und bei Bedarf auch ihre Angehörigen, Fragen zu den einzelnen Medikamenten zu stellen
8. Angebot von Telefonkontakten bei Besonderheiten
9. Aushändigen von schriftlichem Informationsmaterial einschließlich tabellarischer Darstellung der verschiedenen Medikamente mit Einnahmezeitpunkten und evtl. Besonderheiten (vor, bei oder nach Mahlzeit, mit oder ohne Flüssigkeit usw.)
10. Vereinbarungen zum Vorgehen beim Vergessen einer Dosis oder bei Durchfall und Erbrechen (innerhalb welcher Zeit nachholen?)

ist zum Beispiel bei älteren Menschen oft Folge von Begleiterkrankungen wie Sehstörungen, zunehmender Vergesslichkeit oder körperlicher Behinderungen mit eingeschränkter Beweglichkeit. Schließlich sind soziale Faktoren wie ein Alleinleben oder Heimaufenthalt von Bedeutung. Einige bewährte Maßnahmen zur Verbesserung der Compliance sind in Tabelle 72 zusammengestellt.

148. Was sollte man tun, wenn man die Einnahme der Medikamente einmal vergessen hat?

Die Meinungen bezüglich des empfehlenswerten Vorgehens, nachdem man festgestellt hat, dass man aus welchen Gründen auch immer einmal die Einnahme der Medikamente vergessen hat, gehen auch bei den Fachleuten auseinander. Während manche Ärzte meinen, dies sei in aller Regel nicht Besorgnis erregend und in gar keinem Fall Grund für eine nachträgliche Einnahme, bin ich der Meinung, dass es meistens günstiger ist, die vergessene Dosis oder die vergessenen Dosen »nachzuholen«. Dies aus folgenden Gründen (Abb. 35):

- Bei einer regelmäßigen Einnahme zum Beispiel zweimal am Tag befinden sich die Zufuhr und die Ausfuhr der meisten Medikamente schon nach relativ kurzer Zeit in einem so genannten Fließgleichgewicht. Dies heißt, dass genau so viel Medikament vom Körper aufgenommen wie ausgeschieden wird und der Blutspiegel (siehe S. 241) nur innerhalb des üblichen therapeutischen Bereichs schwankt.
- Die antiepileptische Wirkung der zur Anfallsunterdrückung eingenommenen Medikamente ist in aller Regel bei einem weitgehend stabilen Fließgleichgewicht besser als bei durch eine unregelmäßige Einnahme stark schwankenden Blutspiegeln.
- Das Vergessen von einer oder sogar mehreren Dosen führt dazu, dass der Blutspiegel stärker als üblich abfällt, unter Umständen sogar unter den so genannten therapeutischen Bereich, der in der Regel eingehalten werden sollte, um einen Anfallsschutz zu gewährleisten.
- Wird die Einnahme der Medikation nach Bemerken der vergessenen Dosen unverändert weitergeführt, kann es mehrere Tage dauern, bis wieder der gewohnte Schutz besteht.
- Durch Nachholen der vergessenen Dosis kann dies beschleunigt werden beziehungsweise die Gefahr von so genannten Entzugsanfällen verringert werden.

Gegner einer nachträglichen Einnahme begründen dies in erster Linie mit der Gefahr zu starker Nebenwirkungen, wenn mehrere Dosen der Medikamente kurz hintereinander oder sogar auf einmal genommen werden. Dies ist aber nur ausnahmsweise zu befürchten. Am besten bespricht man das richtige Vorgehen unter Berücksichtigung der verordneten Medikamente vorsorglich einmal mit seinem behandelnden Neurologen, damit man im Falle eines Falles weiß, was man zu tun hat.

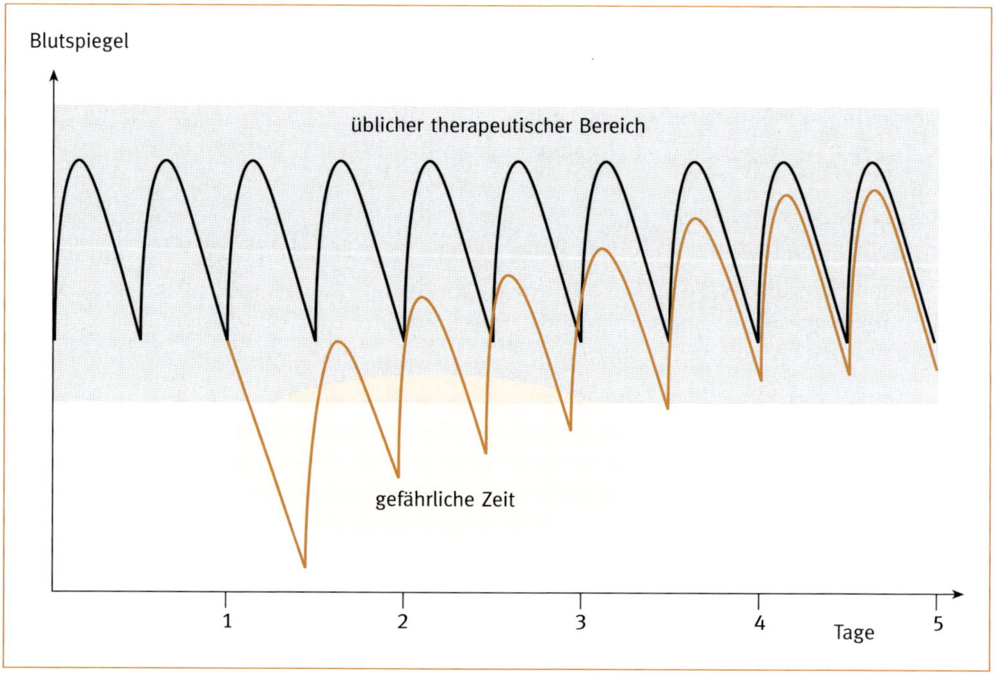

Abb. 35: Schematische Darstellung der Gründe für die nachträgliche Einnahme einer vergessenen Medikation.

149. Warum ist es gefährlich, Medikamente gegen Anfälle plötzlich (versuchsweise) wegzulassen?

Aus ähnlichen Gründen, weshalb es nicht möglich ist, Medikamente gegen epileptische Anfälle nur nach Bedarf einzunehmen, ist es gefährlich, diese plötzlich wegzulassen. Eine zuverlässige Wirkung von Antiepileptika setzt voraus, dass sie immer mit einer gewissen Konzentration im Gehirngewebe vorhanden sind. Zu hohe Konzentrationen führen zu Nebenwirkungen, zu geringe Konzentrationen gehen mit einem Wirkungsverlust einher (siehe auch »Blutspiegel«; S. 241). Hinzu kommt, dass sich das Gehirn an die Wirkstoffe der Antiepileptika gewöhnt. Auch Menschen ohne Epilepsie, die aus anderen Gründen – zum Beispiel zur Schmerzbehandlung – über längere Zeit Antiepileptika einnehmen, haben ein Risiko von so genannten Entzugsanfällen, wenn diese Medikamente plötzlich abgesetzt werden.

Der »kritische« Zeitpunkt des Risikos von vermehrten Anfällen ist für die einzelnen Antiepileptika unterschiedlich und hängt in erster Linie von der so genannten Halbwertszeit ab. Wenn die Konzentration eines Wirkstoffs im Blut nach Beendigung der Einnahme nur sehr langsam abfällt, sieht dies anders aus als bei einem Wirkstoff, wo dies sehr schnell der Fall ist. Bei Phenobarbital dauert es beispielsweise mehrere Wochen, bis trotz beendeter Einnahme im Blut kein Wirkstoff mehr nachweisbar ist, während dies bei Tiagabin schon nach wenigen Tagen der Fall ist.

Es gibt eigentlich nur zwei Situationen, bei denen ärztlicherseits zu einem mehr oder weniger plötzlichen Weglassen von Medikamenten geraten wird. Die erste besteht beim Auftreten schwerer Nebenwirkungen (wie Allergien oder starker Veränderungen von Laborwerten), wobei dann aber sofort ein anderer Wirkstoff wie zum Beispiel Clobazam oder Lorazepam (siehe auch S. 272 f.) eindosiert wird. Die zweite Situation besteht im Rahmen einer prächirurgischen Diagnostik, bei der das Auftreten und Ableiten von Anfällen ausnahmsweise erwünscht ist (siehe S. 250). Dabei befinden sich die Betroffenen aber unter einer dauerhaften Kontrolle und Überwachung, wodurch sichergestellt wird, dass unmittelbar nach Anfällen erforderliche Gegenmaßnahmen erfolgen können.

150. Was sollte man bei Erbrechen und Durchfall beachten?

Üblicherweise verbleiben Medikamente nach dem Schlucken etwa eine halbe Stunde im Magen, bevor sie von diesem über den mehrere Meter langen Dünndarm schließlich in den Dickdarm gelangen. Die Aufnahme von Antiepileptika und anderen Medikamenten erfolgt weit überwiegend aus dem Dünndarm. Starkes Erbrechen kurze Zeit nach Einnahme der Medikamente sowie Durchfall können ebenso wie das Vergessen der Einnahme dazu führen, dass der Wirkstoff eines Medikamentes nicht in ausreichender Menge aus dem Magen-Darm-Kanal in das Blut aufgenommen wird und damit letztendlich auch nicht in der erforderlichen Konzentration in das Gehirn gelangt, um Anfälle unterdrücken zu können. Entsprechend nimmt das Risiko von epileptischen Anfällen zu, besonders wenn Erbrechen oder Durchfall nicht nur einmalig sind.

Kommt es innerhalb von einer halben Stunde nach Einnahme von Medikamenten zu einem heftigen Erbrechen mit Entleerung des Mageninhaltes und nicht nur von mehr oder weniger geringen Teilen davon, ist es in der Regel sinnvoll, die erbrochene Dosis nochmals einzunehmen. Das empfehlenswerte Vorgehen bei Durchfall hängt davon ab, ob es sich nur um eine kurzzeitige, für wenige Stunden bestehende Störung oder eine Magen-Darm-Infektion handelt, die über mehrere Tage mit Durchfall verbunden ist. Bei einem einmaligen oder nur wenige Stunden dauernden Durchfall ist meist keine zusätzliche Einnahme erforderlich, während dies bei länger dauernden Beschwerden häufiger der Fall ist.

Darüber hinaus ist auch von Bedeutung, welches Medikament man einnimmt (und wie dessen Halbwertszeit ist und natürlich, wie schwer die Epilepsie ist beziehungsweise wie oft man üblicherweise Anfälle hat. Bei einem günstigen Verlauf mit langer Anfallsfreiheit ist das Risiko einer Anfallsauslösung geringer als bei einer schwer behandelbaren Epilepsie. Sofern möglich, ist eine Rücksprache mit dem behandelnden Neurologen oder Kinderarzt günstig. Es kann sein, dass dieser dann eine Bestimmung des Blutspiegels der eingenommenen Medikamente (siehe S. 241) vorschlägt, um sicherzugehen, dass es zu keinem stärkeren Abfall der Konzentration des Wirkstoffs im Körper gekommen ist beziehungsweise um abzuschätzen, welche zusätzliche Dosis eingenommen werden sollte.

151. Wie findet man die richtige Behandlung für sich heraus?

Bei mehr als der Hälfte der Epilepsien führt erfreulicherweise schon die erste Behandlung mit einem richtig ausgewählten und dosierten Medikament zur völligen oder zumindest weitgehenden Anfalls- und Beschwerdefreiheit. Bei mindestens einem Drittel der Betroffenen ist dies aber nicht der Fall, entweder weil weiterhin zu viele Anfälle auftreten oder weil das zunächst ausgewählte Medikament nicht oder nicht ausreichend vertragen wird. Dann wird die Behandlung meist auf ein zweites Medikament umgestellt, bei auch darunter mangelndem Erfolg entweder auf ein drittes Medikament oder auf eine Kombination von zwei Medikamenten. Manchmal wird auch schon nach dem Versagen der Erstbehandlung eine Kombinationstherapie eingeleitet, nicht zuletzt deshalb, weil ja ohnehin zumindest vorübergehend zwei Medikamente eingenommen werden müssen. Kommt es darunter dann zu der erwünschten Anfalls- und Beschwerdefreiheit, neigen sowohl Betroffene als auch Ärzte manchmal dazu, es zumindest vorläufig dabei zu belassen.

Unabhängig davon gibt es zurzeit bei einigen Fachleuten Überlegungen, von der bisherigen Praxis einer möglichst immer anzustrebenden Monotherapie abzuweichen und stattdessen beispielsweise bei einem noch nicht ganz ausreichenden Behandlungserfolg unter einem Medikament nicht auf ein anderes umzustellen (= »alternative« Monotherapie), sondern zu uberprüfen, ob eine zunächst niedrig dosierte Begleitbehandlung mit einem zweiten Medikament zur Anfalls- und Beschwerdefreiheit führt (= frühe Kombinationstherapie). Es gibt sogar einzelne Verfechter einer Behandlung mit zwei Wirkstoffen von Beginn an (= »primäre« Kombinationstherapie).

Nicht für alle Betroffene ist eine völlige Anfallsfreiheit das wichtigste Behandlungsziel. Manchen ist es lieber, unter einer niedrig dosierten Behandlung ab und zu einen oder einige wenige Anfälle zu haben als so viele Medikamente einnehmen zu müssen, dass sie sich durch eine vermehrte Müdigkeit oder sonstige Nebenwirkungen in ihrem Alltag beeinträchtigt fühlen. Ein

Kollege von mir hat dies einmal so formuliert: Das Behandlungsziel besteht darin, durch ein Maximum an Wirksamkeit mit einem Minimum an Nebenwirkungen ein Optimum an Lebensqualität zu erreichen.

Es gibt also kein allgemein gültiges Patentrezept für die Epilepsiebehandlung. Jeder Mensch ist einzigartig, und jede Epilepsie hat ihre Besonderheiten. Entsprechend können sich Ärzte bei ihren Behandlungsvorschlägen zwar an Erfahrungen mit anderen Betroffenen mit vergleichbarer Epilepsie orientieren, sie können aber nicht garantieren, dass das gewählte Medikament auch im konkreten Fall zum Erfolg führen wird.

Es ist günstig und zu empfehlen, angestrebte Behandlungsziele immer offen mit dem behandelnden Arzt zu besprechen. Sie sollten nicht zögern, auf unangenehme Nebenwirkungen wie zum Beispiel eine vermehrte Müdigkeit oder auch Störungen im sexuellen Bereich hinzuweisen und nachzufragen, ob es andere Medikamente gibt, bei denen diese Probleme nicht oder nur in einem geringeren Ausmaß zu erwarten sind. Was in Kauf zu nehmende Nebenwirkungen sind und was nicht, kann man letztlich nur selbst als Betroffener entscheiden! Auch wenn manche Ärzte davon nicht begeistert sind, sollten Betroffene mit der Zeit zu einem eigenen, gut informierten Experten werden.

152. Was ist bei Narkosen und Operationen zu beachten?

Bei Narkosen und Operationen ist zunächst einmal zu beachten, dass man meist für mehrere Stunden bis zu einigen Tagen keine Medikamente schlucken kann. Bei einigen Antiepileptika (Phenobarbital, Phenytoin, Valproat bzw. Valproinsäure) ist dies generell kein Problem, weil diese auch als Ampullen zur Verfügung stehen und in Venen oder in die Muskulatur gespritzt werden können. Bei den anderen ist dies aber nicht möglich, weshalb man entweder darauf achten muss, dass die Einnahmepause nicht zu lang ist oder dass die entsprechende Lücke durch andere Medikamente überbrückt wird. Nach den meisten Narkosen und Operationen kann man noch am selben Tag seine Medikamente wieder normal einnehmen, weshalb keine besonderen Maßnahmen erforderlich sind. Ist dies ausnahmsweise nicht der Fall, stehen zur Überbrückung neben verschiedenen Benzodiazepinen (wie z. B. Diazepam oder Lorazepam) auch die drei oben genannten Antiepileptika (Phenobarbital, Phenytoin, Valproat bzw. Valproinsäure) zur Verfügung.

Bei vielen kleineren chirurgischen Eingriffen wird auch keine Vollnarkose mit vorübergehender Beatmung, sondern nur eine umschriebene Betäubung eines bestimmten Körperschnitts (in der Fachsprache: Lokalanästhesie oder Regionalanästhesie) durchgeführt. Dies ist beispielsweise beim Zahnarzt bei Wurzelbehandlungen oder auch beim Ziehen von Zähnen der Fall, daneben auch bei manchen Eingriffen an den Armen oder Beinen. Wichtig ist, dass die für eine Lokal- oder Regionalanästhesie eingesetzten Medikamente (Schmerz- und

Betäubungsmittel) zu einem epileptischen Anfall führen können, wenn sie aus Versehen direkt in eine Vene und dadurch in den Körperkreislauf gelangen, anstatt vorwiegend am Ort ihrer Anwendung zu verbleiben.

Ein bisher noch nicht völlig verstandenes Phänomen besteht in der Tatsache, dass es in den Tagen nach größeren Operationen häufiger zu einem deutlichen Abfall des Blutspiegels von Antiepileptika kommt, weshalb entsprechende Kontrollen und bei Bedarf vorübergehende Dosisanpassungen sinnvoll sind. Dies gilt zumindest für manche Antiepileptika auch bei einer vorübergehend erforderlichen Ernährung und Medikamentengabe über eine Magensonde. In jedem Fall sollte man den Operateur (Chirurgen) und Narkosearzt (Anästhesisten) über seine Epilepsie und die medikamentöse Behandlung informieren.

153. Wann ist eine Behandlung begleitender psychischer Störungen sinnvoll?

Obwohl psychische Störungen bei Epilepsie häufig und für die Betroffenen sowie ihre Angehörigen in der Regel auch belastend sind, bleiben sie häufig lange Zeit sowohl unerkannt als auch unbehandelt. Dies ist bedauerlich, nicht nur weil eine Besserung psychischer Störungen meist auch günstige Auswirkungen auf die Epilepsie hat. Eine Depression führt meist zu einem nachlassenden Leistungsvermögen in mehr oder weniger allen Lebensbereichen, kann sich ungünstig auf die Einnahmezuverlässigkeit der Antiepileptika auswirken und offenbar nicht nur deswegen auch die Wahrscheinlichkeit weiterer epileptischer Anfälle erhöhen. Mehrere wissenschaftliche Untersuchungen haben in den letzten Jahren nachgewiesen, dass eine Depression ein Risikofaktor für epileptische Anfälle und eine Epilepsie ist!

Ein Grund sowohl für manche Betroffene, aber auch für manche Ärzte, dennoch häufig auf eine Behandlung psychischer Störungen zu verzichten, ist ihre Überzeugung, dass diese ohnehin nur Folgen der Epilepsie seien und sich von daher auch bessern würden, wenn die Epilepsie besser eingestellt werden könne. Diese Auffassung ist aber nur teilweise berechtigt. Ein weiteres häufiger zu hörendes Argument ist, dass Epilepsie ja eine neurologische, organische Krankheit des Nervensystems sei und man nun doch nicht auch zum Psychiater müsse beziehungsweise einer entsprechenden Behandlung bedürfe. Auch diese Auffassung ist aber nur teilweise richtig. Eine Epilepsie beteiligt ebenso wie alle anderen chronischen Erkrankungen des Nervensystems auch psychische Funktionen.

Man sollte in diesem Zusammenhang auch nicht vergessen, dass die Selbsttötungsrate von Menschen mit Epilepsie deutlich erhöht ist (siehe S. 209, 216). Mögliche Gründe dafür können in ähnlichen krankhaften Vorgängen im Gehirn bei beiden Erkrankungen, einer erlebten Hilfs- und Hoffnungslosigkeit bei nicht ausreichend kontrollierten, unvorhersehbaren Anfällen und schließlich auch in möglichen tödlichen Nebenwirkungen mancher Antiepileptika bei Einnahme in Überdosen oder mit anderen Medikamenten und Alkohol bestehen.

Depressionen sind heute ebenso wie epileptische Anfälle recht gut behandelbar. Bei etwa 80 Prozent kommt es durch entsprechende Medikamente (»Antidepressiva«) zu einer deutlichen Besserung, die sich bei einer eine Epilepsie begleitenden Depression meist auch schon innerhalb von ein bis zwei Wochen einstellt. Eine frühe Erkennung und konsequente Behandlung erhöhen dabei die Erfolgschancen. Das Behandlungsziel besteht nicht nur in einer Besserung der Depression mit entsprechender Veränderung der Energie und Lebensqualität. Die Behebung einer Depression kann auch günstige Auswirkungen auf die Häufigkeit epileptischer Anfälle haben und senkt nicht zuletzt auch das erhöhte Selbsttötungsrisiko.

Nicht jede depressive Störung bei einer Epilepsie bedarf einer medikamentösen Behandlung. So kann es zu einer nur kurze Zeit anhaltenden Niedergeschlagenheit im Zusammenhang mit einer vorübergehenden Anfallshäufung kommen, die sich von alleine wieder verliert. Manchmal treten die Stimmungsschwankungen schon vor den epileptischen Anfällen auf (so genannte Prodromalphase; siehe auch S. 65), häufiger erst danach. Insgesamt findet sich bei den meisten Betroffenen aber überhaupt keine sichere zeitliche Beziehung einer Depression zu ihren epileptischen Anfällen. Oft ist auch eine nichtmedikamentöse, psychotherapeutische Behandlung einer Depression sinnvoll, die sowohl durch Ärzte als auch Psychologen durchgeführt werden kann. Neben einer Psychotherapie im engeren Sinn können dabei auch verhaltenstherapeutische Verfahren oder Entspannungstechniken angewendet werden. Zumindest bei ausgeprägteren Beschwerden wird eine Psychotherapie aber meist mit einer medikamentösen Behandlung kombiniert.

Bedauerlicherweise glauben immer noch manche Angehörigen, Freunde, Kollegen oder sonstige Mitmenschen, gutes Zureden reiche oder die Betroffenen müssten sich einfach nur »am Riemen reißen«, damit es wieder aufwärts gehe. Dies ist aber bei den meisten Depressionen weder möglich noch ausreichend. Depressionen sind entgegen landläufiger Vorurteile ernst zu nehmende Erkrankungen, bei denen eine – und sei auch unbeabsichtigte – Verharmlosung völlig unangebracht ist.

Das Vorgehen bei der Behandlung einer Depression entspricht bei einer bestehenden Epilepsie grundsätzlich demjenigen ohne Epilepsie. In jedem Fall muss die Behandlung auf den einzelnen Betroffenen zugeschnitten werden. Was gut für den einen ist, muss bei einem anderen nicht notwendigerweise auch zum Erfolg führen. Manche Menschen nehmen lieber Medikamente, anderen sind psychotherapeutische Behandlungsverfahren lieber und nicht selten werden beide Ansätze kombiniert. Wie auch bei der medikamentösen Behandlung der Epilepsie gilt es, Vor- und Nachteile einer medikamentösen Behandlung gegeneinander abzuwägen. Ein Ausweichen auf zwar gut verträgliche, aber nur bei leichteren Störungen auch ausreichend wirksame pflanzliche Wirkstoffe (wie zum Beispiel Johanniskraut) ist manchmal möglich, allerdings muss auch bei diesen Wirkstoffen an die Möglichkeit von Wechselwirkungen mit Antiepileptika gedacht werden (siehe S. 288).

In den so genannten Beipackzetteln besonders älterer, schon länger auf dem Markt befindlicher, so genannter »trizyklischer« Antidepressiva ist vermerkt, dass diese Medikamente epileptische Anfälle hervorrufen beziehungsweise bei einer Epilepsie zu einer erhöhten Anfallshäufigkeit führen können. Das entsprechende Risiko ist insgesamt aber sehr gering und stellt keine ausreichende Rechtfertigung für eine fehlende Gabe bei schweren Depressionen dar. Darüber hinaus scheinen die so genannten neuen Antidepressiva (z. B. Serotoninwiederaufnahmehemmer) ein deutlich geringeres Risiko einer Anfallsprovokation zu haben; möglicherweise haben sie sogar eine günstige Wirkung.

Manche Antidepressiva werden im Körper genau so abgebaut (»verstoffwechselt«) wie manche Antiepileptika, weshalb es bei einer gleichzeitigen Einnahme zu so genannten medikamentösen Interaktionen oder Wechselwirkungen mit einem Ansteigen oder Abfall der Blutspiegel kommen kann. Ihr behandelnder Arzt kennt diese Möglichkeiten und berücksichtigt sie gegebenenfalls bei der Dosierung der Medikamente. In diesem Zusammenhang ist es auch wichtig darauf hinzuweisen, dass Antidepressiva im Gegensatz zu den Antiepileptika meist nicht lebenslang eingenommen werden müssen. Eines der neuen Antiepileptika (Lamotrigin) wirkt sowohl antiepileptisch als auch antidepressiv, weshalb man »zwei Fliegen mit einer Klappe schlagen kann« und es von vielen Fachleuten bevorzugt eingesetzt wird.

Depressionen sind zwar die häufigste Form psychischer Störungen bei Epilepsie, daneben kommen aber noch einige andere Formen vor, die ebenfalls behandlungsbedürftig sein können. Vier davon sollen hier kurz angesprochen werden. Auch hier gilt, dass ein Vermeiden von Rückzug und Isolation sowie eine konsequente Einnahme der verordneten Medikamente günstig sind, um die Störungen möglichst bald in den Griff zu bekommen.

- Aggressive, mit gewalttätigem Verhalten einhergehende Störungen sind bei einer Epilepsie sehr selten. Ein Zusammenhang kann dabei über eine zugrunde liegende Hirnschädigung, Nebenwirkungen eingenommener Medikamente (auch mancher Antiepileptika) und ausnahmsweise auch mit epileptischen Anfällen selbst bestehen. Die Behandlung besteht meist in einer vorübergehenden Gabe von beruhigenden und oft auch müde machenden Medikamenten.
- Behandlungsmethoden von Angststörungen bestehen sowohl in einer Psychotherapie als auch in begleitender Gabe von angstlösenden Medikamenten. Dabei kommen neben manchen Antidepressiva auch die so genannten Benzodiazepine infrage (wegen der Gefahr einer Abhängigkeitsentwicklung in möglichst geringen Dosen und nur zeitlich begrenzt).
- Ein so genanntes Aufmerksamkeitsdefizit- und Hyperaktivitätssyndrom (kurz ADHS oder ADS, wenn nur ein Aufmerksamkeitsmangel vorliegt) kann sowohl

bei Kindern als auch bei Erwachsenen gemeinsam mit einer Epilepsie vorkommen. Betroffene sollten mit den dagegen wirksamen Medikamenten (z.B. Methylphenidat) behandelt werden. Eine früher häufig geäußerte Sorge vor einer anfallsauslösenden Wirkung scheint unbegründet zu sein.

- Bei wahnhaften, mit Fehlwahrnehmungen (Halluzinationen) und Zwangsgedanken einhergehenden Psychosen werden meist für eine gewisse Zeit so genannte Neuroleptika eingesetzt. Wie bei den Antidepressiva überwiegt der Behandlungsgewinn das Risiko einer Anfallsauslösung bei weitem. Außerdem muss auch hier an die Möglichkeit medikamentöser Wechselwirkungen gedacht werden.

154. Was versteht man unter Pharmakoresistenz?

Unter Pharmakoresistenz versteht man, dass eine Epilepsie durch Medikamente allein nicht befriedigend behandelbar ist beziehungsweise sich Medikamenten gewissermaßen »widersetzt«. Die Benennung als Pharmakoresistenz ist deswegen etwas unglücklich, weil sie annehmen lässt, dass Medikamente praktisch keine Wirkung hätten. Dies ist aber in aller Regel nicht der Fall, wie sich immer wieder zeigt, wenn sie in Einzelfällen versuchsweise einmal ganz weggelassen werden.

Außerdem ist es wichtig, nicht vorschnell von einer allgemeinen oder generellen Pharmakoresistenz zu sprechen, sondern stets die Medikamente oder Medikamentenkombinationen zu benennen, für die ein nicht ausreichender Behandlungserfolg nachgewiesen wurde. Es kann zum Beispiel durchaus der Fall sein, dass eine Pharmakoresistenz gegenüber Carbamazepin, Phenytoin oder Valproat beziehungsweise Valproinsäure und auch gegenüber der gleichzeitigen Einnahme von zwei dieser Wirkstoffe besteht, jedoch nicht – beziehungsweise noch nicht untersucht – gegenüber anderen Antiepileptika wie Lamotrigin, Levetiracetam, Oxcarbazepin oder Topiramat.

Zahlreiche Bemühungen von Ärzten und anderen Fachleuten, Pharmakoresistenz einheitlich zu definieren, sind in der Vergangenheit immer wieder gescheitert. Dies liegt nicht zuletzt daran, dass immer mehr neue Antiepileptika auf den Markt gekommen sind, und es deswegen viele Jahre dauern würde, wenn man tatsächlich alle infrage kommenden Wirkstoffe sowohl alleine als auch in allen denkbaren Kombinationen der Reihe nach durchprobieren wollte. Bei inzwischen etwa 15 Wirkstoffen handelt es sich rein rechnerisch um mehrere tausend denkbare Kombinationen, wenn man alle möglichen Kombinationen von bis zu drei Medikamenten berücksichtigen möchte.

Ein vernünftiger Kompromissvorschlag besteht darin, dass mindestens zwei Monotherapien mit Mitteln erster Wahl für die jeweilige Epilepsieform und mindestens eine Kombinationstherapie mit Zugabe des für diese Form am besten wirksamen neuen Antiepileptikums erfolgt sein sollte, bevor man von einer allein durch die üblicherweise wirksamen Medikamente schwer behandelbaren Epilepsie sprechen sollte. In jedem Fall ist dann auch schon eine ernsthafte Prüfung der Frage gerechtfertigt, ob möglicherweise eine chirurgisch behandelbare Epilepsie wie beispielsweise eine mesiale Temporallappenepilepsie vorliegt (siehe S. 140 und übernächste Frage). Dann sollte man in der Regel keine unnötige Zeit mehr mit einem jahrelangen und meist für alle Beteiligten mehr oder weniger frustrierenden Austesten von Medikamenten verlieren.

155. Wann kann die Teilnahme an einer so genannten Studie mit einem neuen Medikament sinnvoll sein?

Die Entwicklung von neuen Medikamenten zur Behandlung von Epilepsien ist sehr zeitaufwändig und teuer. Von hunderten möglichen Wirkstoffen, die jedes Jahr in Forschungslabors hergestellt werden, bekommen von den verantwortlichen Behörden (in Deutschland das Bundesinstitut für Arzneimittel und Medizinprodukte) nach jahrelangen Prüfungen ihrer Wirksamkeit und Verträglichkeit schließlich nur einzelne eine Zulassung zur Behandlung beim kranken Menschen. Die verschiedenen Stufen oder Phasen in der Prüfung eines neuen Medikaments sind in Tabelle 73 zusammengefasst.

Typischerweise stehen nach wie vor am Anfang – in der Phase 0 – Tierversuche, auch um erste Hinweise auf die Organverträglichkeit zu erhalten. Bei den Epilepsien gibt es eine Vielzahl von Tiermodellen, mit denen auch schon eine erste orientierende Untersuchung der Wirkung neuer Medikamente möglich ist (siehe S. 152). Erst wenn Tierversuche sowohl für eine Wirksamkeit als auch Verträglichkeit eines neuen Mittels sprechen, kommt eine erste Anwendung beim Menschen infrage (= Phase I). Zunächst wird überprüft, ob das Mittel beim Menschen ebenso aus dem Magen-Darm-Kanal resorbiert (aufgenommen), im Körper verstoffwechselt und ausgeschieden wird wie bei den bisher untersuchten Tieren, was keineswegs immer der Fall ist. Außerdem müssen erste Erfahrungen zur Verträglichkeit beim Menschen gesammelt werden.

Bei den Untersuchungen in der Phase II von Prüfungen neuer Medikamente geht es schon darum, ob sich beim Menschen eine Wirksamkeit nachweisen lässt. Allerdings handelt es sich noch um mehr oder weniger kleine Studien mit relativ wenigen Teilnehmern. Sind die Ergebnisse der Phase-II-Studien positiv beziehungsweise Erfolg versprechend, kommt eine Überprüfung der Wirksamkeit und Verträglichkeit in einem größeren Umfang infrage. Bei diesen Phase-III-Untersuchungen handelt es sich um sehr aufwändige Studien, an die von den Behörden zum Ausschluss von bewussten oder unbewussten Täuschungen eine Reihe von Anforderungen gestellt werden. So muss das Ergebnis der Behandlung mit dem neuen Medikament mit einer

Tab. 73: Die Phasen der Entwicklung eines neuen Medikaments

Phase	Beschreibung
0	Tierversuche
I	erste Anwendungen beim Menschen kleine offene Studien zur Überprüfung der Pharmakokinetik (Aufnahme aus dem Magen-Darm-Kanal, Verstoffwechslung im Körper und Ausscheidung mit dem Stuhl oder Urin) sowie der Verträglichkeit an gesunden Freiwilligen
II	erste kleine Doppelblindstudien (»Pilotstudien«) zur Überprüfung der Wirksamkeit
III	große multizentrische, randomisierte, plazebokontrollierte Studien mit anschließender Auswertung und Einreichung der Unterlagen bei den Behörden zur Zulassung
IV	wissenschaftliche Untersuchungen mit bestimmten Fragestellungen und Anwendungsbeobachtungen nach erfolgter Zulassung

so genannten Kontrollgruppe verglichen werden, die der behandelten Gruppe möglichst ähnlich sein soll. Um dies zu gewährleisten, erfolgt in der Regel eine so genannte randomisierte (zufallsbestimmte) Zuteilung der infrage kommenden Patienten zur Behandlung oder Nichtbehandlung.

Damit nun für die Dauer der Untersuchung weder Arzt noch Betroffene wissen, wer tatsächlich behandelt wird und wer nicht, und ihre entsprechenden Erwartungen das Ergebnis nicht beeinflussen, erhalten auch die Betroffenen in der Gruppe der nicht mit dem neuen Medikament Behandelten gleich aussehende Tabletten oder andere Zubereitungsformen, die aber keinen Wirkstoff enthalten. Solche Scheinmedikamente werden auch als Plazebo bezeichnet. Weil weder Ärzte noch Betroffene wissen, wer wirklich das neue Medikament und wer nur ein Scheinmedikament einnimmt, wird von einer Doppelblindstudie gesprochen. Fasst man die genannten Anforderungen an eine derartige Studie zusammen, kommt man zu der kompliziert klingenden Bezeichnung als randomisierte, plazebokontrollierte Doppelblindstudie.

Ob die Durchführung einer solchen Studie gerechtfertigt ist und welche Auflagen dabei beachtet werden müssen, wird von einer so genannten Ethikkommission geprüft und entschieden. An diesen Kommissionen sind außer Ärzten, die allerdings nicht selbst an der infrage kommenden Untersuchung beteiligt sein dürfen, auch Juristen und Laien beteiligt, die große Sorgfalt darauf verwenden, die mit solchen Untersuchungen verbundenen Risiken so gering wie möglich zu halten. Betroffene, die eine Teilnahme an einer solchen Medikamentenstudie erwägen, sollten in jedem Fall eine ausführliche Patienteninformation und Einverständniserklärung erhalten und unterschreiben, die von ihnen gegenüber den behandelnden Ärzten jederzeit, auch ohne Angabe von Gründen und ohne irgendwelche Nachteile, widerrufen werden darf.

Obwohl es auf den ersten Blick so aussieht, ist eine Behandlung mit Plazebo in einer solchen Studie nicht mit einer Nichtbehandlung gleichzusetzen. Gerade bei Studien mit Gabe neuer Medikamente als Zusatztherapie (englisch: add-on) zeigt sich fast immer, dass es auch unter Plazebo zu einer gewissen Besserung kommt, die am ehesten durch die allgemeine Verbesserung der Behandlung mit engmaschigen Kontrollen und genauerer Beachtung von Wirkungen und Nebenwirkungen erklärbar ist.

Ob die Teilnahme an einer wissenschaftlichen Studie für Betroffene sinnvoll ist, sollten Sie in aller Ruhe mit Ihrem behandelnden Arzt und gegebenenfalls nach Rücksprache mit Angehörigen oder auch einem anderen Arzt prüfen und entscheiden. In jedem Fall muss der Arzt, der Ihnen die Teilnahme an einer solchen Prüfung vorschlägt, Sie auch genau über die ansonsten zur Verfügung stehenden Behandlungsmöglichkeiten und deren Erfolgsaussichten informieren.

156. Wann kommt eine operative Behandlung infrage?

Die Möglichkeiten einer operativen Behandlung von Epilepsien, die mit Medikamenten oder anderen Behandlungsmethoden nicht ausreichend gut zu kontrollieren sind, wurden in den letzten Jahren erheblich verbessert. Eine Operation kommt zwar nur höchstens bei 20 Prozent der Menschen mit Epilepsie infrage, für diese Betroffenen sollte die entsprechende Information und Abklärung aber möglichst frühzeitig und nicht erst nach Jahrzehnten mehr oder weniger frustrierender Behandlungsversuche mit Medikamenten erfolgen. Ärztlicherseits ist im Wesentlichen zu überprüfen, ob die nachfolgenden drei Voraussetzungen erfüllt sind:

1. Es liegt eine symptomatische oder wahrscheinlich symptomatische (kryptogene) Epilepsie (siehe S. 96) mit fokalen Anfällen vor.
2. Die Anfälle sind mit Medikamenten allein nicht ausreichend zu kontrollieren.
3. Eine operative Entfernung oder Behandlung des Hirngewebes, das für die Entstehung der Anfälle verantwortlich ist, führt zu keinen nennenswerten Schäden am Gehirn.

Bei idiopathischen Epilepsien mit primär generalisierten Anfällen ist dies schon deswegen nie der Fall, weil dabei mit Medikamenten fast immer problemlos eine Anfallsfreiheit zu erzielen ist. Allerdings darf das Auftreten generalisierter Anfälle nicht vorschnell mit einer idiopathischen Epilepsie gleichgesetzt werden, weil viele fokale Anfälle so rasch in generalisierte Anfälle übergehen, dass ihr fokaler Ursprung übersehen wird.

Neben einem zu vermutenden »Herd« (lateinisch: focus) als Ausgangsort der Anfälle (= »fokale« Anfälle bzw. Epilepsie; siehe auch S. 58) besteht eine weitere Voraussetzung im Nachweis einer so genannten Pharmakoresistenz (siehe S. 301). Damit ist gemeint, dass die Epilepsie durch Medikamente allein nicht befriedigend behandelbar ist oder sich Medikamenten gewissermaßen »widersetzt«.

Die dritte wesentliche Voraussetzung besteht schließlich darin, dass eine operative Entfernung des für die Anfälle verantwortlichen Hirngewebes ohne nennenswerte Risiken und bleibende Schäden möglich ist oder derartige Folgen im Vergleich zu den Risiken weiterbestehender schwerer Anfälle mit beispielsweise hohem Verletzungsrisiko als weniger schwer wiegend eingestuft werden.

Zu diesen drei Voraussetzungen von ärztlicher Seite kommen drei weitere Voraussetzungen seitens der Betroffenen hinzu:

1. Die Betroffenen beziehungsweise ihre Angehörigen müssen bereit sein, die mit einer prächirurgischen Abklärung (siehe S. 250) verbundenen Belastungen auf sich zu nehmen (dies schließt auch die Möglichkeit ein, dass sich dabei herausstellt, dass eine Operation doch nicht infrage kommt).
2. Es muss gewährleistet sein, dass eine Anfallsfreiheit oder zumindest eine wesentliche Verbesserung der Anfallshäufigkeit günstige Auswirkungen auf das weitere Leben der Betroffenen hat.
3. Die Betroffenen beziehungsweise ihre Angehörigen müssen deshalb (ebenso wie die betreuenden Ärzte) davon überzeugt sein, dass eine operative Behandlung für sie sinnvoll ist.

Der zweite Punkt mag auf den ersten Blick vielleicht schwer verständlich erscheinen. Es gibt aber immer wieder Menschen und Beziehungen, bei denen ihre Epilepsie im gesamten Beziehungsgefüge bewusst oder unbewusst eine wichtige Rolle spielt und bei denen eine plötzliche Anfallsfreiheit zu neuen oder zumindest verschärften Problemen führen kann. Wenn ein 50-jähriger Mann mit einer Epilepsie deswegen nie einen Beruf erlernt hat, wird auch eine Anfallsfreiheit nach einer erfolgreichen Operation in der Regel nicht dazu führen, dass doch noch eine Berufstätigkeit begonnen wird. Der Wegfall der Erkrankung nimmt dann aber die auch von der Umwelt akzeptierte Entschuldigung weg. Auch im familiären Bereich können sich Probleme ergeben. Stets wohlmeinend behütete und abgeschirmte Menschen, die beispielsweise wegen ihrer Epilepsie auch als Erwachsene noch bei den Eltern gelebt haben, werden plötzlich selbstständig und wollen vieles nachholen, was sie früher nicht konnten oder durften (z. B. Reisen, Besuch von Diskotheken und Festen oder Trinken von Alkohol). Auch die Scheidungsrate von durch eine operative Behandlung anfallsfrei gewordenen Menschen mit einer Epilepsie ist gegenüber dem Bevölkerungsdurchschnitt stark erhöht.

Die Betroffenen oder – bei Kindern und Behinderten – ihre Eltern müssen nach ausreichender Information über die Vor- und Nachteile beziehungsweise Chancen und Risiken einer operativen Behandlung davon überzeugt sein, dass sie diese wünschen. In Abhängigkeit von der Beeinflussung der Anfälle können sich weitreichende psychosoziale Veränderungen ergeben, zum Beispiel im Hinblick auf eine Fahrtauglichkeit, Berufsausbildung oder -tätigkeit oder auch in Bezug auf eine Partnerschaft. Dahinter steht die Frage, zu welchen Veränderungen eine Anfallsfreiheit führen würde. Die meisten Betroffenen stehen der Möglichkeit einer operativen Behandlung verständlicherweise zunächst einmal skeptisch gegenüber und brauchen eine gewisse Zeit, um sich mit diesem Gedanken anzufreunden. Allerdings machen viele Ärzte auch immer noch den Fehler, sie viel zu spät auf diese Möglichkeit hinzuweisen, nachdem sie manchmal über Jahrzehnte alle nur erdenklichen Medikamente ausprobiert haben. Entsprechend erfahrene Ärzte können heute innerhalb weniger Jahre feststellen, ob eine alleinige medikamentöse Behandlung Erfolg versprechend ist. Dabei spielt natürlich auch die von Mensch zu Mensch unterschiedliche Verträglichkeit von Medikamenten eine wichtige Rolle.

Das Hauptziel einer operativen Therapie besteht wie bei einer medikamentösen Behandlung im Erreichen einer Anfallsfreiheit. Manchmal kann auch schon eine deutliche Verringerung der Anfallshäufigkeit oder Abnahme der Anfallsschwere (z.B. bei epileptischen Sturzanfällen) als ausreichend angesehen werden. Ein weiteres Ziel einer operativen Epilepsiebehandlung besteht in der Verminderung oder – sofern möglich – im völligen Abbau der medikamentösen Behandlung, was auch weniger Nebenwirkungen oder eine zuversichtlichere Entscheidung für eine Schwangerschaft bedeuten kann. Schließlich kann ein indirektes Ziel noch im Verhindern von möglichen Gehirnschäden gesehen werden, die bei weiterhin auftretenden Anfällen auch durch Verletzungen möglich sind.

Auch wenn es sich zunächst eigenartig anhören mag, ist es für manche Betroffenen leichter, mit einer plötzlich eingetretenen Beeinträchtigung zu leben als mit einer plötzlichen Gesundung. Nachdem manche sich über Jahrzehnte an vielfältige Hilfen und damit auch an eine Unselbstständigkeit gewöhnt hatten, müssen sie erst wieder lernen, sich etwas zuzutrauen und selbstständig zu leben.

157. Welche operativen Behandlungsverfahren gibt es?

In Abbildung 36 sind die wichtigsten operativen Behandlungsmöglichkeiten von Epilepsien und in Tabelle 74 die entsprechenden Chancen einer postoperativen Anfallsfreiheit zusammengefasst. Bei der Frage einer Anfallsfreiheit muss allerdings berücksichtigt werden, dass dabei in der Regel neben frühen postoperativen Anfällen auch Auren beziehungsweise andere nicht beeinträchtigende fokale Anfälle ohne Bewusstseinsstörung, einzelne beeinträchtigende Anfälle mehr als zwei Jahre nach der operativen Behandlung oder nur nach Absetzen der Antiepileptika unberücksichtigt bleiben.

Die selektive Amygdalahippokampektomie (AHE) ist die bislang eleganteste Methode zur operativen Behandlung von mesialen Temporallappenepilepsien (siehe S. 140).

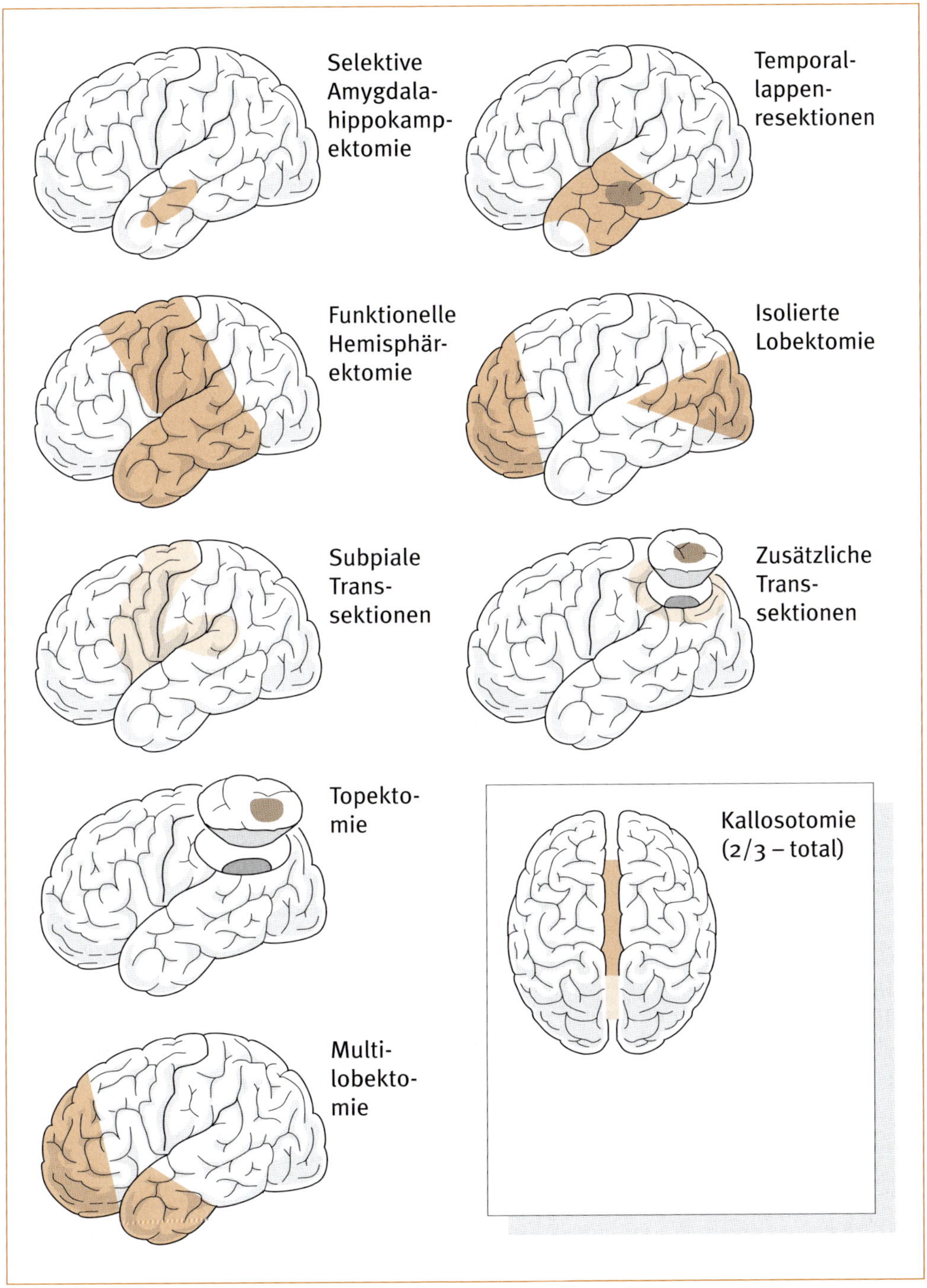

Abb. 36: Die wichtigsten operativen Behandlungsverfahren bei Epilepsien (nach Elger).

Tab. 74: Chancen einer weitgehenden Anfallsfreiheit bei den verschiedenen operativen Behandlungsmöglichkeiten von Epilepsien

Methode	Chance einer Anfallsfreiheit
Selektive Amygdalahippokampektomie	65–70 %
Vordere Zweidrittelresektion des Schläfenlappens	65–70 %
Fokale Resektionen (Topektomien) außerhalb des Temporallappens	50–60 %
Hemisphärektomie	45–65 %
Multiple subpiale Transsektion	15–25 %
Vagusnervstimulation	weniger als 5 %
Kallosotomie (Balkendurchtrennung)	weniger als 5 %

Sie hat den wesentlichen Vorteil, aufgrund einer weitestmöglichen Schonung nicht betroffener Gehirnabschnitte im Vergleich zur so genannten Zweidrittelresektion viel weniger Gedächtnisstörungen und andere postoperative Probleme zu verursachen. Sie ist allerdings anspruchsvoller und verlangt vom Neurochirurgen eine entsprechende Erfahrung.

Fokale Resektionen dienen der möglichst maßgeschneiderten Entfernung von epileptogenem Hirngewebe meist außerhalb des Temporal- oder Schläfenlappens, während eine Hemisphärektomie eine ausgedehnte Operation mit früher tatsächlich erfolgter operativer Entfernung einer ganzen Hemisphäre oder Großhirnhälfte darstellt. Inzwischen wird das Gewebe der erkrankten Hirnhälfte in der Regel belassen, aber es werden die wichtigen zu- und abführenden Nervenbahnen durchtrennt.

Die multiple subpiale Transsektion (MST) ist eine selten angewandte Operationsmethode für Hirnabschnitte, die wegen ihrer Funktion nicht entfernt werden können. Statt dessen werden mit von seitlich durch die Hirnwindungen eingeführten speziellen Messern wenige Millimeter unter der Oberfläche mehrere dicht nebeneinander liegende Schnitte durchgeführt, die zu einer Unterbrechung der Nervenbahnen führen sollen, die für die Entstehung der epileptischen Anfälle verantwortlich sind.

Bei der so genannten Vagusnervstimulation (VNS) wird eine einem Herzschrittmacher vergleichbare Sonde mit dem Nervus vagus an der linken Halsseite verbunden, und dieser wird über ein batteriebetriebenes Reizgerät, das in die Brustwand eingepflanzt wird, regelmäßig gereizt. Für Betroffene mit einer Epilepsie, die weder mit Medikamenten ausreichend behandelbar ist noch einer gezielten operativen Behandlung etwa in Form einer selektiven Amygdalahippokampektomie zugänglich ist, steht damit ein weiterer Behandlungsansatz zur Verfügung. Häufig stellt sich der zu erwartende Behandlungserfolg (etwa in der Größenordnung der Zugabe neuer Antiepileptika) erst mit einer Verzögerung von bis zu einem Jahr ein.

Bei der Kallosotomie erfolgt eine Unterbrechung des so genannten Balkens (siehe Abb. 7, S. 36). Diese Operationsmethode wird praktisch nur bei dem so genannten Lennox-Gastaut-Syndrom (siehe S. 111) und in der Regel erst bei nicht ausreichendem Effekt einer Vagusnervstimulation zur Besserung von epileptischen Sturzanfällen (siehe S. 75 f.) durchgeführt.

158. Was ist die Vagusnervstimulation und wann ist ihre Anwendung sinnvoll?

Die Vagusnervstimulation (VNS) ist eine operative Behandlungsmethode medikamentös nicht erfolgreich behandelbarer, pharmakoresistenter Epilepsien (siehe dazu auch S. 36). Dabei wird der so genannte Nervus vagus (= 10. von insgesamt 12 paarigen Hirnnerven, die aus jeder Hirnhälfte durch verschiedene Öffnungen im knöchernen Schädel austreten und vorwiegend Kopf und Hals versorgen) in regelmäßigen Abständen – z. B. alle 5 Minuten für 30 Sekunden – elektrisch gereizt. Die Reizung erfolgt mit einer spiralförmigen Platinelektrode, die am Hals um den linken Nervus vagus gelegt und unter der Haut mit einem unterhalb des linken Schlüssel-

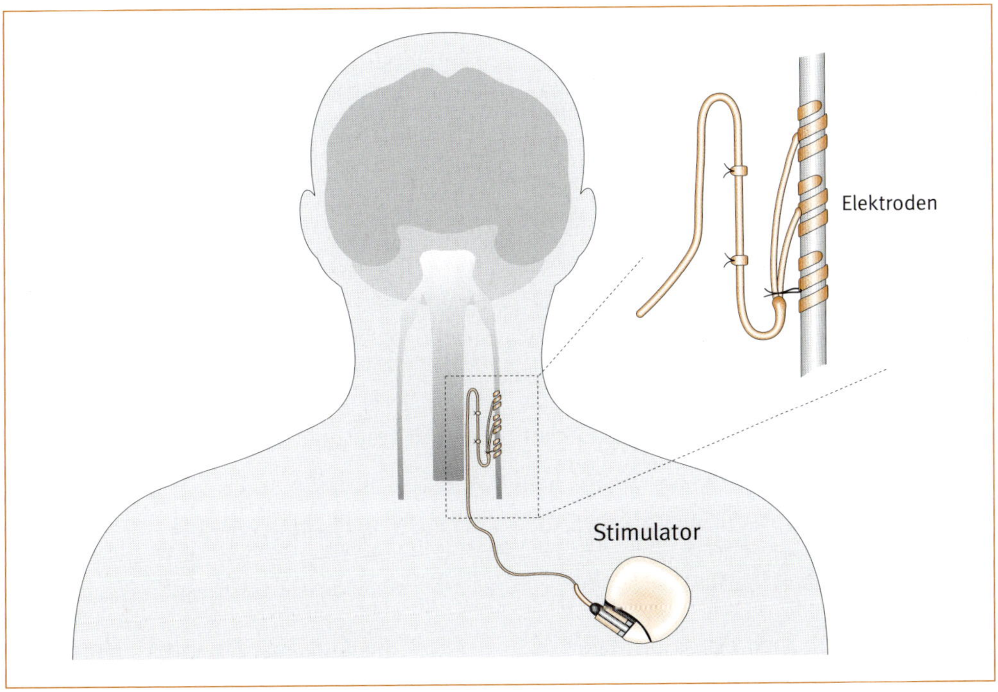

Abb. 37: Prinzip der Vagusnervstimulation.

beins eingepflanzten Impulsgeber oder Stimulator verbunden ist (Abb. 37). Der Stimulator wird von außen mit einem Computer über einen vor die Brust gehaltenen Sender programmiert. Dies ermöglicht eine an den einzelnen Betroffenen angepasste Einstellung und Kontrolle der Reizung.

Darüber hinaus ist es auch möglich, den Stimulator zusätzlich akut von außen zu aktivieren, indem man einen Magneten kurz über den Impulsgeber hält. Auf diese Weise können Patienten oder Angehörige versuchen, eine Aura oder einen beginnenden Anfall zu unterbinden, zu verkürzen oder zu lindern. Verlässliche Daten über die Erfolgschancen dieses akuten Vorgehens fehlen bislang allerdings. Dennoch begrüßen manche Patienten oder Angehörige besonders die Möglichkeit einer solchen Einflussnahme.

Nachdem die VNS 1995 in vielen europäischen Ländern und 1997 in den USA zur Behandlung pharmakoresistenter Epilepsien zugelassen wurde, ist das System mittlerweile weltweit bei mehr als 20 000 Patienten eingesetzt worden. Nach einigen Jahren wird zum Wechsel des Impulsgebers eine erneute Operation nötig, wenn dessen Batterie aufgebraucht ist. Die Lebensdauer der Batterie hängt jedoch auch von den gewählten Stimulationsparametern ab und wurde inzwischen durch technische Verbesserungen verlängert.

Nach wie vor ist für die VNS – ähnlich wie bei den meisten Medikamenten zur Epilepsiebehandlung – nicht bekannt, wie sie genau wirkt und warum sie Anfälle verhindern kann. Ebenso wenig kann zurzeit vorhergesagt werden, welche Patienten von der Implantation eines Stimulators profitieren werden und welche nicht. Die häufigsten Nebenwirkungen bestehen in Heiserkeit oder Husten während der Stimulation, seltener kann es zu Atem- oder Schluckstörungen beziehungsweise Hals- oder Kopfschmerzen kommen. Andererseits sind die für Antiepileptika typischen Nebenwirkungen wie Schwindel, Doppelbilder oder Tremor nicht zu erwarten.

Insgesamt stellt die VNS eine nachgewiesenermaßen wirksame Behandlungsmethode für pharmakoresistente Epilepsien dar, die in etwa 30 bis 40 Prozent zu einer signifikanten und lohnenden Reduktion der Anfallshäufigkeit führt. Sie sollte vor allem dann erwogen werden, wenn eine alleinige medikamentöse Therapie erfolglos geblieben ist und ein gezielter epilepsiechirurgischer Eingriff mit Entfernung des für die Anfälle ursächlichen Gewebes aufgrund geringer Erfolgschancen oder großer Risiken nicht infrage kommt.

159. Was versteht man unter einer Selbstkontrolle von Anfällen?

Manchmal lassen sich durch eine genaue Analyse der den Anfällen jeweils vorausgehenden Umstände Besonderheiten herausfinden, die dann im Sinn einer Selbstkontrolle zu einer Verbesserung der Behandlung genutzt werden können. Leider werden solche Ansätze bislang zu wenig beachtet und erst von wenigen Epilepsiezentren angeboten. Obwohl betont werden muss, dass mit der Selbstkontrolle von epileptischen Anfällen bisher rein zahlenmäßig keine nennenswerten Erfahrungen vorliegen, gibt es viele Hinweise auf positive Effekte. Frau Diplom-Psychologin Irmtraud Teschner, die früher am Sächsischen Epilepsiezentrum Radeberg in Kleinwachau tätig war, hat dazu einmal den nachfolgenden Text verfasst:

»Viele Menschen verbinden mit einem epileptischen Anfall Begriffe wie Hinfallen, Unfall, Ernstfall, Ausfall, Rückfall, Notfall, Zufall ... Aber die Leute, die selbst Anfälle haben, die eigentlichen Anfallsexperten, wissen es besser. Ja, ein epileptischer Anfall wirkt manchmal unberechenbar wie der Zufall, aber oft ist es gar kein Hinfallen, Ernstfall, Unfall, Notfall, Ausfall, oder Rückfall, sondern für den Betroffenen der Normalfall, ein Kommen und Gehen, ein alter Bekannter.

Wer seine Anfälle selbst kontrollieren kann, entwickelt mehr Selbstvertrauen; und da fragt man sich manchmal, ob das Selbstvertrauen Voraussetzung für Selbstkontrolle ist oder umgekehrt, die Selbstkontrolle Voraussetzung für Selbstvertrauen.

Es gibt tatsächlich eine ganze Reihe Anfallskranker, die ihre Anfälle selbst kontrollieren können. Aber die Selbstkontrolle von Anfällen erfordert viel Selbstbeobachtung und Übung. Da braucht der Anfallskranke, um durchzuhalten, viel Selbstvertrauen in die eigenen Fähigkeiten, damit der Anfall für ihn seinen Schrecken als Zufall verliert und nur andere ihn mit Begriffen wie Unfall, Ernstfall, Notfall, Ausfall, Reinfall, Rückfall, Hinfall verbinden.

Fakt ist: Wer mit dem nötigen Selbstvertrauen die Selbstkontrolle seiner Anfälle anstrebt, wird den Anfall vielleicht zunehmend als seinen Fall, als Normalfall empfinden, auch wenn er sich eigentlich den Wegfall des Anfalls wünscht. Aber wäre der Wegfall des Anfalls wirklich in allen Lebenslagen ein Glücksfall? Es gibt Momente, wo das Selbstvertrauen trotz Selbstkontrolle seinen Weg in den Keller geht, da befürchtet man einen Reinfall, und da ist der Anfall tatsächlich ein Glücksfall, vorausgesetzt es kommt zu keinem Unfall als Ernstfall oder Notfall. Das wäre dann kein Glücksfall, sondern wirklich ein Reinfall durch den Anfall.«

Bislang sind in Deutschland allenfalls einige hundert Betroffene mit einer Selbstkontrolle so behandelt worden, dass aus dem Verlauf Aussagen zur Wirksamkeit möglich sind. Viele Menschen mit Epilepsie sind von solchen Möglichkeiten verständlicherweise begeistert, geben sie ihnen doch im Gegensatz zu einer mehr oder weniger nur passiven Einnahme ärztlicherseits verordneter Medikamente die Möglichkeit, selbst etwas gegen ihre Anfälle zu tun beziehungsweise diese zu kontrollieren. Gerade in der Unvorhersehbarkeit und Unkontrollierbarkeit der Anfälle liegt für viele Menschen mit einer Epilepsie ein Hauptproblem.

Das Ziel einer Selbstkontrolle von epileptischen Anfällen besteht darin, alle körperlichen und psychischen Bedingungen zu erfassen und zu berücksichtigen, die mit der Entstehung von Anfällen zusammenhängen. Dies macht schon deutlich, dass eine

Selbstkontrolle mehr oder weniger nur für fokale oder mit einer Aura beginnende fokale Anfälle (siehe S. 60) infrage kommt, deren Ablauf oder zumindest Beginn von den Betroffenen bewusst erlebt wird. Oft haben Betroffene selbst auch schon entsprechende Erfahrungen gemacht, sie haben diese aber entweder nicht weiter beachtet oder sie haben sich nicht getraut, ihre Beobachtungen mit dem Arzt zu besprechen.

Ein bewährtes Schema zur systematischen Erfassung von anfallsauslösenden Faktoren ist in Tabelle 75 wiedergegeben. Jede Aura und jede Anfallsform muss zunächst mehrmals beschrieben werden, um Gemeinsamkeiten feststellen zu können. Dabei können die Betroffenen selbst nur die Angaben zu der Zeit während der Auren machen, und die Angaben zum weiteren Anfallsablauf (nach Beginn des Bewusstseinsverlusts) müssen von Angehörigen oder sonstigen Beobachtern erfragt werden. Oft gelingt es den Betroffenen darüber hinaus zunächst auch nicht oder nur schwer, sich an die Sekunden vor dem Beginn der Aura zu erinnern, und sie müssen dies erst über Wochen und Monate üben. Das heißt auch, dass dieser Behandlungsansatz sehr viel mühevoller ist und mehr persönliches Engagement erfordert, als »nur« die vom Arzt verordneten Medikamente einzunehmen.

Gelingt es, zusammen mit dem behandelnden Arzt oder Psychologen ein gemeinsames Muster für den Beginn von Anfällen zu erkennen, bildet dieses den Ausgangspunkt für einen Behandlungsversuch mittels Selbstkontrolle (Tab. 76). Dabei bewährt sich als Gegenmaßnahme häufig, das Gegenteil der anfallsauslösenden Faktoren zu tun oder daran zu denken (z. B. be-

Tab. 75: Schema zur Erfassung anfallsauslösender Bedingungen (Anfallsprotokoll nach Teschner)

Haben Sie vorher gespürt, dass der Anfall kommt?	Ja/Nein
Wenn ja, woran haben Sie es gespürt? Beschreiben Sie bitte die Situation vor dem Anfall.	
Woran haben Sie vor dem Anfall gedacht, was ging Ihnen durch den Kopf?	
Haben Sie versucht, den Anfall zu stoppen? Wenn ja, wie haben Sie es versucht?	Ja/Nein
Waren Sie während des gesamten Anfalls bei Bewusstsein? Wenn ja, was haben Sie während des Anfalls gedacht und gefühlt? Wenn nein, was haben Sie während des Anfalls noch mitbekommen?	Ja/Nein
Wie haben Sie sich nach dem Anfall gefühlt?	
Was haben Sie nach dem Anfall gemacht?	
Bemerkungen/Ergänzungen zu einzelnen Punkten/Besonderheiten	

Tab. 76: Beispiele für auf eine Aura bezogene Gegenmaßnahme (nach Heinen und Schmid-Schönbein)

Aura-Empfindung	Gegenmaßnahme
Kribbeln in einer Hand	Reiben der Hand oder Ballen einer Faust
Hören eines hohen Tons (Pfeifen)	Brummen eines tiefen Tons
Rot sehen	Farbe Grün vorstellen oder vorsprechen
»Fliehende« Gedanken	Konzentration auf einen »Fixpunkt«
Unsicherheit/Angst	Vorstellung einer sicheren, beruhigenden Situation
Verlust der »Tiefenwahrnehmung«	Zwei verschieden weit entfernte Gegenstände »scharf stellen« (fokussieren)

wusstes Drehen des Kopfes nach rechts bei Kopfdrehung nach links im Anfall oder Entspannung bei Angst im Anfall). Erfolgreiche Gegenmaßnahmen müssen »wie im Schlaf sitzen« und so früh wie möglich bei jeder Aura beziehungsweise bei jedem beginnenden Anfall eingesetzt werden. Allerdings sei nochmals auf den relativ hohen Aufwand beim Erlernen und Anwenden der Methode hingewiesen. Leider gelingt es auch nur selten, die Anfälle allein durch eine Selbstkontrolle zu beherrschen; meist müssen weiterhin Medikamente eingenommen werden.

In jedem Fall hat der Versuch einer Selbstkontrolle von Anfällen auch etwas mit Selbstverantwortung zu tun. Viele Menschen mit Epilepsie – und nicht nur Kinder – neigen zu einer passiven Haltung, bei der sie sich einzig und allein auf die Ärzte und Medikamente verlassen. Aus übertriebener Vorsicht ziehen sie sich vom aktiven Leben weitgehend zurück. Auch dazu ein weiterer Text (die Parabel »Arthur, der Papagei«) von Frau Diplom-Psychologin Irmtraud Teschner:

»Ein kinderloses Ehepaar wollte nach vielen Jahren gern jemandem seine ganze Liebe und Fürsorge angedeihen lassen. Die Hoffnung auf ein eigenes Kind hatten beide aufgegeben. Mit einem Adoptivkind hatte es auch nicht geklappt, und so beschlossen sie, sich ein Haustier anzuschaffen. Doch sie konnten sich lange nicht einigen, ob ein Hund, eine Katze, ein Goldhamster, ein Meerschweinchen oder ein Zwergkaninchen das Richtige sei. Schließlich einigten sie sich doch und kauften einen jungen Papagei. Sie nannten ihn Arthur.

Das Tier gewöhnte sich schnell ein und wurde zahm. Seine neuen Eltern hatten viel Zeit für ihn übrig und brachten ihm das Sprechen bei. Arthur war ein fröhlicher Vogel; seinen Käfig benutzte er kaum, höchstens um zu fressen. Die Käfigtür war immer offen. Er flog in der Wohnung umher, setzte sich ab und an auch auf die Schulter von Vater oder Mutter und wurde so durch die Wohnung getragen oder sogar auf die Straße mitgenommen. Die Leute schauten sich um, schüttelten den Kopf oder lachten, wenn Arthur Gassi getragen wurde. Am meisten regten sich diejenigen Leute über Arthur und seine Eltern auf, die einen Hund hatten. Ein Hund hat das Recht Gassi geführt zu werden, aber ein Papagei, nein, das ging zu weit und sie hielten ihre Hunde an der Leine. Und dann schrie dieser bunte Vogel ihnen noch zu »Schönen guten Abend« oder »Schweinehund«, wenn einer der Hunde sein Geschäft auf der Straße machte. Mal war es den Leuten peinlich, mal waren sie wegen des frechen Vogels außer sich. Arthurs Eltern machten sich nichts daraus und nahmen ihn überall mit hin. Und Arthur war ein glücklicher, schnell heranwachsender, kluger Papagei mit einem großen Wortschatz und manchmal war er sogar etwas vorwitzig.

Eines Morgens wurde das Elternpaar, also seine Eltern, nicht – wie sonst üblich – von seinem krächzenden »Guten Morgen, meine Faulpelze, raus aus den Federn« geweckt. Es war schon spät, als sie aufwachten. Arthur saß stumm auf dem Fenstersims, ließ die Flügel hängen, antwortete nicht, wollte kein Wasser und kein Futter und war gar nicht richtig ansprechbar. Sie bemerkten, dass ein Flügel ganz eigenartig steif war und gingen mit ihm zum Tierarzt. Der gab ihm eine Spritze, nach der Arthur ein paar Stunden schlief, und stellte eine langwierige, aber keinesfalls lebensbedrohliche Erkrankung fest. Der Vogel sollte nur regelmäßig die verordnete Medizin bekommen und nicht zu gefährliche Flüge unternehmen, denn er war auf der Straße schon einmal weit weggeflogen und von anderen Vögeln etwas gerupft worden.

Die sehr besorgten Eltern achteten fortan beide streng auf die Gesundheit des Vogels. Sie waren so sehr beschäftigt, dass ihnen gar nicht auffiel, wie gut es ihm schon wieder ging. Sie wollten ihm so viel Gutes wie möglich angedeihen lassen, warfen den alten Vogelbauer auf den Müll und kauften für Arthur einen goldenen Käfig. Er sollte es doch gut haben, wenn er schon so eine schreckliche Krankheit hatte … Und sie bereiteten für ihn das beste Futter zu, waren ständig für ihn da, nahmen sich Zeit und wenn der Schlaumeier zu faul zum Fliegen war, sagte er mit leiser, gebrechlicher Stimme, wohin er wollte, und wurde dahin getragen. Das war alles gar nicht schlecht, aber er sollte jetzt die meiste Zeit – aus Sicherheitsgründen – in seinem goldenen Käfig verbringen, und die Käfigtür wurde öfter zugemacht.

Wie geht diese Geschichte weiter und wie endet sie? (Es wird um eine schriftliche Ergänzung gebeten.)«

160. Was ist Biofeedback?

Biofeedback heißt biologische Rückmeldung oder »Bio-Rückkopplung«. Viele der körperlichen Abläufe wie etwa das Atmen oder der Herzschlag laufen zwar dauernd, aber mehr oder weniger unbewusst ab, ohne dass man Einzelheiten weiß oder ohne weiteres wahrnehmen kann. Biofeedback ist eine technische Methode zur Wahrnehmung und Kontrolle üblicherweise unbewusst ablaufender Körperfunktionen mit elektronischen Hilfsmitteln. Dabei wird zum Beispiel mit einer Rückmeldung von EEG-Signalen durch Töne oder durch die Darstellung der Bewegung eines Pfeils auf einem Bildschirm versucht, das EEG in einer bestimmten Weise zu verändern, von der man annimmt, dass sie gegen epileptische Anfälle wirksam ist (Abb. 38).

Allerdings sind die bisherigen Behandlungsergebnisse mit Biofeedback bei Epilepsien nicht allzu ermutigend. So hat eine Versuchsreihe am Epilepsiezentrum Kehl-Kork und an der Neurologischen Klinik Weissenau unter Beteiligung des Instituts für Psychophysiologie der Universität Tübingen gezeigt, dass Patienten zwar teilweise von der Biofeedbackbehandlung profitierten, wobei die Besserung aber überwiegend schon in der Eingewöhnungsphase an die Methode ohne eigentliche Behandlung stattfand. Man kann zwar argumentieren, dass es doch eigentlich egal ist, wann und wie eine Behandlungsmethode hilft, einer solchen Auffassung muss man aber entgegnen, dass Plazebo- oder Scheineffekte aufgrund einer positiven Erwartungshaltung oft nur kurz anhalten. Insgesamt steht der Nachweis der Wirksamkeit von Biofeedback bei Epilepsien also noch aus, und außerdem gelingt nur etwa jedem zweiten Betroffenen das Erlernen der Methode.

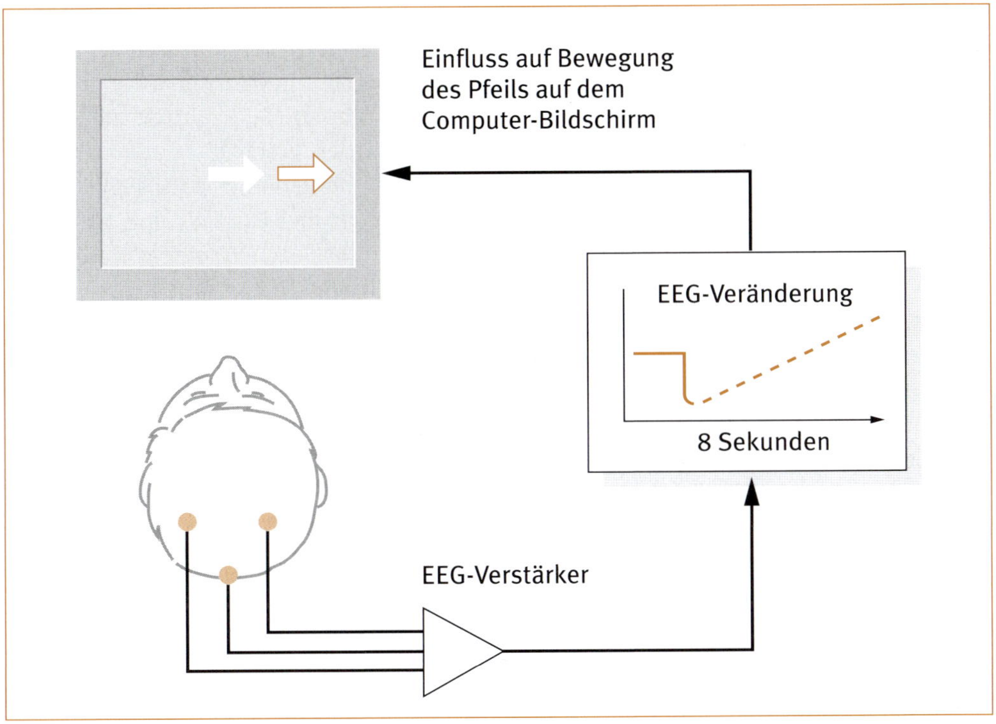

Abb. 38: Schematische Darstellung von einer Biofeedbackbehandlung mit der Aufgabe, die Bewegung eines Pfeils auf einem Computerbildschirm zu kontrollieren.

161. Was ist eine ketogene Diät?

Ketogen heißt zu Ketonkörpern führend, und Ketonkörper sind saure Abbauprodukte von Fetten wie zum Beispiel Aceton. Die ketogene Diät ist eine fettreiche Diät, die im Körper zu einer den Veränderungen beim Hungern entsprechenden Umstellung des Stoffwechsels mit Erhöhung der Ketonkörper führt. Nachdem günstige Auswirkungen des Fastens auf Epilepsien schon seit der Antike bekannt waren, wurden zu Beginn des letzten Jahrhunderts erneut entsprechende Beobachtungen veröffentlicht. Es wurde vermutet, dass die Wirkung auf einer Zunahme der Ketonkörper beruht und daher eine entsprechende Diät empfohlen, die zunächst auch eine weite Verbreitung fand. Mit der Entdeckung wirksamer Medikamente geriet sie aber zunehmend in Vergessenheit und wurde erst in den 70er Jahren in den USA erneut »entdeckt«. Der genaue Wirkungsmechanismus ist bisher nicht bekannt.

Im Wesentlichen besteht die ketogene Diät aus einer Nahrung mit einem Anteil von Fetten gegenüber Kohlenhydraten und Eiweißen im Verhältnis von 4 zu 1 oder 3 zu 1. Später wurde eine Abänderung dieser »klassischen« Diät in Form der so genannten Mittelkettigen-Triglyzerid-Diät (MKT-Diät) beschrieben, deren Vorteil darin besteht, dass mehr Kohlenhydrate gegeben werden dürfen. Auf der anderen Seite wurde darunter aber über vermehrte Nebenwirkungen in Form von Bauchschmerzen und Durchfall berichtet. Am Beginn der Diät steht ein ein- bis zweitägiges Fasten, bis sich Ketonkörper im Urin nachweisen lassen. Weil es während dieser Zeit zu einer Hypoglykämie (Unterzuckerung) kommen kann, wird zur Ein- und Umstellung der Ernährung meist ein etwa fünftägiger Krankenhausaufenthalt empfohlen. Diese Zeit kann gleichzeitig auch zur intensiven Diätberatung des Kindes und der Eltern genutzt werden. Um entsprechenden Mangelerscheinungen vorzubeugen, wird unter der Diät stets zu einer zusätzlichen Einnahme von Vitaminen und Kalzium geraten.

Bislang wurde die ketogene Diät ganz überwiegend bei Kindern mit ansonsten nicht beeinflussbarer Epilepsie eingesetzt. Bei etwa einem Drittel der Kinder kommt es zu einer deutlichen Besserung und gelegentlich sogar zu einer Anfallsfreiheit. Darüber hinaus wird vereinzelt über eine Besserung des Wachheitsgrades und des Verhaltens berichtet. Je nach Verlauf können die Antiepileptika teilweise oder ganz abgesetzt werden. Bei einem guten Ansprechen wird die Diät in der Regel zunächst zwei Jahre durchgeführt, wonach schrittweise wieder zu einer normalen Ernährung übergegangen wird. Dennoch hält die Wirkung offenbar zumindest bei einem Teil der Kinder an.

Die besten Erfolgsaussichten scheinen bei einer Behandlung in den ersten zehn Lebensjahren zu bestehen. Bei den verschiedenen Anfallsformen nützt die Diät am besten gegen epileptische Spasmen beziehungsweise tonische Anfälle, atonische Anfälle, myoklonische Anfälle und tonisch-klonische Anfälle, die bei so genannten symptomatischen generalisierten Epilepsien zum Beispiel im Rahmen eines Lennox-

Gastaut-Syndroms (siehe S. 111) häufig gemeinsam auftreten. In den letzten Jahren wurde vereinzelt auch über positive Erfahrungen bei einer Anwendung im Erwachsenenalter berichtet.

Voraussetzung einer Wirkung der Diät ist, dass sie mit genauem Berechnen und Abwiegen der erlaubten Nahrungsanteile und einer sehr hohen Disziplin eingehalten wird. Nachteilig sind unter anderem die fehlende Akzeptanz bei manchen Kindern wegen des weitgehenden Verzichts auf Kohlenhydrate (z. B. Eis oder andere Süßigkeiten), der sehr hohe Fettanteil und in Verbindung damit unter dem Gesichtspunkt einer länger dauernden Anwendung das Risiko von Nebenwirkungen an den Blutgefäßen. Allerdings hat sich diese Sorge bei einer Nachuntersuchung von Erwachsenen, die als Kind mit einer ketogenen Diät behandelt worden waren, nicht bestätigt.

In letzter Zeit wurde auch über vereinzelte und zumindest angedeutet positive Erfahrungen mit anderen Diäten bei Epilepsie wie beispielsweise der nach ihrem Erfinder, einem amerikanischen Herzspezialisten, benannten Atkins-Diät berichtet. Wahrscheinlich beruht auch dabei die Wirkung auf einem ketogenen Effekt.

162. Welche möglichen anderen Behandlungsansätze werden zurzeit untersucht?

Hier soll exemplarisch auf die so genannte transkranielle Magnetstimulation und die so genannte Gentherapie eingegangen werden. Als transkranielle Magnetstimulation (TMS) wird eine Methode bezeichnet, bei der Nervenzellen der Hirnrinde mit sehr starken, an- und abgeschalteten Magneten in einer speziellen, auf den Kopf aufgelegten Spule gereizt werden. In der Neurologie wurde diese Technik ursprünglich zur Reizung und Untersuchung der für Bewegungen zuständigen motorischen Hirnrinde eingeführt, weil sie zum Auftreten von Muskelzuckungen führt, die auch als motorisch evozierte Potenziale bezeichnet werden. Die Durchführung der TMS kann entweder als Einzel- beziehungsweise Doppelpuls-TMS mit einem einzelnen oder zwei kurz aufeinander folgenden Reizen oder als so genannte repetitive TMS (rTMS) mit einer Reizserie erfolgen.

Während vereinzelte und teilweise widersprüchliche Berichte über eine mögliche Auslösung epileptischer Anfälle durch Einzel- und Doppelpuls-TMS vorliegen, wurde vor wenigen Jahren erstmals beschrieben, dass mittels rTMS möglicherweise bei Epilepsien im Gegensatz dazu die Möglichkeit einer begleitenden Behandlung bei Therapieresistenz gegenüber Medikamenten besteht. In einer ersten, offenen und nicht kontrollierten Studie kam es bei sieben von neun Patienten mit schwer behandelbarer Epilepsie und mehr als sieben Anfällen pro Woche trotz medikamentöser Behandlung unter einer rTMS mit jeweils 1000 Reizen täglich an fünf aufeinander folgenden Tagen zu einem über einen Monat anhaltenden Rückgang der Anfallshäufigkeit zwischen 20 und 80 Prozent. Bei zwei Patienten war keine Änderung zu beobachten, und die mittlere Besserung lag bei knapp 40 Prozent. Bedauerlicherweise konnten diese ermutigenden Ergebnisse in zwei so genannten plazebokontrollierten Studien bislang nicht bestätigt werden.

Die Bezeichnung »Gentherapie« löst bei vielen Menschen sowohl Neugier und Faszination als auch Vorbehalte aus. So gibt es in der Öffentlichkeit oft erhebliche Widerstände gegen gentechnisch veränderte Lebensmittel, und nicht zuletzt aus Anlass geklonter Schafe oder Affen werden auch immer wieder ethische Bedenken geäußert. Dennoch soll hier erläutert werden, unter welchen Bedingungen eine Gentherapie bei Epilepsien Anwendung finden könnte. So könnte ein möglicher Ansatz der Gentherapie in der Beeinflussung der körpereigenen Aminosäure Adenosin bestehen. In Tierexperimenten unterdrückt Adenosin sehr wirksam eine überschießende erregende Neurotransmission im Gehirn und bietet den Nervenzellen damit Schutz vor einer Degeneration beziehungsweise einem Untergang. Adenosin kann beim Menschen aber nicht als Medikament eingesetzt werden, weil es starke negative Auswirkungen auf den Kreislauf hat.

Um dennoch auch beim Menschen die anfallshemmende Wirkung von Adenosin ausnützen zu können, wäre eine direkte Gabe in das Gehirn unter Umgehung der so genannten Blut-Hirn-Schranke notwendig. Dies könnte beispielsweise durch eine Transplantation von Zellen erreicht werden, die ihrerseits im Gehirn Adenosin freisetzen und damit eine therapeutische Wirkung entfalten. Dazu müssten Zellen tierischen Ursprungs experimentell durch Änderung ihrer Genstruktur so manipuliert werden, dass sie Adenosin kontinuierlich abgeben. Zur Vermeidung von Abstoßungsreaktionen im menschlichen Organismus müssten die Zellen in dünne Plastikkanülen verkapselt werden, die für die relativ großen Abwehrzellen nicht durchlässig sind. Die Gentechnik würde dabei eingesetzt, um Zellen im Reagenzglas so zu verändern, dass sie als »Medikamenten-Spender« eingesetzt werden können.

Entsprechende Behandlungsversuche bei Menschen sind bislang nicht erfolgt. Bei Tieren wurden solche Zellkapseln zur Prüfung der antiepileptischen Wirksamkeit der Adenosin-freisetzenden Zellen allerdings schon – unter Narkose – in die Hirnkammern (Ventrikel) von Ratten eingepflanzt. Danach konnten bei den Tieren mit den üblichen experimentellen Methoden keine epileptischen Anfälle mehr ausgelöst werden. Diese Wirkung hielt über mehrere Wochen an, wobei besonders bemerkenswert war, dass die Tiere keinerlei erkennbare Nebenwirkungen zeigten. Kapseln mit gentechnisch nicht veränderten Zellen blieben in Kontrollversuchen ohne Wirkung.

Die Strategie einer derartigen Gentherapie zur Unterdrückung von epileptischen Anfällen erscheint auch beim Menschen prinzipiell realisierbar. Dazu müssen aber weitere wichtige Bedingungen erfüllt werden, von denen eine über Jahre anhaltende Freisetzung von Adenosin, der Einbau von Sicherungssystemen in die Zellen und nicht zuletzt eine Steuerbarkeit der Adenosinfreisetzung am wichtigsten sind. Falls sich diese Voraussetzungen erfüllen lassen, könnte in Zukunft eine Anwendung bei Menschen mit therapieresistenten Anfällen in Betracht gezogen werden.

163. Welche sonstigen alternativen oder komplementären Methoden gibt es?

Neben Selbstkontrolle, Biofeedback und ketogener Diät gibt es noch zahlreiche andere, so genannte komplementäre oder alternative Methoden, die bei Epilepsien zumindest versuchsweise eingesetzt werden (Tab. 77). Dabei bringt die Benennung als komplementäre oder begleitende beziehungsweise ergänzende Verfahren besser zum Ausdruck, dass eine Gemeinsamkeit all dieser Ansätze darin besteht, dass sie in der Regel ergänzend zur weiterhin durchgeführten medikamentösen Behandlung erfolgen. Bei einer Benennung als alternative oder Ersatzbehandlung wird oft miss-

Tab. 77: Komplementäre Behandlungsmethoden bei Epilepsie

Bezeichnung	Beschreibung
Akupressur	Nadeldruckbehandlung; aus der Akupunktur entwickelte Behandlungsform, bei der Druck statt Nadeln angewandt wird
Akupunktur	Nadelstichbehandlung; Behandlungsform der traditionellen chinesischen Medizin durch Nadelstiche in bestimmte Hautpunkte
Aromatherapie	Behandlung mit Duftstoffen, in der Regel aus Wurzeln, Blättern oder Blüten von Pflanzen
Bach-Blüten-Therapie	nach dem gleichnamigen englischen Arzt (1886–1936) benanntes Behandlungssystem mit 38 Blüten von Blumen und Bäumen
Biomagnetismus	Behandlung aufgrund magnetischer Erscheinungen im und Einflüsse auf den Körper, z. B. so genannter Bioresonanz
Enzymtherapie	Behandlung durch Einnahme von Enzymen, die gestörte Stoffwechselvorgänge günstig beeinflussen sollen
Handauflegen	Behandlung mit angeblich vom Körper des Therapeuten ausströmender, ihrem Wesen nach ungeklärter Kraft, die durch streichende Berührung mit der Hand wirksam werden soll
Homöopathie	Behandlung mit Arzneimitteln, die beim Gesunden in höherer Dosierung ähnliche Krankheitszeichen hervorrufen wie bei dem zu behandelnden Kranken (»Gleiches wird durch Gleiches geheilt«), aber nur in sehr starker Verdünnung gegeben werden
Hypnose	Behandlung, bei der man in einen traumartigen Zustand (»Trance«) versetzt wird

Fortsetzung Tabelle 77

Bezeichnung	Beschreibung
Kinesiologie	Behandlung, bei der Störungen und Stressfaktoren durch Muskeltests unter anderem dem Bewegungsapparat, Energiehaushalt oder der Psyche zugeordnet und behandelt werden
Lichttherapie	Behandlung, bei der versucht wird, über eine Beeinflussung der Ausschüttung von Melatonin im Gehirn die Anfallshäufigkeit günstig zu beeinflussen
Neuraltherapie	Behandlungsmethode mit Einspritzen von geringen Mengen von Lokalanästhetika (Betäubungsmitteln) in so genannte Störfelder unter der Vorstellung einer »Entblockung« als Voraussetzung einer natürlichen Heilung
Osteopathie	Behandlungskonzept, wonach der Körper selbst zur Kontrolle von Erkrankungen und Störungen in der Lage ist, solange normale strukturelle Beziehungen sowie Umwelt- und Ernährungseinflüsse vorliegen; die Methode soll unter anderem in der Lage sein, funktionelle Störungen zu erkennen, die noch nicht pathologisch (von krank machender Bedeutung) sind
Phytotherapie	Behandlungsmethode mit Anwendung pflanzlicher Heilmittel
Transzendentale Meditation (TM)	aus der indischen Medizin stammende Entspannungsmethode
Yoga	Behandlungsmethode, die durch geistige und körperliche Konzentration »höhere« Bewusstseinszustände anstrebt

verständlicherweise angenommen, dass diese Methoden die Medikamente überflüssig machen könnten.

Dass viele Betroffene und ihre Angehörigen große Hoffnungen in derartige Methoden setzen, wird u.a. durch eine Fragebogenumfrage der Selbsthilfe-Zeitschrift »einfälle« in Deutschland deutlich, bei der immerhin 55 Prozent angaben, dass ihrer Überzeugung nach durch alternative Methoden eine völlige Anfallsfreiheit erreicht werden könne. Dem steht die Tatsache gegenüber, dass es bislang für keine der in der Tabelle genannten Behandlungsmethoden einen Wirksamkeitsnachweis gibt, wie er etwa für Medikamente oder auch chirurgische Behandlungsverfahren selbstverständlich ist. Einige Studien haben sogar gezeigt, dass zum Beispiel Akupunktur nur einen günstigen Einfluss auf begleitende nichtepileptische oder psychogene Anfälle (siehe S. 83) hat, nicht aber auf epileptische Anfälle. Dennoch ist unstrittig, dass eine begleitende Behandlung mit Methoden der alternativen oder komplementären Medizin manchen Menschen mit Epilepsie helfen kann. Die Hilfe besteht dabei jedoch in erster Linie in einer Stärkung der Selbstsicherheit und anderen Bereichen im Umgang mit der Epilepsie und nicht in einem Rückgang der Anfallshäufigkeit.

164. Wann ist eine Epilepsie ausgeheilt oder geheilt?

Unter Heilung von einer Krankheit verstehen die meisten Menschen das Aufhören der dadurch hervorgerufenen Beschwerden, ohne dass eine weitere Einnahme von Medikamenten erforderlich ist. Andere sind schon damit zufrieden, wenn sie beschwerdefrei sind und die Medikamente gut vertragen. Auf Epilepsien bezogen bedeutet eine Heilung im ersten Fall eine Anfallsfreiheit nach Absetzen der Antiepileptika, während im zweiten Fall Anfallsfreiheit unter Medikamenten ausreichend wäre.

Besonders bei manchen in der Kindheit beginnenden Epilepsien stehen die Chancen gut, dass sie von alleine ausheilen. Als Merkmale, die für einen derartig günstigen Verlauf sprechen, haben sich die folgenden Punkte herausgestellt:

1. Alter bei Auftreten der Epilepsie unter 12 Jahren,
2. idiopathische Epilepsie (siehe S. 96),
3. generalisierte Anfälle (siehe S. 65, 74),
4. insgesamt nur wenige Anfälle und
5. normale Intelligenz.

Wenn alle diese fünf Punkte vorliegen, liegt die Chance einer dauerhaften Anfallsfreiheit auch nach Absetzen der Medikamente bei etwa 80 bis 90 Prozent. Wenn keiner dieser Punkte erfüllt ist, beträgt die Chance nur 20 Prozent.

In Tabelle 78 sind für einige Epilepsien die Chancen einer Anfallsfreiheit unter Medikamenten zusammengestellt. Mit Ausnahme der juvenilen myoklonischen Epilepsie sind Behandlungsprognose und Absetzprognose weitgehend gleich, das heißt die Chancen einer erreichbaren Anfallsfreiheit entspricht derjenigen, nach Absetzen von Medikamenten auch anfallsfrei zu bleiben. Aus bislang unbekannten Gründen ist dies bei der juvenilen myoklonischen Epilepsie anders, besonders wenn es zu einer Kombination der Myoklonien mit generalisierten tonisch-klonischen (Grand-Mal-)Anfällen gekommen ist (siehe S. 128). Der ausgezeichneten Behandlungsprognose dieses Epilepsiesyndroms mit Anfallsfreiheit bei über 85 Prozent der Betroffenen steht ein praktisch ebenso hohes Rückfallrisiko für die Anfälle beim Absetzen der Antiepileptika gegenüber.

Tab. 78: Chance einer Anfallsfreiheit bei verschiedenen Epilepsieformen unter medikamentöser Behandlung

hoch	mittel	niedrig
altersgebundene idiopathische Epilepsien, z. B. – Absencenepilepsie des Kindesalters und juvenile Absencenepilepsie (über 80 %) – Rolando-Epilepsie (über 90 %) – juvenile myoklonische Epilepsie (über 85 %)	alle anderen idiopathischen Epilepsien wahrscheinlich symptomatische (kryptogene) Epilepsien	progrediente Myoklonus-epilepsien symptomatische fokale Epilepsien

165. Wann und wie kann eine medikamentöse Behandlung beendet werden?

Eine medikamentöse Behandlung einer Epilepsie kann beendet werden, wenn davon auszugehen ist, dass sie ausgeheilt ist oder das Auftreten von Anfällen zumindest so unwahrscheinlich ist, dass das Risiko von Nebenwirkungen der Medikamente bei Fortführung der Behandlung etwa demjenigen weiterer Anfälle entspricht. Oft wird eine anfallsfreie Zeit von mindestens zwei Jahren als Voraussetzung für ein Absetzen von Antiepileptika genannt. Dies ist aber nur eine der erforderlichen Voraussetzungen, denn neben der unter Einnahme von Medikamenten eingetretenen Anfallsfreiheit muss das Risiko eines Wiederauftretens beachtet werden (siehe vorangehenden Abschnitt).

Eine medikamentöse Epilepsiebehandlung sollte nur im absoluten Notfall oder dann plötzlich beendet werden, wenn Anfälle ärztlicherseits erwünscht sind und bewusst provoziert werden sollen. Ein zum abrupten Absetzen einer Medikation führender Notfall liegt beim Auftreten schwerer oder sogar lebensbedrohlicher Nebenwirkungen wie einem ausgeprägten Hautausschlag oder Nebenwirkungen am blutbildenden System oder inneren Organen vor. In einer solchen Situation werden meist zur Überbrückung Benzodiazepine wie etwa Clobazam (Handelsname in Deutschland und Österreich Frisium, in der Schweiz Urbanyl) eingesetzt, bis ein neues und verträgliches Medikament ausreichend hoch dosiert ist.

Ausnahmsweise können epileptische Anfälle dann einmal erwünscht sein, wenn im Rahmen einer so genannten prächirurgischen Abklärung (siehe S. 250) möglichst rasch geklärt werden soll, um welche Anfallsform es sich handelt und von wo sie ausgeht. Auch dann versuchen aber manche Ärzte, ganz ohne Veränderung der Medikation oder nur mit einer leichten Verringerung auszukommen. Dies auch deshalb, weil starke Dosisverringerungen zu so genannten Entzugsanfällen führen können, die weder in ihrer Art noch in ihrem Ausgangsort mit den üblichen Anfällen von Betroffenen übereinstimmen müssen.

Abgesehen von den beiden Ausnahmen schwerer Nebenwirkungen und der bewussten Anfallsprovokation gilt die Grundregel, dass das Risiko des Wiederauftretens von Anfällen um so geringer ist, je langsamer ein Absetzen von Medikamenten erfolgt. Man sollte sich dazu also unbedingt Zeit lassen, in der Regel mindestens zwei bis drei Monate, besser ein halbes Jahr. Für ein erfolgreiches Absetzen von Antiepileptika ist es auch sehr wichtig, dass eine vernünftige, anfallsverhütende Lebensweise beibehalten wird. Wird etwa gleichzeitig mit einer Verringerung der Medikamentendosis die Gewohnheit eines regelmäßigen Schlaf-Wach-Rhythmus oder der Verzicht auf das Trinken mehr als geringer Mengen an Alkohol aufgegeben, ist die Gefahr eines Rückfalls sehr hoch.

Bei Kindern und Jugendlichen mit Absencenepilepsien (siehe S. 123 und 126) emp-

Tab. 79: Vorschlag zum Absetzen der wichtigsten Antiepileptika (in mg)

1. Bewährte (»alte«) Antiepileptika	Carbamazepin	Ethosuximid	Valproinsäure	Phenytoin	Primidon	Phenobarbital
alle 2 bis 4 Wochen						
zu Beginn	300–400	250–500	500–600	100	125–250	50–100
im letzten Drittel	100–200	250	250–300	50	62,5	15–25

2. Neue Antiepileptika	Felbamat	Gabapentin	Lamotrigin	Levetiracetam	Oxcarbazepin	Tiagabin	Topiramat	Vigabatrin
alle 2 bis 4 Wochen								
zu Beginn	600	800	100	500	600	10–15	100	500
im letzten Drittel	300	400	50	250	300	5	25–50	500

fehlen die meisten Fachleute, dass bei einem Beginn zwischen dem fünften und achten Lebensjahr und nur typischen Absencen mit regelmäßigem Spike-Wave-Muster im EEG und sofortigem guten Ansprechen auf Medikamente die Behandlung schon nach zwei- bis dreijähriger Anfallsfreiheit langsam über einen Zeitraum von zwei bis drei Jahren abgebaut werden kann, wobei allerdings wegen des Risikos von in der Pubertät hinzutretenden Grand-Mal-Anfällen in der Regel bis zum 14. Lebensjahr gewartet werden sollte. Bei früherem oder späterem Beginn einer Absencenepilepsie, atypischen Anfällen oder gemeinsamem Auftreten mit anderen Anfallsformen, unregelmäßigem EEG-Muster und schlechtem Ansprechen auf Medikamente sollte erst nach längerer Anfallsfreiheit der Versuch einer Therapiebeendigung erfolgen. Bei der Rolando-Epilepsie (siehe S. 117) kann eine Medikation nach der Pubertät beziehungsweise ein bis zwei Jahre nach dem letzten Anfall abgesetzt werden, auch wenn das EEG noch verändert ist. Bei den nicht altersgebundenen symptomatischen und wahrscheinlich symptomatischen (kryptogenen) Epilepsien (siehe S. 96) wird eine minimal zweijährige, besser aber drei- bis fünfjährige Anfallsfreiheit abgewartet, bevor Medikamente versuchsweise langsam (Tab. 79) abgesetzt werden. Ein besonders langsames Absetzen ist bei Barbituraten und Benzodiazepinen empfehlenswert, erst recht dann, wenn sie über längere Zeit und in höheren Dosen eingenommen wurden.

Für einen wahrscheinlich erfolgreichen Absetzversuch sprechen in der Regel:

- lange Anfallsfreiheit,
- kurze Vorgeschichte mit insgesamt wenigen Anfällen, und
- rasches Erreichen der Anfallsfreiheit.

Als eher ungünstig gelten:

- höheres Lebensalter,
- Einnahme von mehr als einem Antiepileptikum,
- langwierige Behandlungsversuche bis zum Erreichen der Anfallsfreiheit,
- fokale oder sekundär generalisierte Anfälle,
- Verschlechterung des EEGs beim Absetzen.

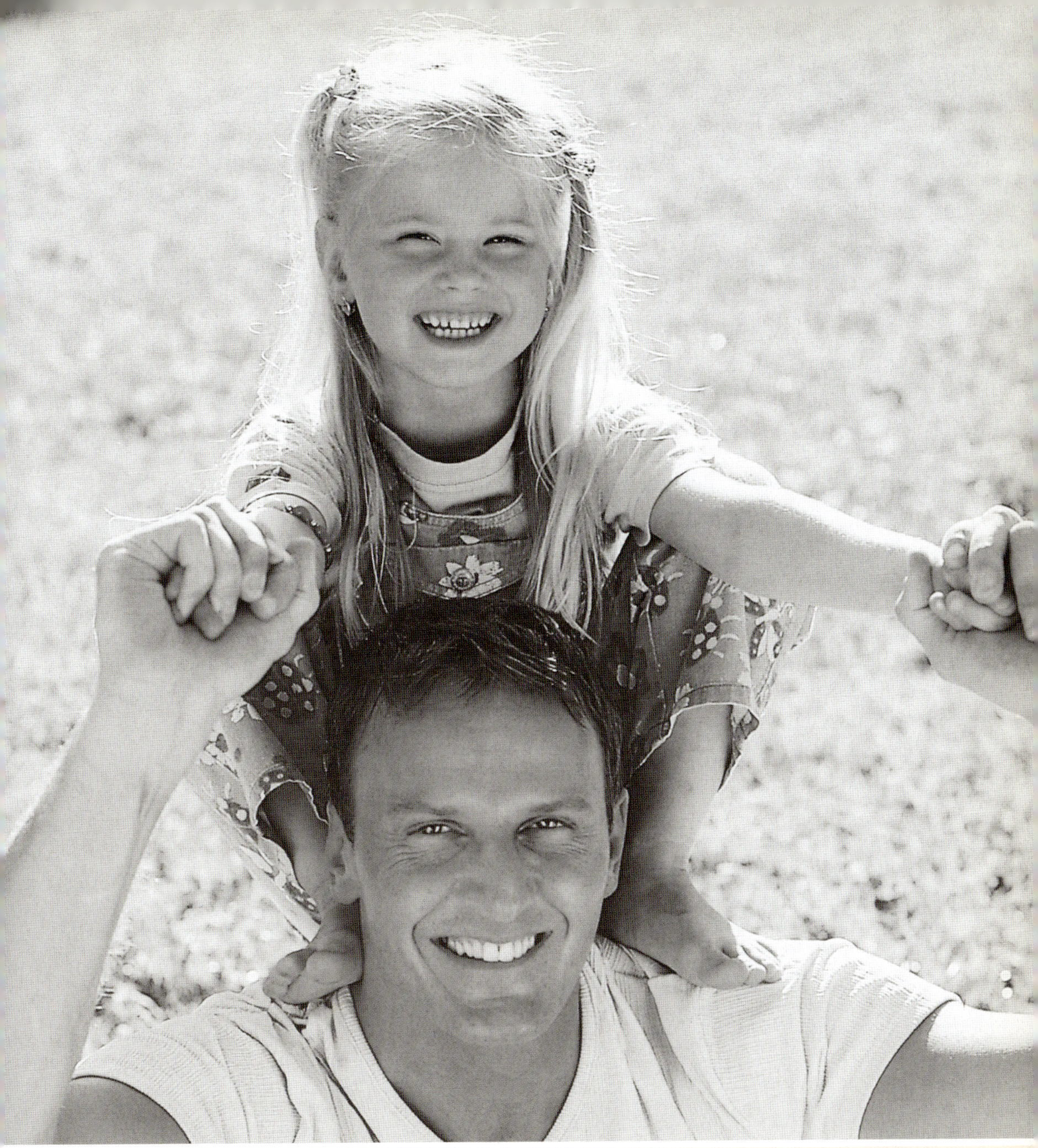

Leben mit Epilepsie

166. Welche Vorurteile gegenüber Menschen mit einer Epilepsie gibt es (immer noch)?

Bei einer Umfrage in Deutschland gaben 1996 immerhin noch 14 Prozent von etwa 2000 repräsentativ ausgewählten Personen an, noch nie etwas von Epilepsie als Krankheit, die sich in krampfartigen Anfällen äußere, gehört oder gelesen zu haben. 20 Prozent hielten Epilepsie sogar für eine Form von Geisteskrankheit, und 15 Prozent hätten etwas dagegen, wenn ihre Kinder in der Schule oder beim Spielen mit Menschen zusammenkommen würden, die manchmal epileptische Anfälle haben. Schließlich waren 11 Prozent auch dagegen, dass Epilepsiebetroffene wie andere Menschen in den Arbeitsprozess eingegliedert werden sollten.

Im Vergleich zu einer gleichartigen Befragung 1984 zeigten die Ergebnisse dieser Erhebung einen leichten, aber in allen Bereichen eindeutigen Rückgang der Vorurteile in der Bevölkerung. Gegenüber einer identischen Befragung in Österreich und insbesondere der Schweiz im Jahr 2003 fällt aber auf, dass dort offenbar in der Bevölkerung eine größere Kenntnis der Krankheit vorhanden ist und Epilepsie nicht nur deutlich seltener für eine Geisteskrankheit gehalten wird (Tab. 80).

Derartige Umfragen verdeutlichen einerseits, dass Menschen mit einer Epilepsie oder Eltern mit einem epilepsiekranken Kind in Teilen der Bevölkerung immer noch mit Unverständnis und Ablehnung rechnen müssen. Auf der anderen Seite wird die Kluft zwischen dem zur Verfügung stehenden »rationalen« Wissen über Epilepsien einerseits und dem tatsächlichen Umgang mit Menschen mit einer Epilepsie andererseits aber offensichtlich immer mehr geschlossen. Dies sollte für Betroffene eine Ermutigung sein, zu ihrer Epilepsie zu stehen und keine allzu große Energie darauf zu verschwenden, sie vor der Umwelt zu verheimlichen.

Tab. 80: Wissen und Vorurteile in der Bevölkerung zur Epilepsie (Deutschland 1984 und 1996, Österreich, Schweiz 2003)

	Deutschland 1984	Deutschland 1996	Österreich 2003	Schweiz 2003
Noch nie von Epilepsie gehört	17 %	14 %	11 %	8 %
Epilepsie wird für eine Geisteskrankheit gehalten	23 %	20 %	10 %	4 %
Eigene Kinder sollten nicht mit Kindern mit einer Epilepsie zusammen sein	23 %	15 %	*	2 %
Menschen mit Epilepsie sollten nicht normal arbeiten	18 %	11 %	16 %	7 %

* Das Befragungsergebnis hierzu ist bislang nicht veröffentlicht

167. Warum fällt es vielen Menschen schwer, eine Epilepsie zu akzeptieren, und womit haben sie die meisten Probleme?

Ob man sich durch eine Epilepsie beeinträchtigt fühlt oder nicht, hängt nicht nur von der jeweiligen Epilepsie und dem betroffenen Menschen selbst, sondern auch von seiner privaten und beruflichen Umwelt und damit der Gesellschaft ab. Einige, zum Teil erschreckende und trotz aller Aufklärungsbemühungen erstaunlich hartnäckigen beziehungsweise nur langsam rückläufigen Vorurteile in der Bevölkerung wurden bei der letzten Frage dargestellt.

Auf viele Mitmenschen, die nichts über Epilepsie wissen, wirkt ein miterlebter Anfall durch das dabei empfundene Gefühl der Hilflosigkeit erschreckend und beängstigend. Das führt häufiger dazu, dass sie das Risiko eher meiden, nochmals bei einem Anfall dabei zu sein. Dies gilt besonders dann, wenn Epilepsie fälschlicherweise mit »großen« epileptischen Anfällen gleichgesetzt oder angenommen wird, dass alle Epilepsien unheilbar seien.

Alles in allem sind viele Menschen mit Epilepsien immer noch durch unberechtigte Einschränkungen und Vorurteile beeinträchtigt. Sie stoßen teilweise schon im Kindergarten oder in der Schule auf Unverständnis, haben Schwierigkeiten bei der Berufswahl und Ausbildung und finden nur schwer eine Arbeitsstelle. Weitere Beeinträchtigungen betreffen vorwiegend sozialmedizinische Bereiche wie die Kraftfahrtauglichkeit oder die Eignung für manche Berufe oder Sportarten. Dies führt immer wieder zu Sonderrollen der Betroffenen, die ihren tatsächlichen Fähigkeiten und Fertigkeiten nicht entsprechen. Auch im Privatleben werden sie teilweise gemieden und haben häufiger große Schwierigkeiten, Freunde oder einen Partner fürs Leben zu finden.

Eine Besonderheit der Epilepsie, die es vielen Betroffenen erfahrungsgemäß schwer macht, sie zu akzeptieren, ist der mit den Anfällen verbundene vorübergehende »Kontrollverlust«. Während man beispielsweise während eines Migräneanfalls seine Umgebung weitgehend normal wahrnimmt und auch reagieren kann, ist dies bei den meisten epileptischen Anfällen anders. Vielen Betroffenen macht es zu schaffen, dass sie während eines Anfalls ihren Mitmenschen und ihrer Umgebung vorübergehend hilflos ausgeliefert sind.

Bei einer Befragung von amerikanischen Patienten mit einer mittelschweren bis schweren Epilepsie nach den sie am meisten störenden Aspekten ihrer Epilepsieerkrankung waren die fünf am häufigsten genannten Sorgenpunkte die Kraftfahrtauglichkeit, Selbstständigkeit, Arbeitsfähigkeit, gesellschaftliche Ablehnung und Abhängigkeit von Medikamenten.

168. Was ist das Besondere am ersten Anfall?

Der erste Anfall zu Beginn einer Epilepsie hat für viele direkt und indirekt Betroffene eine besondere Bedeutung. Beispielhaft sei hier auszugsweise – und mit stellenweiser »Eindeutschung« von sonst unverständlichen Ausdrücken – der Anfang einer weit ausführlicheren Beschreibung des Schweizer Journalisten Willi Näf wiedergegeben, der nach mehreren zunächst nicht als solchen erkannten fokalen Anfällen seinen ersten generalisierten tonisch-klonischen Anfall erlitt. Der eindrucksvolle Text erschien zuerst 1997 im monatlichen Magazin des Zürcher »Tages-Anzeigers«:

AUS DEM LEBEN

»Der 26. März 1997 war ein schöner Tag. Die Sonne scheint. Meine Agenda ist leer, und Rebekka hat frei, die wird pennen bis um zehn. Glückspilz. DRS 1 bringt ›Morgenstund hat Gold im Mund‹, ich schalte den Radiowecker, das alte Stück, sofort ab. Dann stehe ich auf und schleppe mich in Richtung Kaffeemaschine. ›Soll ich nachher noch mal ins Nest?‹ denke ich. Wenn ich Fertigpulver in den Kolben presse, gehe ich noch mal ins Bett. Wenn ich Bohnen mahle, bleibe ich auf. Dann duftet der Kaffee durch die Wohnung wie im Werbespot. Manchmal duftet er bereits, wenn ich mir das Knurren des Mahlwerks nur schon vorstelle. Also Bohnen. Also aufbleiben. Bis die Kaffeemaschine warm und der Kaffee gemahlen ist, schlurfe ich ins Badezimmer, leere meinen Tank und schlurfe zurück in die Küche. Wie immer. Ich mag die Morgen, die wie immer sind.

Etwas stört, etwas nervt. Tut etwas weh? Aus dem Off sagt eine Stimme: ›Bleib liegen, Willi‹. Etwas empfindet, etwas reagiert, etwas ist nicht gut. Das war Rebekkas Stimme. Was ist los? Sie spricht mich mit Namen an, das tut sie nur in Ernstfällen. Man soll mich in Ruhe lassen, ich bin tot. Ich glaube, da macht schon etwas an mir herum. ›Was ist los?‹ höre ich unwirsch lallen, ja genau, mich nervt es auch. ›Du hast einen epileptischen Anfall gehabt‹, sagt Rebekka. Einen epileptischen Anfall. ›So ein Mist‹, flüstere ich und freue mich, dass meine Antwort stimmt, ob sie mir nun einen erzählt oder mir einer passiert ist. Dass ich so gut denke, denkt es, wo ich doch so erschöpft bin. ›Dann überleg Dir einmal, warum Du auf dem Küchenboden liegst‹, sagt Rebekka.

Die Antwort hat etwas für sich. Da steht der Küchentisch. Erstaunlich groß. Wieso steht der jetzt da? Was ist für ein Tag, für eine Zeit? Wenn das da der Küchentisch ist, hat Rebekka dann recht oder nicht? Ich bin müde, es ist mir egal, lasst mich gefälligst. Jeder Atemzug kostet Kraft, ich wiege eine Tonne. ›Heb Deinen Hintern hoch, damit ich Dir die Trainingshose überziehen kann‹, sagt Rebekka. ›Die Leute vom Krankenwagen kommen bald.‹ Krankenwagen! Das weckt. Jetzt kommt die Umgebung langsam wieder zu mir. Sie meint es ernst. Widerstand ist zwecklos, ich kenne sie ...

Da stört noch etwas, Ich versuche, genauer hinzufühlen. Es ist die Zunge. Sie brennt lichterloh. Wieso bemerke ich das erst jetzt? Das Herz schlägt in die Zunge hinauf, die Zunge schmerzt offbeat. Vorsichtig streife ich sie über die Zahnkanten. Die rechte Seite ist zerbissen, der angebissene Zungenlappen hängt an der Zahnkante ein. Das offen liegende Zungenfleisch fühlt sich fremd

an, und das warme Blut im Mund ekelt mich. Es ist ein eigenartiger Ekel, ich hasse ihn. Er hat seinen Reiz.
Der Rettungsfahrer strahlt Gelassenheit aus, die Krankenschwester hat schwarze Haare. Vom Boden her stammle ich eine entschuldigende Begrüßung. Langsam beginne ich wieder ich zu sein. ›Muss ich wirklich mit?‹ flüstere ich matt. Rebekka nickt. Sie helfen mir auf. Kaum zu glauben, dass mich meine Beine tragen ... ›Das ist noch nicht Willi‹ sagt Rebekka. Sie lassen mich keine Sekunde aus den Augen.
Halbtot zu sein ist schön im Krankenwagen. Eine nette Schwester wacht über mir wie als Kind der liebe Gott. Ich muss nicht einmal denken, kann mich einfach fahren lassen. Rebekka öffnet ihre Schleusen und schluchzt ihrer Mutter den ganzen angestauten Druck durchs Telefon. Sie ist schwanger in der achten Woche.
So sieht jetzt also eine Notfallstation aus, denke ich ... Rebekka gibt Dr. Jeker zu Protokoll, was geschah: ›Um Viertel vor acht hat mich ein komisches Geräusch geweckt. Ich stieg aus dem Bett, hörte einen Schrei und rannte los. Mit versteinertem Körper und weit aufgerissenen Augen stand Willi in der Küche und starrte an die Decke, wie wenn er dort eine Tarantel entdeckt hätte. Dann stürzte er zu Boden, noch bevor ich ihn hätte auffangen können. Seine Beine und Arme fingen heftig an zu zucken und zu krampfen. Ich gab acht, dass er sich nicht verletzt, dass die Ellenbogen nicht zu heftig auf den Küchenboden knallen und so. Er verdrehte seine Augen und verzerrte sein Gesicht. Und er atmete sehr schlecht und wurde ganz grau. Dann haben die Krämpfe aufgehört, ich habe den Rettungsdienst alarmiert, ihm ein Kissen untergeschoben und ihm den blutigen Schaum von den Lippen weggewischt.‹
Das war ich? Woauh, kein Wunder, dass mich Doktor Jeker nun interviewt. Nein, keine Epileptiker in der Familie, nein, keine Unfallverletzungen mit Hirnverletzungen, ja, eine normale Geburt und Kindheit. ›Mögliche Ursachen sind Hirntumore, Hirnblutungen oder verletzungsbedingte Narben im Hirn, aber machen Sie sich keine Sorgen‹, sagt er, ›bei mehr als der Hälfte aller Fälle ist die Ursache nicht feststellbar. Das wird auch bei Ihnen so sein. Ein Anfall kann jedem passieren, egal in welchem Alter. Von einer Epilepsie spricht man erst nach einem zweiten Anfall. Einmal ist keinmal.‹
Der Computertomograph findet keinen Tumor. Am Mittag kann Rebekka mich wieder mitnehmen. Die Welt schwankt, der Muskelkater umklammert jede Faser meines Körpers. Die Zunge schmerzt bei jedem Lallversuch, aber es hört sich schon ziemlich verständlich an.
Daheim suche ich Infos über Epilepsie. Das Neue Hauslexikon von Quelle International in zehn Bänden schreibt 1981: ›Epilepsie (gr. Fallsucht): Anfälle, die mit Krämpfen, Bewusstlosigkeit, Zungenbiss, Schaum vor dem Mund u. Einnässen verbunden sind; E. ist erblich (genuine E.) oder tritt nach Verletzungen auf (traumat. E.); auch bei organischen Hirnerkrankungen; seel. Veränderungen bei Epileptikern: Misstrauen, Reizbarkeit, Schwerfälligkeit, Wutausbrüche, Intelligenzverlust.‹«

Diese Schilderung eines Betroffenen verdeutlicht Gedanken und Sorgen, die vielen Menschen und oft auch Angehörigen oder Freunden nach einem ersten Anfall durch den Kopf gehen.

169. Was versteht man unter Lebensqualität?

Unter der so genannten Lebensqualität wird eine Zusammenfassung aller Bereiche des täglichen Lebens verstanden, in der zum Ausdruck kommt, ob Betroffene wegen ihrer Epilepsie ein weitgehend normales Leben führen können oder nicht. Dazu zählt nicht nur, ob und welche Anfälle noch auftreten und ob die Medikamente gut vertragen werden. Die Lebensqualität ist ein Maß dafür, wie ein Mensch mit Epilepsie in seiner Umgebung zurechtkommt. Dies beinhaltet die Bereiche Familie, Partnerschaft, Arbeitsplatz und Freizeit sowie Fragen der Selbstständigkeit und Selbstzufriedenheit. Lebensqualität schließt neben gesundheitlichen Fragen auch finanzielle und andere Bereiche ein (Abb. 39). So wurde die gesundheitsbezogene Lebensqualität von der Weltgesundheitsorganisation WHO auch als »Zustand völligen körperlichen, geistigen und sozialen Wohlbefindens« und nicht nur als Fehlen von Erkrankungen oder Gebrechen definiert.

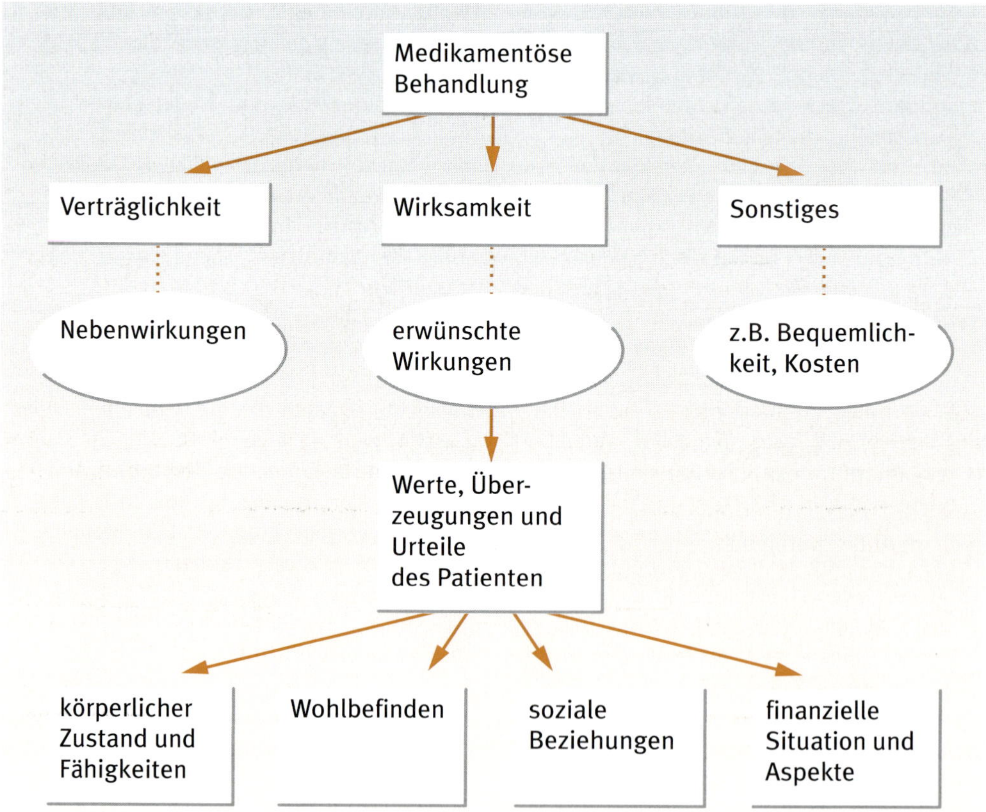

Abb. 39: Die verschiedenen Merkmale der Lebensqualität unter medikamentöser Behandlung einer Epilepsie (nach Spilker).

Oft haben Menschen, bei denen eine Epilepsie festgestellt wird, das Gefühl, für sie breche mehr oder weniger eine Welt zusammen. So verständlich eine erste derartige Schreckreaktion auch ist, letztlich ist sie nicht begründet. Natürlich ist eine Epilepsie alles andere als ein Scherz, und es gibt mit Sicherheit eine Reihe angenehmerer gesundheitlicher Störungen, die entweder überhaupt keiner Behandlung bedürfen oder vorübergehend sind, aber es gibt mit noch größerer Sicherheit viele weitaus schwer wiegendere Erkrankungen, mit denen sich nicht so gut leben lässt wie mit einer Epilepsie. Selbst die manchen Lesern vielleicht harmlos erscheinende Zuckerkrankheit oder erhöhter Blutdruck bereiten den davon Betroffenen in der Regel mehr Probleme als eine Epilepsie.

Aus Sicht der Betroffenen hat das Ausmaß der erreichten Lebensqualität viel damit zu tun, inwieweit die tatsächlich vorhandene Situation mit den jeweiligen Wünschen übereinstimmt. Lebensqualität ist also subjektiv! Je ähnlicher Wunsch und Wirklichkeit sind, desto höher ist in der Regel auch die Lebensqualität. So kann es durchaus Menschen mit eigentlich eher schlecht kontrollierten Epilepsien geben, die aber dennoch im Alltag wenig behindert sind und ihre Lebensqualität als hoch einstufen. Auf der anderen Seite kann die Lebensqualität von Betroffenen schlecht sein, bei denen seltene Anfälle beispielsweise zu erheblichen sozialen Konsequenzen mit Führerschein- und Arbeitsplatzverlust geführt haben.

Körperliche Gesundheit

Während epileptische Anfälle meist sehr kurz dauernd sind und nur zu einer vorübergehenden Beeinträchtigung der körperlichen Gesundheit führen, können die zur Behandlung eingesetzten Medikamente Nebenwirkungen haben, die mehr oder weniger lang anhaltend sind und täglich auftreten können. Dies ist ein Hauptgrund für die manchmal unterschiedliche Bewertung des Stellenwerts einer aggressiven medikamentösen Behandlung. Ein Vorgehen nach dem Motto »Koste es was es wolle, Hauptsache es treten keine Anfälle mehr auf« ist nicht immer günstig und problemlos allenfalls aus Sicht derjenigen vertretbar, die die Medikamente nur verordnen und nicht selbst einnehmen müssen. Oft werden nicht ohne weiteres erkennbare Nebenwirkungen wie vermehrte Konzentrations- und Gedächtnisstörungen oder Abnahme sexueller Bedürfnisse auch nicht ausreichend ernst genommen. Jedenfalls gibt es immer wieder Betroffene, die zum Beispiel das gelegentliche Auftreten von sensiblen fokalen Anfällen ohne Bewusstseinsstörung (siehe S. 58), die sich nur durch das Kribbeln in einer Hand bemerkbar machen und nur von ihnen selbst bemerkt werden, einer Einnahme von Medikamenten vorziehen, unter deren Nebenwirkungen sie mehr leiden als unter den Anfällen.

Psychische Gesundheit

Wenn eine Epilepsie diagnostiziert wurde, kommt es bei den meisten Betroffenen zu einer verständlichen Angst und Niedergeschlagenheit. Das Gefühl, einer Epilepsie mehr oder weniger machtlos ausgeliefert zu sein und die Kontrolle über seinen eigenen Körper zu verlieren, kann zu einer erheblichen seelischen Belastung und Beeinträchtigung des Selbstwertgefühls führen.

Ausmaß der Unabhängigkeit

Bei in der Kindheit beginnenden Epilepsien sind viele Eltern übermäßig besorgt um ihre Kinder (siehe dazu auch die nächste Frage). Mit einer allzu starken Rücksichtnahme und Schonung schaden sie den Betroffenen aber mehr als sie ihnen helfen. Eine dauernde Sonderrolle ist ungünstig für das Selbstbewusstsein und die erforderliche Entwicklung einer weitestmöglichen Unabhängigkeit. Viele Menschen mit Epilepsie müssen lebenslang Medikamente gegen ihre Anfälle einnehmen. Ein dadurch entstehendes Gefühl einer »Pillen«-Abhängigkeit wird durch das Erleben von Anfallsrezidiven nach Einnahmefehlern noch verstärkt. Auch Einschränkungen beim Autofahren und bei manchen Berufstätigkeiten führen bei vielen Betroffenen zu einer Minderung des Selbstwertgefühls und der Selbstsicherheit.

Soziale Situation und Beziehungen

Für die Lebensqualität spielen die soziale Situation und die entsprechenden Beziehungen eine wichtige Rolle. Gerade in diesen Bereichen kann sich eine Epilepsie nachteilig auswirken. Wenn jemand auf einer Party in seinem Bekanntenkreis einen generalisierten tonisch-klonischen (Grand-Mal-) Anfall erlitten hat, wird es meist einige Zeit dauern, bis er sich wieder eine Teilnahme an derartigen Festen zutraut. Auch unter weniger dramatischen Umständen können Anfälle zu einer Beeinträchtigung der Beziehungen in- und außerhalb der Familie führen. Einschränkungen der sozialen Kontakte sind aber letztlich eine weitere Hürde im Leben von Menschen mit Epilepsie, die unter anderem zu einer unterdurchschnittlichen Häufigkeit von Eheschließungen und Kindern beitragen.

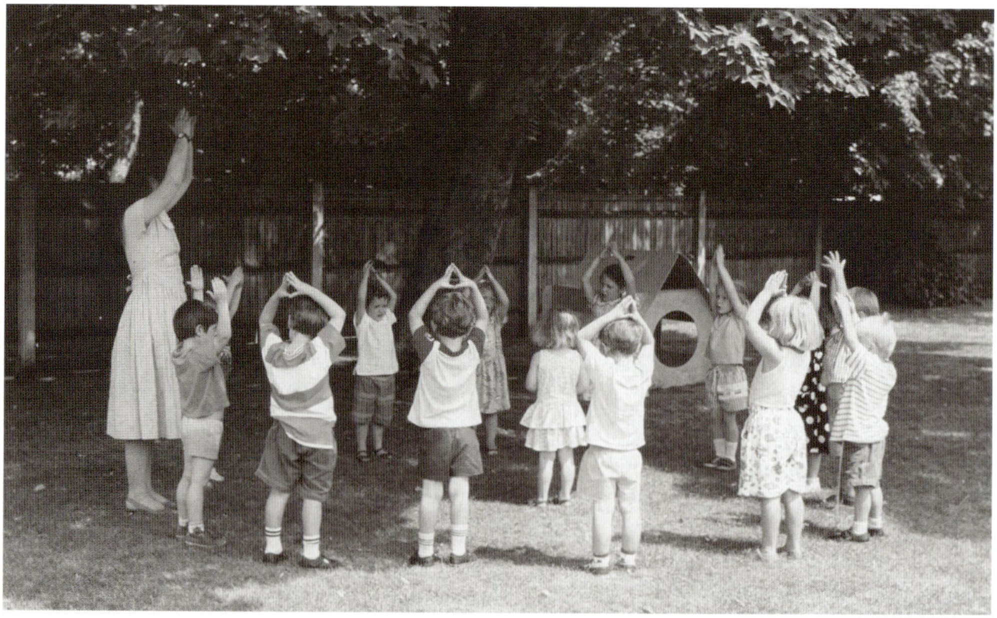

Auch Erzieherinnen sollten über die Epilepsie eines Kindes informiert sein.

Wen man über seine Epilepsie informieren sollte, ist eine jener Fragen, auf die es keine allgemein gültige oder Standardantwort gibt. Bei Mitgliedern der engeren Familie stellt sich diese Frage ebenso wie bei guten Freunden in der Regel zumindest auf längere Sicht nicht. Bei Kindern mit einer Epilepsie sollten beispielsweise auch Kindergärtnerinnen und Lehrer Bescheid wissen. Darüber hinaus hängt es vom Einzelfall und den Besonderheiten der jeweiligen Epilepsie ab, ob zum Beispiel Arbeitskollegen oder Mitglieder eines Sport- oder sonstigen Vereins informiert sind. Es ist auch weder sinnvoll noch erforderlich, sich gewissermaßen ein Etikett »Ich habe eine Epilepsie« umzuhängen und damit umherzulaufen.

170. Was sind Besonderheiten der Eltern-Kind-Beziehung bei Epilepsie, und warum kann »Überbehütung« schädlich sein?

Eltern von Kindern mit Epilepsie haben zu diesen oft eine besonders enge und fürsorgliche Beziehung. Dies ist in einem gewissen Ausmaß nicht nur verständlich, sondern durchaus normal und auch sinnvoll. Wenn aus einer angemessenen Fürsorge aber eine dauernde Kontrolle und »Überbehütung« wird, kann dies aber sowohl für die Eltern als auch für die Kinder zu einem Problem werden, besonders, wenn die Kinder älter werden. Besonders dann ist es notwendig, den richtigen Mittelweg zwischen fürsorglicher Kontrolle und erforderlicher Selbstständigkeit zu finden.

Eine übermäßige Fürsorglichkeit kann schon darauf beruhen, dass die Eltern sich in irgendeiner Weise schuldig fühlen. Zum Beispiel kann eine Mutter insgeheim befürchten, sie habe durch irgendein Fehlverhalten in der Schwangerschaft dazu beigetragen, dass ihr Kind an Epilepsie erkrankt ist. Umgekehrt entwickeln auch manche Kinder mit Epilepsie ein Schuldgefühl gegenüber ihren Eltern, wenn sie bemerken, dass diese sich immer in einer besonderen Weise um sie kümmern und beispielsweise auf manche Freizeitaktivitäten verzichten müssen.

Es ist keine Seltenheit, dass epilepsiekranke Kinder im Bett der Eltern schlafen. Im Kleinkindalter kommt dies auch bei vielen gesunden Kindern zumindest von Zeit zu Zeit einmal vor, bei Kindern mit Epilepsie wird dies aber häufiger zu einem Dauerzustand, der sogar bis in das Erwachsenenalter anhalten kann. So verständlich dieses Verhalten auf den ersten Blick auch sein mag, so eindeutig besteht kein Zweifel daran, dass es sowohl für die Kinder als auch für die Eltern unvorteilhaft ist. Es gibt heutzutage kostengünstige und zuverlässige elektronische Überwachungssysteme für das Kinderzimmer, und bei größeren Kindern sollte schon im Interesse einer normalen Entwicklung ein Schlafen alleine und im eigenen Bett erfolgen. Auch für die Beziehung der Eltern untereinander ist ein Kind als Dauergast im Bett (in der Regel zwischen beiden!) auf die Dauer nicht vorteilhaft.

Eine in der Kindheit beginnende Epilepsie führt sowohl bei den betroffenen Kindern als auch ihren Eltern oft zu einer erheblichen Verunsicherung und Ängstlichkeit. Bei Eltern und Kindern kommt es zu einer vermehrten Unsicherheit und Unselbstständigkeit mit verändertem Rollenverhalten, was nicht nur zum sozialen Rückzug, sondern bei den Kindern auch zu Anpassungs- und Verhaltensstörungen führen kann. Diese erleben ihre Eltern als angstvoll und traurig, die Zukunft erscheint unsicher, und auftretende Anfälle stellen immer wieder alles infrage. Oft besteht ein Gefühl, den Anfällen weitgehend ohnmächtig ausgeliefert zu sein. Manche Eltern haben ein eher übertriebenes »Bedrohtheitserleben«, was dazu führen kann, dass sie sich unter weitgehendem Verzicht auf eigene Interessen und Wünsche mehr oder weniger nur noch um die Epilepsieerkrankung ihres Kindes kümmern. Gleichzeitig kommt es auch vor, dass mit einer nicht eingestandenen Überforderung und Überlastung auf der einen Seite eine ebenfalls unbewusste Ablehnung des Kindes auf der anderen Seite einhergeht.

Gerade in der Pubertät kann es auch vorkommen, dass eine Epilepsie von Kindern gegenüber den Eltern gewissermaßen als Waffe eingesetzt wird. Die Kinder spielen Eltern mit unterschiedlichen Erziehungsstilen gegeneinander aus und schaffen es manchmal, dass diese sich fast Tag und Nacht Sorgen und Gedanken machen, während sie selbst völlig sorglos erscheinen. Es ist für Ärzte keine Seltenheit, dass Jugendliche mit Epilepsie mit ihren Eltern in die Sprechstunde kommen und man während des Gesprächs den Eindruck hat, dass nicht der Jugendliche, sondern die Eltern ein Problem haben. Es ist spätestens dann an der Zeit, Jugendlichen mit Epilepsie zu vermitteln, dass sie und nicht ihre Eltern eine Epilepsie haben und es zum Erwachsenwerden gehört, die Verantwortung für sich selbst und seine Probleme zu übernehmen (siehe auch S. 349).

Hier sei nur am Rande erwähnt, dass in Abhängigkeit vom Alter der Beteiligten auch eine Epilepsie eines Elternteils zu einem Problem für Kinder werden kann. Besonders kleinere Kinder können ängstlich reagieren, wenn ihre Mama oder ihr Papa vorübergehend nicht richtig ansprechbar sind oder »komische« Dinge tun. Auf der anderen Seite sind aber Kinder viel unkomplizierter und vorurteilsfreier als Erwachsene und lernen sehr rasch, worauf sie achten und wann sie beispielsweise Hilfe holen müssen.

171. Was ist bei einer Partnerschaft zu beachten?

Lange Zeit wurde Menschen mit einer Epilepsie davon abgeraten, zu heiraten oder gar Kinder zu bekommen. Mit verbesserter Kenntnis der Anfalls- und Epilepsieformen, des Anteils der Vererbung sowie der besseren Betreuung von Schwangerschaften einschließlich frühzeitiger Erkennungsmöglichkeiten von Fehlbildungen und Ansätzen zu deren Vorbeugung hat sich dies aber geändert. Partnerschaft, Heirat und

Kinder sind bei den meisten Menschen mit Epilepsie inzwischen fast so selbstverständlich geworden wie bei Menschen ohne Epilepsie.

Bei Partnerschaften sollten Menschen mit einer Epilepsie einige Fragen berücksichtigen. Beide Partner dürfen keine Probleme haben, ab und zu auftretende Anfälle auch in Gegenwart anderer Menschen zu akzeptieren. Sie müssen auch bereit sein, krankheitsbedingte Einschränkungen etwa beim Sport und anderen Freizeitaktivitäten zu akzeptieren und Rücksicht zu nehmen. Wie in jeder intakten Beziehung sind ein gegenseitiges Einfühlungsvermögen und die Offenheit sowie Bereitschaft erforderlich, auftretende Probleme nicht nur im Zusammenhang mit der Epilepsie miteinander zu besprechen.

Eine stabile, tragfähige Partnerschaft mit einem Menschen mit einer Epilepsie sollte stets wegen des Menschen selbst bestehen und nicht etwa wegen seiner Krankheit. Dies mag sich auf den ersten Blick eigenartig anhören, aber es gibt immer wieder gesunde Menschen, die sich bewusst oder unbewusst einen schwächeren Partner suchen, den sie dann bevormunden oder »bemuttern« können. In solchen Beziehungen kann es dann zu erheblichen Spannungen kommen, wenn es durch Medikamente oder auch einen epilepsiechirurgischen Eingriff gelingt, eine völlige oder zumindest weitgehende Anfallsfreiheit herbeizuführen. Die Scheidungs- und Trennungsrate von nach vielen Jahren anfallsfrei gewordenen Menschen ist überdurchschnittlich hoch!

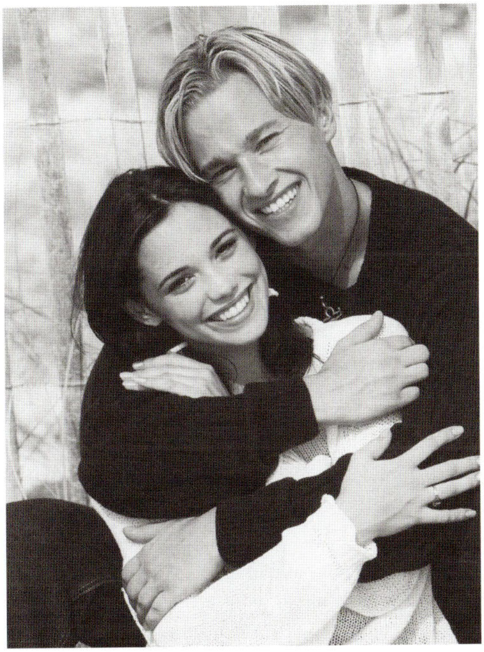

Einschränkungen zu akzeptieren und aufeinander Rücksicht zu nehmen ist in einer Partnerschaft wichtig.

Nur in extrem seltenen Einzelfällen werden epileptische Anfälle durch Geschlechtsverkehr ausgelöst. Dabei ist es auch so, dass ein Anfall eher in der Entspannungsphase nach dem Orgasmus als während des Geschlechtsverkehrs selbst auftritt. Obwohl dies in aller Regel also nicht zu befürchten ist, kann es dennoch sinnvoll sein, Intimpartner darüber zu informieren, wie sie mit einem eventuellen Anfall umgehen sollten beziehungsweise was sinnvolle Erste-Hilfe-Maßnahmen (siehe S. 259) sind. Meist fürchten sich Menschen vor etwas Unbekanntem mehr als vor etwas Bekanntem, auch wenn dies auf den ersten Blick unangenehm sein könnte. Dies führt dann eher zu einem Vermeidungsverhalten. Dennoch muss man natürlich nicht jedem möglichen Partner als Erstes sagen, dass man eine Epilepsie hat.

172. Welche Auswirkungen können eine Epilepsie und Antiepileptika auf die Sexualität haben?

Sexualität ist für alle Menschen – mit und ohne Epilepsie – ein wichtiger Bereich ihres Lebens. Schon im Moment der Geburt sind wir auch als sexuelles Wesen festgelegt; nicht zuletzt interessieren sich die Eltern und Angehörigen bei einem Baby dafür, ob es ein Junge oder Mädchen ist. Obwohl Sexualität viele Bedeutungen hat, ist damit in erster Linie der körperliche Ausdruck einer engen partnerschaftlichen Beziehung und – bei einer Beziehung zwischen Mann und Frau – die Möglichkeit der Zeugung von Kindern gemeint. Jeder Mensch erlebt seine Sexualität auf eine ihm eigene Art und Weise, obwohl viele Faktoren wie Alter, Geschlecht, sexuelle Orientierung, kultureller Hintergrund, Lebenserfahrungen und auch Erkrankungen wie eine Epilepsie eine Rolle spielen. Auf die entsprechenden Probleme von Jugendlichen wird später noch gesondert eingegangen (siehe S. 350).

Viele Menschen mit einer Epilepsie klagen über Probleme im Bereich der Sexualität. Die Ursache kann in der Epilepsie selbst, den zur Behandlung eingesetzten Medikamenten oder auch in psychischen Reaktionen der Betroffenen, ihrer Partner oder anderer Menschen auf die Epilepsie liegen. Es ist auch schon lange bekannt, dass Menschen mit einer Epilepsie unterdurchschnittlich oft heiraten und Kinder kriegen. Es ist von großer Bedeutung, ob Betroffene

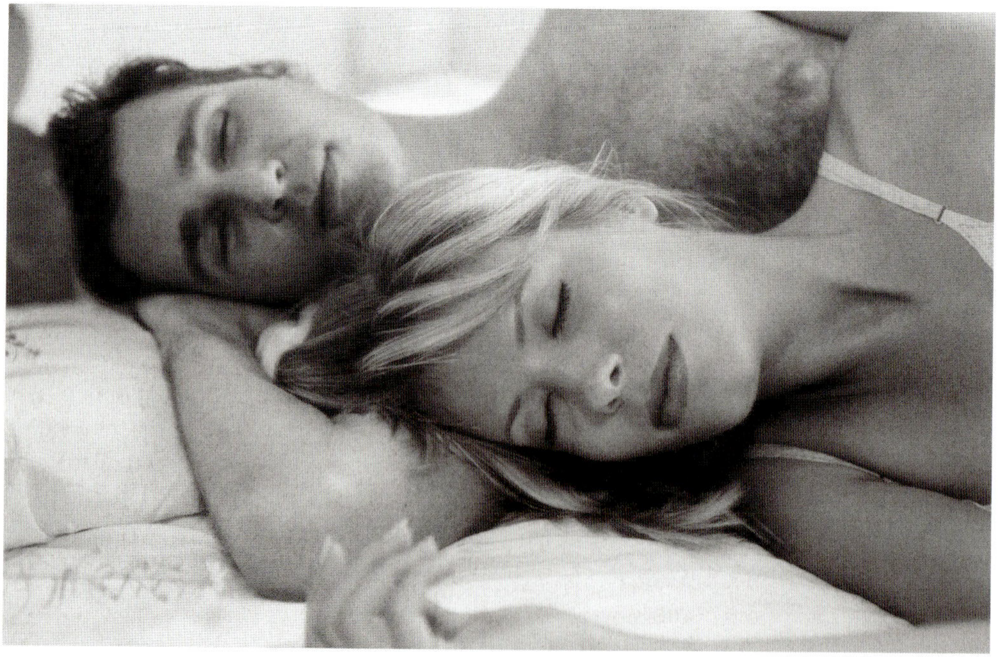

Bei einer gut eingestellten Epilepsie ist meist ein normales Sexualleben möglich.

einen verständnisvollen und unterstützenden Partner haben, der ihnen sowohl gefühlsmäßige Wärme und Geborgenheit als auch sexuelle Intimität vermittelt. Sexualität kann körperlichen und psychischen Stress abbauen und bei Menschen mit einer Epilepsie über eine verbesserte Entspannung zu einer Abnahme der Anfallshäufigkeit führen. Umgekehrt können Angst und Stress auch im Bereich der Sexualität mögliche Anfallsauslöser sein (siehe S. 196).

Die meisten Menschen mit einer gut eingestellten Epilepsie haben ein normales, ausgefülltes Sexualleben. Ob eine Epilepsie Auswirkungen auf die Sexualität hat oder nicht, hängt nicht zuletzt auch davon ab, um welche Form einer Epilepsie es sich handelt. Im Allgemeinen haben diejenigen Menschen mit einer Epilepsie häufiger sexuelle Probleme, bei denen die Erkrankung schon vor der Pubertät begonnen hat. Dies könnte zwar auch etwas mit der Schwere ihrer Epilepsie zu tun haben, eine andere Erklärungsmöglichkeit besteht aber darin, dass diese Menschen schon in der für die Entwicklung ihrer Sexualität entscheidenden Phase ihres Lebens mehr Probleme hatten als andere. Dies führt dann häufig zu einem verminderten Selbstvertrauen mit Störungen des so genannten Körperschemas (der Vorstellung, die man von seinem eigenen Körper hat) und auch ganz allgemein zu einer Abnahme der Zufriedenheit.

Einige der Antiepileptika wie zum Beispiel Carbamazepin, Phenobarbital, Phenytoin, Primidon oder Valproat/Valproinsäure können als unerwünschte Nebenwirkung zu einer Abnahme der Sexualität führen, wobei sowohl das Verlangen als auch die Erregungsfähigkeit inklusive Orgasmus betroffen sein können. Mehrere dieser Medikamente führen beispielsweise über eine vermehrte Müdigkeit zu Problemen bei abendlichen Verabredungen oder Aktivitäten. Zusätzlich haben einige Medikamente Nebenwirkungen an der Haut. So kann Phenytoin zu einer Vergröberung der Gesichtszüge oder einem vermehrten Wachstum des Zahnfleisches führen. Das Ziel jeder medikamentösen Einstellung besteht darin, den richtigen Mittelweg zwischen einer ausreichend hohen Dosierung der Medikamente im Hinblick auf die Anfallskontrolle und einer ausreichend niedrigen Dosis im Hinblick auf Nebenwirkungen zu finden.

Das Wichtigste bei sexuellen Problemen ist, darüber zu sprechen. Das hört sich für viele Menschen einfacher an, als es ist. Sie haben manchmal schon Mühe, über ihre Epilepsie zu sprechen und sind oft stark gehemmt, Themen wie Sexualität anzusprechen. Zumindest bei den meisten Ärzten – egal ob Hausarzt, Neurologe, Gynäkologe oder Urologe – sollte man heute aber eine Gesprächsbereitschaft vorfinden. Für manche körperlichen Probleme im Bereich der Sexualität stehen auch für Menschen mit einer Epilepsie heute wirksame Behandlungsmethoden zur Verfügung. So können männliche Potenzstörungen medikamentös erfolgreich beeinflusst werden (z. B. durch Viagra oder gleichartige Medikamente), und eine Trockenheit der Scheide als Ursache einer Frigidität kann durch Gleitmittel behoben werden. Bei schwer wiegenderen psychischen Problemen kann auch eine psychotherapeutische Beratung und Behandlung sinnvoll sein, oft im Rahmen einer so genannten Paartherapie gemeinsam mit dem Partner. Zu den Fragen in Zusammenhang mit einem Kinderwunsch siehe S. 340.

Wenn man den Eindruck hat, dass sexuelle Störungen mit den eingenommenen Medikamenten zusammenhängen, sollte man mit dem behandelnden Arzt die Möglichkeit einer Umstellung besprechen. Durch die Einführung so genannter neuer Antiepileptika mit teilweise deutlich weniger Nebenwirkungen haben sich vermehrte Möglichkeiten einer Umstellung auf andere Wirkstoffe beziehungsweise Präparate ergeben, die man mit seinem behandelnden Arzt besprechen kann. So haben einige dieser Medikamente keinen oder nur einen schwachen Einfluss auf das Sexualhormone-bindende Globulin, wodurch die freien und wirksamen Konzentrationen der Geschlechtshormone höher sind. Oft ist über Dosisänderungen oder eine Umstellung der Medikation eine völlige Abhilfe oder zumindest teilweise Besserung sexueller Störungen möglich. Darüber hinaus konnte gezeigt werden, dass es bei erfolgreich epilepsiechirurgisch behandelten Männern mit Epilepsie im Verlauf von Monaten – trotz zunächst unverändert beibehaltener Einnahme der Antiepileptika – zu einer Normalisierung der Geschlechtshormone kommt. Dies ist ein weiterer Beweis dafür, dass bei einer Epilepsie nicht nur die Medikamente für sexuelle Störungen verantwortlich sind, sondern auch die Erkrankung selbst.

173. Was ist bei der Schwangerschaftsverhütung zu beachten?

Orale Kontrazeptiva (so genannte Antibabypillen) beeinflussen den Menstruationszyklus (die Periode) einer Frau im gebärfähigen Alter und sind im Allgemeinen bei einer Epilepsie sicher und gut verträglich. Sie haben in der Regel auch keinen Einfluss auf die Häufigkeit und Schwere von epileptischen Anfällen. Allerdings besteht unter einer Behandlung mit manchen Antiepileptika das Risiko ungewollter Schwangerschaften, weil diese zu einem Wirkungsverlust von Antibabypillen mit niedrigem Hormongehalt führen können. Außerdem kann es durch die Einnahme der Antibabypille unter einer Behandlung mit dem Antiepileptikum Lamotrigin (Handelsname z. B. Lamictal) zu einem deutlichen Abfall von dessen Blutspiegel kommen, was bei fehlender Beachtung und Dosisanpassung zu einer Anfallszunahme führen kann.

Die meisten Antibabypillen sind so genannte Minipillen, die im Vergleich zu früher üblichen Präparaten weitaus niedrigere Dosen des weiblichen Geschlechtshormons Östrogen (in der Regel 0,030 bis 0,035 Milligramm oder 30 bis 35 Mikrogramm) enthalten. Dies hat zwar zu einer deutlich verbesserten Verträglichkeit geführt, kann aber für Frauen mit einer Epilepsie bei Einnahme mancher Antiepileptika (siehe Tab. 81) zum Problem werden,

Tab. 81: Die wichtigsten Antiepileptika und ihr Einfluss auf die Wirksamkeit der Antibabypille

	Wirkstoff (Freiname)	Handelsname(n) in Deutschland
1.	**Gefahr einer abgeschwächten Wirkung der Antibabypille mit ungewollter Schwangerschaft:**	
	Carbamazepin	z. B. Tegretal, Timonil
	Ethosuximid	z. B. Petnidan, Suxinutin
	Felbamat	Taloxa
	Oxcarbazepin	Timox, Trileptal
	Phenobarbital	z. B. Luminal
	Phenytoin	z. B. Phenhydan
	Primidon	Liskantin, Mylepsinum, Resimatil
	Topiramat	Topamax
2.	**Kein Einfluss auf die Antibabypille (allerdings nur bei Einnahme in Monotherapie oder mit einem anderen Medikament dieser Gruppe):**	
	Clobazam	Frisium
	Clonazepam	z. B. Rivotril
	Gabapentin	z. B. Gabapentin ..., Neurontin
	Lamotrigin*	z. B. Lamictal, Lamotrigin
	Levetiracetam	Keppra
	Valproat/Valproinsäure	z. B. Convulex, Depakine, Orfiril
	Vigabatrin	Sabril
	Zonisamid	(vorgesehener Handelsname: Zonegran)
3.	**Wahrscheinlich kein Einfluss (derzeit aber noch keine ausreichenden Informationen):**	
	Pregabalin	Lyrica
	Tiagabin	Gabitril

* Unter Lamotrigin kommt es nur zu einer leichten Abnahme der Hormonkonzentration, die ohne sicheren Einfluss auf die Wirksamkeit der Antibabypille ist.

weil die Minipillen dann nicht mehr ausreichend sicher wirken.

Mögliche Vorgehensweisen bei einem Wirkungsverlust der Minipillen bestehen im Wechsel auf eine Pille mit einem höheren Hormongehalt – wobei der Gestagenanteil wichtiger ist als der Östrogenanteil –, dem Wechsel auf eine rein gestagenhaltige Pille oder dem Wechsel auf andere Verhütungsmethoden. Die so genannte Dreimonatsspritze bietet ebenso wie die üblichen Antibabypillen unter Einnahme der in Tabelle 81 in der ersten Gruppe genannten Antiepileptika keine ausreichende Sicherheit. Möglicherweise kann dies durch eine häufigere Gabe (»Zweimonatsspritze«) ausgeglichen werden. In den letzten Jahren in den Handel gekommene kleine Kunststoffstäbchen (Handelsname z. B. Implanon), die an der Innenseite des Oberarms unter die Haut eingepflanzt werden und dann in kleinsten Mengen über bis zu drei Jahre empfängnisverhütende Hormone abgeben, enthalten nur Gestagene und sind daher sicherer.

174. Was ist bei einem Kinderwunsch möglichst schon vor Eintritt der Schwangerschaft zu beachten?

Die so genannte Fertilität oder Fruchtbarkeit von Frauen mit Epilepsie ist zwar ebenso wie die Zeugungsfähigkeit von Männern mit Epilepsie aus verschiedenen Gründen leicht herabgesetzt, in der weit überwiegenden Mehrzahl der Fälle lässt sich ein Kinderwunsch aber ohne nennenswerte Schwierigkeiten verwirklichen. Heute hat etwa jede hundertste schwangere Frau eine Epilepsie; eine Schwangerschaft bei Epilepsie ist also keineswegs mehr selten. Auch die über viele Jahrzehnte eher ablehnende Haltung von manchen Ärzten gegenüber einem Kinderwunsch nicht nur von Frauen, sondern auch von Männern mit Epilepsie hat sich erfreulicherweise gewandelt.

Die weitaus meisten Schwangerschaften verlaufen auch bei Frauen mit einer Epilepsie weitgehend problemlos. Allerdings gehen Schwangerschaften und Entbindungen bei Frauen mit einer Epilepsie mit einer erhöhten Komplikationsrate einher, und es besteht ein leicht erhöhtes Risiko kindlicher Fehlbildungen.

Epilepsien sind zwar bis auf seltene Ausnahmen keine Erbkrankheiten im engeren Sinn (siehe S. 156), dennoch haben Kinder von Eltern mit einer Epilepsie ein erhöhtes Risiko, selbst eine Epilepsie zu bekommen. Damit muss bei fünf Prozent (je nach Epilepsieform und betroffenem Elternteil 2 bis 8 Prozent) gerechnet werden, während das Risiko bei Eltern ohne eine Epilepsie bei 0,5 bis 1 Prozent liegt. Das genaue Risiko hängt von der Art der Epilepsie der Mutter oder des Vaters ab und steigt bis auf etwa 10 bis 15 Prozent an, wenn beide Eltern betroffen sind (siehe S. 157). Bei so genannten idiopathischen generalisierten Epilepsien mit Absencen, myoklonischen Anfällen oder primär generalisierten tonisch-klonischen (Grand-Mal-)Anfällen ist das Risiko deutlich höher als bei den meisten symptomatischen fokalen Epilepsien. Andererseits sind die meisten idiopathischen generalisierten Epilepsien leicht behandelbar, weshalb eine Vererbung von daher kein ernsthaftes Problem darstellt.

Ein bestehender Kinderwunsch sollte möglichst frühzeitig sowohl mit dem behandelnden Frauenarzt (Gynäkologen) als auch Neurologen besprochen werden. Dies stellt sicher, dass der Frauenarzt die entsprechenden Vorsorgeuntersuchungen (auch zum Ausschluss von kindlichen Fehlbildungen) durchführen kann und der Neurologe eine geplante Schwangerschaft bei der Auswahl und Dosierung der zur Behandlung der Epilepsie eingesetzten Medikamente berücksichtigt. Sofern möglich, wird man die Einnahme von Valproat vermeiden und auf neuere Antiepileptika wie z.B. Lamotrigin (z.B. Lamictal) oder Topiramat (Topamax) umstellen. Sofern ein Wechsel nicht möglich ist oder z.B. wegen Anfallsfreiheit nicht gewünscht wird, wird man eine Tagesdosis von 1000 Milligramm Valproat in der Regel nicht übersteigen und retardierte Zubereitungen einsetzen.

Obwohl eine Schutzwirkung weder bei Epilepsie im Allgemeinen noch für einzelne Antiepileptika im Speziellen belegt ist, raten die meisten Fachleute schwangeren Frauen mit Epilepsie (bei einer geplanten bzw. angestrebten Schwangerschaft schon vor deren Eintritt!) zur Einnahme von Folsäure in einer Tagesdosis zwischen 1 und 5 mg. Diese Empfehlung beruht darauf, dass bei einem – entweder aufgrund früherer eigener Schwangerschaften oder entsprechender Fälle in der Familie – erhöhten Risiko für eine Spina bifida (»offenes Rückenmark«) nachgewiesen werden konnte, dass Folsäure eine günstige Wirkung hat. Wie auch bei Schwangerschaften von Müttern ohne Epilepsie wird darüber hinaus zu einer vitaminreichen Ernährung geraten.

175. Was ist während einer Schwangerschaft zu beachten?

Der Verlauf von Epilepsien wird durch eine Schwangerschaft nur selten ungünstig beeinflusst. Bei etwa jeder dritten bis vierten Frau kommt es vorübergehend zu vermehrten Anfällen, aber nur bei etwa jeder zehnten ist mit einer deutlichen Zunahme von Anfällen (um mehr als die Hälfte der üblichen Häufigkeit) zu rechnen. Immerhin etwa fünf Prozent der Frauen mit Epilepsie haben in der Schwangerschaft sogar eindeutig weniger oder schwächere Anfälle. Bislang hat man keinen Zusammenhang mit bestimmten Anfallsformen oder Epilepsiesyndromen herausfinden können, weshalb im Einzelfall nicht vorhergesagt werden kann, ob mit einer Anfallszunahme zu rechnen ist oder nicht. Dasselbe gilt für mehrfache Schwangerschaften: Wenn es früher zu keiner Anfallszunahme gekommen ist, kann dies bei einer zweiten oder dritten Schwangerschaft der Fall sein.

Vermehrte Anfälle sind manchmal darauf zurückzuführen, dass Frauen mit Epilepsie gerade zu Beginn einer Schwangerschaft die Dosis ihrer Medikamente aus Furcht vor einer Schädigung des ungeborenen Kindes vermindern. Zudem fallen die Blutspiegel praktisch aller Antiepileptika im Verlauf einer Schwangerschaft auch bei einer unverändert regelmäßigen Einnahme mehr oder weniger deutlich ab. Die Gründe dafür bestehen unter anderem in einer Zunahme des mütterlichen Gewichts mit vermehrter Flüssigkeitseinlagerung, in Veränderungen der Aufnahme der Medikamente aus dem Magen-Darm-Kanal, ihres Transports im Blut und ihrer Verstoffwechslung in der Leber sowie in der Ausscheidung über die Niere. Obwohl ein Abfall des Blutspiegels nicht zwangsläufig mit vermehrten Anfallen einhergeht, haben mehrere Untersuchungen übereinstimmend zeigen können, dass dies bei praktisch allen Frauen mit vermehrten Anfällen der Fall war.

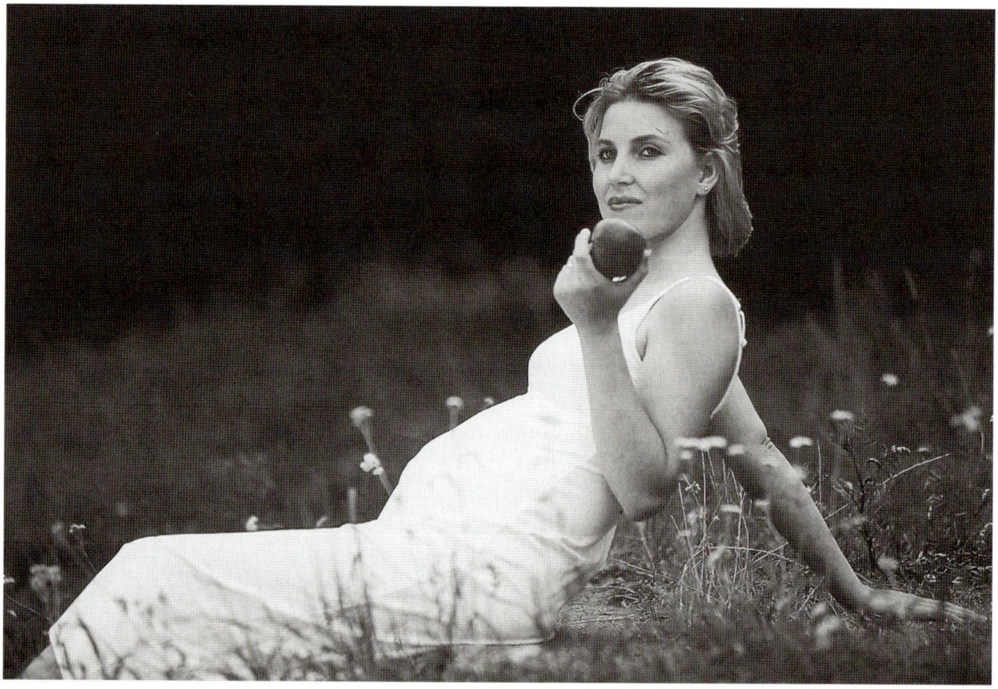

Während der Schwangerschaft ist eine optimale Anfallskontrolle wichtig.

Gerade während einer Schwangerschaft ist eine möglichst optimale Anfallskontrolle wichtig. Besonders tonisch-klonische (Grand-Mal-) Anfälle gehen nicht zuletzt auch mit einem erhöhten Risiko einer Fehl- oder Frühgeburt einher. Darüber hinaus scheinen Anfälle in den ersten drei Monaten einer Schwangerschaft das Risiko einer kindlichen Fehlbildung zu erhöhen. Schwangerschaftskomplikationen wie morgendliche Übelkeit oder Blutungen (aus der Scheide) werden bei Frauen mit Epilepsie häufiger beobachtet als bei Frauen ohne Epilepsie. Eine Blutarmut (Anämie) in der Schwangerschaft ist etwa doppelt so häufig und schließlich ist auch das Risiko einer Eklampsie (»Schwangerschaftsvergiftung« mit epileptischen Anfällen, krankhafter Blutdruckerhöhung und Ausscheidung von Eiweißen im Urin) sowie deren Vorstufe (Präeklampsie) erhöht.

176. Was ist bei einer Geburt zu beachten?

Obwohl Schwangerschaften einer Frau mit Epilepsie von manchen Ärzten als Risikoschwangerschaften betrachtet werden, bedeutet dies nicht, dass es während der Schwangerschaft (siehe dazu die beiden vorangegangenen Fragen) oder während der Geburt zu Problemen kommen muss. Im Gegenteil, die weitaus meisten Schwangerschaften von Müttern mit Epilepsie verlaufen normal.

In einigen Untersuchungen wurde für Mütter mit Epilepsie ein erhöhter Blutverlust bei der Geburt beschrieben. Als Ursachen wurden neben einem Vitamin-K-Mangel auch eine mangelnde Anspannung (Hypotonus) der Gebärmuttermuskulatur sowie eine abnorme Ablösung des Mutterkuchens diskutiert, was wiederum durch die Einnahme mancher älterer Antiepileptika begünstigt werden könnte. Andere Untersuchungen fanden im Vergleich zu Müttern ohne Epilepsie keine erhöhte Häufigkeit von Blutungskomplikationen. Von daher ist auch noch unklar, ob eine zusätzliche Einnahme von Vitamin K in der Spätschwangerschaft diesbezüglich empfehlenswert ist oder nicht.

Bei Müttern mit Epilepsie scheint es weder gehäuft zu vorzeitigen Wehen noch zu einer abnorm langen, mehr als 24 Stunden dauernden Geburt zu kommen. Eine medikamentöse Auslösung der Wehen (im Sinne einer »programmierten« beziehungsweise gesteuerten Geburt) wird allerdings sehr viel häufiger durchgeführt als sonst üblich. Der Hintergrund dafür besteht wahrscheinlich in der Überlegung, dass man die Entbindung gerne zu einer Tageszeit haben möchte, in der sowohl hinsichtlich der Mutter als auch des Neugeborenen die besten personellen und sonstigen Voraussetzungen bestehen, um mögliche Probleme bestmöglich kontrollieren zu können.

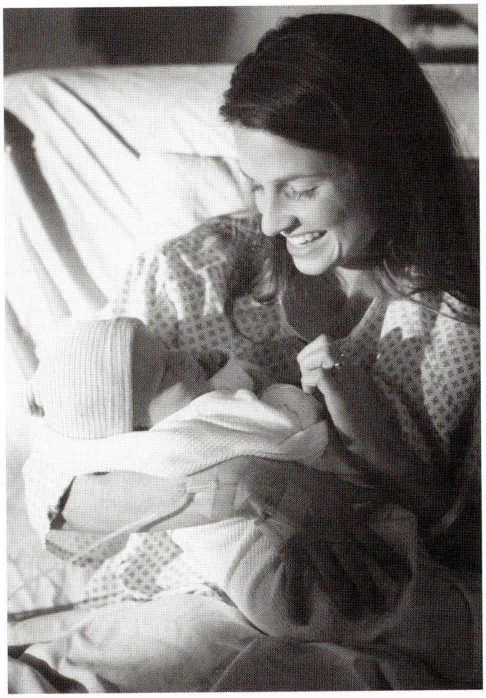

Schwangerschaft und Geburt verlaufen bei Frauen mit Epilepsie in den meisten Fällen normal.

Zumindest in früheren Jahrzehnten wurde Frauen mit Epilepsie häufiger voreilig zu einer Geburt unter Zuhilfenahme von Instrumenten (Zangengeburt oder Vakuumextraktion mit einer Saugglocke) oder sogar einem Kaiserschnitt (in der Fachsprache: Sectio cesarea) geraten. Berechtigte Gründe dafür liegen eigentlich nur dann vor, wenn Gefahr für das Leben der Mutter oder des Kindes besteht. Solche Gründe haben aber nur ganz selten etwas mit einer Epilepsie der Mutter oder den von ihr eingenommenen Medikamenten gegen die Epilepsie zu tun! Wahrscheinlich waren viele Gynäkologen eher etwas übervorsichtig.

Bei etwa fünf Prozent der Mütter kommt es bei der Geburt beziehungsweise innerhalb der ersten 24 Stunden danach zu einem epileptischen Anfall. Zur notfallmäßigen Behandlung werden in der Regel Benzodiazepine (z.B. Diazepam [Valium] oder Lorazepam [Tavor]) eingesetzt.

177. Was ist im Wochenbett zu beachten?

Als Wochenbett werden die ersten sechs bis acht Wochen nach einer Geburt bezeichnet, in der sich bei der Mutter (der »Wöchnerin«) die in der Schwangerschaft veränderten Organe wieder zurückbilden beziehungsweise in ihrer Funktion normalisieren. Dies betrifft in erster Linie den Uterus (die Gebärmutter), daneben aber auch zahlreiche andere Organe, deren Funktion sich in der Schwangerschaft verändert hatte.

Sowohl eine zu starke Sedierung aufgrund zu hoher Serumkonzentrationen der Antiepileptika als auch häufige Anfälle können die Mutter bei der Versorgung ihres Neugeborenen behindern. Zudem ist nach der Geburt der Partner als auch die Familie gefordert, die Patientin dahingehend zu unterstützen, dass sie einen einigermaßen geregelten Schlaf-Wach-Rhythmus mit genügend Schlaf erhält. Bei allein stehenden Müttern muss dafür eventuell eine externe Hauspflege organisiert werden.

Häufiger kommt es durch die Umstellung des Stoffwechsels der Mutter in den ersten ein bis zwei Wochen nach der Geburt zu einem mehr oder weniger deutlichen Ansteigen der Serumkonzentration (Blutspiegel) von Antiepileptika. Besonders wenn während der Schwangerschaft eine Dosiserhöhung erfolgt ist, sollte in den ersten Wochen nach der Geburt wieder eine Dosisreduktion durchgeführt werden. Beim Auftreten von dosisabhängigen Nebenwirkungen (wie Schwindel, Doppelbilder oder Unsicherheit beim Gehen) sollte unter dem Verdacht einer Überdosierung möglichst umgehend eine Bestimmung der Serumkonzentration (des »Blutspiegels«; siehe S. 241) mit nachfolgender Dosisanpassung durchgeführt werden.

178. Was ist beim Stillen zu beachten?

Grundsätzlich kann fast jede Mutter mit Epilepsie ihr Baby stillen. Sollte das Neugeborene jedoch zu müde und »schlaff« sein beziehungsweise der Säugling während der Stillzeit eine zunehmende Müdigkeit zeigen, empfiehlt sich, bei ihm die Serumkonzentration (den Blutspiegel) der Antiepileptika zu bestimmen und bei hohen Werten gegebenenfalls die Trinkmenge zu reduzieren (und zuzufüttern) oder auch abzustillen. Weil diese Medikamente von dem Neugeborenen in den ersten Lebenstagen nur sehr langsam abgebaut werden können, ist eine müdigkeitsbedingte Trinkschwäche und damit einhergehende unzureichende Gewichtszunahme besonders dann möglich, wenn die Mutter Phenobarbital, Primidon oder Benzodiazepine einnimmt. Umgekehrt können bei einem nicht gestillten Neugeborenen, bedingt durch das plötzliche »Absetzen« der zuvor über den mütterlichen Kreislauf und die Plazenta erhaltenen Medikamente Entzugserscheinungen in Form von Zittern, Unruhe und häufigem Schreien auftreten. Durch Stillen können solche Verhaltensauffälligkeiten, die sonst manchmal Wochen anhalten, deutlich gebessert werden.

Da nur der freie Anteil eines Antiepileptikums vom mütterlichen Serum in die Muttermilch übertreten kann, gehen die Antiepileptika in Abhängigkeit von ihrer Eiweißbindung in die Muttermilch über. Antiepileptika mit einer niedrigen Serumeiweißbindung (z.B. Ethosuximid) gelangen daher mit einem prozentual höheren Anteil in die Muttermilch als Antiepileptika mit einer hohen Eiweißbindung (z.B. Valproinsäure). Leider liegen bislang für Me(th)suximid und Pregabalin sowie Tiagabin noch keine Daten bezüglich des Anteils vor, der in die Muttermilch gelangt (Tab. 82).

Die meisten Frauen stillen ohnehin im Sitzen oder Liegen, was bei einer Mutter mit Epilepsie im Falle eines Anfalls mit Los- und Fallenlassen des Kindes in jedem Fall besser ist als im Stehen. In gar keinem Fall sollte sich eine Mutter aber von wohlmeinenden Angehörigen oder auch Ärzten einreden lassen, auf das Stillen zu verzichten. Die meisten Antiepileptika erreichen zwar ebenso wie andere Medikamente über den mütterlichen Blutkreislauf auch die Muttermilch, sind dort aber überwiegend im

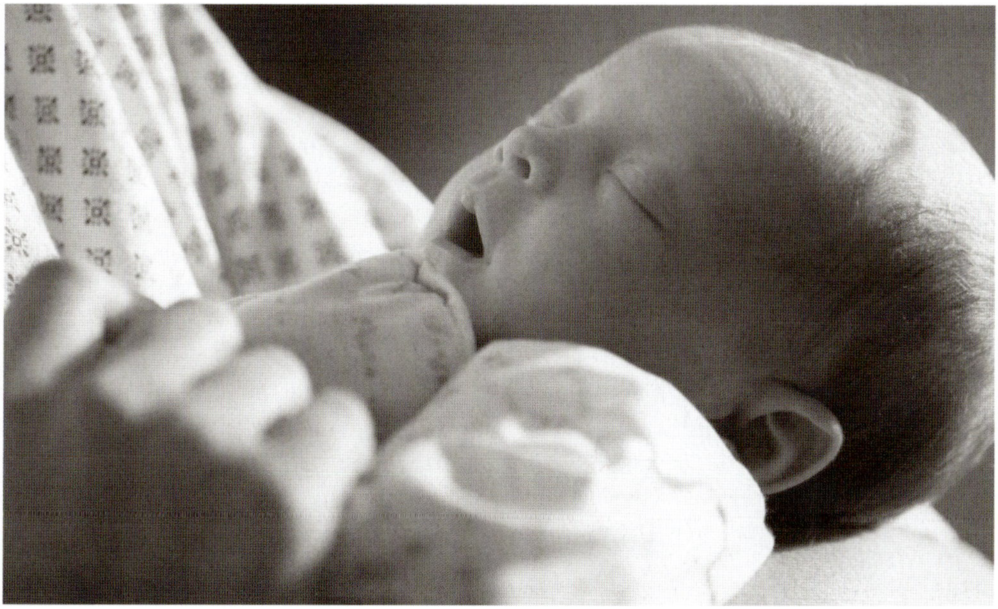

Die Einnahme von Antiepileptika wirkt sich nicht nachteilig auf das Baby aus.

Tab. 82: Konzentration der wichtigsten Antiepileptika in der Muttermilch

Generischer Name (Freiname)	Handelsname(n) (Deutschland), teilweise z. B.	Konzentration (im Vergleich zur Serumkonzentration)
Carbamazepin (CBZ)	Tegretol, Timonil	40–60 %
Clonazepam	Rivotril	30–40 %
Ethosuximid (ESM)	Petnidan, Petinimid	80–100 %
Gabapentin (GBP)	Neurontin	90–110 %
Lamotrigin (LTG)	Lamictal	40–70 %
Levetiracetam (LEV)	Keppra	90–110 %
Me(th)suximid (MSM)	Petinutin	nicht bekannt
Oxcarbazepin (OXC)	Timox, Trileptal	ca. 50 %
Phenobarbital (PB)	Luminal, Phenaemal	40–60 %
Phenytoin (PHT)	Phenhydan	10–50 %
Pregabalin (PGN)	Lyrica	nicht bekannt
Primidon (PRM)	Liskantin, Mylepsinum	70–90 %
Tiagabin (TGB)	Gabitril	nicht bekannt
Topiramat (TPM)	Topamax	70–110 %
Valproinsäure (VPA)	Ergenyl, Orfiril	1–10 %
Zonisamid (ZNS)	Zonegran	80–100 %

Vergleich zum mütterlichen Blut nur in geringen Konzentrationen vorhanden, weshalb sie sich in aller Regel nicht nachteilig auf den Säugling auswirken.

Die Gesamtmenge der pro Tag durch Stillen an das Kind weitergegebenen Menge an Antiepileptika ist üblicherweise auch deutlich niedriger als diejenige, die vor der Entbindung über die Plazenta vom mütterlichen in den kindlichen Kreislauf übertritt. Auf der anderen Seite sind die Stoffwechselvorgänge zum Abbau von Medikamenten bei Neugeborenen noch nicht voll entwickelt, weshalb es (besonders bei Frühgeborenen) zu einer Anreicherung von Antiepileptika im kindlichen Organismus kommen kann.

Wenn Mütter zum Beispiel mit Ethosuximid (z. B. Petnidan), Gabapentin (z. B. Neurontin), Levetiracetam (Keppra), Primidon (z. B. Mylepsinum), Topiramat (Topamax) oder Zonisamid (vorgesehener Handelsname = Zonegran) behandelt werden, kann es allerdings einmal Probleme geben. Die Konzentration dieser Medikamente ist in der Muttermilch etwa so hoch wie im mütterlichen Blut, was besonders bei höheren Dosen zu kindlichen Störungen führen kann. Auch dann gilt aber, dass eine Frau mit Epilepsie ihr Baby so lange stillen kann, wie keine Auffälligkeiten in Form von übermäßiger Schläfrigkeit oder Trinkschwäche bestehen.

179. Wie sollte man Babysitter informieren, und was ist bei einem Kindergartenbesuch zu beachten?

Babysitten und Kindergarten sind zwei Themenbereiche, die früher oder später auch für Eltern mit einem epilepsiekranken Kleinkind aktuell werden. Es ist völlig normal, dass sie auch einmal ausgehen wollen und ihr Kind nicht zu allen Aktivitäten und Veranstaltungen mitnehmen können. Auch wenn es nicht immer leicht fällt, kann eine vorübergehende Trennung auch ihre guten Seiten haben. Damit man sich aber keine allzu großen Sorgen machen muss, ist es günstig, den oder die Babysitterin beziehungsweise das Kindergartenpersonal mit angemessenen Informationen über die Epilepsie des Kindes und bei einem Anfall erforderliche Maßnahmen zu versorgen.

Ganz allgemein sollten Kinder mit Epilepsie nicht anders betreut werden als ihre Altersgenossen ohne Epilepsie. Am besten anhand eines kurzen Merkblatts, das an die betreuenden Personen abgegeben wird, sollten die individuellen Besonderheiten zusammengestellt werden:

- Was sind die aktuellen Medikamente und müssen diese während der Betreuung verabreicht werden?
- Was ist gegebenenfalls bei der Einnahme zu beachten?
- Was darf das Kind gegebenenfalls wegen seiner Epilepsie nicht machen (z. B. alleine baden oder auf hohe Bäume oder Spielgeräte klettern)?
- Was ist die übliche Anfallsform?
- Wie häufig ist etwa mit einem Anfall zu rechnen (wann war der letzte Anfall)?
- Wie lange dauert er in der Regel?
- Wie lange dauert es, bis sich das Kind wieder völlig normal verhält?
- Was sind gegebenenfalls erforderliche Notfallmaßnahmen?
- Wer soll gegebenenfalls verständigt werden (mit Angabe der Telefonnummern)?
- Wann soll der ärztliche Notfalldienst hinzugerufen werden (mit Angabe der Telefonnummer)?

Bei diesen Informationen ist auch wichtig, dass sie immer auf dem neuesten Stand sind. Man sollte sie am besten mit einem Datum versehen und etwa alle sechs Monate überprüfen, ob sich Veränderungen beispielsweise bei den Medikamenten oder Telefonnummern ergeben haben.

180. Was ist bei der Schulausbildung zu beachten?

Die weitaus meisten Kinder mit Epilepsie sind normal intelligent und können auch bei gelegentlichen Anfällen normale Schulen besuchen. Nur bei einer gleichzeitigen geistigen Behinderung ist eine Betreuung in Sonderschulen erforderlich. Spezielle Schulen für Kinder mit einer Epilepsie gibt es lediglich in den großen Epilepsiezentren (wie Bethel-Bielefeld und Kehl-Kork in Deutschland oder Zürich in der Schweiz).

Obwohl dies unbegründet ist, werden Kinder mit epileptischen Anfällen in der Schule zumindest anfänglich häufiger von ihren Mitschülerinnen und Mitschülern gemieden. Dabei spielen neben Berührungsängsten und Unsicherheiten der Kinder selbst auch Befürchtungen und Vorurteile ihrer Eltern eine Rolle. Auch viele Lehrer verstärken ein derartiges Ausgrenzen von Kindern mit einer Epilepsie, indem sie Anfälle als lästige und dem Kind anzulastende Störungen und nicht nur als vorübergehendes, relativ harmloses körperliches Problem betrachten. Genauso nachteilig ist eine übertriebene Fürsorge mit falschem Mitleid und Unterforderung. Mitschüler und Lehrer sollten von den Eltern betroffener Kinder – erforderlichenfalls mit ärztlicher Unterstützung – möglichst so beraten werden, dass Anfälle nicht unnötig dramatisiert werden.

Natürlich steht außer Frage, dass Kinder mit häufigen Anfällen durch diese und oft auch durch die erforderlichen Medikamente in ihrer Lern- und Leistungsfähigkeit gestört sind. Darüber hinaus haben manche Kinder Verhaltensstörungen, was eine Klassengemeinschaft zusätzlich belasten kann. Weder Eltern noch Lehrer sollten ihre Erwartungen und Anforderungen unangemessen hoch oder tief ansetzen. Schlechte Schulleistungen hängen nicht notwendigerweise mit der Epilepsie zusammen. Gerade eine vermehrte Unruhe von epilepsiekranken Kindern ist dabei häufiger eine Nebenwirkung einer medikamentösen Behandlung zum Beispiel mit Phenobarbital oder Primidon und nicht Ausdruck der Erkrankung selbst. Dies sollte gegebenenfalls zu einer Umstellung veranlassen.

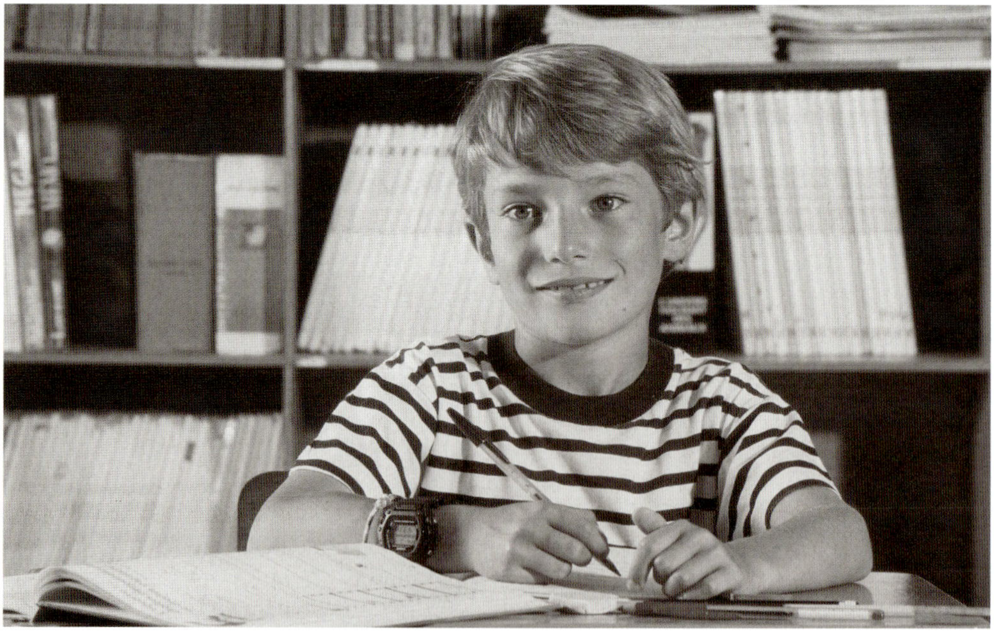

Bei Kindern mit Epilepsie sollten die Leistungsanforderungen weder zu hoch noch zu tief angesetzt werden.

In praktisch allen Fällen, in denen ein normaler Schulbesuch möglich ist, besteht auch keinerlei Veranlassung, Kinder mit epileptischen Anfällen von Schulausflügen oder Aufenthalten in Ferienlagern auszuschließen. Gering erhöhte Risiken (z. B. durch Schlafentzug) sollten im Interesse einer für das Gefühl der Gruppenzugehörigkeit wichtigen Teilnahme in Kauf genommen werden. Bei nicht geeigneten Tätigkeiten wie Schwimmen im offenen Meer gibt es meist interessante Alternativen.

Bei einem kleineren Teil der Kinder mit Epilepsie muss damit gerechnet werden, dass sie wegen einer gleichzeitig vorhandenen geistigen Behinderung den Anforderungen einer normalen Schule nicht gewachsen sind. Geistige Behinderungen haben nichts mit Geisteskrankheiten zu tun und sind stets Ausdruck einer Schädigung des Gehirns. Deswegen treten sie selten ohne gleichzeitige körperliche Behinderung auf. In der Gesamtbevölkerung haben etwa 0,5 Prozent aller Menschen eine Epilepsie, bei einer leichten bis mäßigen geistigen Behinderung sind es 6 bis 20 Prozent und bei einer schweren geistigen Behinderung 25 bis 35 Prozent. Manchmal kommt eine Minderbegabung erst in der dritten oder vierten Klasse klar zum Vorschein. Dann fällt es vielen Eltern besonders schwer, die Vorteile einer besser auf die Möglichkeiten der Kinder eingestellten Sonderschule zu erkennen, zumal sie oft bewusst oder unbewusst erhebliche Zukunftserwartungen mit dem Kind verbinden.

Menschen mit einer geistigen Behinderung entwickeln sich langsamer als durchschnittlich intelligente Menschen. Ihre geistigen Fähigkeiten bleiben lebenslang beeinträchtigt, und ein Großteil ist auf Hilfe und Betreuung angewiesen. Diese kann nur in einzelnen Teilbereichen nötig sein oder bis zur Unterbringung in einem Heim reichen. Oft ist eine beschützende Umgebung erforderlich, sei es in einem Heim oder in Langzeitabteilungen von Spezialkliniken. Je nachdem, ob die geistige Behinderung oder die Epilepsie im Vordergrund steht, muss in Absprache mit dem behandelnden Arzt und anderen Fachleuten eine entsprechende Lösung gefunden werden.

181. Was sind besondere Probleme von Jugendlichen mit Epilepsie?

Die Jugend stellt eine für alle Beteiligten herausfordernde Übergangsphase zwischen Kindheit und Erwachsenenalter dar. Sie geht insbesondere mit einer zunehmenden Herauslösung aus dem einseitigen Abhängigkeitsverhältnis gegenüber den Eltern zu immer mehr selbst bestimmten Denk- und Verhaltensweisen einher. Nicht zuletzt spielt auch die Pubertät beziehungsweise Geschlechtsreife mit einem zunehmenden Interesse am anderen Geschlecht eine wichtige Rolle.

Für Eltern von Kindern mit einer Epilepsie stellt das Thema Sexualität häufiger ein Problem dar, weil sie zum Beispiel befürch-

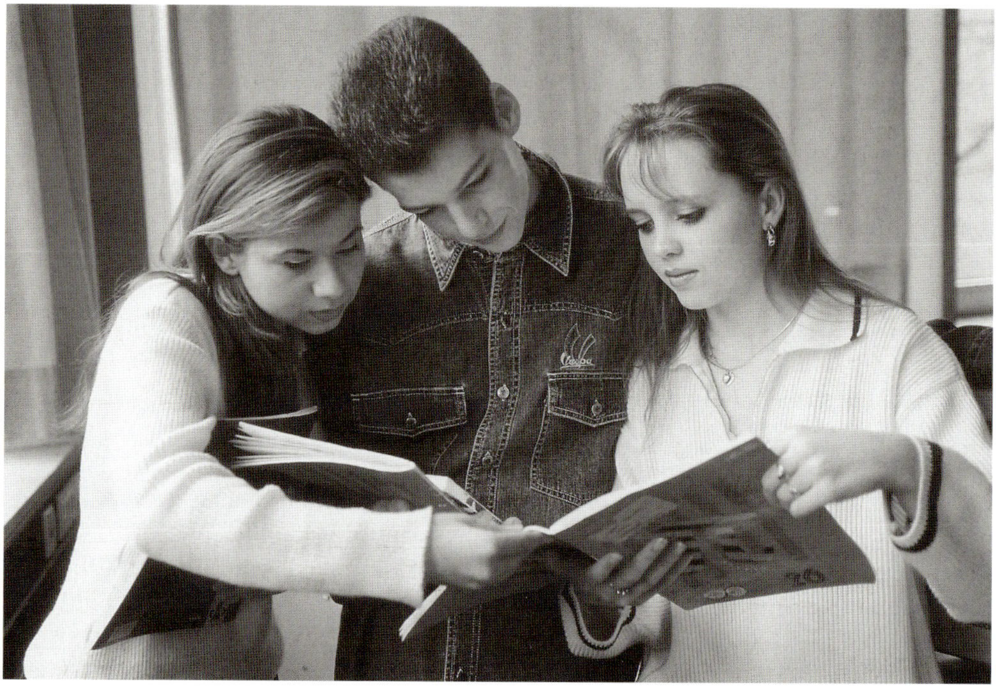

Einschränkungen von Aktivitäten sollten so gering wie möglich sein.

ten, sexuelle Aktivität könne nachteilig oder sogar gefährlich sein. Aufgrund jahrhundertealter Vorurteile machen sich viele Eltern auch besondere Sorgen wegen eines möglichen Masturbierens ihrer Kinder. Masturbation beziehungsweise eine Selbststimulation der Sexualität ist jedoch gerade bei Jugendlichen in einem gewissen Ausmaß normal und auch für Menschen mit Epilepsie völlig gefahrlos. Bei Mädchen kommt nach der Pubertät die Sorge ungewollter Schwangerschaften hinzu. Zunächst einmal zeigen Jungen und Mädchen mit Epilepsie aber dieselbe Entwicklung der so genannten sekundären Geschlechtsmerkmale wie alle Jugendlichen, nämlich eine Entwicklung der weiblichen Brust und Auftreten der Monatsblutung (Menstruation, Periode) beziehungsweise eine Vergrößerung des Penis und der Hoden.

Kinder mit Epilepsie benötigen in dieser Zeit oft eine besondere Beratung und Betreuung. Schon dadurch, dass sie regelmäßig Medikamente gegen ihre Anfälle einnehmen müssen, unterscheiden sie sich von ihren Freundinnen und Freunden. Sie wollen aber nicht »anders« sein und wehren sich schon allein deshalb häufig vermehrt gegen tatsächliche oder vermeintliche Einschränkungen aufgrund ihrer Epilepsie. Nicht zuletzt wegen des in diesem Altersabschnitt ausgeprägten Wachstums mit entsprechender Zunahme des Körpergewichts sind oft auch schon deswegen Anpassungen der Medikation erforderlich.

Eltern sind gut beraten, wenn sie die Einschränkungen ihres Kindes mit Epilepsie auf das notwendige Maß beschränken. Sie sollten sich stets fragen, ob ein eventuell auftretender Anfall während einer gemeinsamen Aktivität mit ihren Freunden oder Schulkameraden tatsächlich ein ernsthaftes Problem ist beziehungsweise was weniger problematisch wäre, wenn der Anfall zu Hause auftreten würde. Es ist unbestritten, dass Schlafentzug und Trinken von größeren Mengen Alkohol epileptische Anfälle auslösen können (siehe auch S. 177), und daher ist es auch verständlich und richtig, wenn Eltern betroffene Jugendliche darauf hinweisen. Irgendwann muss die Tochter oder der Sohn aber einmal selbst entscheiden, welche Risiken sie oder er einzugehen bereit sind und welche nicht. Dies gehört zum Erwachsenwerden, und auch Jugendliche mit einer Epilepsie müssen und können lernen, die notwendige Verantwortung für ihr eigenes Leben zu übernehmen.

182. Was ist bei der Berufswahl zu beachten?

Ob eine Epilepsie einen Einfluss auf die Berufswahl hat, hängt von der jeweiligen Epilepsieform sowie der Häufigkeit und Schwere der Anfälle ab. So heilen viele gutartige Epilepsien des Kindesalters (siehe S. 101) bis zum Ende des zweiten Lebensjahrzehnts in der Regel aus, weshalb dann logischerweise keine oder keine nennenswerten Einschränkungen mehr für eine Berufswahl bestehen.

Bei Epilepsien mit primär generalisierten Anfällen des Jugendalters besteht im Ausbildungs- und Erwachsenenalter die Gefahr von besonders an die Aufwachsituation gebundenen generalisierten tonisch-klonischen Anfällen (= Aufwach-Grand-Mal-Epilepsie; siehe auch S. 138), weshalb auch nach mehrjähriger Anfallsfreiheit Berufe mit einer Nacht- und Schichtarbeit (wie beispielsweise Bäcker oder Wachdienste) ebenso wie solche mit einer Absturzgefahr (wie Dachdecker, Maurer oder Schornsteinfeger) nicht empfehlenswert sind. Dasselbe gilt für Berufe, für die ein durch ein Anfallsrezidiv möglicher Führerscheinverlust von erheblicher Bedeutung wäre.

Viele Erwachsene haben Berufswahl und Ausbildung schon hinter sich, wenn es erstmals zu Anfällen kommt. Es stellt sich dann die Frage, ob sie noch für ihren Beruf geeignet sind oder eine Neuorientierung erforderlich ist. Jeder Arzt oder Sozialarbeiter kann die nachfolgend vorgestellten Maßnahmen vorschlagen, die vom Arbeitsamt beziehungsweise der Bundesanstalt für Arbeit organisiert werden.

In Deutschland stehen für Menschen mit besonderem Hilfebedarf bei der Berufsausbildung unterschiedliche Hilfen beziehungsweise berufsvorbereitende Maßnahmen zur Verfügung, die in aller Regel vom Arbeitsamt finanziert werden (Ansprechpartner ist der Rehabilitationsberater im für den Wohnort zuständigen Arbeitsamt, der mit einem Rehabilitationsteam zusammenarbeitet). In Deutschland hat es durch das im Juli 2001 verabschiedete Sozialgesetzbuch IX (SGB IX) eine Reihe wichtiger Änderungen der verschiedenen Angebote gegeben:

- Maßnahmen zur Abklärung der beruflichen Eignung (früher Berufsfindung),
- Arbeitserprobung,
- Förderlehrgänge,
- Berufsbildungsbereich von Werkstätten für behinderte Menschen (früher Arbeitstrainingsbereich),
- Berufsbildungswerke.

Maßnahmen zur Abklärung der beruflichen Eignung werden dann vorgeschlagen, wenn in der Beratung im Rehabilitationsteam des Arbeitsamtes kein abschließender Eingliederungsvorschlag in das Berufsleben zustande gekommen ist und auch der ärztliche und psychologische Fachdienst des Arbeitsamtes eingeschaltet worden ist. Solche Maßnahmen dauern bis zu 60 Arbeitstage und finden für Jugendliche in Berufsbildungswerken oder Einrichtungen der medizinischen Rehabilitation statt. Während dieser Zeit sollen Erprobungen in mindestens fünf Berufsfeldern erfolgen, parallel werden eine schulische Eignungsbeurteilung, eine die Berufswahl unterstützende Gruppenarbeit und eine medizinische, psychologische und sozialpädagogische Begleitung durchgeführt. Während dieser Maßnahmen soll abgeklärt werden, für welches der erprobten Berufsfelder die beste Eignung vorliegt. Die Ergebnisse bestehen in Empfehlungen für den weiteren Berufsweg und gehen nach Beratung mit dem Rehabilitationsteam in den Eingliederungsvorschlag ein.

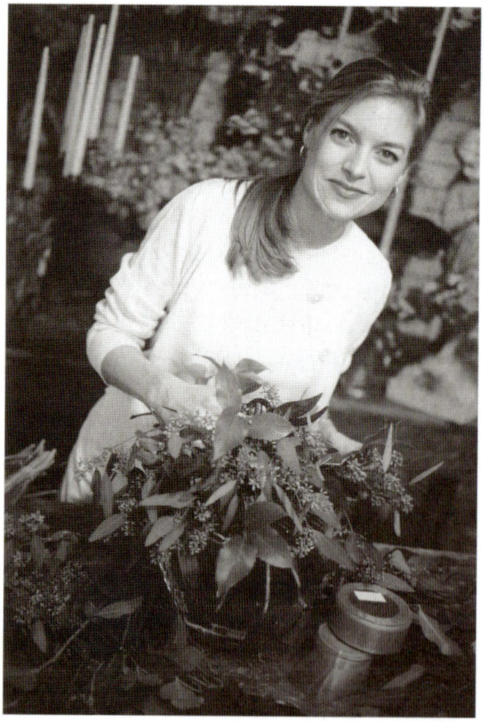

Die Erprobung von verschiedenen Tätigkeiten hilft, den geeigneten Beruf zu finden.

Eine Arbeitserprobung soll herausfinden, ob und mit welchen Hilfen ein bereits feststehender Berufswunsch realisiert werden kann. Dadurch soll festgestellt werden, ob Betroffene einen Arbeitstag durchhalten und ob sie den praktischen und auch theoretischen Anforderungen des Berufs gewachsen sind. Die Betroffenen selbst können überprüfen, ob ihre Vorstellungen von dem jeweiligen Beruf der Wirklichkeit entsprechen und ob sie ihre Belastbarkeit und Leistungsfähigkeit im Hinblick auf die damit verbundenen Aufgaben richtig eingeschätzt haben. Es handelt sich um eine Maßnahme von einer Dauer von bis zu 30 Arbeitstagen. Es wird nur ein Berufsfeld erprobt, wie bei den Maßnahmen zur Abklärung der beruflichen Eignung findet eine schulische Eignungsbeurteilung statt und es gibt eine medizinische, psychologische und sozialpädagogische Begleitung. Die Ergebnisse bestehen ebenfalls in Empfehlungen für den weiteren Berufsweg und gehen nach Beratung mit dem Rehabilitationsteam in den Eingliederungsvorschlag ein.

Förderlehrgänge stehen für unterschiedlich stark beeinträchtigte junge Menschen mit unterschiedlichen Zeitperspektiven zur Verfügung. In der Regel werden sie in Berufsbildungswerken oder in anderen Rehabilitationseinrichtungen durchgeführt, wobei zwischen Förderlehrgängen 1 und 2 oder 3 unterschieden wird:

- Der Förderlehrgang 1 (F1) hat das Ziel, noch nicht berufsreife junge Menschen intensiv auf eine Ausbildung vorzubereiten. Er dauert bis zu 12 Monate, es werden mindestens fünf Berufsfelder erprobt, wobei in der zweiten Hälfte eine vertiefte Förderung in dem dem Teilnehmer am meisten zusagenden Berufsfeld stattfindet. In der Berufsschule werden Lernlücken aufgefüllt und erste Grundzüge beruflichen Fachwissens vermittelt. Sofern der Lehrgang in einem Berufsbildungswerk stattfindet, gibt es eine medizinische, psychologische und sozialpädagogische Begleitung. Es gibt auch regionale Förderlehrgänge, bei denen oft ohne Internat nur eine sozialpädagogische Begleitung angeboten wird.
- Förderlehrgänge 2 oder 3 (F2/F3) haben zum Ziel, behinderte junge Menschen, die in einer Ausbildung überfordert sind, in einer Werkstatt für Behinderte aber unterfordert wären, auf eine Anlerntätigkeit auf dem allgemeinen Arbeitsmarkt vorzubereiten. Sie dauern bis zu 24 oder sogar 36 Monate, in denen verschiedene Berufsfelder erprobt werden und die Förderung in einem Berufsfeld vertieft wird. Der schulische Anteil an der Förderung ist reduziert, es werden betriebliche Praktika absolviert und es gibt eine sozialpädagogische Betreuung. Die meisten F2-/F3-Förderlehrgänge finden regional statt.

Berufsbildungsbereiche von Werkstätten für behinderte Menschen (WfbM) haben zum Ziel, die Leistungsfähigkeit behinderter Menschen, die nicht ausgebildet werden können oder infolge einer Behinderung nicht, noch nicht oder noch nicht wieder auf dem allgemeinen Arbeitsmarkt tätig sein können, durch planmäßige berufliche Bildung zu entwickeln, zu erhöhen oder wiederherzustellen. Sie dauern bis zu 24 Monate, in denen verschiedene Tätigkeiten erprobt werden, und es gibt eine sozialpädagogische Begleitung.

Förderungsmöglichkeiten durch die Bundesanstalt für Arbeit beziehen sich hauptsächlich auf Ausbildungsgänge nach dem so genannten dualen System mit Ausbildungsbetrieb und Berufsschule. Betriebliche Ausbildungen von leistungsgeminderten Jugendlichen können durch teilweise oder völlige Zahlung der Ausbildungsvergütung ermöglicht werden, außerdem sind ausbildungsbegleitende Hilfen (Stützunterricht) und eine zusätzliche sozialpädagogische Betreuung möglich. Auch außerbetriebliche Ausbildungen sind möglich.

Berufsbildungswerke (BBW) sind überbetriebliche Ausbildungsstätten für Menschen mit Behinderungen, die eine berufliche Erstausbildung erhalten oder darauf vorbereitet werden sowie sozial eingegliedert werden sollen. In den etwa 50 entsprechenden Einrichtungen in Deutschland stehen für etwa 200 Berufe über 15 000 Ausbildungsplätze zur Verfügung, die schwerpunktmäßig auf verschiedene Personenkreise abgestimmt sind. Wenn noch relativ häufig Anfälle auftreten, werden die Berufsbildungswerke Berlin (Anne-Dore-Leber-BBW), Bethel-Bielefeld, Greifswald, Neckargemünd und Potsdam empfohlen. Das BBW des Epilepsiezentrums Bethel-Bielefeld mit insgesamt 160 Plätzen ist das einzige, das sich ausschließlich auf Betroffene mit epileptischen und nichtepileptischen (psychogenen) Anfällen sowie hirnorganischen Störungen konzentriert. Eine Ausbildung dort beinhaltet durch das Wohnen in Internatswohngruppen oder anderen betreuten Wohnformen auch eine soziale Rehabilitation.

Zur Verbesserung der beruflichen Eingliederungschancen von Menschen mit Epilepsie hat ein Arbeitskreis aus Industrie und Technik, Neurologie, Arbeitsmedizin, Sozialversicherungsträgern und Rehabilitationseinrichtungen in Deutschland Empfehlungen erarbeitet, die zuletzt 1999 aktualisiert wurden.

183. Welche Berufe kommen bei einer Epilepsie in der Regel nicht in Betracht?

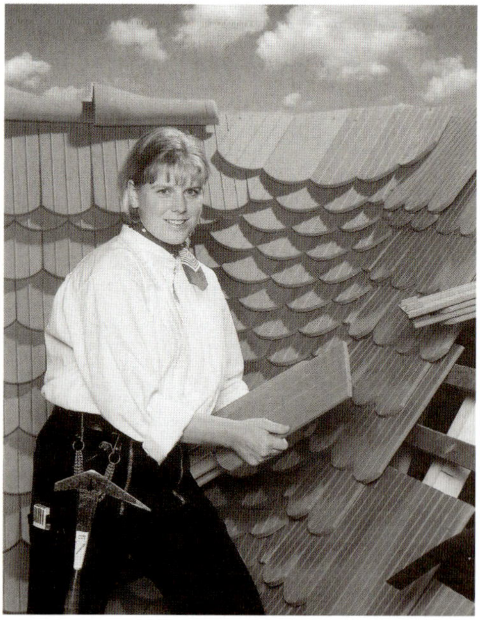

Bestimmte Berufe können bei Epilepsie nicht ergriffen werden.

Rein rechtlich gesehen sind in Deutschland für Menschen mit einer trotz Behandlung weiterhin aktiven Epilepsie nur solche Berufe grundsätzlich ausgeschlossen, die das Führen von Kraftfahrzeugen zur Personen- oder Güterbeförderung beinhalten. Darüber hinaus werden aber oft die unterschiedlichsten Bedenken erhoben, die überwiegend selbst verfassten Richtlinien der jeweiligen Behörden oder Institutionen entstammen. Dies gilt zum Beispiel für den Ausschluss epilepsiekranker Menschen im Beamtenrecht, von einer Tätigkeit bei der Bahn AG und anderen Transportunternehmen oder von einer Tätigkeit als Gemeindepfarrer in manchen evangelischen Landeskirchen. Die katholische Kirche hat erst vor wenigen Jahren eine jahrhundertelang gültige Regelung aufgehoben, nach der Männer mit Epilepsie nicht zum Pfarrer geweiht werden konnten.

Insbesondere wegen der bei den meisten epileptischen Anfällen auftretenden Störung des Bewusstseins (siehe S. 56), darüber hinaus aber auch wegen der zumindest vorübergehend fehlenden Kontrolle der Tätigkeit scheiden u. a. folgende Berufe bei einer aktiven Epilepsie aus:

- Berufskraftfahrer (Bus, Lastkraftwagen, Straßenbahn und Taxi),
- Dachdecker,
- Elektriker,
- Feuerwehrmann,
- Förster,
- Pilot,
- Polizist,
- Schornsteinfeger,
- Soldat,
- Taucher,
- Zugführer.

184. Was ist bei Bewerbungen und Einstellungsgesprächen zu beachten?

Die Arbeitslosenquote von Menschen mit Epilepsie ist bis zu dreimal höher als in der Durchschnittsbevölkerung, wobei sich Langzeitarbeitslose unter anderem durch häufigere – insbesondere große – Anfälle, unterdurchschnittliche Intelligenz und Ausbildung sowie zusätzlich bestehende Störungen und Behinderungen von stabil Beschäftigten unterscheiden.

Trotz der verständlichen Tendenz vieler Betroffenen, bei Bewerbungen um einen Arbeitsplatz ihre Epilepsie generell zu verschweigen, ist dies nur dann unproblematisch, wenn längere Zeit Anfallsfreiheit besteht und anzunehmen ist, dass keine weiteren Anfälle mehr auftreten werden (»Ausheilung«). In diesem Fall darf der Bewerber selbst auf gezielte Fragen des Arbeitgebers nach einer Epilepsie mit nein antworten. Bei weiterhin auftretenden Anfällen ist entscheidend, ob der Bewerber nach dem Bestehen von Krankheiten oder gesundheitlichen Störungen gefragt wird oder nicht. Im Gegensatz dazu muss die Frage nach einer bestehenden Schwerbehinderteneigenschaft in jedem Fall wahrheitsgemäß beantwortet werden. Eine bewusst falsche Antwort führt dazu, dass der Arbeitgeber bei Problemen das Arbeitsverhältnis wegen arglistiger Täuschung auch rückwirkend auflösen kann.

Bewerberinnen und Bewerber mit Epilepsie sind immer dann verpflichtet, ihre möglichen Arbeitgeber über ihre Erkrankung zu informieren, wenn sie wesentliche Teile ihrer Arbeit deswegen nicht oder nicht mehr ausüben können. Bei einer Vorstellung oder einer Bewerbung um einen neuen Arbeitsplatz ist dies für Betroffene oft nicht oder nur schwer zu erkennen, weshalb sie sich dann am besten mit dem zur Verschwiegenheit verpflichteten Werksarzt über den Arbeitsplatz sowie eventuelle Auswirkungen der Epilepsie auf die Arbeitsfähigkeit unterhalten sollten. Manche Fachleute raten darüber hinaus – auch wenn dies rein rechtlich gesehen nicht erforderlich ist – zu einer Information von Kolleginnen und Kollegen am Arbeitsplatz, damit diese Bescheid wissen und sich bei einem Anfall richtig verhalten können. Zumindest sollte man dies dann in Erwägung ziehen, wenn Anfälle relativ häufig sind und früher oder später mit einem Anfall am Arbeitsplatz zu rechnen ist.

Wird bei einer Bewerbung oder Einstellungsuntersuchung nach einer Epilepsie gefragt (auch per Fragebogen), ist der Bewerber verpflichtet, über seine Epilepsie Auskunft zu erteilen, wenn die Anfälle einen nachteiligen Einfluss auf seine Arbeitsleistung haben können. Wird nicht nach Krankheiten gefragt, besteht nur dann eine Offenbarungspflicht, wenn die Epilepsie die vorgesehene Tätigkeit unmöglich macht.

185. Welche Auswirkungen hat eine Epilepsie auf Fehlzeiten am Arbeitsplatz?

Diese Frage hat beispielsweise der betriebsärztliche Dienst des deutschen Chemiekonzerns BASF einmal untersucht, der u.a. lange Zeit über seine Tochterfirma Knoll auch ein Medikament zur Epilepsiebehandlung herstellte. In seinem Ludwigshafener Werk beschäftigt diese Firma mehr als 40000 Mitarbeiterinnen und Mitarbeiter. Bei einer ersten Untersuchung 1982 wurden 66 und bei einer zweiten Untersuchung 1996 wurden 80 Beschäftigte mit einer Epilepsie ermittelt. Dies ist deutlich weniger, als bei der Häufigkeit einer behandlungsbedürftigen Epilepsie in Höhe von etwa 0,6 Prozent in der Allgemeinbevölkerung (siehe S. 28) eigentlich zu erwarten wäre: bei 40000 Beschäftigten müssten sich dann nämlich eigentlich 240 Menschen mit Epilepsie finden. Da die Epilepsie in der Regel ohnehin erst durch einen Anfall am Arbeitsplatz bekannt geworden war, muss davon ausgegangen werden, dass die meisten Beschäftigten ihre Erkrankung verschweigen, auch wenn sie vom Betriebsarzt danach gefragt werden. Dahinter steckt höchstwahrscheinlich die Sorge, einen Arbeitsplatz nicht zu bekommen oder zu verlieren.

Bezogen auf die Frage anfallsbedingter Fehlzeiten oder Unfälle zeigten die Untersuchungen bei der BASF interessanterweise, dass es bei den Beschäftigten mit Epilepsie keine Häufung von Fehlzeiten und Unfällen gab und über Jahrzehnte hinweg kein einziger Betriebsunfall registriert werden konnte, bei dem eine Epilepsie eine auslösende Rolle gespielt hatte. Dies wurde auch durch andere Untersuchungen bestätigt, die teilweise sogar fanden, dass Menschen mit Epilepsie weniger Ausfallzeiten und Unfälle hatten als andere Beschäftigte.

Insgesamt kann also festgehalten werden, dass die entsprechenden Sorgen vieler Arbeitgeber offensichtlich in der Regel unbegründet sind und sie bei Menschen mit Epilepsie nicht mit mehr Fehlzeiten rechnen müssen als bei »gesunden« Beschäftigten. Eine Kündigung wegen häufiger Fehlzeiten ist möglich, wenn es über drei Jahre in mehr als 15 Prozent der Arbeitstage zu krankheitsbedingten Ausfällen gekommen ist.

186. Wann kann ein Schwerbehindertenausweis sinnvoll sein?

In Deutschland gelten Menschen als schwerbehindert, die in ihrer Arbeitsfähigkeit nicht nur vorübergehend um mehr als 50 Prozent eingeschränkt sind. Das Ausmaß der Behinderung wird vom Integrationsamt (früher: Versorgungsamt) festgestellt, das sich auf ärztliche Befundberichte stützt und nur ausnahmsweise eine eigene Untersuchung oder Begutachtung durchführt.

Hauptvorteil eines Schwerbehindertenausweises ist bei vorhandenem Arbeitsplatz ein dann bestehender besonderer Kündigungsschutz. Außerdem sind Firmen ab einer gewissen Größe im Prinzip verpflichtet, in Form einer so genannten Pflichtquote eine Mindestzahl von Schwerbehinderten einzustellen. Es bleibt allerdings ihnen überlassen, welcher Form der Schwerbehinderung sie dabei den Vorzug geben. Leider hat sich bei vielen Arbeitgebern noch nicht ausreichend herumgesprochen, dass Menschen mit seltenen epileptischen Anfällen keine vermehrten Ausfallzeiten haben und im Durchschnitt hoch motiviert sind. Die möglichen Vor- und Nachteile eines Schwerbehindertenausweises sind in Tabelle 83 zusammengestellt.

Bei der Begutachtung von Epilepsien im sozialen Entschädigungsrecht oder nach dem Schwerbehindertengesetz wird zunächst berücksichtigt, ob außer einer Epilepsie noch andere Krankheiten oder gesundheitliche Störungen vorliegen, auf die hier jedoch schon aus Platzgründen nicht eingegangen werden kann. Die nachfolgenden Richtlinien sind den »Anhaltspunkten für die ärztliche Gutachtertätigkeit im sozialen Entschädigungsrecht und nach dem Schwerbehindertengesetz« (Rechtsstand November 1996, Nachdruck April 1998) entnommen. Dabei wurde der frühere, missverständliche Begriff der »Minderung der Erwerbsfähigkeit« oder MdE, der ohnehin nie nur auf Einschränkungen im allgemeinen Berufsleben, sondern auf die Auswirkungen in allen Lebensbereichen bezogen war, durch »Grad der Behinderung« oder GdB ersetzt (Tab. 84; in diesem Text sind auch noch einige Bezeichnungen verwendet worden, für die inzwischen neue Vorschläge gemacht wurden: komplex-fokale Anfälle = fokale Anfälle mit Bewusstseinsstörung; einfach-fokale Anfälle = fokale Anfälle ohne Bewusstseinsstörung, Krampfanfälle = epileptische Anfälle).

Tab. 83: Vor- und Nachteile eines Schwerbehindertenausweises

Vorteile	Nachteile
bei bestehendem Arbeitsplatz: – Kündigungsschutz – Steuervorteile – Zusatzurlaub	bei der Suche nach einem Arbeitsplatz: – Probleme mit neuen Arbeitgebern (muss offenbart werden!) bei vorhandenem Arbeitsplatz: – Kündigungsschutz wird oft »umgangen«

Tab. 84: Grad der Behinderung im Schwerbehindertenrecht bei Epilepsien

	Grad der Behinderung
Epileptische Anfälle je nach Art, Schwere, Häufigkeit und tageszeitlicher Verteilung	
▪ sehr selten (generalisierte [große] Anfälle und komplex-fokale Anfälle mit Pausen von mehr als einem Jahr, kleine und einfach-fokale Anfälle mit Pausen von mehreren Monaten)	40 %
▪ selten (generalisierte [große] Anfälle und komplex-fokale Anfälle mit Pausen von Monaten, kleine und einfach-fokale Anfälle mit Pausen von Wochen)	50–60 %
▪ mittlere Häufigkeit (generalisierte [große] Anfälle und komplex-fokale Anfälle mit Pausen von Wochen, kleine und einfach-fokale Anfälle mit Pausen von Tagen)	60–80 %
▪ häufig (generalisierte [große] Anfälle und komplex-fokale Anfälle wöchentlich oder Serien von generalisierten Krampfanfällen, von fokal betonten oder multifokalen Anfällen, kleine und einfach-fokale Anfälle täglich)	90–100 %
▪ nach 3 Jahren Anfallsfreiheit bei weiterer Notwendigkeit antikonvulsiver Behandlung (wegen fortbestehender Anfallsbereitschaft)	30 %
Ein Anfallsleiden gilt als abgeklungen, wenn ohne Medikation 3 Jahre Anfallsfreiheit besteht. Ohne nachgewiesenen Hirnschaden ist dann kein GdB mehr anzunehmen.	

Daneben gibt es in Abhängigkeit von der Schwere der Epilepsie beziehungsweise Häufigkeit der Anfälle eine Reihe von Vergünstigungen zum Beispiel im öffentlichen Nahverkehr oder bei der Einkommenssteuer. Die wesentlichen Voraussetzungen für die einzelnen Vergünstigungen sind:

- **Erhebliche Beeinträchtigung der Bewegungsfähigkeit im Straßenverkehr – erhebliche Gehbehinderung:** Im Allgemeinen ist auf eine erhebliche Beeinträchtigung der Bewegungsfähigkeit erst ab einer mittleren Anfallshäufigkeit ... zu schließen, wenn die Anfälle überwiegend am Tage auftreten (entspricht GdB von 60 bis 80 Prozent).
- **Notwendigkeit ständiger Begleitung:** Die Notwendigkeit ständiger Begleitung ist stets anzunehmen bei ... Anfallskranken, bei denen die Annahme einer erheblichen Beeinträchtigung der Bewegungsfähigkeit im Straßenverkehr ge-

rechtfertigt ist (entspricht GdB von 60 bis 80 Prozent). Beim Eintrag des Kennzeichens »B« im Schwerbehindertenausweis ist die Begleitperson bei Fahrten mit der Bundesbahn (Nah- und Fernverkehr) sowie Flugreisen mit der Lufthansa innerhalb Deutschlands von den Fahrtkosten befreit.

- **Befreiung von Fernseh- und Rundfunkgebührenpflicht:** Diese gesundheitlichen Voraussetzungen sind ... immer erfüllt bei ... Behinderten mit einem GdB von wenigstens 80 Prozent, die wegen ihres Leidens an öffentlichen Veranstaltungen ständig nicht teilnehmen können ... (z.B. häufige hirnorganische Anfälle).
- **Besonderheiten der Beurteilung der Hilflosigkeit bei Kindern und Jugendlichen:** Bei hirnorganischen Anfallsleiden ist häufiger als bei Erwachsenen auch bei GdB/MdE-Werten unter 100 Prozent unter Berücksichtigung der Anfallsart, Anfallsfrequenz und eventueller Verhaltensauffälligkeiten die Annahme von Hilflosigkeit begründet.

Anträge für einen Schwerbehindertenausweis erhält man beim Integrationsamt. Hilfestellungen beim Ausfüllen geben unter anderem verschiedene gemeinnützige Vereine, Hauptfürsorgestellen, Vertrauensleute für Schwerbehinderte in Betrieben und Sozialarbeiterinnen in Kliniken.

Behinderte mit einem GdB unter 50 Prozent haben darüber hinaus die Möglichkeit, beim zuständigen Arbeitsamt einen Antrag auf Gleichstellung zu stellen. Diesem Antrag wird in der Regel stattgegeben, wenn dadurch der Arbeitsplatz erhalten werden kann oder wenn man sich auf eine Stelle für Schwerbehinderte bewirbt und dadurch bessere Einstellungschancen hat. Auskünfte zu diesen Anträgen gibt unter anderen die zuständige Fürsorgestelle.

187. Was sollte sinnvollerweise vor einem Rentenantrag getan werden?

Ein bewährter Grundsatz in dieser Frage lautet: Rehabilitation vor Berentung. Dies bedeutet, dass man bei berufstätigen Menschen mit Epilepsie vor einer eventuellen – und häufig immer noch viel zu früh eingeleiteten – Berentung prüfen sollte, welche Möglichkeiten einer betriebsinternen oder auch beruflichen Neuorientierung es gibt. Auch wenn eine Epilepsie für manche Betroffenen mit einer Verunsicherung ihrer bisherigen Lebensplanung insbesondere im Hinblick auf die berufliche Entwicklung einhergeht, bedeutet dies nicht, dass keine Berufstätigkeit mehr möglich ist.

Bei Betroffenen, die mit abgeschlossener Berufsausbildung und eventuell auch erst im fortgeschrittenen Lebensalter durch eine Epilepsie zu einem Tätigkeitswechsel gezwungen sind, sollte in erster Linie geprüft werden, ob zum Beispiel durch eine betriebsinterne Umsetzung die Möglichkeit besteht, die erworbenen beruflichen Kenntnisse und Erfahrungen weiterhin einzusetzen. Dabei ist die Mitwirkung von Arbeitgeber, Betriebs- und Personalrat, Betriebsarzt, Fachkraft für Arbeitssicherheit und gegebenenfalls Schwerbehindertenvertrauensperson erforderlich. Erst wenn solche Bemühungen fehlgeschlagen sind, darf wegen einer Epilepsie eine Kündigung ausgesprochen werden.

Vor einer Berentung sollte stets überprüft werden, ob die Epilepsie besser eingestellt werden kann, ob – bei Nicht-Erreichen von Anfallsfreiheit – der ausgeübte Beruf tatsächlich nicht mehr ausgeübt werden kann und ob, wenn dies tatsächlich der Fall sein sollte, nicht eine Umschulung in Betracht kommt. Nur wenn alle medizinischen und beruflich-rehabilitativen Maßnahmen ausgeschöpft sind und mit hoher Wahrscheinlichkeit nicht zu einer erfolgreichen Integration in den Arbeitsmarkt führen werden, sollte über eine Berentung wegen verminderter Erwerbsfähigkeit nachgedacht werden. Nach den seit 2001 gültigen Bestimmungen wird dabei zwischen einer Rente wegen voller Erwerbsminderung (aus gesundheitlichen Gründen ist eine Tätigkeit auf dem allgemeinen Arbeitsmarkt nur mit weniger als drei Stunden am Tag möglich) und einer Rente wegen teilweiser Erwerbsminderung (Tätigkeit von mindestens drei, aber höchstens sechs Stunden am Tag möglich) unterschieden. Neben den gesundheitlichen müssen auch die versicherungsrechtlichen Voraussetzungen erfüllt sein. Die früher möglichen Renten wegen Berufsunfähigkeit wurden abgeschafft.

188. Was sind sinnvolle Vorsichtsmaßnahmen im Alltag?

Betroffene mit einer nicht ausreichend kontrollierten Epilepsie haben unter anderem ein erhöhtes Risiko zu ertrinken, sich zu verbrühen beziehungsweise zu verbrennen oder sich sonstige anfallsbedingte Verletzungen zuzuziehen. Von daher hat es sich bewährt, wenn sie gefährliche Situationen wie einen Aufenthalt in größeren Höhen mit Sturzgefahr, nahe an schnell laufenden Maschinen, tieferen Gewässern oder offenen Feuerstellen beziehungsweise heißen Geräten vermeiden. Besondere Schutzvorrichtungen wie Helme oder Rollstühle sind nur ausnahmsweise bei Epilepsien mit häufigen Sturzanfällen erforderlich. Manche gefährlichen Orte sind offensichtlich, wie zum Beispiel tiefes Wasser oder der Rand eines Abgrunds, bei anderen wie zum Beispiel einem Küchenherd oder einer Badewanne ist dies zumindest auf den ersten Blick weniger der Fall.

Auch die Frage, ob bei der Wohnungseinrichtung von Menschen mit Epilepsie Besonderheiten zu beachten sind oder nicht, hängt in erster Linie von der Art und Schwere der jeweiligen Epilepsie ab. Die in dieser Hinsicht wichtigen Merkmale bestehen insbesondere in folgenden Punkten:

- Art der Anfälle (Bewusstseinsverlust?, Hinstürzen?, unwillkürliche bzw. unangemessene Handlungen?, nachfolgender und unter Umständen länger dauernder Verwirrtheitszustand?),
- Tageszeitliche Bindung der Anfälle (nur im Schlaf?, nur morgens in der ersten Zeit nach dem Aufwachen, wenn unter Umständen noch Angehörige anwesend sind?, zu allen möglichen Zeiten?),

- Häufigkeit und Umstände des Auftretens der Anfälle (zum Beispiel in Serien oder »Clustern«?, in Abhängigkeit von besonderen Belastungen oder äußeren Einflüssen?),
- Art und Häufigkeit möglicher Gefahrenquellen im Haushalt,
- Art und Schwere von eventuell zusätzlich bestehenden Behinderungen.

Bei Anfallsfreiheit oder sehr seltenen Absencen sind in der Regel keine oder nur sehr wenige Dinge zu beachten, während dies naheliegenderweise bei mehrfach in der Woche auftretenden fokalen Anfällen mit Bewusstseinsstörung oder generalisierten tonisch-klonischen Anfällen anders aussieht. Wie bei den anderen Aspekten und Fragen muss auch hier immer bedacht werden, dass nicht alle Epilepsien über einen Kamm geschoren werden dürfen. Einige mögliche Vorsorgemaßnahmen für Menschen mit einer Epilepsie im häuslichen Bereich sind:

- Bevorzugen von Duschen gegenüber Baden in einer Wanne; sofern doch Baden, nur bei einem niedrigen Wasserstand,
- Benutzen eines Mikrowellenherdes zum Kochen,
- Vermeiden von Geräten wie elektrischen Messern, Schneidemaschinen oder Heizlüftern mit offenen Heizelementen, heißer Oberfläche oder unsicherem Stand,
- Benutzen von Schutzschirmen vor offenen Kaminen.

Betroffene mit häufigeren Anfällen sollten im Allgemeinen besser duschen als baden. Sofern sie unbedingt baden möchten, sollte die Höhe des Wassers in der Wanne nicht mehr als zehn Zentimeter oder etwa eine Handbreite betragen, zumindest dann, wenn sie alleine sind. Auch dann sollten sie

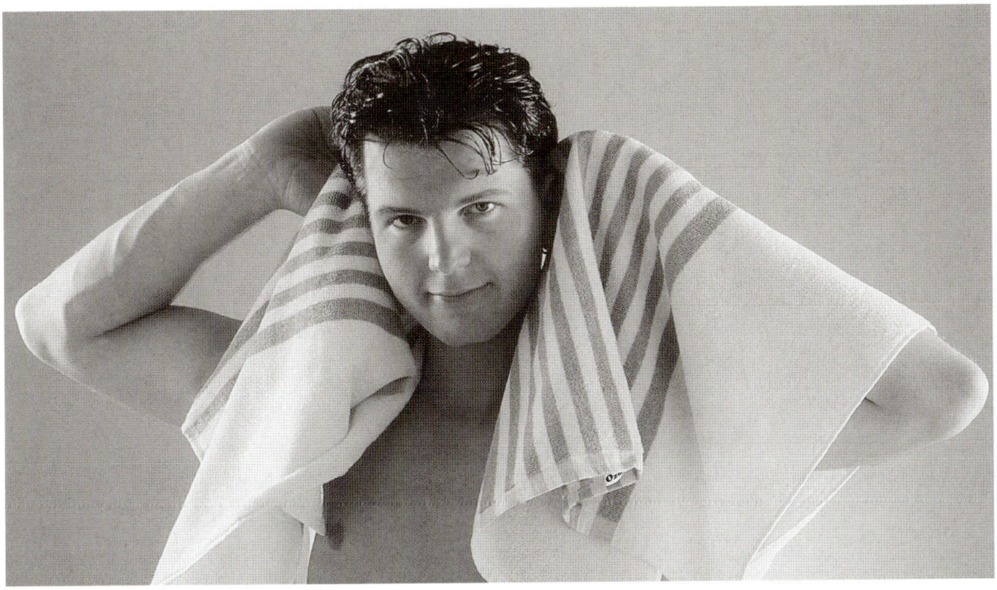

Wegen der Gefahr zu ertrinken ist duschen besser als baden.

die Badezimmertür stets unverschlossen lassen. Zur Verhütung von Verbrühungen und Verbrennungen haben sich Thermostate bewährt, ebenso Verkleidungen von heiß werdenden Rohren oder Wasserboilern. Als am sichersten für Menschen mit Epilepsie gelten Sitzduschen mit Warmwasserthermostaten.

Aus den USA wurden erstmals 1991 über Beobachtungen berichtet, wonach Hunde in der Lage sein sollen, einen nahenden Anfall bei ihrem Besitzer frühzeitig zu erkennen und davor zu warnen. Trotz einiger Untersuchungen dazu in der Zwischenzeit ist es bislang nicht gelungen zu klären, ob diese Beobachtungen zutreffen oder nicht. Ebenfalls 1991 berichtete die zwischenzeitlich verstorbene Epilepsiebetroffene Hannelore Bichler in ihrem Buch »Der Blitz aus heiterem Himmel. Mein Leben mit Epilepsie« über ihre eigenen Erfahrungen mit ihrer Hündin, die hier exemplarisch wiedergegeben seien:

„Sehr viel über meinen Zustand erfuhr ich aus dem Verhalten unserer Deutschen Schäferhündin Olly. Das war damals, als ich noch vorwiegend kleine Anfälle hatte: Wenn ich müde wurde, legte ich mich ins Wohnzimmer auf die Couch, weil ich von dort nicht weit zum Telefon hatte. Und seltsam: Legte sich Olly direkt vor mich neben das Sofa, dann konnte ich fest damit rechnen, dass in kurzer Zeit ein Petit mal kam. Ansonsten marschierte sie auf ihren normalen Platz im Wohnzimmer und rollte sich dort zusammen. Wenn sie spürte, dass es mir nicht gut ging, konnte ich ihr auch noch so gut zureden, sie solle in den Garten gehen – Olly blieb bei mir liegen. Erst wenn die Gefahr vorbei war, stand sie auf, leckte meine Hand und trollte sich. Da wusste ich dann, dass ich keinen Anfall mehr bekam.
Und dann war da noch ein Erlebnis: Mein Mann steht morgens immer vor mir auf und verschwindet im Badezimmer. Ich komme normalerweise erst einige Minuten später nach. Eines Tages, als Josef sich gerade rasierte, stupste ihn Olly plötzlich wiederholt in die Kniekehle. Erst dachte er, dass sie bloß spielen wolle. Und als er darauf nicht reagierte, bellte sie heftig und lief zu unserem Schlafzimmer. Sepp kam das seltsam vor, und er folgte ihr – da hörte er schon mein typisches Stöhnen, das ich bei einem großen Anfall immer von mir gebe.«

189. Was ist beim Trinken von Alkohol zu beachten?

Alkohol ist weltweit eine der ältesten und am weitesten verbreiteten Drogen, die bei übermäßigem Gebrauch bei Menschen mit und ohne Epilepsie zu schweren gesundheitlichen Schäden führen kann. Wenn man betrunken ist, verliert man die Fähigkeit, klar zu denken und kann oft nicht mehr zuverlässig entscheiden, welche Verhaltensweise richtig beziehungsweise vernünftig und welche falsch beziehungsweise unvernünftig ist. So ist die Fähigkeit zum Fahren eines Autos zum Beispiel schon nach dem Trinken relativ geringer Mengen Alkohol erheblich eingeschränkt. Darüber hinaus führt ein Trinken von zu viel Alkohol über längere Zeit oft zu kör-

Tab. 85: Erlaubte Alkoholmengen für Menschen mit Epilepsie (Trinkmenge pro Anlass, wobei die Angaben in jeder Zeile die Höchstmenge darstellen und nicht etwa regelmäßig getrunken werden sollen)

	Männer	Frauen
Bier	1–2 Glas	1 Glas
Wein/Sekt	1–2 Glas	1 Glas
Schnaps	1	1

perlichen Schädigungen nicht nur an der Leber, sondern auch am Nervensystem. In geringen Mengen wirkt Alkohol auf viele Menschen beruhigend und entspannend. Nicht nur deshalb ist ein Trinken von Alkohol bei vielen gesellschaftlichen Gelegenheiten wie Geburtstagsfeiern oder Betriebsfesten weit verbreitet, und Menschen, die keinen Alkohol trinken, werden bei solchen Gelegenheiten öfters »schief angesehen« beziehungsweise als eigenartig oder als Außenseiter betrachtet.

Die durchschnittliche Trinkmenge an reinem Alkohol beträgt in Deutschland pro Einwohner im Jahr mehr als zehn Liter. Das bedeutet, dass pro Einwohner – Säuglinge und Greise eingeschlossen! – im Jahr eine Alkoholmenge getrunken wird, die zum Beispiel 200 Litern Bier entspricht. Obwohl Alkoholabhängigkeit oder Alkoholismus weit verbreitet ist, werden die damit verbundenen Gefahren oft sehr verharmlost. Das Trinken von Alkohol gehört bei vielen Gelegenheiten geradezu zum »guten Ton«, und auch am Arbeitsplatz wird über alkoholbedingte Fehlzeiten oft großzügig hinweggesehen. In vielen Gaststätten sind nichtalkoholische Getränke sogar teurer als alkoholische.

Während früher viele Ärzte Menschen mit Epilepsie generell das Trinken von Alkohol verboten haben, weiß man heute, dass gegen das Trinken von Alkohol in kleinen Mengen zum Beispiel bei gesellschaftlichen Anlässen keine vernünftigen Einwände bestehen. Dies verhindert auch, dass es zu unbegründeten Schuldgefühlen kommt oder die Betroffenen zu Außenseitern werden. Der wichtige Punkt besteht darin, dass nur geringe Alkoholmengen getrunken werden dürfen, also etwa ein bis zwei Glas Bier, Wein oder Sekt beziehungsweise ein höherprozentiges Getränk (Tab. 85). Wichtig ist dabei auch, dass diese Zahlen keine Empfehlung zum bedenkenlosen regelmäßigen oder täglichen Trinken dieser Alkoholmengen sind, sondern für gelegentliche Anlässe wie Familien- oder Betriebsfeiern gelten. Bei schwer behandelbaren Epilepsien mit sehr häufigen Anfällen sollte man diese Mengen nochmals halbieren oder ganz auf Alkohol verzichten, und alle Betroffenen sollten beachten, dass es auch durch das Vergessen der Einnahme von Medikamenten im Zusammenhang mit dem Trinken von Alkohol (siehe S. 186) oder durch Schlafentzug (siehe S. 185) zu vermehrten Anfällen kommen kann.

Frauen vertragen deutlich weniger Alkohol als Männer, weil bei ihnen die den Alkohol verarbeitenden Enzyme in der Leber weniger aktiv sind. Es gibt sogar Hinweise, dass das Trinken von Alkohol in kleinen Mengen für das Herz-Kreislauf-System gesund ist. Dadurch sollten sich diejenigen Menschen mit einer Epilepsie, denen Alkohol ohnehin nicht schmeckt und die problemlos darauf verzichten können, natürlich nicht zum Trinken verführen lassen. Dasselbe gilt für Menschen, denen ein völliger Verzicht leichter fällt als die Selbstkontrolle, die für ein Trinken nur kleiner Mengen erforderlich ist.

Die Erlaubnis zum gelegentlichen Trinken von wenig Alkohol gilt also nur für Menschen, die sich auch an solche Regeln halten können und nicht für solche, die nicht mehr aufhören können, wenn sie einmal mit dem Trinken angefangen haben. Größere Mengen Alkohol gehen immer mit einem eindeutig erhöhten Anfallsrisiko einher. Ein regelmäßiges Trinken von Alkohol regt außerdem die Tätigkeit der Leber an, was unter anderem dazu führt, dass der Abbau von Medikamenten gegen Anfälle beschleunigt wird und diese daher weniger wirken. Dies lässt sich im Blut unter anderem an einer Erhöhung der so genannten Leberenzyme messen. Eines dieser Enzyme, die so genannte Gamma(γ)-GT, steigt allerdings auch schon bei einer Einnahme vieler Antiepileptika (Carbamazepin, Phenobarbital, Phenytoin, Primidon, schwächer auch Oxcarbazepin) an, was dann eine Abgrenzung erschwert. In solchen Fällen

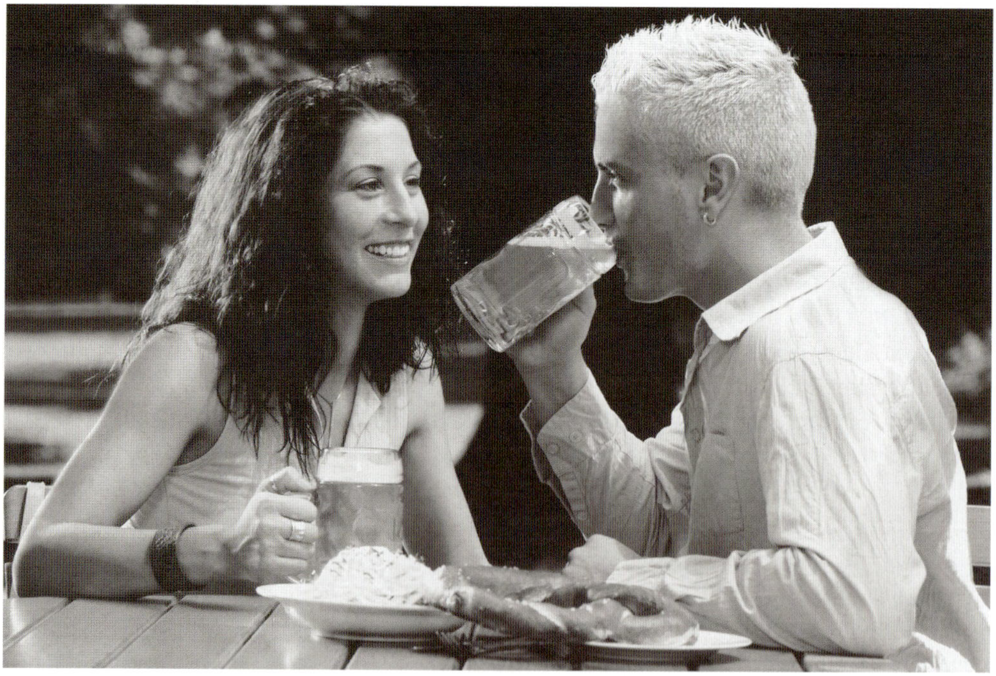

Größere Mengen Alkohol bedeuten immer ein erhöhtes Anfallsrisiko.

kann die Bestimmung der Blutspiegel der eingenommenen Medikamente weiterhelfen.

Es muss auch bedacht werden, dass ein Trinken sehr großer Flüssigkeitsmengen (bei Erwachsenen: über drei Liter am Tag) allgemein Anfälle auslösen kann, unabhängig davon, ob es sich dabei um Alkohol handelt oder nicht. Betroffene, die mit dem Medikament Carbamazepin (z.B. Tegretal oder Timonil) behandelt werden, sollten in dieser Hinsicht besonders vorsichtig sein. Dies gilt zum Beispiel für so genanntes alkoholfreies Bier, das doch etwas Alkohol enthält und daher in großen Mengen durchaus gefährlich sein kann. Schließlich ist noch zu bedenken, dass Trinken von Alkohol oft mit Anlässen wie abendlichen Feiern oder Ausgehen verbunden ist, was über ausgelassene Mahlzeiten, spätes Zubettgehen und Schlafentzug zu einer zusätzlichen Anfallsgefährdung führen kann. Nach dem Trinken kleiner Alkoholmengen auftretende Anfälle sind meist auf diese zusätzlichen Risikofaktoren wie Schlafentzug oder sonstige besondere Umstände zurückzuführen und nicht auf den Alkohol selbst.

Manche Wirkungen und Nebenwirkungen von Antiepileptika werden durch gleichzeitiges Trinken von Alkohol verstärkt. Dies gilt insbesondere für die müde machende Wirkung vieler Medikamente oder ihre Auswirkung auf das Gleichgewicht und Sehvermögen. Das heißt, dass Menschen mit Epilepsie auch schon unter geringem Alkoholeinfluss besonders vorsichtig sein müssen und beispielsweise auf das Autofahren verzichten sollten, auch wenn ansonsten die Voraussetzungen einer Fahrtauglichkeit vorliegen. Menschen mit Epilepsie sollten bezüglich dem Trinken von Alkohol unbedingt ihre jeweiligen Grenzen kennen und einhalten. Dies gilt besonders auch beim Behandlungsbeginn mit einem neuen Medikament oder bei Umstellungen der Behandlung mit Dosisänderungen der bisherigen Präparate.

Auf einen Punkt muss abschließend noch besonders hingewiesen werden. Wegen der erwähnten Wirkungen von Alkohol auf Medikamente steht nämlich in den Beipackzetteln vieler Antiepileptika, dass sie nicht zusammen mit Alkohol eingenommen werden sollten. Dies führt immer wieder dazu, dass Betroffene ihre Medikamente bei einem bevorstehenden Trinken von Alkohol »vorsichtshalber« weglassen oder die Einnahme auf einen späteren Zeitpunkt verschieben. Ein solches Verhalten ist aber nicht nur falsch, sondern sogar sehr gefährlich, und sollte deswegen trotz dieses Hinweises unbedingt unterbleiben!

190. Was ist beim Fernsehen und bei Videospielen zu beachten?

Fernsehen gehört zum Alltag der meisten Menschen. Nicht nur Kinder und Jugendliche schauen zweifellos oft zu viel fern, weshalb Begrenzungen mit und ohne Epilepsie sinnvoll sein können. Bei einer Epilepsie wird manchmal aus Sorge vor einer

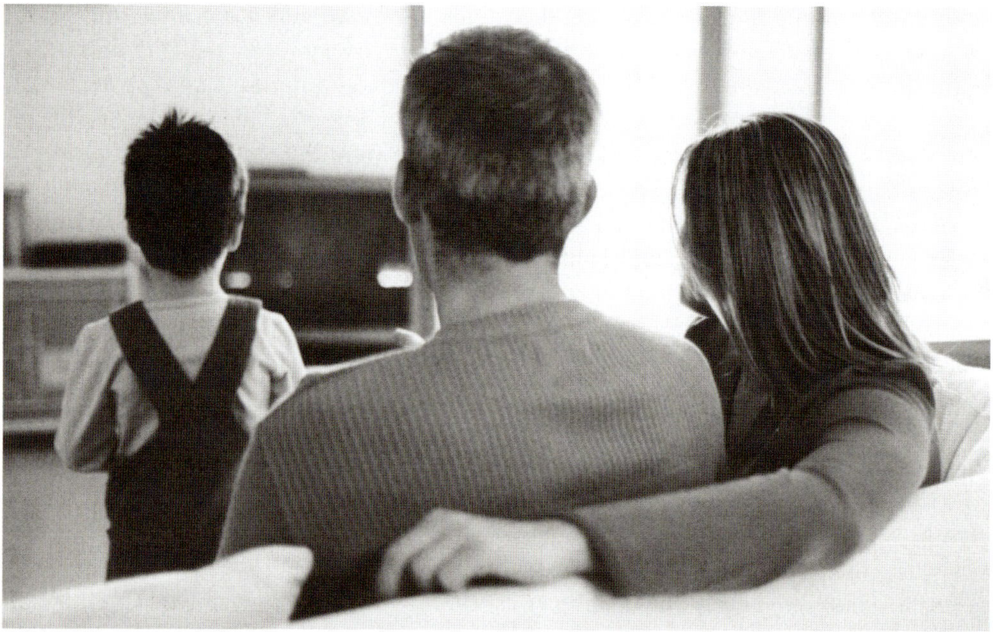

Wenn eine Fotosensibilität vorliegt, müssen beim Fernsehen einige Vorsichtsmaßnahmen beachtet werden.

Auslösung oder Begünstigung von Anfällen generell vom Fernsehen abgeraten. Nicht selten wird eine Epilepsie aber auch nur als Argument vorgeschoben, um Erziehungsziele leichter zu erreichen. Dies ist aber weder angemessen noch sinnvoll.

In der Regel ist Fernsehen für Menschen mit einer Epilepsie nicht gefährlich. Mindestens jeder zweite Betroffene mit Anfällen beim Fernsehen oder Videospielen hat auch unabhängig davon Anfälle, und ohne Fotosensibilität (siehe S. 233) besteht während des Fernsehens oder bei Videospielen kein erkennbar erhöhtes Anfallsrisiko. Bei einer Fotosensibilität sind einige Vorsichtsmaßregeln sinnvoll, ohne dass aber selbst in diesen Fällen generell vom Fernsehen abgeraten werden muss:

- Der Raum sollte tagsüber beim Fernsehen nie ganz abgedunkelt werden, und abends sollte eine zusätzliche Raumbeleuchtung eingeschaltet werden.
- Der Abstand zwischen Sitzplatz und Fernsehgerät sollte mindestens zwei Meter betragen.
- Weil sich eine Fotosensibilität in der Regel nur bei beidäugigem Sehen bemerkbar macht, sollte beim Annähern an das Gerät (z. B. zum Ausschalten) ein Auge geschlossen oder abgedeckt werden.
- Besonders empfindliche Betroffene können darüber hinaus eine Sonnenbrille tragen.

Die so genannte Bildwiederholungshäufigkeit bei älteren Fernsehgeräten beträgt 50 pro Sekunde, was in der technischen Fachsprache auch als 50 Hertz bezeichnet wird. Für das menschliche Auge und Gehirn ist dieser Wechsel schon zu rasch, um wahrgenommen zu werden; manche über die Augen und Sehbahn angeregten Nervenzellen im Gehirn können aber offenbar dennoch darauf reagieren. Das Risiko einer Anfallsauslösung ist bei neueren Fernsehgeräten mit 100 Bildwiederholungen pro Sekunde (100 Hertz) sehr viel geringer als bei den älteren 50-Hertz-Geräten. Dies sollte beim Kauf eines neuen Fernsehgerätes gegebenenfalls berücksichtigt werden, auch wenn es etwas teurer ist.

Eine andere und in Anbetracht der fallenden Preise zunehmend mögliche Alternative besteht in so genannten Plasmabildschirmen oder TFT-Bildschirmen. Bei diesen erfolgt der Bildaufbau nicht zeilenweise, sondern die einzelnen Bildschirmpunkte werden gezielt ein- und ausgeschaltet. Dadurch entfällt der Flimmereffekt, der bei üblichen Fernsehbildschirmen durch die Bildwiederholung auftritt. Obwohl bislang keine wissenschaftliche Studie TFT- und übliche Röhrenbildschirme im Hinblick auf eine Anfallsauslösung verglichen hat, kann davon ausgegangen werden, dass TFT-Bildschirme, die ganz ohne Bildwiederholung arbeiten, für Betroffene mit einer fotosensiblen Epilepsie besser geeignet sind. Bei anderen Epilepsieformen dürfte dieser Unterschied kaum ins Gewicht fallen.

Nach der sehr rasch zunehmenden Verbreitung von Videospielen in den letzten Jahrzehnten wurde bald die Sorge laut, ob diese nicht ebenso wie das Fernsehen für manche Menschen mit Epilepsie gefährlich sein könnten. Vor einigen Jahren gab es in den USA und England eine große Aufregung und lange Diskussionen bis hin zu Forderungen nach einem allgemeinen Verbot von Videospielen einschließlich der kleinen, handgehaltenen Geräte mit eingebautem Bildschirm (wie »Gameboy« oder »Gamegear«). Nach der Meinung speziell einberufener Expertenrunden können Videospiele zwar bei Menschen mit einem vorbestehend erhöhten Risiko epileptische Anfälle auslösen, insgesamt ist dieses Risiko aber recht gering.

Weltweit liegen einige hundert Fallberichte über das Auftreten von epileptischen Anfällen bei Videospielen vor. Ende 1997 wurde aus Japan sogar über eine Anfallsauslösung bei einigen hundert Kindern nach Ausstrahlung eines hinsichtlich Hell- und Dunkelreizen besonders effektvollen Cartoonvideos im Fernsehen berichtet. Weitere Untersuchungen haben ergeben, dass neben grellen Hell-Dunkel-Reizen und Mustern eventuell auch die Farbe (Rot) eine Rolle spielte.

Die meisten Betroffenen sind männlich, was ebenso wie der Altersgipfel um das 13. Lebensjahr mit der Bevorzugung von Videospielen durch Jungen um die Pubertät herum zusammenhängen dürfte. Am häufigsten kommt es zu generalisierten tonisch-klonischen Anfällen, daneben aber auch zu typischen Absencen und myoklonischen Anfällen. Die Mehrheit der Betroffenen hatte eine idiopathische generalisierte Epilepsie, darunter häufiger eine juvenile myoklonische Epilepsie (siehe S. 128). Etwa jeder dritte Betroffene hatte auch schon ohne Videospiele Anfälle, teilweise mit Auslösung durch optische Reize, und bei mehr als der Hälfte zeigt das EEG unter Flickerlicht so genannte epilepsietypische Potenziale, wie sie besonders häufig bei Menschen mit einer vererbten Epilepsiebereitschaft vorkommen.

Der Mechanismus der Anfallsprovokation scheint demjenigen beim Fernsehen zu entsprechen. Danach spielen sowohl wechselnde, flickernde Lichtreize oder sich bewegende optische Muster wie einander abwechselnde helle und dunkle Streifen oder Flächen als auch Lichtblitze oder ähnliche Effekte eine Rolle. Daneben können auch ein für das Spielen erforderliches gedankliches Konzentrieren und die damit verbundenen Gefühle wie Erregung oder Ärger von Bedeutung sein. Außerdem muss unbedingt die oft sehr lange Spielzeit mit dadurch bedingtem Schlafmangel berücksichtigt werden, und schließlich ist bei Betroffenen mit bekannter Epilepsie daran zu denken, dass es sich um ein rein zufälliges Auftreten eines oder mehrerer Anfälle handeln kann.

Wichtig ist, dass es für Epilepsien mit fokalen Anfällen keine Hinweise auf eine Anfallsauslösung durch Fernsehen oder Videospiele gibt. In einer amerikanischen Untersuchung wurden bei 35 Betroffenen mit fokalen Epilepsien EEGs abgeleitet, während sie sich im Mittel acht Stunden lang mit Videospielen beschäftigten. In dieser Zeit traten zwar insgesamt vier Anfälle auf, dies waren aber deutlich weniger als die neun Anfälle in der entsprechenden Zeit am nächsten Tag ohne Videospiele.

Eine englische Expertengruppe hat folgende Richtlinien und Vorsichtsmaßnahmen zur Verringerung des Risikos von epileptischen Anfällen bei Videospielen vorgeschlagen: Menschen mit bekannter Epilepsie oder in der Familie bekannter Fotosensibilität sollten eine EEG-Ableitung mit Fotostimulation durchführen und feststellen lassen, ob sie fotosensibel sind. Wenn Menschen mit nachgewiesener Fotosensibilität dennoch Videospiele benutzen möchten, sollten sie folgende Vorsichtsmaßnahmen treffen:

- Sie sollten Spiele mit bekannter Anfallsprovokation meiden.
- Bei Kindern und Jugendlichen sollten Erwachsene in der Nähe sein, die auch über Notfallmaßnahmen bei epileptischen Anfällen informiert sind.
- Bei Videospielen unter Benutzung eines Computerbildschirms sollte dessen Durchmesser maximal 15 Zoll betragen. Bei größeren Bildschirmen (und als Videoschirm benutzten Fernsehgeräten) sollte der Betrachtungsabstand mindestens das Vierfache der Bildschirmdiagonalen betragen (= zirka 2 bis 2,5 Meter).
- Ein lang dauerndes Spielen über mehr als eine Stunde pro Spiel sollte unterbleiben, ebenso ein Spielen bei gleichzeitigem Vorhandensein anderer anfallsbegünstigender Umstände wie Schlafentzug, Fieber oder Hunger.

Viele Hersteller von Videospielen versehen diese heute auch mit einem Warnhinweis, dass sie epileptische Anfälle auslösen können. Solche pauschale und ungenaue Hinweise sind aber wenig nützlich und führen bei vielen Eltern und Betroffenen zu überflüssigen Ängsten.

191. Was ist bei sportlichen Aktivitäten zu beachten?

Mit wenigen Ausnahmen ist eine regelmäßige körperliche Betätigung für alle Menschen und in jedem Alter gesund, unabhängig davon, ob sie eine Epilepsie haben oder nicht. Viele Ärzte, Eltern, Lehrer oder Betreuer in Sportvereinen sind übertrieben vorsichtig und schränken Menschen mit einer Epilepsie hinsichtlich sportlicher oder sonstiger körperlicher Aktivitäten unnötig ein. Durch zahlreiche Untersuchungen konnte nachgewiesen werden, dass sich auch Menschen mit Epilepsie durch Sport beziehungsweise körperliche Betätigung besser und leistungsfähiger fühlen und Anfälle nicht notwendigerweise ein Grund sind, darauf zu verzichten. Deshalb sollte Menschen mit Epilepsie Sport nicht nur erlaubt werden, sondern man sollte sie zumindest bei einigen Sportarten sogar aktiv dazu ermutigen.

Sport kann eine begeisternde und für Körper und Seele gleichermaßen wichtige Tätigkeit sein, die ein Erleben der eigenen Geschicklichkeit, Kraft und Ausdauer ermöglicht und neben der körperlichen Fitness auch eine wichtige psychische und soziale Bedeutung hat. So wird Sport meist in Gruppen durchgeführt, was bei den wegen ihrer Anfälle schon einer Reihe von Beschränkungen ausgesetzten Menschen mit Epilepsie einer Isolierung entgegenwirkt. Normale oder gar überdurchschnittliche sportliche Leistungen sind für ihr oft nicht besonders stark ausgeprägtes Selbstvertrauen und Selbstwertgefühl günstig. Sportverbote sind oft in erster Linie Ausdruck einer übertriebenen Angst der gesunden Angehörigen und Betreuer vor dem Miterleben eines Anfalls und ihrer eigenen Hilflosigkeit. Häufiger ist es auch eine Frage des »Schwarzen Peters« beziehungsweise der Verantwortung im Verletzungsfall. Anstelle einer vernünftigen Absprache mit den Betroffenen werden dann mehr oder weniger eigenartige Gründe erfunden oder vorgeschoben, warum sie bei einer Sportart besser nicht mitmachen sollten. Man sollte Betroffene ermutigen, sich offen gegen ungerechtfertigte Beschränkungen zu wehren. Wenn sie sich nicht an Anweisungen oder Empfehlungen halten und verbotene Sportarten heimlich ausüben, führt dies häufig wiederum zu einem schlechten Gewissen beziehungsweise einer Angst, entdeckt zu werden.

Oft wird befürchtet, dass neben Einflüssen wie Stress und Müdigkeit, Sauerstoffmangel und Unterzuckerung insbesondere ein bei körperlich anstrengendem Sport erforderliches vertieftes Atmen zu einem erhöhten Anfallsrisiko führen könnte. Dies ist aber deswegen nicht der Fall, weil es bei dem durch körperliche Anstrengung hervorgerufenen vertieften Atmen im Gegensatz zu derjenigen bei einer EEG-Ableitung (siehe S. 229) gleichzeitig auch zu einer Anreicherung von sauren Abbauprodukten des Körperstoffwechsels im Blut und damit auch im Gehirn kommt. Dabei handelt es sich insbesondere um die so genannte Milchsäure, die unter anderem auch für einen Muskelkater verantwortlich gemacht wird. Von diesen Stoffen ist bekannt, dass sie Anfälle hemmen, weshalb sich bei einer körperlichen Anstrengung die Auswirkungen einer vertieften Atmung und einer Anreicherung gegenseitig aufheben. Darüber hinaus scheint die allgemein erhöhte Aufmerksamkeit und Wachheit bei sportlicher Betätigung anfallshemmend zu sein.

Leider werden Schulkinder mit Epilepsie dennoch oft voreilig vom Sportunterricht befreit, und viele Eltern halten sie aus Furcht vor vermehrten Anfällen oder Unfällen auch vom Freizeitsport fern. Manchmal mögen die Kinder bestimmte Sportarten wie etwa Geräteturnen nicht und schieben dann gerne selbst ihre Epilepsie als Ausrede vor. In solchen Fällen sollte man nicht allzu kleinlich sein und den Betroffenen ruhig auch einmal einen Vorteil wegen ihrer Anfälle lassen. Eine generelle Freistellung vom Schulsport sollte aber die Ausnahme und nicht die Regel sein. Kinder und Erwachsene mit Epilepsie können fast alle Sportarten weitgehend gefahrlos ausüben und sollten sich auch von allzu vorsichtigen Lehrern, Angehörigen, Ärzten oder Vereinstrainern nicht vorschnell davon abbringen lassen, wenn sie selbst Spaß daran haben. Natürlich hat nicht jeder Spaß an Sport, und man sollte niemanden dazu zwingen, dessen Interessen und Neigungen auf anderen Gebieten liegen.

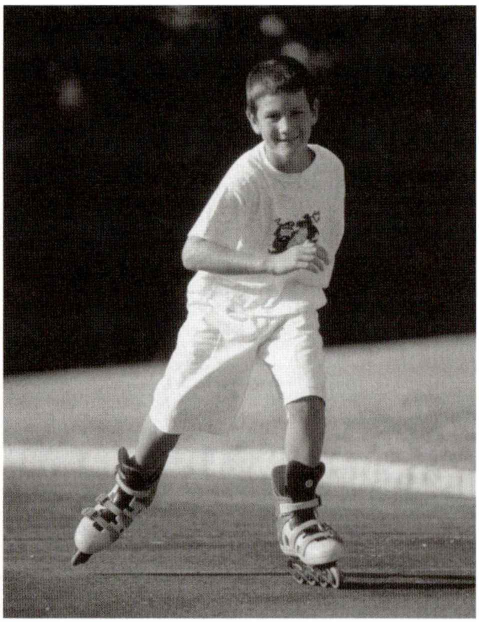

Kinder mit Epilepsie können fast alle Sportarten gefahrlos ausüben.

Bei entsprechenden Entscheidungen sollten insbesondere die nachfolgenden Punkte bedacht werden:

- Wie groß ist die Begeisterung der Betroffenen beziehungsweise wie sehr hängen sie an der fraglichen Sportart?
- Wie groß ist der Nutzen im Vergleich zu den Gefahren durch eine Teilnahme?
- Besteht ein besonderes Verletzungsrisiko?
- Wie häufig kommt es zu Anfällen und welche Auswirkungen können diese bei der jeweiligen sportlichen Tätigkeit haben?
- Welche Medikamente werden eingenommen und welche Auswirkungen können Nebenwirkungen auf die jeweilige Sportart beziehungsweise Tätigkeit haben?

Eine bewährte Grundregel für die Einschätzung einer möglichen Gefährdung von Menschen mit Epilepsie durch Sport ist ein Vorgehen nach dem gesunden Menschenverstand unter Berücksichtigung der jeweiligen Epilepsie und Anfallshäufigkeit. Bei seit längerer Zeit bestehender Anfallsfreiheit gibt es immer weniger Gründe, überhaupt irgendwelche Einschränkungen aufrechtzuerhalten. Bei weiterhin auftretenden Anfällen ist in Abhängigkeit von

Tab. 86: Geeignete, bedingt geeignete und ungeeignete Sportarten bei Epilepsie

In der Regel geeignet	Bedingt geeignet	In der Regel nicht geeignet
Angeln (in Begleitung)	Bogenschießen	Boxen
Basketball	Bootfahren	Bungee-Springen
Bodenturnen	Eissport	Fallschirmspringen
Bowling	Fechten	Flugsport
Golf	Fußball	Gebirgsklettern (Mehrseillängen)
Handball	Geräteturnen	Gleitschirmfliegen
Leichtathletik	Gewichtheben	Motorsport
Ponyreiten (in Begleitung)	Hockey	Schießen (Pistolen und Gewehre)
Ringen	Radfahren	Schnorcheln
Rudern (in Begleitung)	Reiten	Schwimmen (unbeaufsichtigt)
Schnorcheln (in Begleitung)	Ringen	Skilaufen
Schwimmen (in Begleitung)	Segeln	– gefährliche Abfahrten
Skilaufen	Skateboardfahren (Helm)	Skispringen
– Langlauf	Skilaufen	Skydiving
Tanzen	– leichtere Abfahrten	Surfen
Tennis	Trampolinspringen	Tiefseetauchen
Tischtennis	Wasserski (Weste)	
Volleyball		

der Art und Häufigkeit der Anfälle und einer eventuellen tageszeitlichen Bindung oder Auslösung durch besondere Umstände zu überdenken, was sinnvoll ist und was nicht. Wenn Anfälle nur zu bestimmten Tageszeiten wie zum Beispiel in den ersten ein bis zwei Stunden nach dem Aufstehen oder nur im Schlaf auftreten, sind sportliche Aktivitäten zu anderen Tageszeiten sehr wahrscheinlich ungefährlich. Bei seltenen Anfällen ist es naturgemäß am schwierigsten, eine vernünftige Entscheidung darüber zu treffen, ob die Möglichkeit eines Anfalls bei einer Sportart tatsächlich eine nennenswerte erhöhte Gefährdung für die Betroffenen oder auch für andere Menschen mit sich bringt. Ein Anfall auf einem Sportfeld ist zumindest für die Betroffenen ungefährlicher als zu Hause in der Wohnung oder auf der Straße. Auch für Menschen ohne Epilepsie empfehlenswerte Schutzmaßnahmen wie zum Beispiel das Tragen von Schutzhelmen beim Fahrradfahren sollten bei einer Epilepsie schon deswegen erst recht berücksichtigt werden, weil zusätzliche Kopfverletzungen einen ungünstigen Einfluss haben können.

Für Menschen mit Epilepsie sind solche Sportarten am gefährlichsten, die mit einem Risiko von Kopfverletzungen und Stürzen verbunden sind, wegen der Gefahr des Ertrinkens darüber hinaus noch Wassersport. Es gibt auch einige Sportarten, die für Menschen mit einer aktiven Epilepsie prinzipiell nicht geeignet sind, weil ein dabei auftretender Anfall eine nicht vertretbar hohe Gefahr bedeuten würde. Dazu zählen beispielsweise Tiefseetauchen, Hochgebirgsklettern oder Fallschirmspringen und Paragliding. Bei den meisten Sportarten ist es aber so, dass es von den jeweiligen Besonderheiten der Betroffenen und der bei ihnen auftretenden Anfälle abhängt, ob es Bedenken gibt oder nicht. In Tabelle 86 sind Sportarten zusammengestellt, die für Menschen mit aktiver Epilepsie in der Regel geeignet, bedingt geeignet beziehungsweise nicht geeignet sind. Dass es Ausnahmen von solchen Empfehlungen gibt, wird zum Beispiel dadurch verdeutlicht, dass der schwedische Skispringer Jan Bokloev, der 1984 den lange Zeit belächelten, inzwischen aber zum selbstverständlichen Standard gewordenen V-Stil erfand, eine Epilepsie hatte.

Selbst wenn ein Betroffener merken sollte, dass eine bestimmte Form sportlicher Betätigung zu einer Zunahme seiner Anfälle führt, heißt dies noch nicht notwendigerweise, dass diese Sportart nicht mehr ausgeübt werden kann. Besonders wenn gerade diese Sportart Freude bereitet, kann zum Beispiel versucht werden, die entsprechenden Übungen etwas zu verändern oder zeitlich zu begrenzen. Auch gegen Wettkampf- oder sogar so genannten Leistungssport bestehen keine grundsätzlichen Bedenken. Obwohl der Leistungssport in vielen Bereichen immer mehr mit Geld und Stress und immer weniger mit Spaß oder Lust zu tun hat, sind auch manche

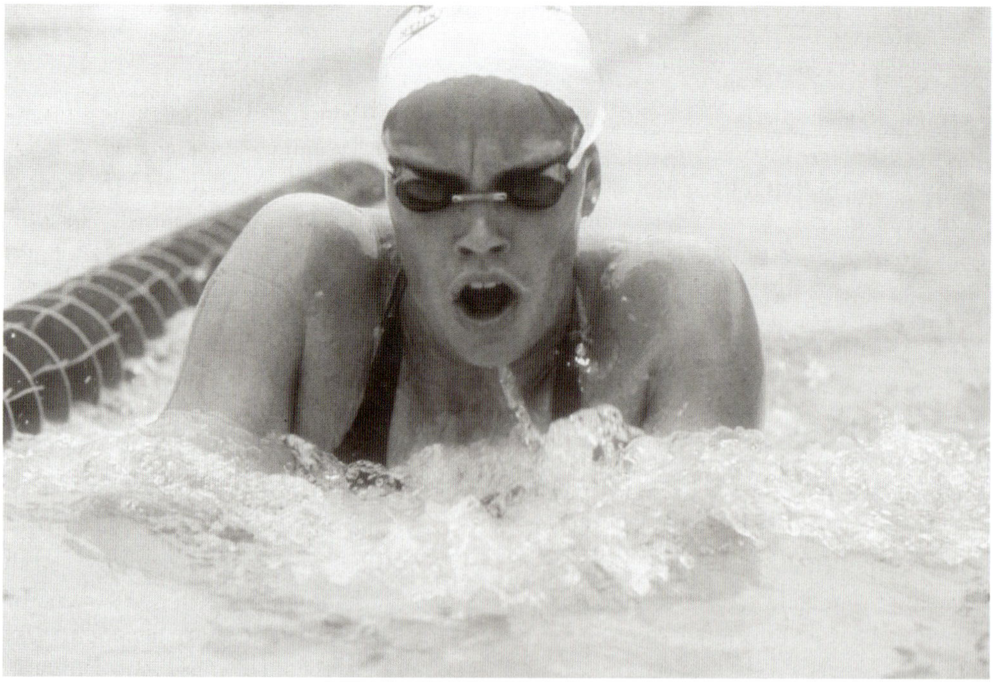

Vorsicht ist beim Schwimmen geboten (Gefahr des Ertrinkens).

Leistungssportarten für Menschen mit nicht allzu häufigen Anfällen ohne nennenswerte Probleme möglich. Dies gilt zum Beispiel für die meisten der in der linken Spalte der Tabelle genannten Sportarten.

Für alle Fachleute, die Menschen mit Epilepsie betreuen, stellt es eine der traurigsten Erfahrungen überhaupt dar, dass sie immer wieder von Betroffenen hören, die während eines Anfalls ertrunken sind. Auch aus Selbsthilfegruppen wird über eigentlich vermeidbare Badeunfälle berichtet, die meist darauf zurückzuführen sind, dass ohne ausreichenden »Begleitschutz« beziehungsweise an gefährlichen Orten wie im offenen Meer oder nicht bewachten Seen gebadet wurde. Ertrinken ist eine der häufigsten unnatürlichen Todesursachen von Menschen mit Epilepsie. Schwimmen und anderer Wassersport ist also mit besonders hohen Risiken verbunden, weshalb auch besondere Vorsichtsmaßnahmen sinnvoll sind.

Alleine schwimmen zu gehen, ist für alle Menschen nicht besonders vernünftig. Auch Gesunden kann im Wasser plötzlich etwas passieren. Für Menschen mit einer Epilepsie ist ein Schwimmen ohne Begleitung aber schlichtweg eine der größten Dummheiten, die sie machen können. Selbst wenn sie regelmäßig eine Aura haben und das Herannahen eines Anfalls spüren, kann es sehr rasch zu einer Ausweitung des Anfalls kommen, wodurch das sichere Erreichen des Beckenrandes oder Ufers erschwert oder sogar verhindert wird. Das heißt nicht, dass Menschen mit einer Epilepsie prinzipiell nicht schwimmen oder keinen Wassersport betreiben können. Man sollte aber zum Beispiel nicht schwimmen, wenn man müde ist, sich nicht wohl fühlt oder in den letzten Tagen die Medikamente nicht regelmäßig eingenommen hat. In Schwimmbädern sollte man auch in jedem Fall den Bademeister beziehungsweise die Aufsicht informieren und zum Beispiel besonders bunte oder auffällige Badekappen tragen, damit man sie leicht erkennen kann. Darüber hinaus ist es günstig, wenn nicht allzu viele andere Schwimmer im Becken sind und – sofern möglich – eine informierte Begleitperson in der Nähe ist. Es gibt Betroffene, die selbst ungewöhnliche Sportarten wie Unterwasserrugby ausüben, nachdem sie ihre Mitspieler informiert und gebeten haben, auf sie zu achten.

192. Was ist bei Urlaubsreisen zu beachten?

Bei den meisten Menschen mit einer Epilepsie bestehen keine berechtigten Bedenken gegen Urlaubsreisen. Allerdings sollten sie darauf achten, dass der zur Entspannung gedachte Urlaub nicht mit allzu großen Anspannungen und Anstrengungen verbunden ist. Das Organisieren der mit einer Reise verbundenen Aspekte erfordert selbst bei Pauschalreisen eine gewisse Planung und Sorgfalt. Bei Menschen mit einer Epilepsie ist die Liste der Dinge, an die sie denken müssen, noch ein wenig länger. Auch im Urlaub selbst sollte der Tages- und besonders auch Nachtablauf nicht allzu sehr durcheinander geraten. Bei allen Aktivitäten auch im Urlaub gilt, dass das Leben nicht ohne Risiken ist, und man letztlich immer den Nutzen dagegen abwägen muss. Bei einer Epilepsie spielen dabei auf Seiten der Erkrankung die Art und Häufigkeit der Anfälle sowie die bestehende Medikation und mögliche Nebenwirkungen die wichtigste Rolle. Bei den geplanten Aktivitäten gilt es, mögliche Risiken zu erkennen und abzuschätzen sowie gegebenenfalls Maßnahmen zur Risikominderung zu ergreifen.

Sofern man nicht durch schulpflichtige Kinder oder aus anderen Gründen dazu gezwungen ist, ist es in aller Regel günstiger und auch angenehmer, außerhalb der so genannten Hochsaison zu verreisen. Nicht nur die manchmal allzu große Hitze, sondern auch die allgemeine Hektik an vielen Urlaubsorten in den Sommermonaten Juli und August kann sich als nachteiliger Stress erweisen. Nicht zuletzt sind Reisen in der Nebensaison auch preiswerter! Wann auch immer man verreisen möchte, in jedem Fall ist ein frühzeitiges Planen und Buchen oft günstiger als manche »Last minute«-Angebote.

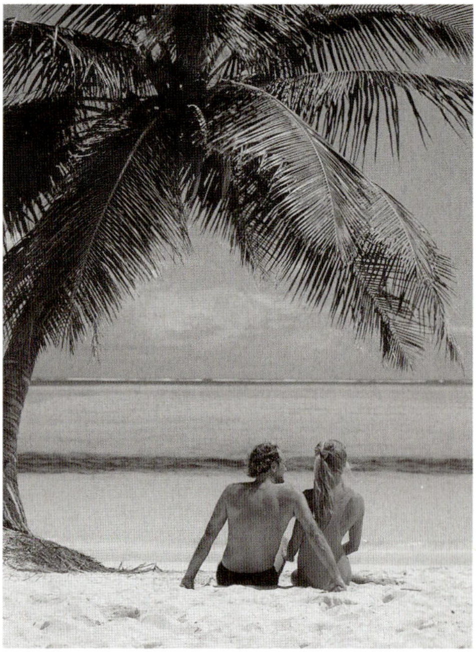

Grundsätzlich kann fast jedes Reiseziel auf der Welt angesteuert werden.

Im Prinzip ist heute fast jedes Reiseziel auf der Welt auch für Menschen mit Epilepsie geeignet. Bei der Auswahl des Hotels beziehungsweise der Unterkunft kann man sich in der Regel auf die Beschreibungen in den bei Reisebüros erhältlichen Prospekten verlassen. Eine zunehmend mehr genützte Alternative besteht bei einem entsprechenden Anschluss in Informationen im Internet, wo man zusätzlich die Möglichkeit hat, Unklarheiten durch eine E-Mail rasch zu klären. Bei einer schwer behandelbaren Epilepsie mit häufigen Anfällen oder einer gleichzeitig bestehenden Behinderung sollte man dies im Reisebüro beziehungsweise bei direkter Buchung dem Reiseveranstalter gegenüber angeben. Inzwischen gibt es an vielen Urlaubsorten auch spezialisierte Hotels.

Ob eine Begleitperson erforderlich beziehungsweise günstig ist, hängt von der Art und Schwere der Epilepsie ab. Bei sehr vielen Menschen mit Epilepsie ist dies nicht der Fall, bei einigen ist es eine unabdingbare Voraussetzung. Bei Kindern mit Epilepsie stellt sich häufiger die Frage nach Klassenfahrten oder anderen Reisen, zum Beispiel mit Sport- oder sonstigen Vereinen. Sofern die Lehrer beziehungsweise Betreuer entsprechend informiert sind, brauchen Kinder wegen ihrer Epilepsie meist nicht zu Hause zu bleiben.

In vielen »exotischen« Urlaubsländern sind die hygienischen Verhältnisse anders als bei uns, weshalb man sich bei allzu großer Sorglosigkeit zum Beispiel sehr leicht eine Magen-Darm-Infektion mit Durchfall und Erbrechen zuziehen kann. In manchen Ländern ist daher davon abzuraten, Salat, ungeschältes Obst und rohes Gemüse zu essen oder sich die Zähne mit Leitungswasser zu putzen. Bei einem stärkeren Durchfall wird die Aufnahme von Medikamenten aus dem Darm vermindert, was zu vermehrten Anfällen führen kann (siehe S. 295). Bei einem Erbrechen innerhalb einer halben Stunde nach Einnahme der Medikamente ist eine nochmalige beziehungsweise zusätzliche Gabe oder – sofern verfügbar – eine rektale Gabe von Benzodiazepin-Zäpfchen (z. B. Stesolid rectal tube) sinnvoll. Gerade im Sommer und bei hohen Temperaturen muss man zwar auf eine ausreichende Trinkmenge achten, ohne aber innerhalb kurzer Zeit allzu große Mengen zu trinken.

Vor Reiseantritt sollte man sich vergewissern, dass durch die bestehende Krankenversicherung im Notfall beziehungsweise bei Bedarf auch die Behandlungskosten im Urlaubsland übernommen werden. Je nach Versicherung und Reiseland kann der Abschluss einer Zusatzversicherung erforderlich sein. Beim Abschluss eventuell erforderlicher Zusatzversicherungen muss man jedoch sorgfältig auf den Vertragstext beziehungsweise das »klein Gedruckte« achten, weil manche Versicherungsgesellschaften Menschen mit einer Epilepsie nicht oder nicht ohne weiteres versichern. Manche verlangen zuvor ein ärztliches Attest oder einen Risikozuschlag in Form einer erhöhten Prämie. In jedem Fall empfiehlt sich der Abschluss einer Reiserücktrittsversicherung. Diese ist vergleichsweise günstig und ermöglicht es unter anderem, bei einer plötzlichen Verschlechterung der Epilepsie oder aus sonstigen krankheitsbedingten Gründen ohne finanziellen Schaden auch kurzfristig von einer gebuchten Reise zurückzutreten.

193. Was ist bei Flugreisen zu beachten?

Auch Flugreisen sind für die meisten Menschen mit Epilepsie möglich, wobei die einzelnen Fluggesellschaften allerdings stark voneinander abweichende Anforderungen stellen. Die meisten Gesellschaften halten ein ärztliches Attest für erforderlich oder zumindest sinnvoll, das Angaben über den Anfallstyp, die Medikamente, eventuelle allgemeine Verhaltensregeln und gegebenenfalls die Notwendigkeit einer Begleitperson enthalten sollte. Einzelne Gesellschaften verlangen auch eine spezielle Bescheinigung über eine Flugtauglichkeit. Dies gilt aber nur dann, wenn man die Fluggesellschaft oder das Reisebüro über eine bestehende Epilepsie informiert, was nicht zwingend erforderlich beziehungsweise vorgeschrieben ist. Bei Fernreisen ist besonders auf die Möglichkeit einer durch die Zeitverschiebung eintretenden Verschiebung des Schlaf-Wach-Rhythmus zu achten. Dies bezieht sich nicht nur auf den Flug selbst, sondern betrifft meist auch noch die darauf folgenden zwei bis drei Ta-

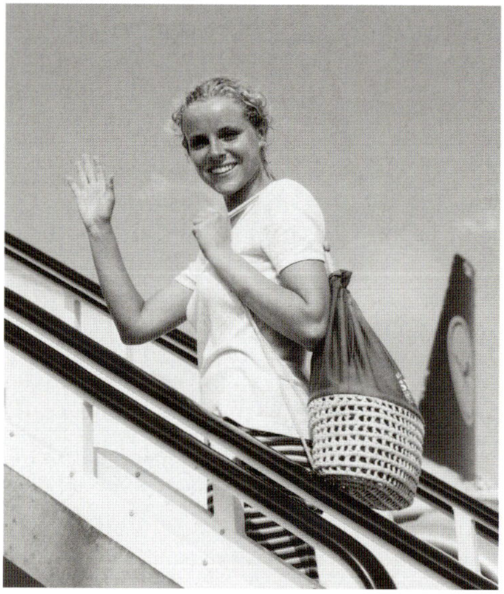

Auf Reisen ist die unveränderte regelmäßige Einnahme der Medikamente das Wichtigste.

ge. Wann immer möglich, sollte der normale Rhythmus nicht abrupt umgestellt werden.

Das »A und O« ist eine unverändert beibehaltene regelmäßige Einnahme der Medikamente. Bei Flügen nach Westen kommt es zu einem »Zeitgewinn« (der Reisetag verlängert sich) und bei Flügen nach Osten zu einem »Zeitverlust« (der Reisetag verkürzt sich). In Abhängigkeit vom Ausmaß der Zeitverschiebung sollte man die Dosis der Medikamente am Reisetag erhöhen beziehungsweise vermindern. Die veränderte Tagesdosis lässt sich durch die beiden nachfolgenden Formeln berechnen:

- zusätzlich benötigte Dosis = »gewonnene« Stunden/24 mal Tagesdosis
- verringerte Tagesdosis = (24 minus »wegfallende« Stunden)/24 mal Tagesdosis

Bei einem Flug von Deutschland nach New York kommt es beispielsweise zu einem Zeitgewinn von sechs Stunden. Bei einer Behandlung mit zum Beispiel 4 × 1 Tablette à 400 mg Carbamazepin berechnet sich die zusätzlich benötigte Dosis mit 6/24 × 1600 oder 1600/4 = 400 mg oder einer weiteren Tablette. Derselbe Wert – aber im Sinne einer verminderten Tagesdosis oder wegzulassenden Tablette ergibt sich beim Rückflug ([24–6]/24 × 1600 = 18/24 × 1600 = 1200).

Wann zusätzliche Dosen eingenommen beziehungsweise »überflüssige« weggelassen werden sollten, hängt neben dem Ausmaß der Zeitverschiebung auch von der so genannten Halbwertszeit der Medikamente und der Tageszeit des Fluges ab. Im Zweifelsfall sollte man unbedingt mit seinem behandelnden Arzt Rücksprache nehmen. Als zusätzlicher Anfallsschutz gibt es besonders bei schweren Epilepsien oder starken Zeitverschiebungen die Möglichkeit einer vorübergehenden Einnahme von Benzodiazepinen wie zum Beispiel Clobazam (Handelsname in Deutschland und Österreich Frisium, in der Schweiz Urbanyl; z. B. 5 mg morgens und 10 mg am Abend).

Fast immer – selbst bei Reisen in Europa – ist es sinnvoll, einen ausreichenden Vorrat der benötigten Antiepileptika mitzunehmen. Die meisten Medikamente sind zwar auch im Ausland erhältlich, gerade bei neueren Präparaten ist dies aber nicht immer der Fall. Außerdem sind die Handelsnamen und Dosierungen oft anders, was zusätzlich zu Verwechslungen und Problemen führen kann. Bei größeren Medikamentenvorräten und Reisen in Länder außerhalb der Europäischen Gemeinschaft sollte man sich von seinem behandelnden Arzt zur Vermeidung von Schwierigkeiten mit dem Zoll eine kurze Bescheinigung der bestehenden Krankheit und erforderlichen Medikamente ausstellen lassen. Wegen der Gefahr eines Gepäckverlusts empfiehlt es sich auch in jedem Fall, die Medikamente oder zumindest einen Teil davon im Handgepäck mitzunehmen. Schließlich sollten diese immer in den Originalverpackungen belassen werden, wobei so genannte Blisterpackungen mit einer Abdeckung durch Aluminiumfolie den besten Schutz vor Feuchtigkeit oder Verunreinigungen bieten.

194. Was ist bei Impfungen zu beachten?

Impfungen werden in der Regel aus zwei Gründen durchgeführt: Entweder sollen durch sie Häufungen (Epidemien) von schweren Viruserkrankungen verhindert werden, für die es keine Therapie gibt (hierzu gehören Pocken und Kinderlähmung oder Poliomyelitis), oder sie sollen einzelne Menschen vor schweren, nicht oder nur schwer behandelbaren Erkrankungen schützen, ohne dass diese jedoch epidemisch auftreten. Hierzu gehören Wundstarrkrampf (Tetanus), Röteln, Tollwut, Hepatitis B und Gelbfieber.

Kinder, Jugendliche und Erwachsene mit einer Epilepsie sollen grundsätzlich den gleichen Impfschutz wie Menschen ohne Epilepsie erhalten. Bei Kindern sind dabei besonders die Impfungen gegen Kinderlähmung (Poliomyelitis), Keuchhusten (Pertussis), Masern und Mumps von Bedeutung, weil diese Krankheiten ihrerseits zu Hirnschädigungen einschließlich einer Epilepsie führen können. Auch Impfungen gegen Tetanus, Röteln, Diphtherie, Leberentzündung (Hepatitis A und B), Hirnhautentzündung durch Zeckenbiss (so genannte Frühsommer-Meningoenzephalitis oder kurz FSME) sowie gegen Haemophilus influenzae (dieses Bakterium kann eine gefährliche Hirnhautentzündung verursachen) werden von Kindern mit Epilepsie meist gut vertragen.

Allerdings ist dabei das Risiko einer so genannten Impfenzephalitis oder Impfschädigung des Gehirns zu bedenken, das auch bei zuvor Gesunden zu einer Epilepsie führen kann (siehe S. 193). Eine Impfung gegen Keuchhusten erfolgt heute nur noch mit einem so genannten »azellulären« Impfstoff, mit dem die früher gefürchteten Nebenwirkungen kaum noch zu erwarten sind. Bei einer Epilepsie wird der Kinderarzt die Impfnotwendigkeit besonders sorgfältig abwägen.

Bei den meisten Kindern mit Fieberanfällen in der Vorgeschichte (als Kleinkind) sind spätere Schutzimpfungen in der Regel problemlos möglich. Da bei manchen Impfungen im Kleinkindalter (besonders gegen Keuchhusten [Pertussis], die in der Regel gleichzeitig mit einer Impfung gegen Diphtherie und Tetanus durchgeführt wird) Fieber auftreten kann, sollten die Eltern mit dem behandelnden Kinderarzt über die Frage einer Fieberprophylaxe sprechen. Durch eine gleichzeitige oder vorausgehende Gabe von Medikamenten wie Paracetamol kann die Gefahr eines impfbedingten Fieberanstiegs deutlich vermindert werden.

Auch die weitaus meisten Kinder, Jugendlichen und Erwachsenen mit einer aktiven Epilepsie können problemlos geimpft werden, ohne dass im Vergleich zu Menschen ohne Epilepsie mit einer erhöhten Rate schwer wiegender Nebenwirkungen gerechnet werden muss. Bei gehäuften Anfällen oder während einer medikamentösen Umstellung sollte möglichst nicht geimpft werden. Bei Kindern mit Fieberanfällen in der Vorgeschichte kann bei solchen Impfungen, die häufig mit einer fieberhaften Allgemeinreaktion einhergehen, vorsorglich eine Gabe fiebersenkender Medikamente erfolgen. Eine Ausnahme von dem normalerweise ambulanten Impfen wird bei Kindern mit einer (seltenen) schweren frühkindlichen myoklonischen Epilepsie (siehe S. 129) empfohlen. Weil bei ihnen durch Impfungen offenbar länger dauernde klonische Anfälle (siehe S. 74) ausgelöst werden können, wird bei ihnen dazu geraten, die Kinder zu Impfungen für einige Tage stationär aufzunehmen.

Die Tollwutimpfung mit modernen Impfstoffen gilt als nebenwirkungsarm. Da eine einmal ausgebrochene Tollwuterkrankung immer zum Tode führt, müssen im Verdachtsfall stets auch Menschen mit einer Epilepsie geimpft werden. Die meisten anderen Impfungen, vor allem Grippeschutzimpfungen, daneben aber auch gegen Diphtherie, Haemophilus influenzae, Hepatitis B, Masern, Mumps, Poliomyelitis (passiv), Röteln und Tetanus können in aller Regel ohne das Risiko einer Anfallsauslösung durchgeführt werden. Rein zahlenmäßig spielen Grippeimpfungen wahrscheinlich die wichtigste Rolle.

Insgesamt sind notwendige oder empfehlenswerte Impfungen auch bei einer Epilepsie durchführbar. Impfungen gegen Cholera, Gelbfieber, Frühsommer-Meningoenzephalitis (aktiv), Poliomyelitis (Lebendimpfung nach Sabin) und Tollwut sollten Menschen mit Epilepsie jedoch nur dann verabreicht werden, wenn sie wirklich erforderlich sind. Darüber hinaus wird bei Kindern mit Epilepsie meist von Spritzimpfungen gegen Typhus, Gelbfieber und Cholera abgeraten.

195. Was ist bei einer Malariaprophylaxe zu beachten?

Malaria ist in tropischen und subtropischen Gebieten Afrikas, Lateinamerikas und Asiens sowie in Ländern des Pazifikraums weit verbreitet. Es gibt verschiedene Formen mit entsprechend unterschiedlichen Erregern; die gefährlichste Form ist die Malaria tropica. Die Ansteckung erfolgt bei jeder Malariaform, wenn Anopheles-Mücken durch ihren Stich Malariaerreger (Plasmodien) auf den Menschen übertragen. Frühestens eine Woche danach treten Fieber, Schüttelfrost, Kopf- und Gliederschmerzen, manchmal auch Durchfall oder Erbrechen auf. Dieses Erscheinungsbild kann leicht mit einer Grippe verwechselt werden. Falls es sich aber um die gefährliche Malaria tropica handelt und diese nicht rechtzeitig behandelt wird, können innerhalb von Stunden bis Tagen nach Auftreten der ersten Krankheitserscheinungen schwere Organschäden, Bewusstlosigkeit und der Tod eintreten. Die weniger gefährlichen, nicht lebensbedrohlichen Malariaerreger können noch Monate bis Jahre nach dem Aufenthalt in einem Malariagebiet zum Ausbruch der Krankheit führen.

Tabelle 87: Empfehlungen zur Malariaprophylaxe bei Epilepsie (nach Burchard und Bauer)

Mögliche Maßnahmen	
1. Schutz vor Moskitostichen (Expositionsprophylaxe) 2. Vorsorgliche Einnahme von Medikamenten (Chemoprophylaxe) 3. Notfallmäßige Selbstbehandlung bei nicht durchgeführter Chemoprophylaxe und Auftreten verdächtiger Symptome	
Reiseziel	**empfohlenes Vorgehen**
Länder ohne Chloroquin-resistente Erreger	Prophylaxe oder notfallmäßige Selbstbehandlung mit Chloroquin
Länder mit eher geringem Malaria–Risiko und selten Resistenzen	Prophylaxe mit Chloroquin plus Proguanil
Länder mit hohem Malaria-Risiko und häufigen Resistenzen	Prophylaxe mit Doxycyclin (sofern möglich [s.u.], ansonsten mit Atovaquone plus Proguanil)
Chemoprophylaktikum (Medikament)	**Kommentar**
Artemether + Lumefantrine (Riamet)	wegen zu geringer Erfahrung noch keine Beurteilung möglich
Atovaquon + Proguanil (Malarone)	bislang (wegen geringer Erfahrung) keine Auslösung von Anfällen beobachtet
Chloroquin (z. B. Resochin)	Risiko einer Anfallsauslösung gering (etwa 1 : 10000; dosisabhängig); zur Prophylaxe und notfallmäßigen Selbstbehandlung geeignet
Doxycyclin (z. B. Vibramycin)	keine Anfallsauslösung bekannt (Vorsicht: Dosis verdoppeln in Kombination mit enzyminduzierenden Antiepileptika wie Carbamazepin, Phenobarbital, Phenytoin oder Primidon!)
Halofantrin (Halfan)	zur notfallmäßigen Selbstbehandlung geeignet
Mefloquin (z. B. Lariam)	gelegentliche Anfallsauslösung beschrieben; deswegen i.d.R. nicht empfohlen
Proguanil (Paludrine)	bislang keine Anfallsauslösung bekannt, zur alleinigen Behandlung (Monotherapie) aber nicht geeignet

Eine das Gehirn beteiligende Malaria-Erkrankung ist in manchen ökonomisch unterentwickelten Ländern eine der häufigsten Epilepsieursachen überhaupt. Das Erkrankungsrisiko beträgt beispielsweise für südlich der Sahara gelegene afrikanische Staaten zwischen zwei und vier Prozent pro Monat, in ländlichen feuchten Gebieten liegt es sogar bei sechs Prozent pro Monat. Demgegenüber ist das Risiko in Asien und Südamerika deutlich geringer, auch dort gibt es aber Gegenden, in denen zu einer Malariaprophylaxe geraten wird. Von 100 Reisenden nach Afrika südlich der Sahara erkranken ohne Chemoprophylaxe durchschnittlich drei und die Sterblichkeit liegt selbst bei einer Behandlung im Heimatland immerhin bei etwa zwei Prozent.

Es gibt zwar noch keine Impfung gegen Malaria, mit verschiedenen Mitteln ist aber ein vorbeugender Schutz (= Prophylaxe) und eine Behandlungsmöglichkeit gegeben. Die Standardprophylaxe gegen Malaria mit Chloroquin (Resochin) ist trotz eines gering erhöhten Anfallsrisikos geeignet, Alternativen bestehen in Doxycyclin (z.B. Vibramycin) und weiteren neuen Wirkstoffen und Medikamenten, mit denen aber bislang meist noch keine umfangreichen Erfahrungen im Hinblick auf eine Epilepsie vorliegen (Tab. 87). Bei Doxycyclin muss auch unbedingt bedacht werden, dass es in Kombination mit enzyminduzierenden Antiepileptika seine Wirkung verlieren kann, weshalb eine Anwendung nur bei nicht-enzyminduzierenden Antiepileptika (wie Gabapentin, Levetiracetam, Lamotrigin, Tiagabin, Topiramat und Valproat/Valproinsäure) empfohlen werden kann.

196. Was ist bei der Fahrtauglichkeit zu beachten?

Erwerb und Besitz eines Führerscheins werden in der heutigen Zeit besonders von Jugendlichen meist als Selbstverständlichkeit betrachtet. Oft wird damit die Verwirklichung der persönlichen Freiheit und des Sozialprestiges verbunden. Darüber hinaus ist die Fahrtauglichkeit aber auch für die Ausübung zahlreicher Berufe unverzichtbar, sei es weil beruflich gefahren werden muss oder aber, weil der Arbeitsplatz mit öffentlichen Verkehrsmitteln nicht oder nicht in vertretbarer Zeit erreichbar ist. Weil 60 bis 70 Prozent der Menschen mit Epilepsie durch die Behandlung weitgehend anfallsfrei werden, ist prinzipiell auch ihr Wunsch berechtigt, den Führerschein zu erwerben beziehungsweise die Fahrtauglichkeit zu behalten. Bei der Beurteilung der möglichen Risiken geht es um ein Abwägen zwischen dem Anspruch auf den Führerschein sowie einer möglichen Gefährdung von Dritten.

Epileptische Anfälle am Steuer sind insgesamt sehr selten, und verschiedene Statistiken belegen, dass lediglich 0,1 bis 0,3 Promille aller Verkehrsunfälle durch epileptische Anfälle verursacht werden. Bei 20 Prozent dieser Anfälle handelt es sich zudem um Erstanfälle am Steuer, die ohnehin durch keine Maßnahme verhindert werden können.

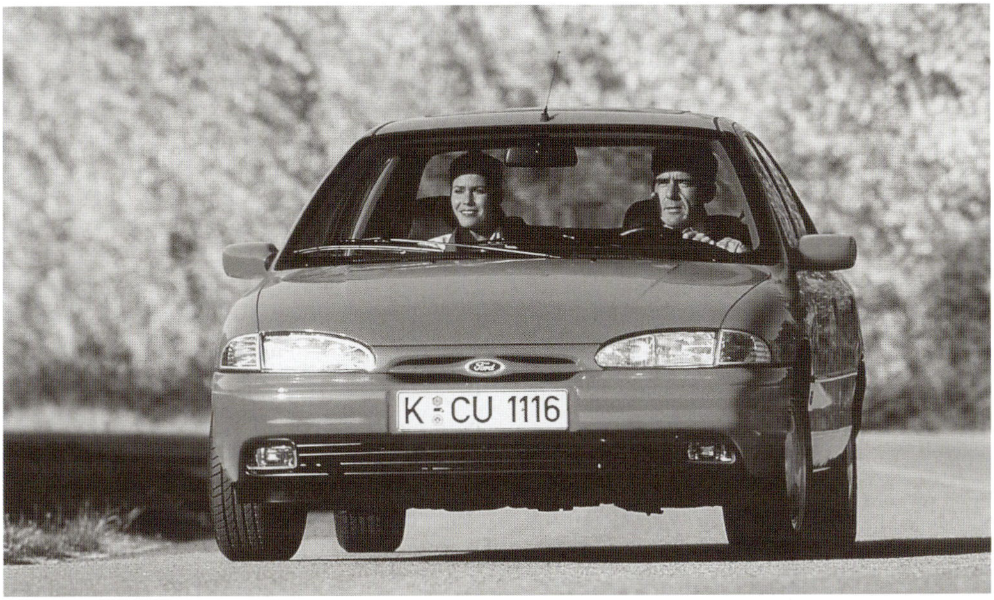

Epileptische Anfälle beim Autofahren sind äußerst selten.

In Deutschland heißt es in § 11 der seit Anfang 1999 geltenden Fahrerlaubnisverordnung (FeV) im Absatz 1: »Bewerber um eine Fahrerlaubnis müssen die hierfür notwendigen körperlichen und geistigen Anforderungen erfüllen. Die Anforderungen sind insbesondere nicht erfüllt, wenn eine Erkrankung oder ein Mangel ... vorliegt, wodurch die Eignung oder die bedingte Eignung zum Führen von Kraftfahrzeugen ausgeschlossen wird ...«. Die in den genannten Anlagen enthaltenen Angaben beziehen sich im Wesentlichen auf die Bestimmungen der in den folgenden Abschnitten besprochenen »Begutachtungs-Leitlinien Kraftfahrereignung«, wobei es in einer Vorbemerkung heißt: »Grundlage der Beurteilung, ob im Einzelfall Eignung oder bedingte Eignung vorliegt, ist in der Regel ein ärztliches Gutachten«.

Auch die Frage, wer als Gutachter zur Beurteilung der Eignung von Menschen mit einer Epilepsie als Kraftfahrer infrage kommt, wird durch die FeV geregelt. So heißt es: »Werden Tatsachen bekannt, die Bedenken gegen die körperliche oder geistige Eignung des Fahrerlaubnisbewerbers begründen, kann die Fahrerlaubnisbehörde zur Vorbereitung von Entscheidungen über die Erteilung oder Verlängerung der Fahrerlaubnis oder über die Anordnung von Beschränkungen oder Auflagen die Beibringung eines ärztlichen Gutachtens durch den Bewerber anordnen ... Die Behörde bestimmt in der Regel auch, ob das Gutachten von einem

- für die Fragestellung ... zuständigen Facharzt mit verkehrsmedizinischer Qualifikation,
- Arzt des Gesundheitsamtes oder einem anderen Arzt der öffentlichen Verwaltung oder

- Arzt mit der Gebietsbezeichnung »Arbeitsmedizin« oder der Zusatzbezeichnung »Betriebsmedizin«

erstellt werden soll … Der Facharzt … soll nicht zugleich der den Betroffenen behandelnde Arzt sein … Die Beibringung eines Gutachtens einer amtlich anerkannten Begutachtungsstelle für Fahreignung (medizinisch-psychologisches Gutachten) kann zur Klärung von Eignungszweifeln … angeordnet werden … Die Fahrerlaubnisbehörde legt unter Berücksichtigung der Besonderheiten des Einzelfalls … in der Anordnung zur Beibringung des Gutachtens fest, welche Fragen im Hinblick auf die Eignung des Betroffenen zum Führen von Kraftfahrzeugen zu klären sind. Die Behörde teilt dem Betroffenen unter Darlegung der Gründe für die Zweifel an seiner Eignung und unter Angabe der für die Untersuchung in Betracht kommenden Stelle oder Stellen mit, dass er sich innerhalb einer von ihr festgelegten Zeit auf seine Kosten der Untersuchung zu unterziehen und das Gutachten beizubringen hat. Der Betroffene hat die Fahrerlaubnisbehörde darüber zu unterrichten, welche Stelle er mit der Untersuchung beauftragt hat. Die Fahrerlaubnisbehörde teilt der untersuchenden Stelle mit, welche Fragen im Hinblick auf die Eignung des Betroffenen zum Führen von Kraftfahrzeugen zu klären sind und übersendet ihr die vollständigen Unterlagen, soweit sie unter Beachtung der gesetzlichen Verwertungsgebote verwendet werden dürfen. Die Untersuchung erfolgt auf Grund eines Auftrages durch den Betroffenen …«.

Die Behörden in Deutschland orientieren sich bei ihren Entscheidungen weitgehend an Empfehlungen eines gemeinsamen Beirates für Verkehrsmedizin beim Bundesministerium für Verkehr und beim Bundesministerium für Gesundheit, die als »Begutachtungs-Leitlinien zur Kraftfahrereignung« Anfang 2000 in der 6. Auflage erschienen sind. Darin heißt es zu epileptischen Anfällen und Epilepsien (wobei teilweise noch inzwischen überholte Bezeichnungen für Anfallsformen verwendet werden: einfache fokale Anfälle = fokale Anfälle ohne Bewusstseinsstörung, komplex-fokale Anfälle = fokale Anfälle mit Bewusstseinsstörung):

Gruppe 1 (frühere Führerscheinklassen 1, 3, 4 und 5)

Wer unter persistierenden epileptischen Anfällen oder anderen anfallsartig auftretenden Bewusstseinsstörungen leidet, ist in der Regel nicht in der Lage, den gestellten Anforderungen zum Führen von Kraftfahrzeugen der Gruppe 1 gerecht zu werden, solange ein wesentliches Risiko von Anfallsrezidiven besteht.

Gleiches gilt bei nicht-epileptischen Anfällen mit akuter Beeinträchtigung des Bewusstseins oder der Motorik wie narkoleptischen Reaktionen, affektiven Tonusverlusten, kardiovaskulären Synkopen, psychogenen Anfällen u.Ä.

Ausnahmen von der Regel sind unter anderem gerechtfertigt

- bei einfachen fokalen Anfällen, die keine Bewusstseinsstörung und keine motorische, sensorische oder kognitive Behinderung für das Führen eines Fahrzeuges zur Folge haben und bei denen nach mindestens einjähriger Verlaufsbeob-

achtung keine relevante Ausdehnung der Anfallssymptomatik und kein Übergang zu komplex-fokalen oder generalisierten Anfällen erkennbar wurde,
- bei ausschließlich an den Schlaf gebundenen Anfällen nach mindestens dreijähriger Beobachtungszeit.

Ein wesentliches Risiko von Anfallsrezidiven ist nicht anzunehmen
- nach einem einmaligen Anfall (nach einer Beobachtungszeit von drei bis sechs Monaten)
  - wenn der Anfall an bestimmte Bedingungen geknüpft war (Gelegenheitsanfall) – wie zum Beispiel an Schlafentzug, Alkoholkonsum oder akute Erkrankungen (Fieber, Vergiftungen, akute Erkrankungen des Gehirns oder Stoffwechselstörungen) – und der Nachweis erbracht wurde, dass jene Bedingungen nicht mehr gegeben sind. Bei Gelegenheitsanfällen im Rahmen einer Alkoholabhängigkeit ist eine zusätzliche Begutachtung durch Fachärzte für Neurologie, Psychiatrie oder Rechtsmedizin erforderlich.
  - wenn die neurologische Abklärung weder Hinweise auf eine ursächliche morphologische Läsion noch auf eine beginnende idiopathische Epilepsie ergeben hat,
- wenn der Betroffene ein Jahr anfallsfrei geblieben ist und kein wesentliches Risiko weiterer Anfälle besteht. Bei langjährig bestehenden, bislang therapieresistenten Epilepsien beträgt die erforderliche anfallsfreie Zeit zwei Jahre. Das Elektroenzephalogramm (EEG) muss dabei nicht von den für Epilepsie typischen Wellenformen frei sein. Eine massiv ausgeprägte Spike-Wave-Tätigkeit im EEG, eine im Verlauf nachgewiesene Zunahme von generalisierten Spike-Wave-Komplexen und fokalen Sharp waves sowie die Persistenz einer Verlangsamung der Grundaktivität können Indikatoren für eine Rezidivneigung sein.
- nach Anfällen, die nur kurze Zeit (etwa zwei Wochen) nach Hirnoperationen oder Hirnverletzungen aufgetreten sind, nach einem anfallsfreien Intervall von einem halben Jahr.

Gleichzeitig bestehende weitere körperliche oder psychische Krankheiten und Störungen beziehungsweise Besonderheiten sind bei der Begutachtung mit zu berücksichtigen, gegebenenfalls durch die Hinzuziehung weiterer, für die jeweilige Fragestellung zuständige Fachärzte mit verkehrsmedizinischer Qualifikation.

Bei Beendigung einer antiepileptischen Therapie (Ausschleichen) mit Absetzen der Antiepileptika ist den Betroffenen für die Dauer der Reduzierung und des Absetzens des letzten Arzneimittels zu raten, wegen des erhöhten Risikos eines Anfallsrezidivs kein Kraftfahrzeug zu führen. Ausnahmen sind in gut begründeten Fällen möglich (lange Anfallsfreiheit, insgesamt wenige Anfälle, Epilepsiesyndrom mit niedrigem Rezidivrisiko, erfolgreiche epilepsiechirurgische Behandlung).

Im Falle eines Anfallsrezidivs genügt in der Regel eine Fahrtunterbrechung von sechs Monaten, wenn vorher die vorgeschriebene anfallsfreie Frist eingehalten wurde.

Bei Fahrerlaubnisinhabern oder Fahrerlaubnisbewerbern, die dauernd mit Antiepileptika behandelt werden müssen, dürfen keine Intoxikationen oder andere unerwünschte zentralnervöse Nebenwirkungen erkennbar sein.

Es dürfen keine die erforderliche Leistungsfähigkeit ausschließenden hirnorganischen Veränderungen vorliegen.

Gruppe 2 (frühere Führerscheinklasse 2 und Personenbeförderung)

Die Voraussetzung zum Führen von Kraftfahrzeugen der Gruppe 2 bleibt nach mehr als zwei epileptischen Anfällen in der Regel ausgeschlossen. Als Ausnahme gilt eine durch ärztliche Kontrolle nachgewiesene fünfjährige Anfallsfreiheit ohne antiepileptische Behandlung. Nach einem einmaligen Anfall im Erwachsenenalter ohne Anhalt für eine beginnende Epilepsie oder eine andere hirnorganische Erkrankung ist eine anfallsfreie Zeit von zwei Jahren abzuwarten. Nach einem Gelegenheitsanfall ist bei Vermeiden der provozierenden Faktoren nach sechs Monaten keine wesentliche Risikoerhöhung mehr anzunehmen.

Gruppe 1 und 2

Bei Fahrerlaubnisinhabern beider Gruppen sind Kontrolluntersuchungen in Abständen von ein, zwei und vier Jahren erforderlich. Mit zunehmender Dauer der Anfallsfreiheit verlieren EEG-Befunde an Bedeutung.

Begründung

Wenn ein Kraftfahrer jederzeit unvorhersehbar und plötzlich in eine Bewusstseinsveränderung geraten kann und dadurch die Situationsübersicht verliert, so ist die von ihm ausgehende Gefahr bei der heutigen Verkehrsdichte so groß, dass er von der Teilnahme am motorisierten Straßenverkehr ausgeschlossen werden muss. Ob eine besondere Gefahrenlage durch ein Anfallsleiden besteht, ist im Einzelfall zu klären. Mehrfach aufgetretene Bewusstseinsstörungen rechtfertigen die Annahme, dass auch künftig mit dem Eintreten unvorhergesehener gefährlicher Bewusstseinsveränderungen gerechnet werden muss.

Es ist unerheblich, ob anfallsartig auftretende Bewusstseinsstörungen diagnostisch als epileptische Anfälle anzusehen sind oder nicht.

Fahrerlaubnisinhaber oder Fahrerlaubnisbewerber, die unter anfallsartig auftretenden Bewusstseinsstörungen leiden, werden auch dann nicht den Anforderungen zum Führen von Kraftfahrzeugen gerecht, wenn bei ihnen die Anfälle nur relativ selten, zum Beispiel jährlich nur zwei- oder dreimal, auftreten. Entscheidend bleibt, dass diese Anfälle jederzeit unvorhersehbar und für den Kraftfahrer unabwendbar auftreten können. Auch Anfälle mit Prodromen schließen nicht die Annahme aus, dass es beim Führen eines Kraftfahrzeuges zu gefährlichen epileptischen Reaktionen kommen kann.

Stets sollte beachtet werden, dass das Leiden oft erst durch den »großen Anfall« als Unfallursache bekannt wird. Die bei Anfallskranken auftretenden sehr flüchtigen Bewusstseinstrübungen besonderer Art, die so genannten Absencen und andere kleine Anfälle, dürften als Unfallursache oft unentdeckt bleiben und daher eine hohe

Dunkelziffer bilden. Auch »Dämmerzustände« verschiedener Genese können erst im Zusammenhang mit einem Unfall als dessen Ursache entdeckt werden.

Ob eine besondere Gefahrenlage durch ein Anfallsleiden besteht, ist stets im Einzelfall zu klären. Jede Beurteilung muss den besonderen, hier keineswegs vollständig aufgezählten Umständen gerecht werden. Dem Betroffenen muss zugemutet werden, den günstigen Verlauf im Einzelfall zu belegen. Aus diesem Grunde kann aus ärztlicher Sicht das Kriterium einer eventuell positiven Beurteilung nicht allein die vom Erkrankten selbst behauptete Zeit der Anfallsfreiheit sein. Die Angabe muss vielmehr durch den Nachweis einer regelmäßigen ärztlichen Überwachung und – soweit möglich – durch Fremdanamnese gesichert werden. Außerdem sind eine entsprechende Zuverlässigkeit und Selbstverantwortung eine wichtige persönliche Voraussetzung.

Mit ausreichender Wahrscheinlichkeit lässt sich die günstige Entwicklung nur durch wiederholte, dem Einzelfall angepasste Kontrolluntersuchungen untermauern. In Zweifelsfällen können das EEG und Antiepileptika-Serumspiegelbestimmung hinzugezogen werden, ausnahmsweise auch eine Langzeit-EEG-Untersuchung. Es ist nicht gerechtfertigt, allein aus dem EEG Konsequenzen für die Beurteilung der Eignung zum Führen von Kraftfahrzeugen zu ziehen.

Die Voraussetzung zum Führen von Fahrzeugen der Gruppe 2 erfordert wegen der damit verbundenen anfallsprovozierenden Belastungen strenge Beurteilungsmaßstäbe.

Obwohl dies in den Begutachtungs-Leitlinien nicht ausdrücklich erwähnt wird, ist es Aufgabe der behandelnden Ärzte, Menschen mit Epilepsie über ihre Tauglichkeit zum Führen eines motorisierten Fahrzeugs eindeutig aufzuklären. Die erfolgte Aufklärung muss in der Krankengeschichte oder zum Beispiel im Arztbrief dokumentiert sein, wobei viele Ärzte es so handhaben, dass sie den Betroffenen zur Vermeidung von Missverständnissen jeweils eine Kopie des Arztbriefes schicken. Versäumt der Arzt eine erforderliche Aufklärung, sind Menschen mit einer Epilepsie nicht verpflichtet, von sich aus nachzufragen. Dennoch sollte man das in der Regel aber besser tun, denn wenn etwas passiert, muss man als Betroffener selbst nachweisen, dass man nie etwas davon gehört hat, dass epileptische Anfälle in der Regel die Fahrtauglichkeit aufheben.

197. Was ist bei Krankenversicherungen zu beachten?

Menschen mit einer Epilepsie unterliegen beim Abschluss mancher Versicherungen besonderen Bestimmungen oder auch Einschränkungen, die sie im eigenen Interesse unbedingt beachten sollten. Die nachfolgenden Ausführungen gelten für Deutschland; aus Platzgründen kann auf die entsprechenden Regelungen in Österreich und der Schweiz nicht eingegangen werden.

Gesetzliche Krankenversicherung

Für Menschen mit Epilepsie sind gesetzliche Krankenkassen wie die Allgemeine Ortskrankenkasse (AOK), Innungs- und Betriebskrankenkassen sowie so genannte Ersatzkassen (wie z. B. »Barmer« oder »Techniker«) den privaten Versicherungen meist vorzuziehen, weil sie alle Mitglieder gleich behandeln. In gesetzlichen Krankenkassen herrscht zumindest bislang das Solidaritätsprinzip, das heißt, für alle Mitglieder gilt ein durchschnittlicher und nur vom Einkommen abhängiger Beitrag, egal wie krank oder gesund sie sind. Bei einer Versicherung im Rahmen einer beruflichen Tätigkeit bedeutet dies auch, dass mit dem Tag der Aufnahme in eine solche Kasse ein voller Krankenversicherungsschutz besteht, unabhängig davon, ob eine Epilepsie oder andere Krankheit vorher schon bestand oder nicht. Inwieweit dieses Prinzip auch in Zukunft Bestand haben wird, ist allerdings offen. Durch die Öffnung der gesetzlichen Krankenkassen mit der Möglichkeit eines Wechsels haben sich für Menschen mit einer Epilepsie teilweise nachteilige Änderungen der Aufnahmebedingungen und Leistungseinschränkungen ergeben. Dies sollte man bei einem aus Beitragsgründen in Erwägung gezogenen Wechsel durch genaues Erfragen und Vergleichen der Leistungen der verschiedenen Anbieter unbedingt berücksichtigen, um keine bösen Überraschungen zu erleben. Ähnliche Einschränkungen gelten bei einer so genannten freiwilligen Versicherung zum Beispiel von Selbstständigen und Beamten, bei der für bei Beginn der Versicherung bestehende Erkrankungen nur dann Leistungen gewährt werden, wenn sie erst nach Beginn der Versicherung behandlungsbedürftig werden.

Private Krankenversicherung

Private Krankenversicherungen richten ihre Beiträge an dem von ihnen angenommenen Risiko jedes Einzelnen aus und schließen in aller Regel eine Versicherung für solche Krankheiten und gesundheitlichen Störungen aus, die schon vor Vertragsbeginn bestanden haben und gewissermaßen in die Versicherung »eingebracht« wurden. Dabei ist es ohne Bedeutung, ob diese Erkrankungen vor Vertragsabschluss schon behandlungsbedürftig waren oder nicht. Sollen sie mitversichert werden, muss dies im Antrag angegeben werden und die Versicherung kann, sofern sie zu einer Annahme bereit ist, dafür einen Risikozuschlag zwischen 30 und 80 Prozent des normalen Beitrags fordern. Es ist nicht nur sinnlos, sondern sogar gefährlich, eine bestehende Epilepsie bei Vertragsbeginn zu verschweigen, weil die Versicherung den Vertrag dann später jederzeit kündigen kann und Betroffene plötzlich ohne jede Versicherung sein können. Wegen einer erst nach Vertragsabschluss auftretenden Epilepsie dürfen private Versicherungen allerdings weder Zuschläge erheben noch Leistungen verweigern oder das Vertragsverhältnis kündigen. Prinzipiell gilt für Menschen mit Epilepsie die Regel, dass sie ihre Krankenversicherung möglichst nicht wechseln sollten. Wird dies doch erforderlich, so ist außer einem Wechsel zwischen verschiedenen gesetzlichen Versicherungen – sofern ausnahmsweise möglich – meist nur ein Wechsel von einer privaten in eine gesetzliche Kasse zu empfehlen.

198. Was ist bei sonstigen Versicherungen zu beachten?

Neben der Krankenversicherung können noch zahlreiche andere Versicherungen eine Rolle spielen, von denen die wichtigsten hier besprochen werden sollen.

Haftpflichtversicherungen

Wenn es durch einen epileptischen Anfall zu einem Schaden kommt, stellt sich die Frage der Haftung beziehungsweise des Schadensersatzes für den oder die Geschädigten. Nach dem deutschen Bürgerlichen Gesetzbuch (BGB) ist grundsätzlich zum Schadensersatz verpflichtet, wer vorsätzlich oder fahrlässig die Gesundheit oder das Eigentum eines anderen Menschen verletzt oder schädigt. Das heißt zunächst einmal, dass keine Haftpflicht bestehen kann, wenn die Schädigung nicht willkürlich oder mit Absicht und auch nicht aufgrund einer vermeidbaren Nachlässigkeit zu Stande gekommen ist, was bei den meisten epileptischen Anfällen der Fall ist. Fahrlässig handelt nur, wer die »üblicherweise erforderliche« Sorgfalt außer Acht lässt.

Verursacht jemand wegen seines ersten Anfalls einen Schaden, kann er grundsätzlich nicht dafür haftbar gemacht werden. Dasselbe gilt für unvorhersehbar eingetretene Anfälle trotz ärztlicher Betreuung und Befolgen der ärztlichen Ratschläge einschließlich Einnahme der verordneten Medikamente. In der Regel wird davon ausgegangen, dass Menschen mit epileptischen Anfällen keine Schuld an Schäden trifft, die sie im Anfall verursachen. Da sie dabei bewusstlos sind oder ihre Bewegungen nicht kontrollieren können, kann meist kein Vorwurf des Vorsatzes oder der groben Fahrlässigkeit abgeleitet werden.

Falls jedoch Fahrlässigkeit oder gar Vorsatz als Ursache von Anfällen mit Schadensfolge nachzuweisen ist, kann man als Betroffener zumindest theoretisch für anfallsbedingt entstandene Schäden haftbar gemacht werden. Dies kann beispielsweise der Fall sein, wenn es durch bewusstes Weglassen der Medikamente sowie Schlaf- und Alkoholentzug zu einem Anfall gekommen ist. Eine andere Situation besteht bei Autounfällen trotz einer den Betroffenen bekannten Fahruntauglichkeit (siehe S. 380 ff.). Hier wird es von Gerichten als fahrlässig angesehen, sich dennoch ans Steuer zu setzen, und in solchen Fällen können trotz Schadensübernahme durch die eigene Haftpflichtversicherung strafrechtliche Maßnahmen in die Wege geleitet werden. Entsprechende Situationen sind auch außerhalb des Straßenverkehrs leicht denkbar. Meist sind dort die Auswirkungen auch erheblicher, weil oft keine Haftpflichtversicherung besteht, die den Schaden zunächst einmal übernimmt.

Aufsichtspersonen wie Eltern, Lehrer, Erzieher und Betreuer können nur haftbar gemacht werden, wenn sie einen von einem Epilepsie-Betroffenen verursachten Schaden bei gewissenhafter Aufsicht hätten vermeiden können, das heißt also bei Vorsatz oder Fahrlässigkeit. Eine Haftung wegen Aufsichtspflichtverletzung kann außerdem nur in Betracht kommen, wenn es sich um eine Aufsicht über Minderjährige oder solche Menschen mit Epilepsie handelt, die wegen ihres körperlichen oder geistigen Zustands einer Beaufsichtigung bedürfen. Volljährige Menschen mit Epilepsie sind nach üblicher Auffassung nur dann aufsichtsbedürftig, wenn es sich um sehr schwere Formen mit zusätzlichen Behinderungen handelt.

Eltern sind bei minderjährigen Kindern im Prinzip rund um die Uhr aufsichtspflichtig, während sich die Aufsichtspflicht anderer Menschen auf den zeitlichen und räumlichen Bereich beschränkt, für den die zu Beaufsichtigenden ihnen anvertraut wurden. Für die Bestimmung des Inhalts der Aufsichtspflicht für erwachsene Aufsichtsbedürftige mit Epilepsien ist die Art und das Ausmaß zusätzlich bestehender Behinderungen bestimmend.

Im Rahmen der gesetzlichen Unfallversicherung (siehe nächster Absatz) gibt es schließlich noch eine manchmal wichtige Haftungsbeschränkung. Da bei Arbeitsunfällen unabhängig vom Verschulden ohnehin eine Leistungspflicht der gesetzlichen Unfallversicherung besteht, haftet ein Betroffener mit Epilepsie auch nicht für eventuelle Personenschäden, die er am Arbeitsplatz im Rahmen eines Anfalls verursacht, sofern dieser nicht vorsätzlich herbeigeführt wurde. Für Sachschäden gilt diese Haftungsbeschränkung allerdings nicht.

Gesetzliche Unfallversicherung

Gesetzliche Unfallversicherungen (in Deutschland in erster Linie die so genannten Berufsgenossenschaften und Unfallver-

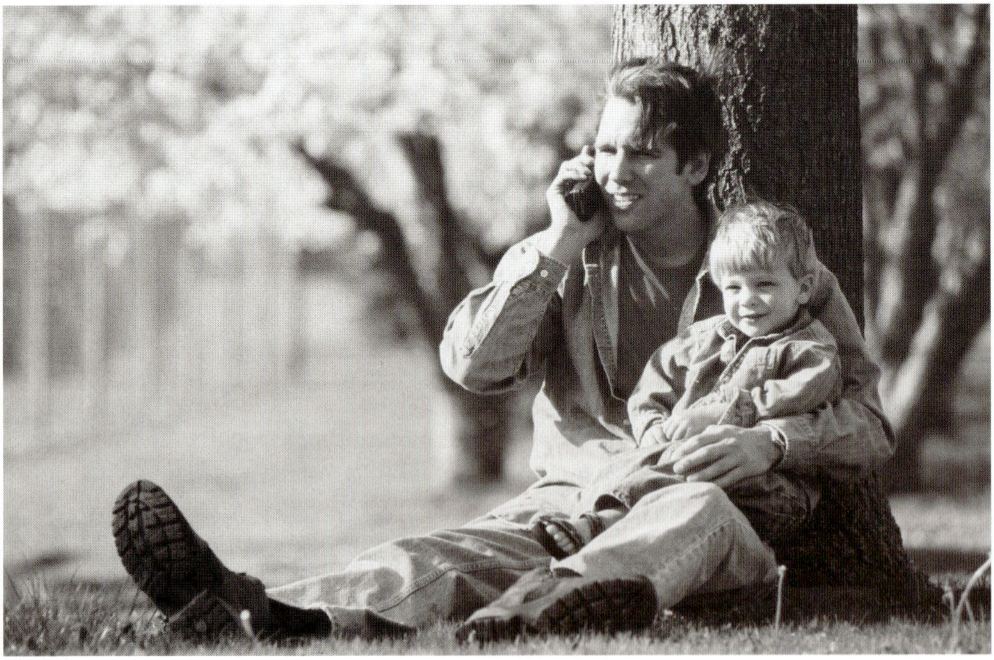

Nur bei Vorsatz oder Fahrlässigkeit können Eltern für Schäden, die ihre Kinder verursacht haben, haftbar gemacht werden.

sicherungsträger von Bund, Ländern und Gemeinden) schützen alle bei ihr versicherten Arbeitnehmer bei Arbeitsunfällen und Berufskrankheiten. Insofern entstehen auch für Menschen mit einer Epilepsie bei beruflich bedingten Krankheiten keine besonderen Probleme. Bei Arbeitsunfällen gilt dies allerdings nur, wenn der Unfall in erster Linie durch die jeweiligen beruflichen Umstände und nicht durch einen davon unabhängigen Anfall hervorgerufen wurde. Deshalb lösen durch einen epileptischen Anfall verursachte Verletzungen oder Unfälle auf dem Weg von und zur Arbeit in der Regel keine Leistungspflicht aus. Es handelt sich nur dann um einen Arbeitsunfall, wenn Art und Ausmaß der beim Anfall zugezogenen Verletzungen durch die jeweiligen beruflichen Eigenarten bedingt sind (z. B. durch eine laufende Maschine).

Kommt es also durch einen anfallsbedingten Sturz auf den Boden zu einer Verletzung, gilt dies nicht als gesetzlich versicherter Arbeitsunfall, weil eine solche Verletzung auch zu Hause möglich ist. Wegen der Behandlungskosten müssen sich die Betroffenen aber dennoch keine Sorgen machen, weil diese von der Krankenkasse übernommen werden. Nachteile können aus dieser Regelung dann entstehen, wenn es wegen eines anfallsbedingten Unfalls zu einer länger dauernden Gesundheitsstörung kommt, für die normalerweise eine gesetzliche Unfallrente gezahlt würde.

Fällt ein Betroffener während eines Anfalls in eine laufende Maschine, handelt es sich dennoch um einen Arbeitsunfall, weil es sich bei der laufenden Maschine um eine Gefahr des Arbeitsplatzes handelt. Die gesetzliche Unfallversicherung übernimmt dann neben den Behandlungskosten auch eventuell erforderliche Maßnahmen zur Rehabilitation und gewährt bei von dem Arbeitsunfall zurückbleibenden gesundheitlichen Schäden mit verminderter Erwerbsfähigkeit eine Rente. Auch Verkehrsunfälle auf dem Weg von und zur Arbeit (= so genannte Wegeunfälle) werden von der gesetzlichen Unfallversicherung gedeckt, sofern es sich nicht um anfallsbedingte Unfallfolgen handelt.

Kraftfahrt-Insassenunfallversicherung

Hier entsprechen die Regelungen weitgehend denjenigen in der privaten Unfallversicherung. Nach den Versicherungsbedingungen dieser »Insassenversicherungen« sind Unfälle infolge von epileptischen Anfällen von der Versicherung ausgeschlossen. Nachdem es jedoch nicht sehr wahrscheinlich ist, dass ein Unfall durch einen Anfall eines Beifahrers ausgelöst wird, ist es auch fraglich, ob ein derartiger Leistungsausschluss tatsächlich einmal vorkommt.

Arbeitslosenversicherung

Wie jeder andere Arbeiter und Angestellte hat auch ein Mensch mit Epilepsie bei einer Arbeitslosigkeit Anspruch auf Arbeitslosengeld, sofern er die entsprechenden Voraussetzungen erfüllt. Bei einer Arbeitslosigkeit muss sich das Arbeitsamt bemühen, ihm unter Berücksichtigung seiner Leistungsfähigkeit einen neuen Arbeitsplatz zu verschaffen. Häufig ist es für Betroffene nicht nur wegen ihrer Epilepsie, sondern auch wegen anderer Gründe wie ihrem Alter oder der allgemeinen Wirtschaftslage schwer, eine neue Stelle zu finden.

Epilepsie als Unfallfolge

In der gesetzlichen Unfallversicherung besteht stets Versicherungsschutz, wenn ein Arbeitsunfall als wesentliche Ursache einer Epilepsie anzusehen ist. Es gibt auch keine Ausschlussfristen, sodass eine Anerkennung selbst bei einer Beantragung nach Jahren oder sogar Jahrzehnten prinzipiell möglich ist. Bei einer Zunahme der Häufigkeit und Schwere von Anfällen nach einem Unfall kommt außerdem eine Anerkennung als »Verschlimmerung« einer vorbestehenden Epilepsie in Betracht.

Bei privaten Unfallversicherungen ist nicht die Hirnverletzung oder posttraumatische Epilepsie als solche, sondern eine dadurch bedingte Beeinträchtigung der Arbeitsfähigkeit oder im Extremfall tödliche Komplikation entschädigungspflichtig. Obwohl sachlich unbegründet, schreiben die derzeit gültigen Bedingungen der privaten Versicherungen außerdem noch immer zwingend vor, dass sich das Anfallsleiden spätestens ein Jahr nach einem Unfall manifestiert haben muss, was bei einem nennenswerten Teil nicht der Fall ist (siehe S. 171).

Private Lebensversicherung

Bei privaten Lebensversicherungen bestehen wie bei privaten Krankenversicherungen in der Regel Aufnahmeklauseln, die zum Zeitpunkt des Versicherungsabschlusses bekannte, chronisch verlaufende Erkrankungen wie eine Epilepsie von der Leistungspflicht ausschließen. Auch hier macht das Verschweigen einer dem Betroffenen bekannten Epilepsie keinen Sinn, zumal später eine zum Zeitpunkt des Vertragsabschlusses bestehende Erkrankung meist nachgewiesen werden kann und dann nachträglich von den Versicherungen gegebenenfalls auch frühere Zahlungen zurückgefordert werden.

Die Leistungen privater Lebensversicherungen werden im Todesfall oder aber bei Erreichen einer Altersgrenze gewährt. Die Beitragshöhe wird nach dem jeweiligen Risiko errechnet, das sich im Wesentlichen aus dem Alter und eventuellen zusätzlichen Risiken ergibt. Dazu zählen auch Epilepsien, weshalb die Versicherungsgesellschaften Risikozuschläge fordern. Dabei sollten sie sich wie bei jeder Krankheit an der individuellen Art und Schwere orientieren und nicht nur – was gelegentlich immer noch vorkommt – an der Diagnose Epilepsie an und für sich. Vor Abschluss einer Versicherung sollte man unbedingt mehrere Vergleichsangebote einholen. Dabei muss auch darauf geachtet werden, dass auch die Leistungen vergleichbar sind. Bei einer dauerhaften deutlichen Besserung seiner Epilepsie sollte man mit einem entsprechenden ärztlichen Attest eine Verminderung oder sogar eine Aufhebung eines verlangten Zuschlags beantragen.

199. Wann kann der Besuch von Selbsthilfegruppen sinnvoll sein?

Der Hauptnutzen von Selbsthilfegruppen besteht für Betroffene und ihre Angehörigen oder Partner in der Möglichkeit, ihre alltäglichen medizinischen, psychologischen und sozialen Probleme mit Menschen zu besprechen, die in derselben Situation sind wie sie selbst (Tab. 88). Oft ist es gut zu wissen, wie andere mit den gleichen Schwierigkeiten umgehen und wie sie diese verarbeiten. Selbsthilfegruppen werden nicht von Fachleuten geleitet, und die Gruppenmitglieder entscheiden selbst, wie sie die Treffen gestalten und wie häufig, wann und wo sie sich treffen.

Die Mitglieder von Selbsthilfegruppen gehen sowohl zu den Treffen, um selbst Unterstützung zu finden als auch um anderen zu helfen. In der Regel steht bei jedem Treffen ein bestimmtes Thema im Vordergrund, zu dem jeder Teilnehmer von seinen persönlichen Erfahrungen berichtet. Dabei entscheidet er selbst, was er erzählen möchte und was nicht. Was besprochen wurde, bleibt in der Gruppe und wird nicht nach außen getragen. Selbsthilfegruppen sind kein Ersatz für eine ärztliche Betreuung, können diese aber sinnvoll ergänzen.

Selbsthilfegruppen können auch Probleme mit sich bringen. Gleiche Krankheit bedeutet nicht gleiche Probleme oder gleiche Behinderung. Betroffene mit einer leichten

Tab. 88: Hauptvorteile von Selbsthilfegruppen für Menschen mit Epilepsie (nach Porschen)

- Möglichkeit für Betroffene, ohne Angst vor Unverständnis über Anfälle und deren Auswirkungen auf das Leben zu reden und Erfahrungen auszutauschen
- Möglichkeit für Eltern und Partner, über ihre Ängste und Unsicherheiten zu sprechen und Erfahrungen auszutauschen; bei Bedarf tauschen Eltern und Partner ihre Erfahrungen nicht nur unter sich, sondern auch mit Betroffenen aus
- Gesprächspartner, die nicht nur solidarische, sondern auch verstehende Zuhörer sind
- Berücksichtigen der besonderen Situation von Menschen mit Epilepsie, die ihre Anfälle meistens nicht bewusst erleben
- Abbau von durch Unsicherheit und Angst erzeugter übertriebener Vorsicht
- Erfahren menschlicher Wärme und Unterstützung bei der Bewältigung von Problemen mit Abbau des Gefühls, damit alleine gelassen zu werden
- Gemeinsames Suchen nach Problemlösungen für Einzelne
- Informationsaustausch mit dem Ziel, die Epilepsie besser kennen zu lernen, zu akzeptieren und damit optimal umzugehen, auch als Voraussetzung für die Einsicht in manchmal notwendige Einschränkungen wie bei der Fahrtauglichkeit
- Verbesserung des Selbstbewusstseins und der Selbstsicherheit, um der Umwelt selbstbewusster entgegentreten und Vorurteile mit sachlichen Argumenten entkräften zu können
- Im Bereich Selbstkontrolle Information über die Möglichkeit, beginnende Anfälle zu beeinflussen und somit abzuschwächen oder sogar ganz zu verhindern

Epilepsie können erschrecken, wenn sie mit allen erdenklichen Schweregraden und Krankheitsverläufen konfrontiert werden und von allen möglichen Problemen hören, die noch auf sie zukommen können. Ein anderes Problem vieler Gruppen besteht darin, dass sie vom persönlichen Einsatz einiger weniger Menschen getragen werden und die Teilnahme oft sehr wechselhaft ist.

Wer eine Selbsthilfegruppe besuchen möchte, erkundigt sich am besten bei den nationalen oder regionalen Organisationen wie den jeweiligen Geschäftsstellen der Internationalen Liga gegen Epilepsie oder bei überregionalen Selbsthilfeverbänden (Adressen siehe S. 396) nach der für ihn günstigsten Adresse. Eine stets aktuelle, nach Postleitzahlen oder Ortsnamen sortierte Liste ist darüber hinaus bei der Interessenvereinigung für Anfallskranke in Köln (Adresse siehe S. 397) erhältlich, auch direkt über das Internet (http:/www.epilepsie-online.de). Daneben können die Adressen vor Ort bei den Gesundheitsämtern und vorhandenen Kontaktstellen der Selbsthilfe abgefragt werden.

200. Wie kann man im Internet nützliche Informationen finden?

Das Internet ist ein weltweiter Zusammenschluss von Tausenden kleineren, eigenständigen Computernetzwerken. Damit steht auch Privatpersonen rund um die Uhr eine schnelle, leistungsfähige und internationale Wissensquelle zur Verfügung. Von den verschiedenen Diensten des Internets werden das World Wide Web (englisch für weltweites Netz; kurz www oder Web) und E-Mail, die elektronische Post, am häufigsten genutzt. Vergleicht man die Datenmenge im Internet mit einer herkömmlichen Bibliothek, entspricht das Angebot etwa zwei Millionen Büchern mit jeweils 500 Seiten (= Regal von 60 km Länge). Im Unterschied zu einer herkömmlichen Bibliothek ist das Wissen im Web aber nicht systematisch in einem Katalog erfasst oder nach Themen geordnet, sondern ohne feste Regeln über die ganze Welt verstreut.

Eine Anfrage zu Epilepsie unter der Suchmaschine »Google« ergibt Anfang 2005 fast 400 000 deutschsprachige und mehr als 850 000 internationale Seiten im Angebot, eine internationale Anfrage zu »epilepsy« sogar über 5 Millionen. In diesem gigantischen Informationsberg das Gesuchte zu finden, ist nicht immer einfach. Das Hauptproblem besteht darin, dass jeder Anbieter mit relativ geringem Aufwand mehr oder weniger unkontrolliert Angebote ins Netz stellen kann. Im Gegensatz zu beispielsweise Buch- oder Zeitschriftenverlagen gibt es im Internet keine Lektoren oder Redaktionen zur Überprüfung der Inhalte. Die Qualität der Informationsangebote ist entsprechend von unterschiedlichstem Niveau und reicht von grobem Unfug bis zu hervorragenden Angeboten.

Damit die Dienste des Internets genutzt werden können, müssen die folgenden

Voraussetzungen erfüllt sein (zu Hause, am Arbeitsplatz oder auch in Internet-Cafés bzw. in Schulen etc.):

- ein Endgerät (meistens ein Personal-Computer [englisch für persönlicher Computer] oder kurz PC), auf dem die Programme zur Internetnutzung laufen,
- eine Firma oder Institution (so genannter Provider), die Ihnen einen, meist kostenpflichtigen Zugang ins Internet zur Verfügung stellt,
- ein Gerät (z. B. ein so genanntes Modem) und eine Leitung, welche die Verbindung zwischen dem Endgerät und dem Provider herstellen,
- Software, um die Dienste auf dem Internet nutzen zu können, beispielsweise einen Web-Browser zum Surfen (ist i.d.R. bereits beim Kauf eines Computers eingeschlossen).

Web-Site und Webseite

Das Web besteht aus unzähligen Web-Sites (site = englisch für Ort oder Platz). Eine Web-Site ist die Adresse eines einzelnen Anbieters, unter der er seine Informationen auf dem Web bereitstellt. Jede Web-Site enthält wiederum unterschiedlich viele Webseiten als grundlegende Informationseinheit im Web (die ähnliche Aussprache von Web-Site und Webseite ist zufällig und meint nicht dasselbe).

Homepage

Die in der relativen Ordnung der verschiedenen Webseiten höchste Seite heißt Homepage (englisch für Startseite) und bietet gewöhnlich eine Übersicht über den Inhalt der Web-Site. Im Gegensatz zu einer Buchseite ist die Höhe (Länge) einer Webseite praktisch unbegrenzt. Bei großen Webseiten passt nicht der ganze Inhalt, sondern nur ein Ausschnitt auf den Bildschirm, beziehungsweise in das Web-Browser-Fenster (to browse = englisch für blättern).

Client und Server

Der Datenaustausch erfolgt zwischen zwei Computern, die Client und Server genannt werden. Der Client (englisch für Kunde) ist typischerweise der PC, mit dem Informationen von einem Server (englisch für Diener) angefordert werden. Ein Server ist ein Computer, der Internetdienste für andere Rechner zur Verfügung stellt. Alle übertragenen Daten werden dabei in geeignete kleine Datenpakete zerlegt und meist über unterschiedliche Wege zum Zielcomputer gesendet.

Domänennamen und Adressen

Computer im Internet haben in der Regel einen eigenen Namen, den so genannten Domänennamen (domain = englisch für Gebiet). Er besteht aus zwei oder mehreren, durch Punkte getrennten Kürzeln, beispielsweise »izepilepsie.de« für das Informationszentrum Epilepsie. Viele Anbieter stellen ihrem Domänennamen ein Kürzel für den gewünschten Dienst voran, z. B. »www« für einen Webserver oder »mail« für einen E-Mail-Server. So lautet die vollständige Adresse eines Webservers z. B. für das Informationszentrum Epilepsie »www.izepilepsie.de«.

Eine Web-Adresse gibt nicht nur den Computer an, sondern einzelne Webseiten auf einem Webserver. Die Fachbezeichnung für eine Web-Adresse lautet URL (Abkürzung von Uniform Resource Locator, englisch für einheitliche Ressourcenzuordnung) und besteht u.a. aus Internetadresse, Verzeichnis(sen) und Dateinamen. Eine URL lautet beispielsweise»http:/www.epilepsie.sh/en faelle/86/chinesische-medizin.shtml«. Dies ist eine Webseite der Deutschen Epilepsievereinigung (DE) und beschreibt anhand eines in der Zeitschrift »einfälle« veröffentlichten Artikels die Möglichkeiten und Grenzen der Epilepsiebehandlung mit traditioneller chinesischer Medizin.

Die URL einer Webseite kann man im Web-Browser direkt ins Adressfeld eingeben. Dies ist aber mühsam, weshalb es sich empfiehlt, die URL von Webseiten, die man später wieder besuchen möchte, zu speichern. Der Internet Explorer verwendet dafür den Begriff Favoriten (unter Favoriten speichern), der Netscape Navigator den Begriff Lesezeichen (Bookmark).

Hypertext und Hyperlinks

Eine Webseite besteht aus so genanntem Hypertext. Dies ist ein Konzept, das verschiedene in sich abgeschlossene Dokumente über Querverweise (Hyperlinks) miteinander verbindet. Eine Webseite enthält neben Text und Grafiken meist auch Hyperlinks (oder einfach Links, englisch für Verbindung). Hyperlinks können auf andere Seiten der gleichen Web-Site verweisen, aber auch auf eine Seite auf irgendeinem Webserver auf der Welt. Mit Hyperlinks kann man sich sehr rasch von Webseite zu Webseite bewegen (oder »surfen«).

E-Mail (elektronische Post) und Newsgruppen

Neben dem World Wide Web ist die elektronische Post sicher der wichtigste Internetdienst. E-Mails ermöglichen eine schnelle Kontaktaufnahme mit Personen (Betroffene, Fachpersonen etc.) rund um die Welt. Man kann sich mit E-Mails auch an Newsgruppen (englisch newsgroups) beteiligen. Dies sind öffentliche Diskussionsforen, in denen die Teilnehmer ein spezielles Thema behandeln. Die Teilnehmer schreiben ihre Beiträge an eine Newsgruppe, die von allen anderen Teilnehmern gelesen werden können. Bei Newsgruppen, deren Beiträge auch im Web veröffentlicht sind, kann man sich diese mit einem Web-Browser ansehen, darin suchen und eigene Beiträge beisteuern. Zum Beispiel ist das Diskussionsforum von Epilepsie online unter der Web-Adresse www.epilepsie-online.de/forum/index.html zugänglich.

Suchdienste im Internet

Suchdienste sind besondere Web-Sites, die weltweit Informationen zusammensuchen und in einer Datenbank ablegen, die man durchsuchen kann. Die wichtigsten Suchdienste sind Kataloge, Suchmaschinen und Meta-Suchmaschinen.

Kataloge sind Verzeichnisse, die Webseiten nach Themen geordnet und hierarchisch zusammenstellen. Das Thema Epilepsie kann man im Katalog von www.web.de beispielsweise durch folgende Hierarchie-Ebenen erreichen: Gesundheit & Medizin → Krankheiten → Neurologische Erkrankungen → Epilepsie. Beispiele deutschsprachiger Kataloge sind www.yahoo.de, www.web.de, www.allesklar.de und www.dino-online.de. Im Vergleich zu Suchmaschinen haben Kataloge weniger Einträge und eignen sich deshalb vor allem zum Einstieg in ein Thema.

Suchmaschinen finden Webseiten viel umfassender und systematischer. Suchroboter (so genannte Spiders oder Crawlers) durchstöbern das Netz pausenlos nach neuen oder geänderten Seiten. Wenn sie auf neue Seiten stoßen, speichern sie den Text der gesamten Seite in ihrer Datenbank, die sich im Volltext durchsuchen lässt. Damit wird die Zahl der Treffer viel höher als bei einem Katalog. Einige deutschsprachige Suchmaschinen sind www.google.de, www.abacho.de, www.altavista.de, www.lycos.de oder www.fireball.de. Populäre internationale Suchmaschinen sind www.google.com und www.AllTheWeb.com.

Meta-Suchmaschinen führen keine eigenen Datenbanken, sondern leiten Suchanfragen an andere primäre Suchmaschinen weiter, sammeln die Ergebnisse und eliminieren mehrfach gefundene Seiten. Einige deutschsprachige Meta-Suchmaschinen sind: www.metacrawler.de, www.metager.de oder www.nettz.de. Internationale Meta-Suchmaschinen sind z.B. www.ez2find.com, www.vivisimo.com oder www.kartoo.com.

Tab. 89: Einige nützliche Internetadressen (alphabetisch sortiert; siehe auch ausführliche Adressen ab S. 396)

www.anfallskind.de	Epilepsie im Kindesalter (Dr. H. Volkers)
www.bethel.de/page/epilepsie/	Epilepsiezentrum Bethel-Bielefeld
www.diakonie-kork.de	Epilepsiezentrum Kehl-Kork
www.epi.ch	Schweizerische Liga gegen Epilepsie
www.epilepsie-elternverband.de	Dachverband für Gruppierungen von Eltern epilepsiekranker Kinder und Jugendlicher
www.epilepsie-informationen.de	Epilepsie im Kindesalter (Prof. H. Siemes)
www.epilepsiemuseum.de	Epilepsiemuseum Kehl-Kork
www.epilepsie-netz.de	Epilepsie-Netzwerk im Internet für Betroffene und Fachleute
www.epilepsie-online.de	Epilepsie-Netzwerk im Internet für Betroffene
www.epilepsie.sh	Deutsche Epilepsievereinigung/Selbsthilfe
www.epi-suisse.ch	Schweizerischer Verein für Epilepsie
www.ligaepilepsie.de/dge.html	Deutsche Gesellschaft für Epileptologie (früher: Deutsche Sektion der Internationalen Liga gegen Epilepsie)
www.meb.uni-bonn.de/epileptologie/	Epileptologische Universitätsklinik Bonn
www.medicalnet.at/oe.sektion-ilae	Österreichische Sektion der Internationalen Liga gegen Epilepsie
www.myworld-privateweb.at/epilepsie	Epilepsiedachverband Österreich
www.swissepi.ch	Schweizerisches Epilepsie-Zentrum
www.zee.med.uni-erlangen.de	Epilepsiezentrum Erlangen

Service-Teil

Adressen, die weiterhelfen

Deutschland

Deutsche Epilepsievereinigung (DE) gem. e.V.
Geschäftsstelle: Herr Klaus Göcke,
Herr Robert Bauer
Zillestraße 102
10585 Berlin
Tel. (030) 342 44 14 (MO 13–14 Uhr, Di-Do 10–14 Uhr); Epilepsie-Hotline (zum Ortstarif): 0180 142 42 42 (Mo-Fr 10–16 Uhr sowie Do 17–19 Uhr jeweils zu einem speziellen Thema)
Fax (030) 342 44 66
E-Mail: dezille@aol.com
Internet: www.epilepsie.sh

Deutsche Gesellschaft für Epileptologie
Geschäftsstelle: Frau Petra Gehle
Herforder Straße 5–7
33602 Bielefeld
Tel. (0521) 12 41 92 (10–12 Uhr)
Fax (0521) 12 41 72
E-Mail: liga@ligaepilepsie.de
Internet: www.ligaepilepsie.org

Stiftung Michael
Geschäftsstelle: Frau Sabine Reith
Münzkamp 5
22339 Hamburg
Tel. (040) 538 85 40
Fax (040) 538 15 59
E-Mail: stiftungmichael@t-online.de
Internet: www.stiftungmichael.de

Bundesarbeitsgemeinschaft (BAG) Epilepsie
Geschäftsstelle
Mittelstraße 10
90956 Schwanstetten
Tel. (09170) 1890
Fax (09170) 28 148
E-Mail: bag@epilepsie-online.de
Internet: www.bag-epilepsie.de

Epilepsie Bundes-Elternverband e.V. (e.b.e.)
Geschäftsstelle: Susanne Fey
Am Eickhof 23
42111 Wuppertal
Tel. (0202) 298 84 65
E-Mail: kontakt@epilepsie-elternverband.de
Internet: www.epilepsie-elternverband.de

Interessengemeinschaft Epilepsie Niedersachsen gem. e.V.
Frau Helga Renneberg
Bünne 21
37081 Göttingen
Tel. (0551) 916 09
Fax (0551) 916 09

Interessengemeinschaft für Anfallskranke in Köln e.V.
Herr Thomas Porschen (Vorsitzender)
Höninger Weg 361
50969 Köln
Tel. (0221) 3605767
Fax (0221) 4734875
E-Mail: info@epilepsie-online.de
Internet: www.epilepsie-online.de oder www.epilepsien.de

Landesverband der Epilepsie-Selbsthilfegruppen Baden-Württemberg e.V.
Frau Ursula Schuster
Haußmannstraße 6
70188 Stuttgart
Tel. (0711) 215 51 11
Fax (0711) 215 51 13
E-Mail: kontakt@lv-epilepsie-bw.de
Internet: www.lv-epilepsie-bw.de

Landesverband Epilepsie Bayern e.V.
Geschäftsstelle: Frau Renate Windisch
Mittelstraße 10
90596 Schwanstetten
Tel. (09170) 18 90
Fax (09170) 281 48
E-Mail: renate.windisch@epilepsy-bayern.de
Internet: www.epilepsy-bayern.de

Projektleitung: Barbara Lillge
Schloßstraße 3
14059 Berlin
Tel. (030) 32 10 42 52
Fax (030) 32 10 42 54
E-Mail: epilepsylv@aol.com

Deutsche Epilepsievereinigung, Landesverband Hessen gem. e.V.
Geschäftsstelle
Schützenhausstraße 14
65510 Idstein/Taunus
Tel. (06126) 58 85 14
Fax (06126) 98 91 73

Landesverband für Epilepsie-Selbsthilfegruppen Nordrhein-Westfalen e.V.
Geschäftsstelle
Marsilstein 4–6
50676 Köln
Tel. (0221) 95 15 42 57
Fax (0221) 47 34 875
E-Mail: kontakt@epilepsie-nrw.de
Internet: www.epilepsie-nrw.de

Österreich

Epilepsiedachverband Österreich (EDÖ) und Österreichische Interessengemeinschaft für Anfallkranke (ÖIFAK)
c/o Liselotte Grössing
Wichtelgasse 55
A-1170 Wien
Tel. und Fax (01) 489 52 78
E-Mail: ifak-zak@netway.at oder epilepsie@netway.at
Internet: www.myworld.privateweb.at/epilepsie

Elterninitiative anfallkranker Kinder (EIAK)
Stumpergasse 1/15
1060 Wien
Tel. und Fax (01) 596 58 00

Selbsthilfeorganisation Eltern epilepsiekranker Kinder (S.E.E.K.)
Postfach 229
6901 Bregenz
Tel. (0664) 595 24 17

Österreichische Sektion der Internationalen Liga gegen Epilepsie
Sekretariat
Universitätsklinik für Neurologie
Währinger Gürtel 18–20
A-1090 Wien
Tel. (01) 40 400 34 33
Fax (01) 40 400 31 41
E-Mail: epilepsie-neuro@akh-wien.ac.at

oder

Neurologische Universitätsklinik
Anichstraße 35
A-6020 Innsbruck
Tel. (0512) 504 38 79
Fax (0512) 504 42 60
E-Mail: gerhard.luef@uibk.ac.at
Internet: www.medicalnet.at/oe.sektion-ilae

Schweiz

Schweizerischer Verein für Epilepsie (Epi-Suisse)
Geschäftsstelle: Dr. iur. Ernst Zweifel
Seefeldstrasse 84
8034 Zürich
Tel. (043) 488 68 80
Fax (043) 488 68 81
E-Mail: info@epi-suisse.ch
Internet: www.epi-suisse.ch

Schweizerische Vereinigung der Eltern epilepsiekranker Kinder (ParEpi)
Geschäftsstelle deutschsprachige Schweiz:
Doris Gerber-Weeber
Seefeldstrasse 84
8034 Zürich
Tel. (043) 488 65 60
Fax (043) 488 68 81
E-Mail: parepi@bluewin.ch
Internet: www.parepi.ch

Schweizerische Liga gegen Epilepsie (SLgE)
Geschäftsstelle: Daniela Erb
Seefeldstrasse 84, Postfach 1084
8034 Zürich
Tel. (043) 488 67 77
Fax (043) 488 67 78
E-Mail: daniela.erb@epi.ch
Internet: www.epi.ch oder www.slge.ch

International

International Bureau for Epilepsy (IBE)
International Bureau for Epilepsy
253 Crumlin Road
Dublin 12
Ireland
Tel. 00353 1 4560 298
Fax 00353 1 4554 648
E-Mail: ibedublin@eircom.net
Internet: www.ibe-epilepsy.org

European Epilepsy Academy (EUREPA)
Secretariat: Verena Hézser – von Wehrs
Maraweg 21
33617 Bielefeld
Tel. (0521) 144 43 10
Fax (0521) 144 43 11
E-Mail: office@epilepsy-acadamy.org oder eurepa@owl-online.de
Internet: www.epilepsy-academy.org oder www.eurepa.de

Bücher zum Weiterlesen

Allgemein verständliche Bücher und Broschüren

Für betroffene Kinder und jüngere Jugendliche

Appleton, Richard, Günter Krämer: Epilepsie. Ein illustriertes Wörterbuch für Kinder und Jugendliche. 2., aktualisierte Auflage.
Hippocampus Verlag, Bad Honnef 2004.
ISBN 3-436817-13-8.

Dingenotto, Beate: Was Du schon immer wissen wolltest … über Dein Gehirn, Deine Anfälle und das Krankenhaus.
von Bodelschwinghsche Anstalten Bethel, Epilepsiezentrum Bethel, Mara GmbH 1995.
Keine ISBN-Nr., direkt beim Epilepsie-Zentrum Bethel (Maraweg 21, D-33617 Bielefeld) erhältliche Informationsbroschüre.

Fährmann, Willi: Jakob und seine Freunde.
Arena Verlag, Würzburg 1999.
ISBN 3-401-02097-8.

Habermann-Horstmeier, Lotte: Karin und Max. Geschichte von einem Jungen und seiner geistig behinderten, epilepsiekranken Schwester.
Petaurus-Verlag, Saarbrücken 1998.
ISBN 3-432824-01-6.

Heinen, Gerd: Bei Tim wird alles anders. 2. Auflage.
Verlag einfälle, Berlin 2000.
ISBN 3-4805386-0-5.

Schneble, Hansjörg: Das Eigentor oder die Geschichte vom Peter Guck-in-die-Luft.
dgvt (Deutsche Gesellschaft für Verhaltenstherapie) Verlag, Tübingen 2000.
ISBN 3-87159-027-4.

Schröder, Silke, Elisabeth Reuter: Carla. Eine Geschichte über Epilepsie.
Ellermann Verlag, München 1996.
ISBN 3-7707-6386-6.

Siemes, Hartmut, Sibylle Ried, Friedemann Bedürftig: Jugendtagebuch E (Epilepsie).
Blackwell Wissenschafts-Verlag, Berlin – Wien 1997.
ISBN 3-89412-320-6.

Für betroffene ältere Jugendliche und Erwachsene sowie Eltern, Lehrer, Pflegepersonal, Sozialarbeiter usw.

Altrup, Ulrich, Christian E. Elger: Epilepsie. Informationen in Texten und Bildern für Betroffene, Angehörige und Interessierte.
Novartis Pharma Verlag, Nürnberg 2000.
ISBN 3-433185-49-1.

Altrup, Ulrich, Ulrich Specht: Informationstafeln Epilepsie, 2. Auflage.
Novartis Pharma Verlag, Wehr 1997.
ISBN 3-429126-09-5.

Berlit, Peter: Epilepsien. Informationen und Ratschläge.
Piper Verlag, München 1994.
ISBN 3-492-11836-4.

Bischofberger, Hansruedi, Regina M. Henggeler, Christoph Kopps, Heinrich Otremba, Leo und Hanna Tempini, Agnes Wehrli für die Schweizerische Vereinigung der Eltern epilepsiekranker Kinder (SVEEK) (Herausgeber): Epilepsien im Schulalltag. Fragen, Antworten und Informationen.
Recom Verlag, Basel – Eberswalde 1995.
ISBN 3-315-00106-5.

Boenigk, Hans-Erich, Friedrich Kassebrock (Herausgeber): Überbehütung? Nein! Aber wer entlastet uns denn von unserer Verantwortung?
(Bethel-Beiträge 52).
Bethel-Verlag, Bielefeld 1997.
ISBN 3-422463-85-1.

Diebold, Gilbert: Epilepsie, eine Krankheit als Zuflucht.
Psychosozial-Verlag, Gießen 2001.
ISBN 3-89806-065-9.

Doose, Hermann: Epilepsien im Kindes- und Jugendalter: 11. Auflage.
Desitin Arzneimittel Werk GmbH, Hamburg 1998.
Keine ISBN-Nr.; bei der Firma Desitin (Weg beim Jäger 214, D-22335 Hamburg) erhältliches Buch.

Elger, Christian Erich, Anke Brockhaus, Thomas Grunwald: Epilepsie und Flugreisen. Antiepileptika und Zeitumstellungen.
Deutscher Universitätsverlag, Wiesbaden 1996.
ISBN 3-8244-2078-3.

Freudenberg, Dorothea: Das anfallkranke Kind. Pädagogischer Ratgeber für Eltern.
9. Auflage.
Epilepsiezentrum Kehl-Kork, 1996.
Keine ISBN-Nr.; kostenlos beim Epilepsiezentrum Kehl-Kork (77694 Kehl-Kork) oder bei der Deutschen Sektion der Internationalen Liga gegen Epilepsie (Herforder Str. 5–7, 33602 Bielefeld) erhältliche Broschüre.

Heinen, Gerd, Christiane Schmid-Schönbein: Selbstkontrolle epileptischer Anfälle. Ein verhaltenstherapeutischer Ansatz zur Selbstkontrolle epileptischer Anfälle bei Jugendlichen und Erwachsenen.
Pabst Science Publisher, Lengerich 1999.
ISBN 3-433151-86-4.

Informationszentrum Epilepsie (Herausgeber): Epilepsie in der Pflege ambulant und stationär. Informationsmaterial für Mitarbeiter in pflegenden Berufen.
Informationszentrum Epilepsie (IZE), Bielefeld 2000.
Keine ISBN-Nr.; beim IZE (Herforder Str. 5–7; 33602 Bielefeld) erhältliche umfangreiche Mappe, die unter anderem ein Buch, Broschüren und ein Video enthält.

International Bureau for Epilepsy (IBE): A Traveller's Handbook for Persons with Epilepsy (englischsprachig).
Keine ISBN-Nr.; anzufordern beim IBE, 253 Crumlin Road, Dublin 12, Irland, E-Mail: ibedublin@eircom.net
Enthält neben allgemeinen Informationen eine Liste der weltweiten Handelsnamen für die verschiedenen Antiepileptika und eine Übersicht zu internationalen Bestim-

mungen einschließlich Führerscheinrichtlinien.

Kampen, Norbert van (Herausgeber): Mit Epilepsie leben. Aspekte beruflicher und sozialer Integration von Menschen mit Epilepsie.
Klenkes Verlag, Aachen 1996.
ISBN 3-421955-23-8.

Kampen, Norbert van, Heike Elsner, Klaus Göcke (Herausgeber): Handbuch Epilepsie & Arbeit.
Verlag einfälle, Berlin 2002.
ISBN 3-4805386-8-6.

Kamprad, Barbara, Hans-Albrecht Pflästerer: Gewitter im Gehirn – Epilepsie. Wissen, behandeln, mit der Krankheit leben.
Kreuz Verlag, Zürich 1994.
ISBN 3-268-00154-8.

Krämer, Günter: Diagnose Epilepsie. Kurz und bündig: Wie Sie die Krankheit verstehen, die besten Therapien für sich nutzen, Ihren Alltag optimal gestalten.
TRIAS Verlag in MVS Medizinverlage Stuttgart, Stuttgart 2003.
ISBN 3-8304-3077-9.

Krämer, Günter: Epilepsie von A bis Z. Medizinische Fachwörter verstehen.
4. Auflage.
TRIAS Verlag in MVS Medizinverlage Stuttgart, Stuttgart 2005.
ISBN 3-8304-3229-1.

Krämer, Günter, Kurt-Emil Merki: Gefährliche Ordnung. Diagnose: Epilepsie
Rüffer & Rub Sachbuchverlag, Zürich 2002.
ISBN 9-907625-06-4.

Krämer, Günter, Thomas Porschen, Peter Hilfiker: Epilepsie@Internet 2005.
Georg Thieme Verlag, Stuttgart – New York 2005.

Matthes, Ansgar, Hansjörg Schneble: Unser Kind hat Anfälle. Epilepsie bei Kindern und was der Arzt dazu meint. Ein Wegweiser für Eltern.
Epilepsiezentrum Kork, Kehl-Kork 1998.
Keine ISBN-Nr.; kostenlos beim Epilepsiezentrum Kork (D-77694 Kehl-Kork) oder bei der Deutschen Sektion der Internationalen Liga gegen Epilepsie (Herforder Str. 5–7, D-33602 Bielefeld) erhältliche Broschüre.

Platte, Petra, Christoph Korenke: Epilepsie: Neue Chancen mit der ketogenen Diät.
TRIAS Verlag in MVS Medizinverlage Stuttgart, Stuttgart 2005.
ISBN 3-8304-3214-3.

Pohlmann-Eden, Bernd, Bernhard Jochen Steinhoff: Antiepileptika verstehen. Ein Wegweiser durch den Medikamenten-Dschungel. 3., unveränderte Auflage.
TRIAS Verlag in MVS Medizinverlage Stuttgart, Stuttgart 2004.
ISBN 3-8304-3242-9.

Reker, Martin: Selbstkontrolle bei Epilepsie. Zwischen Autonomie und Abhängigkeiten: Selbst- und Fremdbestimmung bei Epilepsie.
Verlag einfälle, Berlin 1998.
ISBN 3-4805386-1-3.

Ried, Sibylle, Gertrud Beck-Mannagetta, neu bearbeitet von Dietz Rating, Bettina Schmitz, Jürgen Bauer: Epilepsie und Kinderwunsch, 2., aktualisierte und erweiterte Auflage (Epilepsie-Berichte, Band 2).
Georg Thieme Verlag, Suttgart – New York 2001.
ISBN 3-13-137952-9.

Ried, Sibylle, Hartmut Baier, Dieter Dennig, Klaus Göcke, Ulrich Specht, Rupprecht Thorbecke, Rainer Wohlfahrt: MOSES-Er-Arbeitungsbuch – Modulares Schulungsprogramm Epilepsie. 2. Auflage
Bethel-Verlag, Bielefeld 2005.
ISBN 3-935972-07-5.

Ried, Sibylle, Gisela Schüler: Epilepsie. Vom Anfall bis zur Zusammenarbeit. 2. Auflage.
Blackwell Wissenschafts-Verlag, Berlin – Wien 1997.
ISBN 3-89412-315-X.
(Von diesem Buch gibt es auch spezielle Ausgaben für Österreich und die Schweiz; ISBN 3-89412-311-7 bzw.
ISBN 3-89412-233-1).

Ried, Sibylle, Hartmut Siemes: Tagebuch E (Epilepsie). 2. Auflage.
Blackwell Wissenschafts-Verlag, Berlin – Wien 1997.
ISBN 3-89412-330-3.

Schachter, Steven C.: Über Epilepsie sprechen. Persönliche Berichte vom Leben mit Anfällen.
Blackwell Wissenschafts-Verlag, Berlin – Wien 1998.
ISBN 3-89412-346-X.

Schaudwet, Anne: Epilepsie bei Kindern und Jugendlichen in der Schule. Ein Handbuch für Pädagoginnen, Pädagogen und Eltern.
Luchterhand Verlag, Neuwied – Kriftel – Berlin 1999.
ISBN 3-472-037209-2.

Schmidt, Dieter: Epilepsien. Fragen und Antworten. 6., überarbeitete Auflage.
Zuckschwerdt Verlag, München – Bern - Wien – New York 2001.
ISBN 3-88603-767-3.

Schneble, Hansjörg: Epilepsie. Erscheinungsbilder – Ursachen – Behandlung. (Beck'sche Reihe 2047). 2., überarbeitete Auflage.
Verlag C.H. Beck, München 2003.
ISBN 3-406-41047-2.

Schneble, Hansjörg: Epilepsie bei Kin dern: Wie Ihre Familie damit leben lernt. Was Epilepsie ist – Wie der Arzt untersucht und behandelt – So nutzen Sie die besten Chancen für Ihr Kind.
TRIAS Verlag, Stuttgart 1999.
ISBN 3-89373-528-3.

Schwager, Hans-J., Friedrich Kassebrock, Albrecht zur Weihen, Renate Smattosch: Pädagogischer Ratgeber bei Epilepsie mit beruflichen Perspektiven. 5. Auflage.
Schriften über Epilepsie, Band 2.
Stiftung Michael, Hamburg 2004.
Keine ISBN; bei der Stiftung Michael (Münzkamp 5, 22339 Hamburg) erhältliche Broschüre.

Steinmeyer, Heinz-Dietrich, in Zusammenarbeit mit Rupprecht Thorbecke: Rechtsfragen bei Epilepsie. 6., überarbeitete Auflage.
Schriften über Epilepsie, Band 1.
Stiftung Michael, Hamburg 2003.
Keine ISBN-Nr.; bei der Stiftung Michael (Münzkamp 5, 22339 Hamburg) erhältliche Broschüre.

Thorbecke, Rupprecht, unter Mitarbeit von Dieter Janz und Ulrich Specht: Arbeit und berufliche Rehabilitation bei Epilepsie.
Schriften über Epilepsie, Band 4.
Stiftung Michael, Hamburg 1995.
Keine ISBN-Nr.; bei der Stiftung Michael (Münzkamp 5, 22339 Hamburg) erhältliche Broschüre.

Volkers, Helmut: Anfälle im Kindesalter. Schwerpunkt gutartige Epilepsien. Antworten auf Elternfragen.
Gustav Fischer Verlag, Ulm – Stuttgart – Jena – Lübeck 1998.
ISBN 3-437-55520-0.
(aktualisierter und erweiterter Text im Internet unter http:/www.anfallskind.de)

Wohlfahrt, Rainer, Daniela Schneider: Psychoedukatives Training zur Verbesserung der Selbsthilfefähigkeiten von Menschen mit Epilepsie.
dgvt (Deutsche Gesellschaft für Verhaltenstherapie) Verlag, Tübingen 1999.
ISBN 3-87159-338-9.

Erfahrungsberichte von Betroffenen und Angehörigen

Bücher

Aly, Monika, Götz Aly, Morlind Tumler: Kopfkorrektur oder der Zwang gesund zu sein. Ein behindertes Kind zwischen Therapie und Alltag. Überarbeitete und erweiterte Neuausgabe.
Rotbuch Verlag, Berlin 1991.
ISBN 3-88022-063-8.

Bichler, Hannelore: Der Blitz aus heiterem Himmel. Mein Leben mit Epilepsie. 5. Auflage.
Dr. Werner Jopp Verlag, Wiesbaden 1997.
ISBN 3-426955-35-X.

Cooke, Sue: Zerzaustes Käuzchen. Die Emanzipation einer Epilepsiekranken.
3. Auflage.
Fischer Taschenbuchverlag, Frankfurt 1990.
ISBN 3-596-23245-7.

Dimov, Bojan: Konfrontation Epilepsie. Eine ungewöhnliche Erfolgsgeschichte.
Ibera Verlag/European University Press, Wien 2004.
ISBN 3-85052-185-0.

Doermer, Laura: Moritz mein Sohn. 5. Auflage (Goldmann Taschenbuch).
Bertelsmann Verlag, München 1994.
ISBN 3-442-12571-5.

Fadimann, Anne: Der Geist packt dich und du sturzt zu Boden. Ein Hmong-Kind, seine westlichen Ärzte und der Zusammenprall zweier Kulturen.
Berlin Verlag, Berlin 2000.
ISBN 3-8270-0336-9.

Heiner, Stefan, Margret Meyer-Brauns, Lotte Habermann-Horstmeier (Herausgeber): Anfälle – Erfahrungen mit Epilepsie. Mabuse Verlag, Frankfurt am Main 1999. ISBN 3-433050-22-7.

Herbst, Ricarda: Sand in meinen Augen. Ein persönlicher Erfahrungsbericht über eine nicht alltägliche Krankheit. Reinhold Kolb Verlag, Mannheim 2002. ISBN 3-436144-11-7.

Mayerhofer, Ingrid: Manuel. Die Geschichte eines Jungen mit Epilepsie, die mit einem Tumor begann. Selbstverlag, Kößlarn 1997. Keine ISBN und nicht im Buchhandel, aber direkt bei der Autorin (Hubreith 7, D-94149 Kößlarn, Tel. + Fax 08536/1414) erhältlich.

Müller, Erik: Der Nußbaum. Ein Betroffener erzählt über Epilepsie. Frieling und Partner, Berlin 2001. ISBN 3-8280-1416-X.

Schmoll, Andrea: Kreuzweg Epilepsie. Tagebuchaufzeichnungen einer Schülerin. Battert-Verlag, Baden-Baden 1993. ISBN 3-87989-212-1.

Schuster, Ursula: Michaels Fall. Mein Kind ist epilepsiekrank. Erfahrungs- und Ermutigungsbericht einer Mutter. dgvt (Deutsche Gesellschaft für Verhaltenstherapie) Verlag, Tübingen 1999. ISBN 3-87159-018-5.

Schuster, Ursula: Lauter Stolpersteine. Über das Leben mit Epilepsie. 2. Auflage. Attempto Verlag, Tübingen 2002. ISBN 3-89308-248-4.

Stark, Arnold (Herausgeber): Leben mit chronischer Erkrankung des Zentralnervensystems. Krankheitsbewältigung – Rehabilitation – Therapie (Forum 39). dgvt (Deutsche Gesellschaft für Verhaltenstherapie) Verlag, Tübingen 1997. ISBN 3-87159-139-4.

Zeitschriften (in alphabetischer Reihenfolge)

einfälle. Fachzeitschrift für die Epilepsie-Selbsthilfe. Von Menschen mit Epilepsie für Menschen mit Epilepsie. Erscheint viermal jährlich. ISSN 01772716. Redaktion: »einfälle«, Zillestr. 102, D-10585 Berlin, E-Mail: einfaelle@cityweb.de

Epikurier. Mitgliederzeitung der Epilepsie-Landesverbände Bayern und Nordrhein-Westfalen sowie des Epilepsie-Bundes-Elternverbands e.V. Erscheint viermal jährlich, parallel auch im Internet (http://www.epikurier.de). Redaktion: Susanne Fey, Am Eickhof 23, 42111 Wuppertal, Tel./Fax 0202/298 84 65

epi-suisse magazin. Zeitschrift des Schweizerischen Vereins für Epilepsie (Epi-Suisse). Erscheint viermal jährlich. Redaktion: Epi-Suisse (siehe S. 398).

International Epilepsy News. Newsletter of the International Bureau for Epilepsy (englisch). Erscheint viermal jährlich. Abonnement (13 US-$ für 1 Jahr, 30 US-$ für 3 Jahre und 48 US-$ für 5 Jahre) direkt beim International Bureau for Epilepsy (siehe S. 398), am besten auf der Homepage, wo die Zeitschrift ebenfalls zugänglich ist (http://www.ibe-epilepsy.org/pub_news_intro.asp)

ZAK (Zeitschrift für Anfallkranke). Erscheint zweimal jährlich. Redaktion: Liselotte Grössing, Wichtelgasse 55, A-1170 Wien.

Stichwortverzeichnis

T

Bibliografische Information der Deutschen Bibliothek
Die Deutsche Bibliothek verzeichnet diese Publikation in der Deutschen Nationalbibliografie; detaillierte bibliografische Daten sind im Internet über http://dnb.ddb.de abrufbar

Anschrift des Autors:
Dr. med. Günter Krämer
Medizinischer Direktor
Schweizerisches Epilepsie-Zentrum
Bleulerstrasse 60
CH-8008 Zürich

Programmplanung: Uta Spieldiener

Lektorat: Karl Quadt

Umschlaggestaltung:
Cyclus · Visuelle Kommunikation, Stuttgart

Textzeichnungen:
Christine Lackner, Ittlingen, S. 230; von Solodkoff, Neckargemünd, S. 101, 294, 309;
alle übrigen: Friedrich Hartmann, Nagold
Textfotos: Dr. Günter Krämer, S. 64, 66, 69, 258;
alle übrigen: Archiv der Thieme Verlagsgruppe

Umschlagfoto vorn: Zefa, hinten: Mauritius
Die abgebildeten Personen haben in keiner Weise etwas mit der Krankheit zu tun.

Wichtiger Hinweis:
Wie jede Wissenschaft ist die Medizin ständigen Entwicklungen unterworfen. Forschung und klinische Erfahrung erweitern unsere Erkenntnisse, insbesondere was Behandlung und medikamentöse Therapie anbelangt. Soweit in diesem Werk eine Dosierung oder eine Applikation erwähnt wird, darf der Leser zwar darauf vertrauen, dass Autoren und Verlag große Sorgfalt darauf verwandt haben, dass diese Angabe **dem Wissensstand bei Fertigstellung des Werkes** entspricht.
Für Angaben über Dosierungsanweisungen und Applikationsformen kann vom Verlag jedoch keine Gewähr übernommen werden. **Jeder Benutzer ist angehalten,** durch sorgfältige Prüfung der Beipackzettel der verwendeten Präparate und gegebenenfalls nach Konsultation eines Spezialisten festzustellen, ob die dort gegebene Empfehlung für Dosierungen oder die Beachtung von Kontraindikationen gegenüber der Angabe in diesem Buch abweicht. Eine solche Prüfung ist besonders wichtig bei selten verwendeten Präparaten oder solchen, die neu auf den Markt gebracht worden sind. **Jede Dosierung oder Applikation erfolgt auf eigene Gefahr des Benutzers.** Autoren und Verlag appellieren an jeden Benutzer, ihnen etwa auffallende Ungenauigkeiten mitzuteilen.

Stadt Köln
50996 Köln
Tel.: 2 21-9 23 70

Aus dem Bestand der Stadtbücherei Köln ausgeschieden

3. überarbeitete Auflage

© 1998, 2000 Georg Thieme Verlag, Stuttgart
© 2005 TRIAS Verlag in MVS
Medizinverlage Stuttgart GmbH & Co. KG
Oswald-Hesse-Str. 50
70469 Stuttgart
Printed in Germany

Satz: Fotosatz H. Buck, Kumhausen
Druck: Westermann Druck Zwickau GmbH

Gedruckt auf chlorfrei gebleichtem Papier

ISBN 3-8304-3129-5 1 2 3 4 5 6

Geschützte Warennamen (Warenzeichen) werden **nicht** besonders kenntlich gemacht. Normalerweise handelt es sich um deutsche Warenzeichen bzw. Warennamen, österreichische sind mit (Ö) gekennzeichnet. Aus dem Fehlen eines solchen Hinweises kann also nicht geschlossen werden, dass es sich um einen freien Warennamen handelt.
Das Werk, einschließlich aller seiner Teile, ist urheberrechtlich geschützt. Jede Verwertung außerhalb der engen Grenzen des Urheberrechtsgesetzes ist ohne Zustimmung des Verlages unzulässig und strafbar. Das gilt insbesondere für Vervielfältigungen, Übersetzungen, Mikroverfilmungen und die Einspeicherung und Verarbeitung in elektronischen Systemen.